中华护理学会推荐专科护士培训用书

SYZK
HSCS

实用专科护士丛书

儿科

分册

主　编　高红梅　张琳琪
副主编　李爱华　李枝国　周乐山　周　霞　曹美嫦
编　者　（按姓氏笔画排序）

邓芳明　龙燕琼　叶政君　李　文　李枝国
李爱华　李　波　乔　芳　伏太青　刘珍如
刘瑞冰　张琳琪　张　娟　陈杏芳　陈生英
吴丽元　沈颖惠　周乐山　周　霞　周金艳
周　艳　罗立红　罗向梅　罗新华　欧阳玉燕
郑乐知　段　敏　胡红玲　钟　平　姜　玲
高红梅　唐　慧　秦红文　谌　静　曹美嫦
谢鑑辉　廖和平　薛志辉

主　审　杨于嘉　方立珍

湖南科学技术出版社

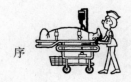

序

序

　　随着现代医疗水平的提高，诊疗技术不断革新，医学分科日益细化，专科护理也应运而生。专科护理的发展势必需要一批合格的专科护士与专科护理专家。专科护士的培养不仅要以专科医学与护理学为基础，而且要在临床上结合实践，通过探讨研究，创建出专科护理知识与技术，为病人解决该专科护理中的疑难问题，并指导一般护士与护生工作，逐步成为不同专科护理的专家。目前在我国尚缺乏规范的专科护士培养教材与系列的专科护理参考书，因而很多护士为了学习，要购买很多与本专科相关的书籍，从中获取所需要的知识。这样不仅耗费很多精力与时间，而且收效较低。为了满足广大专科护士的需要，中南大学湘雅医院、中国协和医科大学北京协和医院、中国科学院阜外心血管病医院、首都医科大学天坛医院、中国人民解放军总医院、第三军医大学西南医院、华中科技大学同济医学院附属协和医院、北京肿瘤医院、湖南省肿瘤医院组织、聘请多位有经验的高资专科护士共同编写了第一批《实用专科护士丛书》的《急诊分册》、《供应室分册》、《心血管内科分册》、《神经内科、神经外科分册》、《骨科分册》、《烧伤、整形、美容分册》、《泌尿外科分册》、《胸心外科分册》、《肿瘤科分册》、《中医分册》、《儿科分册》、《妇科、产科分册》等。

　　本丛书按不同专科独立成册，较系统地介绍了各专科护士必须掌握的相关医学知识、药理与临床护理知识，同时又包括了专科护理管理与教学指导。该书将专科护理的理论与实践结合，突出了实用性；在内容上注意收集国内外的新理论、新技术、新进展，反映出专科护理的先进性，对专科护士需要的知识按护理程序编排，形成整体护理在各专科的体现。它是护士自学专科护理的好书，可以指导护士在专科护理临床中的实践；是培训专科护士较好的系列丛书；也是指导护生实习的教材、工具书。它将有助于我国培养更多合格的专科护士，为充实护理学与提高护士队伍起到积极的促进作用。

林菊英

2004 年 1 月 16 日

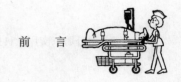

前 言

    在当今科学日新月异、知识迅速更新的年代里，随着医学诊疗技术的发展、医学模式的转变，对护理工作的要求也趋专科化；儿科新理论、新知识、新技术的不断涌现，迫切需要与之相适应的护理专业同步发展，而这种发展需要通过专业教育、专业经验与专业团体功能的共同运作，结合道德伦理标准及法律知识的学习，使从事儿科的护理人员获得扎实的专业知识、娴熟的专业技能与良好的专业素质，以适应专业服务的需求。2011 年 12 月卫生部颁布的《中国护理事业发展规划纲要（2011～2015）》在阐述护理事业发展的指导思想和主要目标时指出："建立专科护理岗位培训制度和护理管理岗位培训制度，提高护士队伍专业化水平和护理管理科学化水平。"因此，要达到上述要求，必须重视儿科护士的继续教育。为了让忙碌在临床第一线的儿科护士们花较少的精力与时间来提高自己的专科护理水平，中南大学湘雅医院、北京军区总医院、湖南省儿童医院、中南大学护理学院等组织部分具有丰富临床经验的护理骨干们编写了这本《实用专科护士丛书·儿科分册》，以供儿科在职护士、进修护士、护生使用，并可作为培训儿科专科护士的主要参考书。本书编写的依据是以医学专业及护理专业教材为基础，参考儿科专著，瞄准儿科护理前沿，引进最新护理理论，同时结合编者丰富的临床护理经验，力求做到理论指导有针对性、实践指导有可行性。

    全书共 19 章，内容丰富、涉及面广，以临床护理为重点，护理管理与教育为辅助，护理科研融入在临床护理之中。第一章，儿科病室的设置与管理，内含 PICU 设置和管理岗位职责、核心制度、护理常规、工作流程、应急预案等内容；第二章，儿科护理概论，内含儿科专科护士应具备的最基本的知识与技能：小儿各期特点及护理、计划免疫、液体疗法、儿科

1

患儿的护理评估、常见症状及护理、危急症的紧急处理、营养护理、康复护理及常用药物护理；第三至第十五章，用了大量的篇幅详细介绍了新生儿及儿科常见疾病患儿的护理；第十六章，儿科常用护理技术；第十七章，儿科常用诊疗技术及护理配合；第十八章，儿科临床护理教学；第十九章，介绍了儿科在职护士培训的相关内容；最后附了三套模拟试题及参考答案。书中所涉及的药物剂量均参考相关文献所得，仅供临床参考。

　　全书在编排上对于各疾病的护理，依照从概述→护理评估→治疗原则→常见护理问题→护理措施的顺序进行叙述，集基础理论与临床护理于一体，力争做到全面而精要。对于难以理解的理论和技能则图文并茂，突出重点与难点，且阐述其机制，尽量使读者能知其然，并知其所以然。总之，编者力图通过本书的学习，使儿科护士能较系统地掌握专科护理理论和操作技能，并能进行预见性护理，从而达到专业服务水准。由于本书是在借鉴、参考和引用大量文献资料的基础上完成的，限于篇幅，我们在参考文献中只列出了有关主要文献。

　　本书在编写过程中，得到了中南大学湘雅医院儿科博士生导师杨于嘉教授的指导和主审，同时得到具有丰富临床护理经验的方立珍主任护师的审阅、中南大学湘雅医院儿科王霞博士及全科人员的支持与帮助，以及中南大学湘雅医院、首都医科大学附属北京儿童医院、北京军区总医院、湖南省儿童医院、中南大学护理学院、中南大学湘雅二医院、中南大学湘雅三医院、湖南省人民医院等医院医护人员的通力合作，在此表示衷心的感谢。

　　借此书出版之际，谨此向有关的编著和出版者表示深切的谢意。由于水平及时间所限，疏漏和错误在所难免，恳请赐教，以便今后修订和不断完善。

编者

2013 年 8 月 12 日

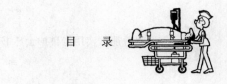

目　　录

1

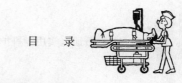

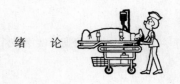

绪 论

儿科护理学是研究儿童生长发育规律及其影响因素、儿童保健、疾病防治和护理，以促进儿童身心健康的一门专科护理学。儿科护理学的服务对象是自胎儿至青春期的儿童，他们具有不同于成人的特征及需要。

一、儿科护理学的任务和范围

（一）任务

儿科护理学的任务是从体格、智能、行为和社会等各方面来研究和保护儿童，充分利用先进的医学、护理学及相关学科的理论和技术，为儿童提供全方位的护理服务，以增强儿童体质、降低儿童的发病率和死亡率，提高疾病治愈率。保障和促进儿童身心健康，提高人类的整体健康素质。

（二）范围

所有涉及儿童时期健康和卫生的问题都属于儿科护理学的范围，包括儿童的生长发育、健康促进和临床护理等。生长发育是研究和护理与儿童生长发育有关的问题，如体格发育、心理发育及其影响因素和儿童生长发育中出现的常见偏离问题。健康促进是研究儿童的营养和喂养、疾病的预防、不同年龄阶段儿童的护理及散居和集体儿童的护理管理等。临床护理是研究常见疾病患儿的护理。近十几年来，由于医学模式的转变，儿童的护理已由单纯的疾病护理扩展为以儿童及家庭为中心的身心整体护理；由单纯的患儿护理扩展为包括所有儿童的生长发育、疾病预防与护理及促进儿童身心健康的研究；由单纯的医疗保健机构承担其任务逐渐发展为全社会都来承担儿童疾病的预防、保健和护理工作；儿童的护理工作已由医院走向社区。因此，要完成儿科护理学的任务，必须要有儿童心理学、社会学、教育学等多学科的协作，并取得社会的支持。

二、儿科护理学的发展与展望

祖国医学在儿童疾病的防治与护理方面有丰富的经验。从祖国医学发展史和丰富的医学典籍及历代名医传记中，经常可见到有关儿童保健、疾病预防等方面的记载，如我国现存最早的医学经典著作《黄帝内经》中对儿科病证已有记录；唐代杰出医学家孙思邈所著的《备急千金要方》中，比较系统地解释了儿童的发育过程，提出了儿童喂养和清洁等方面的护理原则。

19 世纪下半叶，西方医学传入并逐渐在我国发展。各国传教士在我国开办了教会医院并附设护士学校，医院中设立有产科、儿科急门诊及病房，护理工作重点放在对住院患儿的生活照顾和护理上，逐渐形成了我国的护理事业和儿科护理学。

新中国成立以后，党和政府对儿童健康十分重视，历届宪法都特别提出了保护母亲和儿童的条款。儿科护理工作不断发展，从推广新法接生、实行计划免疫、建立各级儿童医疗保健机构、提倡科学育儿，直至形成和发展了儿科监护病房 CP（CU）和新生儿监护病房（NICU）等专科护理，儿科护理范围、护理水平有了很大的拓展和提高。儿童传染病发病率大幅度下降，儿童常见病、多发病的发病率、病死率亦迅速降低，婴儿死亡率逐年下降，儿童体质普遍增强。我国已于 1960 年宣布天花消失；已经成为无脊髓灰质炎的国家（脊髓灰质炎最后 1 例发生于 1994 年 9 月，此后未再发现）；肺炎、腹泻、贫血、佝偻病 4 种常见疾病的发病率也明显下降。2011 年国务院颁发了《中国儿童发展纲要（2011～2020 年）》，提出了改善儿童卫生保健服务，提高儿童健康水平更加明确的要求。

为适应儿科护理学的发展，儿科护士队伍的建设也受到极大重视。20 世纪 80 年代初，我国恢复了中断 30 余年的高等护理教育，90 年代始又发展了护理硕士研究生教育，培养了一大批儿科护理骨干人才，使儿科护理队伍向高层次、高素质方向发展。随着科学技术的突飞猛进，新理论、新知识、新技术的不断涌现，对儿科护士的继续教育也日益受到重视。儿科护理学已逐渐发展成为有独特功能的专门学科，其研究内容、范围、任务涉及影响儿童健康的生物、心理、社会等各个方面，儿科护士成为儿童保健的主要力量。

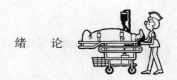

21世纪是生命科学的时代,随着社会的发展,科学的进步,儿科疾病谱将继续发生变化,儿童健康问题将面临新的机遇和挑战:①感染性疾病仍然是威胁儿童健康的主要问题,一些已经得到控制的传染病(如结核)在全球范围内的回升,艾滋病在世界范围的广泛传播,将不断对儿童健康构成新的威胁。②儿童精神卫生将成为人们越来越重视的问题。③环境污染对儿童健康的危害将越来越受到关注。④成人疾病的儿童时期预防将成为儿科工作者所面临的一项新的任务。⑤儿童时期意外损伤及其预防将成为儿科领域的一个前沿课题。⑥青春医学等多学科对儿科学的渗透将是21世纪的热门课题。⑦儿科疾病的基因诊断和治疗将得到发展和普及。儿科护士应适应儿科学的发展,不断学习先进的科学技术和最新护理手段,弘扬求实创新精神、拼搏奉献精神、团结协作精神,为提高儿童健康水平和中华民族的整体素质做出更大贡献。

三、如何当好儿科护士

随着医学模式向生物-心理-社会医学模式转变,儿科临床护理从单纯以"疾病为中心"的护理模式发展为以"患儿为中心"的整体护理模式。新型医学模式给当代护士提出了更高的要求,尤其是儿科护士,其服务对象是家庭中的宝贝,一旦有病,牵动着几代人的心,家长期望康复的愿望十分强烈;加之儿童语言交流困难,不予配合,不管是打针、吃药、观察病情以及检查、护理,难度都很高。因此,要想当好一名儿科护士,必须做到以下几点,才能全方位为患儿服务。

1. 责任心 责任心是做好工作的前提。儿科护理工作具有一定的复杂性,因为儿童身体娇嫩,又处于无知、无能或知识贫乏的状态中。护士必须具有强烈的责任感,不但要照顾他们的生活,还要启发他们的思维、与他们进行有效地沟通以取得他们的信任,建立良好的护患关系;其次,在工作中要加强责任心,按时巡视病房,密切观察患儿的病情变化;再次,在护理操作中要随时执行"三查八对一注意",如儿科患儿静脉补液时,液体量少,但步骤多,所以更应强调责任心。

2. 爱心 爱心是衡量护士基本素质的重要指标,是赢得家长、患儿信任和尊重的前提。作为儿科护士既要热爱护理事业,具有为人类健康服务的奉献精神,更要像慈母一样对待每一位患儿。只有这样,才能急患儿之所急,想患儿之所想,把爱心渗透到每项护理操作中。整洁的服饰、亲切的表情、微笑的服务,能给小朋友带来愉快和积极的情绪,经常给患儿一些适当的关爱，如轻拍、抚摸、搂抱及逗乐，尊重、关心、爱护、体贴他们，让他们消除恐惧，增加亲近，在轻松的环境中接受治疗及护理。护理人员要发自内心地热爱及爱护患儿，一视同仁，并要尊重患儿，做到言而有信，与患儿建立平等友好的关系，以便更好地护理儿童。

3. 耐心　耐心是儿科护士做好工作的必备条件。儿科患儿由于年龄小，无法沟通或沟通能力差，害怕打针、吃药，忍耐性差等表现，很难配合治疗护理，这就需要护士有足够的耐心来解释、开导患儿，并且由于患儿缺乏生活自理能力，更需要护士有足够的耐心。

4. 细心　儿科护理的对象是儿童，他们不会自诉其病痛，也不会明确表达要求，全靠护士细心的观察和护理，根据患儿的面部表情、哭声、进食、大小便、体位等情况进行分析、判断，为诊断提供依据，并满足患儿的身心需求。

5. 信心　信心是工作的动力。护士应自信，具有健康的心理，乐观、稳定的情绪，宽容、豁达的胸怀和较强的自控力。儿科护士刚入临床时面临比成人科护士更大的工作压力。如操作中的静脉穿刺、护患沟通等。但护士应依靠自己、相信自己，而不能逃避操作。在工作中，只有保持平稳自信的心态，才能在又哭又闹的患儿面前做到心情平静、操作有序。面对情绪不稳的患儿和家属，应有较强的自控力，并妥善化解纠纷。面对突发事件的发生，护士应沉着、冷静，动作熟练，操作准确，急救药品、物品迅速完备，医护配合默契。

6. 丰富的专业知识　扎实的专业知识是护士一生中不可缺少的重要财富，它贯穿于护士的临床实践操作和与患儿及家长的信息交流。确知儿童生长发育过程中的变化及生理、心理和社会的需要而给予全面的护理；掌握各年龄组儿童对疾病的心理及情绪的不同反应，注意身心两方面客观征象及主观症状；具备健康教育的知识及能力；能全面掌握儿科常用药物的剂量、作用及用法。系统、全面、准确的理论知识不仅能完成对患儿的一系列最优化的护理操作，而且能增加患儿对护士能力的信任度。儿科病种多，病情复杂且变化快，需要护士理论联系实际，预见和发现患儿可能或存在的护理问题并及时做出准确的反应。随着医学科学的发展，儿科护士应积极参加医学继续教育，学习和接受新知识、新理论、新技能，更新知识，赶上医学科学发展的步伐。

7. 熟练的操作技能　随着独生子女的增加，每个患儿都是父母的心肝宝贝，这就在很大程度上要求儿科护士应具有较高的技术操作水平。并且随着医学科学的发展，儿科护理技术已发展到具有比较复杂的临床护理技术、抢救技术及先进的检查技术，作为一名儿科护士必

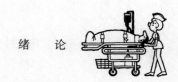

须熟练地掌握这些相关的技术，才能减轻患儿的痛苦，从而取得最佳的护理效果。

8. 有效的人际沟通技巧　儿科护士要不断与患儿及家长交流信息，全面了解患儿的生理、心理和社会情况。现代的儿科护理不仅要挽救患儿的生命，同时还必须考虑到疾病的过程对儿童生理、心理及社会等方面发展的影响。因此儿科护士必须掌握有效的人际沟通技巧，促进儿童身心健康发展。

9. 良好的人际关系　人际关系是一个人的个性在人际交往中的体现。搞好医护患三者之间的关系是儿科护士的各项素质的综合应用。儿科护士与患儿及其家属接触时间比医师多，通过交谈、玩耍，使患儿感到亲切，配合治疗，有利于康复；护士与家属交谈，更深入了解病情，有利于患儿的健康；护士与医师关系融洽了，在医疗护理工作中配合默契，步调一致，工作顺利。护士一旦搞好以上三者之间的关系，工作起来便会得心应手。

10. 法律意识　在医疗活动中，各类医务人员每时每刻都直接或间接地接触法律，护理人员也不例外，因此，提高护士的法律意识具有非常重要的意义。第一，护士应认真学习法律知识，只有懂法、守法，才能运用法律知识自我保护，自我约束；第二，护士实行医疗活动的依据是医嘱，护士必须准确、及时、严格、完整、科学地执行医嘱，完成各种医疗护理活动；第三，护士应认真仔细地书写各类护理文件，做到准确、及时、完整、规范书写，与医疗文件相符；第四，每一项护理工作都应遵循操作常规，遵守护理制度和规范，避免差错事故的发生。

总之，要把儿科的护理工作做好，护士必须具备责任心、爱心、耐心、细心、信心，具有丰富的知识、熟练的操作技术、有效的人际沟通技巧，良好的人际关系及法律意识，才能适应儿科整体护理发展的需求，成为一个合格的儿科护士。

（高红梅）

第　一　章

儿科病室的设置与管理

儿科病室是医院的重要组成部分，是患儿治疗和康复的场所。住院不仅给儿童的身体带来痛苦，而且极易使其身心受到影响，同时对儿童及其家庭也是一种危机。为了减轻住院给患儿及其家庭带来的压力，促使患儿尽快恢复健康，除了应用专业知识给予患儿护理及其家庭全面支持之外，儿科病室的建筑布局和设施配置也应根据儿童特点进行合理的安排。并且应建立一套全面的病室组织管理和业务技术管理的制度。

第一节　儿科病室的设置

合理的病区布局、良好的病区环境是保证医疗、护理工作顺利进行，促进康复的重要条件。创造优美、舒适的休养环境是护士工作的责任，是医院管理的组成部分。由于儿童处于生长发育阶段，其生理、心理、病理、诊断、治疗等方面均有与成人不同的特点，故儿科病室的建筑布局和设施配备也应有其特点，以适应临床需要和达到良好的诊疗效果。

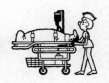

一、建筑布局

（一）儿科普通病室

儿科病室宜单独设置或设于病栋的第一层。有单独的出入口，病室大门有两面均需钥匙开启的保险锁。病室门上及护士办公室与各病室之间应为透明玻璃，以便于观察全病室的患儿。室内地面最好为木制，若为水泥地面，应铺上一层橡胶地板。窗外应加防护栏，电源开关应安装在高处，阳台有栅栏，暖气应加安全罩。按年龄分为新生儿病室、婴儿病室、幼儿病室、儿童病室。按病种可分为感染病区和非感染病区。此外，还应有配奶室、哺乳接待室、娱乐室（阳光室）、教育室等。新生儿科收住出生后 28 天以内的患儿。新生儿病室应远离其他感染区，周围环境相对清洁，宜设在邻近产房处，或设在儿科病室的一端，从外向内划分非限制区（设有哺乳接待室）、半限制区（设有配奶室）及限制区（设有各类新生儿病室）。

（二）儿科重症监护病室（PICU）

由于 PICU 的患儿与普通病室的患儿病情不同，因此，从病室建筑布局、环境要求等都与普通病室不同。其基本原则是病室的建筑布局要利于对危重患儿的监测抢救。PICU 应建立在具有较好条件的大型医院里，设置在医院内最适中的位置，应距离放射科、检验科、急诊室、手术室及电梯最近，以利运送患儿和进行必要的检查。PICU 的建立是多种多样的，各种 PICU 的建设是结合各个医院的楼宇结构而设置，在建筑设计时需要综合考虑，有的以护士站为中心，其周围一圈为监护室。有的以护士站为中心，对面是扇形排列监护病床。美国监护医学协会推荐 ICU 的床位数为 12 张通仓式加强监护病室，床与床间设置隔帘。总的原则是便于抢救、减少环境污染。病室安装大玻璃门窗，以利观察患儿。医护中心站内置监护系统中心台、闭路电视接收机、存放病历夹、医嘱本、病室报告本及各类监护记录表等。护士在监测站除观察、记录心电图和其他生理参数外，还应能直接观察到每个患儿，可与患儿通话，根据病情需要，可随时很方便地到达患儿床边。一般每 4～8 张病床设一个监测中心站。

二、设施配备

（一）儿科普通病室

1. 病室 儿童病室最适宜的床位数是 30～40 张。设有大、小两种病室，大病室容纳

4～6张，小病室为1～2张。儿童床应无棱角且周围有安全栏，安全栏的高度应在70cm以上。每个床单位占地2m²，床与床之间距离为1m。床与窗台的距离为1m，窗外设有护栏。床头设有呼叫器。病室墙壁可粉刷成柔和的颜色，并装饰有儿童喜爱的卡通图案，以减少患儿的恐惧感和陌生感。每间病室均设有洗手池、夜间照明装置等，以方便照顾患儿。

2. 新生儿病室　室内有空调设备，室温保持在22℃～24℃。未成熟儿室设有新生儿保温箱及新生儿辐射台、蓝光治疗箱等，温度保持在24℃～28℃。新生儿室内设有无菌物品及清洁物品存放柜、新生儿床、常用急救设备及药品、心肺监护仪、呼吸机、新生儿淋浴、换尿片台和空气消毒设施等。

3. 护士站及医护人员办公室　设在病室中间，靠近抢救室，以便对患儿进行观察和抢救。配备有办公桌、病历柜、患儿一览表、电话机、对讲信号系统、计算机和打印机等。

4. 抢救室　应靠近医护办公室，设床位1～2张，收治危重及抢救患儿，以便对患儿及时观察和抢救。室内配有抢救车及各种抢救仪器设备，抢救床最好为可调节体位、易于移动的多功能床。

5. 治疗室　须安装纱门和纱窗。配备有治疗台、治疗车，各类注射用物、注射药物及无菌物品存放柜、空气消毒设备和冰箱等。

6. 配膳（奶）室　须安装纱门、纱窗。室内配备微波炉、消毒柜、冰箱、配膳桌和保温餐车。

7. 游戏室（阳光室）　供住院患儿游戏、活动时使用。室内阳光充足，通风条件好。地面采用木板或塑料材料，桌椅边缘用软材料包裹，防止患儿磕碰跌伤。提供可清洁的玩具及图书等。有条件可备电视机、DVD等。

8. 厕所与浴室　各种设置要适合患儿年龄特点。浴室要宽敞，便于护理人员协助患儿沐浴。浴室内有婴儿洗澡用的长方形瓷质或塑料结构的浴池。靠池边每个水龙头上接橡胶管或淋浴喷头，下垫海绵垫。浴池周围无锐角，室内应有保暖及热水装置。厕所可有门，但不加锁，以防止意外发生。室内配有高低不一的洗手池及大小不一的坐便器（图1-1）。

此外，病室需设有库房、值班室、仪器室等。规模较大的病室还应设家属接待室、新患儿入院观察室、危重监护室、足月儿室、早产儿室、隔离室和1～2间备用房（供临时隔离或空气消毒时轮换使用）。条件许可应设置检验室。

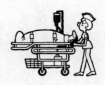

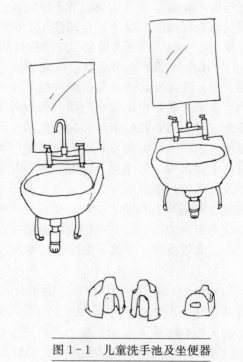

图 1-1　儿童洗手池及坐便器

（二）儿科重症监护病室

1. 基本设施

（1）PICU 病室　其病床数不宜过多，目前多主张 PICU 的床位数为 8～12 张。床位数太多，医护人员不能有效掌握每个患儿的详细病情，抢救工作可能出现忙乱现象。目前国内外都主张集中式，即将抢救床位设在一间大病室内，另设隔离室 1～2 间为宜。床位分两类较合适，一类为监护床，床边常配备多功能监护仪，监护体温、脉搏、呼吸、血压、血氧饱和度。应配备吸痰器、复苏器、呼吸机、输液泵等。床边有管道供氧、压缩空气与负压吸引装置。气源压力应达 5kg/m²，并安装减压表，以保证呼吸机的正常运转。负压吸引接头应装压力调节阀，以保证不同使用要求。另一类为中期监护病室（观察床），监护床与观察床之比为

1：1～1：2，观察收治停用呼吸机不久的危重患儿及病情不稳定者，以防病情发生恶化随时急救。病情稳定后再转普通病室或专科病区，以达到合理使用监护病室，提高医院经济效益之目的。总的来讲，床位不求太多，主要应以提高诊断、监护质量和病床的周转率为目标。

（2）PICU 应附设必要的工作用房　①医师值班室：应紧邻监护病室，室内除必需的生活条件如卧床、工作台、电话、报警装置外，还需配备反映患儿情况的电视屏等装备。②护士更衣室和休息室：除必需的生活条件外，也必须有电话、警报等联系装置。③患儿家属休息室：家属工作做得好不好将直接影响到患儿的情绪和治疗效果。因此可在监护病室邻室为家属安排适当的休息场所，提供一定的生活方便，并设有在必要时可与患儿通话的装置。负责诊治的工作人员须经常与患儿家属接触，介绍患儿情况，并做好解释、安慰和表示同情等工作。目前，我国在这方面的设施尚有欠缺或不足。④医务人员与家属谈话室：紧邻监护室应设置一小间家属接待室，让主管医师与患儿家属交谈，使家属了解患儿的病情、治疗护理措施、抢救技术和手术等。并取得家属的同意，并在同意书上签字。如患儿发生病情变化或死亡，也可在此做好家属的工作。⑤仪器室：存放各类医用仪器及急救设备，如心电监护仪、输液泵、呼吸机等。

（3）病床　PICU 的病床选配要适合 PICU 患儿特点，主要有以下几方面要求：①床头、床脚可以摇高、摇低，并能拆装，床头距墙壁不小于 60cm 间隙，便于进行抢救患儿时医务人员从各个方向进行操作。②病床配有脚轮及制动装置，可以调节床的高度及倾斜度，两边配有可装卸的护栏，防止患儿跌落。③带波纹的或多孔床垫，最好配以充气式预防压疮气垫，防止 PICU 患儿长时间卧床而发生压疮。④床的天花板设有输液天轨，配 2～3 个自由移动的输液吊架。床两边设有围帐或挂帘，当抢救危重患儿时可与其他床位隔开。

（4）病床周边设备　PICU 的设备基本上是围绕病床设置的，其目的是方便使用呼吸机、监护仪等多种设备。因此，每个床位的床头面板上应设有：1 个电源开关、6～8 个多用途电源插座、中心供氧装置 2～3 套、压缩空气装置 2 套、负压吸引装置 2～3 套、亮度可调床头灯 1 套、应急灯 1 套。两个床位之间设立一个两面使用的功能柱，功能柱上设有电源插座、设备搁架、气体接口、呼叫装置。PICU 内应装有心肺复苏（CPR）呼叫系统。发生心搏或呼吸骤停时，可立即呼叫求援而不中断抢救工作。

（5）层流设备　PICU 的防污染要求比较高，在现代 PICU 病室设计时要考虑使用层流净化设施，以减少感染概率。PICU 内温度应维持在（24±1.5）℃，湿度以 40%～50% 为宜。

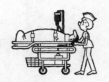

（6）消毒设备　每个 PICU 单元的小手术室、配药间、清洗间配有反照式悬挂紫外线灯，定时进行消毒，另配一台紫外线消毒车，对无人空间定期进行消毒。

（7）电源　PICU 内使用电气、电子设备较集中，因此，在 PICU 设计中要保证能供给足够的电力，最好配有双路电源，并备有应急用电。重要设备应配有不间断电源（UPS）。

2. 监测设备

（1）PICU 内需备有一套包括中心台与床边台、以监测心电为主的监护系统，可监测患儿的心电、心率、脉率、呼吸、血压及体温等。另外还需准备部分共用监护治疗仪，如床边 X 线机、心电图机及微量血糖仪、血气分析仪等。还可设小化验室，内有血气分析仪、渗透压仪及微量电解质测定仪，以及配制静脉营养液的洁净台。

（2）以一个 12 张床位的 PICU 为例，应配备心电监护仪 12 套、呼吸机 10~12 台、输液泵 24 台、微量注射泵 12 台、除颤器 2 台、装载心肺复苏器械车、纤维喉镜 1 套、手动辅助换气囊 1 套。在放置备用输液泵和注射泵的设备架上，放置电子设备附件及相关物品，如血压袖带、脉氧探头、备用电源接线板、呼吸机管道、湿化器各种接头、深静脉插管、呼吸气囊、面罩、球囊反搏导管等与设备配套使用材料、雾化器。还应配备强光源，如折叠伸缩式照明灯，以便行静脉穿刺或气管切开术。

3. 治疗设备　需备有多功能呼吸机，此装置除能作肺部疾病治疗外，还能监测患儿的通气状态和肺功能。还需配有除颤器、电子输液泵、鼻饲泵、电冰毯、儿童心肺复苏急救车等。有条件的医院还可配备体外膜肺（ECMO），通过这一设备将未经气体交换的血液，从体内引出、流经一种特殊的氧合器装置进行气体交换，对血液充氧，同时将二氧化碳排出。ECMO 可用于治疗严重呼吸衰竭。然而长时间的 ECMO 治疗易引起血细胞损伤导致出血及血栓形成等并发症。近年来一种更先进的利用动静脉压力梯度驱动的无泵体外膜肺支持疗法（pECMO）正逐渐应用于临床。

4. 消耗器材　在药品器械室内建立急救药品柜、冰箱和消耗器械柜。器械柜为抽屉式，各类消耗器材分别存放。在消耗器械柜内备有气管插管、输液泵管、吸痰管、引流管、胃管引流器、导尿管、鼻导管、负压引流袋、注射器、输液器、手套、胶布、纱布棉签等用品。

5. 抢救药物　PICU 中的急救药物应分类置于急救车内，药品应有明显标识，禁止混放。

急救监护及治疗的仪器应由专人管理。由专人建立卡片、定期消毒、检查仪器功能、保养维修等，以保证各类医疗设备完好备用。

第二节　儿科病室的管理

　　儿科病室不仅要有合理的建筑布局和设施配备，更要有一套全面的病室组织管理和业务技术管理。儿科病室的管理力求做到以下"十字"，即：安静、整洁、美观、舒适、安全。在此主要介绍人员编制、人员素质、岗位职责、质量控制等内容。

一、人员编制

　　护理人员的配置是护理系统人员管理的重要组成部分，占有重要地位。人员编制是否正确合理、比例是否合适，直接影响到工作效率、护理质量、成本消耗，甚至影响护理人员的流动及流失率。因此，护理管理者要认真研究人员配置数量及合理比例。护理人员编制应遵循：满足患儿护理需要、能级对应、合理比例、经济效能、动态发展的原则。护理人员数量，要根据不同病区、不同病种以及病区的实际开放床位数、床位使用率、护理工作量等要素合理配备护士。原则上，护理人员应占卫生技术人员总数的 50% 以上。儿科普通病区病室床位数与护理人员之比应逐步达到 1∶0.6，重点监护单元（PICU）为 1∶2.5～1∶3。另配备一定数量的护理员，其他岗位可根据需要适当配备。

二、人员素质

　　随着医学的飞速发展，对护理工作的理论和技术也在不断提出新的要求，对护理工作的主要执行者——护士的要求也不断提高。俗语说"三分治疗，七分护理"。为了适应新医学模式下护理工作的要求，儿科护士应不断进取，提高自身的修养，才能在竞争中立于不败之地。而护士素质是从事护理工作应具备的基本条件，其要求包括：

　　1. 道德素质　护士是白衣天使，救死扶伤是其工作职责，因此应具有良好的职业道德。热爱护理事业，对儿童健康具有高度的责任感，有为儿科护理事业奋斗终生的决心。对于不能诉说和表达情感的儿童，更应慎独及诚实地对待，用理解、友善、平等的态度为儿童及其家庭提供帮助。用同情和体恤的心去倾听他们的诉说，并尽量满足其提出的合理要求，施予人性化的医疗服务。

　　2. 心理素质　护士是临床护理工作的主体，要提供最佳的护理服务，就必须加强自身修

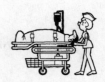

养，有一个良好的精神面貌和健康的心理素质。积极向上、乐观自信的生活态度。稳定的情绪，遇挫折不灰心，有成绩不骄傲。能临危不惧，在困难和复杂的环境中能沉着应对。有宽阔的胸怀，在工作中能虚心学习同事的新方法和新技术，能听取不同意见，取众之长，补己之短，工作中能互相交流经验。

3. **专业素质**　①有扎实的儿科专业理论知识，掌握各种常见病的症状、体征和护理要点，能及时准确地制订护理计划。掌握护理心理学和护理伦理学知识，了解最新的护理理论和信息，积极开展和参与护理科研。②有娴熟的护理操作技能。熟练的护理操作技术是一个优秀护士应具备的基本条件，除了常见的医疗护理技术外，对现岗位的专科护理技术应精通，能稳、快、准、好地完成各项护理工作，高超的护理技术不仅能大大减轻患儿的痛苦，而且能增强自己的自信心，给人一种美的享受。③掌握急救技术和设备的使用，熟悉急救药品的应用，能熟练地配合医师完成对急症或危重患儿的抢救。④具有高度的责任心，严守工作岗位，密切观察患儿情况变化，严格执行操作规程，认真做好查对制度，时刻牢记医疗安全第一，杜绝医疗差错事故发生。⑤具有敏锐的观察力，善于捕捉有用的信息。有丰富的想象力，勇于技术创新。⑥有较强的语言表达能力，掌握与人交流的技巧，能根据患儿及家属的具体情况灵活运用语言进行心理护理，具有与患儿成为好朋友，与其父母及家属建立良好的人际关系的能力。

4. **文化素质**　护士除了要有丰富的医学知识和精通护理专业知识外，还要加强自身的文化修养，有不断进取的求知欲，积极参加继续教育的学习，扩大知识面，跟上医学发展的步伐。加强语言学、哲学、社会公共关系学、人文医学等知识的学习，丰富自己的内涵。学习礼仪知识，使自己的言行举止、着装更得体，更有气质，提升自身形象，增强自信心和公众信服力，应对各种挑战。具有更强的时间观和更高的工作效率。护士整洁的仪表、和蔼可亲的态度、得体的言行举止都将成为儿童的表率。

5. **身体素质**　护理工作是一份特殊的职业，是体力与脑力劳动相结合的工作，且服务对象是人，关系到人的生命，工作中稍有不慎就有可能断送一个人的生命，因而工作时需精神高度集中，因此要求护士要有健康的体魄、充沛的精力、优秀的心理品质才能保证顺利地工作。

三、岗位职责

（一）护士长职责

1. 在护理部主任和科护士长的领导下，在科室主任指导下进行工作，未设科护士长的科室，护士长直接由护理部领导。

2. 根据护理部和科内工作计划，制订本病室具体计划，并付诸实施。按期做好总结，取得经验，推动工作。

3. 及时做好上传下达工作，按时布置和完成医疗工作任务。定期向科护士长或护理部汇报，提供准确信息。

4. 负责本病室护理人员的政治思想工作。使其热爱护理专业，加强责任心，改善服务态度，全心全意为人民服务。

5. 负责组织本病室护理人员的业务学习，制订学习计划和培养目标。组织理论考试和技术考核。

6. 负责检查护理质量　督促护理人员认真执行各项护理常规，严格执行各项规章制度和技术操作规程，密切观察病情，做好抢救工作，隔离消毒工作，严防差错事故。亲自参加危重患儿的抢救及复杂的技术操作，做好传、帮、带工作。

7. 组织病室护理查房和护理会诊，并积极开展新业务、新技术及护理科研。

8. 随同科主任和主治医师查房，参加会诊以及疑难病例和死亡病例的讨论。

9. 负责病室人员的分工和派班工作、合理安排人力。

10. 深入病室了解患儿的思想情况。定期召开工休座谈会，以便改进管理工作。

11. 请领和制订专人领取本科室的药品、仪器、设备、医疗器材、被服和办公用品等。并分别指定专人负责保管、保养和定期检查，遇有损坏或遗失应查明原因，并提出处理意见。

12. 负责护生的见习和实习工作，并指定有经验、有教学能力的护师担任带教工作。

13. 负责科室常见应急状况及不良事件的处理，并总结分析原因及时上报。

（二）主班护士职责

1. 接用物，核对 N 班医嘱及病室日志、晨会、床旁交班。负责病室床位的调整安排。

2. 处理白班医嘱，负责记账。每天打印临时医嘱单，打印小治疗卡、注射单。

3. 办理入院　热情接待新患儿，及时安置床位，通知医师及责任护士。

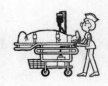

4. 办理出院、转科和死亡手续　打印医嘱单，整理并检查出院病历。

5. 维持病房秩序，对外来人员热情接待，做好医师、患儿、家属的联系工作。协助护士长搞好病室管理。护士长不在时，代理护士长处理日常工作。

6. 书写交班报告、整理患儿一览表，负责办公室清洁、整齐、卫生等工作。

（三）总务护士职责

1. 核对医嘱执行卡，配备长期、临时的各种注射药及临时的口服药并通知各组执行。严格执行无菌操作及查对制度，注意配伍禁忌。

2. 打印分类执行单　服药单、注射执行卡、摆药查询单，核对注射执行卡并标注皮试结果。核对贵重药，清理出院退药。

3. 负责病房的药品管理工作及药品的领取和保管。每日清点毒麻药品，督促各班做好交接班。及时补充各种药品，保证药品质量。无过期药品，按有效期先后排列有序。口服药、注射药、外用药分开摆放，标签清楚。

4. 负责抢救车的清理，随时补充抢救药品和物品，保证抢救工作的顺利进行。

5. 清点一次性用物，有计划地领取供应室物品。补充治疗室柜内物品。

6. 负责治疗室空气消毒并登记。

7. 负责治疗室的清洁卫生，随时保持治疗室的整洁，保持输液柜、无菌物品柜及治疗室各种抽屉的干净、整洁，准备各种物品，有标识、分类存放。每天检查无菌包的有效期，并按先后顺序摆放。

（四）责任护士（A班）职责

1. 了解所管患儿病情及用餐情况，床旁交接班，全面评估分管床位患儿的情况（包括一般资料、主要诊断、主要病情、治疗措施、主要辅助检查的阳性结果，主要护理问题及护理措施，病情变化的重点）；检查N班护理工作完成情况，床头交接班。

2. 做好晨间护理及危重患儿护理。

3. 完成所管患儿的治疗护理及生命体征监测。经常巡视病房，及时发现病情变化并及时处理。参加医师对所负责患儿的查房。

4. 负责发放一日清单及催款单，并做好解释工作。负责所管临时用物及时登记，做到不漏记。

5. 负责粘贴长期医嘱注射执行卡　协助患儿进餐，检查所管患儿治疗执行情况，与中班交接班。

6. 做好入院、出院、转科等患儿的入院介绍及出院指导　书写护理记录单，检查本组护理病历，负责书写把关。

7. 做好所管患儿的心理护理及健康宣教，采取正确的护理措施并进行效果评价。

8. 指导护生、进修生开展工作，负责与医师和家属的联络工作。

9. 对所管病区严格管理，保持病区整洁、舒适、安静、安全。对所负责患儿做到"十知道"。

10. 巡视患儿，检查治疗、护理完成情况，书写护理记录，与晚班床头交接班。

（五）P 班护士职责

1. 接物品、器械及麻醉剧毒药物并登记，检查 A 班护理工作完成情况，床头交接班。

2. 核对 A 班医嘱，处理本班医嘱。

3. 测 19:00、23:00 的体温、脉搏、呼吸并绘制，高热者及时给予降温处理。

4. 加强巡视工作，密切观察患儿病情变化，按医嘱测脉搏、呼吸、血压、神志、瞳孔并做好记录。加强对危重患儿的病情观察，做好危重患儿的护理工作。

5. 负责本班治疗、护理，办理急症入院及死亡患儿的手续及料理工作。

6. 核对并执行本班的口服药。执行本班的静脉输液等治疗。

7. 做好所管患儿心理护理及健康宣教。

8. 做好患儿睡前准备工作，督促探视者离开病房，按时熄灯。

9. 准备次晨留取大小便标本容器及采取生化标本容器并通知患儿家属，完成特殊检查患儿禁食、服药、洗肠等。

10. 检查本班治疗完成情况，记 24 小时出入水量、尿量。

11. 书写护理记录，书写交班报告。整理办公室、治疗室、更衣室，与 N 班床旁交接班。

（六）N 班护士职责

1. 接用物、麻醉药品并登记，查看交班本与医嘱单，与晚班护士做好床头交接班。

2. 核对晚班医嘱、生化试管、次日输液卡，负责 N 班治疗、护理，测 3:00 和 7:00 的体温、脉搏、呼吸并绘制，高热者及时给予降温处理。

3. 加强巡视工作，密切观察患儿病情变化，按医嘱测脉搏、呼吸、血压、神志、瞳孔并做好记录。加强对危重患儿的病情观察，做好危重患儿的护理工作。

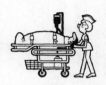

4. 负责夜间安全工作，整理办公室、病历牌、治疗室，做好清洁卫生工作。做好治疗室空气、血压计的常规消毒工作。

5. 按时为患儿做好各种特殊检查前的准备工作。采集和收集各种化验标本。

6. 根据病情和护理级别，完成或协助晨间护理，督促、检查护理员的工作。记 24 小时出入水量，发口服药。

7. 按要求书写交班报告和护理记录，填写病室日志，晨会交班，与 A 班护士进行床旁交班。

（七）监护室组长职责

1. 在护士长的领导下，管理和协调 PICU 各项工作，对患儿实施整体护理。

2. 对患儿的情况做全面的了解，参加医师查房，做到"十知道"。指导和督促监护室护士工作，做到护理工作既全面又有针对性、预见性。

3. 参加并指导危重、抢救患儿的护理，定期检查医嘱和护理措施执行情况。加强医护合作。

4. 加强与医师和主班护士的联系，合理安排新患儿和转出患儿的床位。

5. 加强 PICU 环境管理，保持病区整洁、舒适、安静、安全。

6. 做好家属和探视人员的管理，多与其交流，听取意见，改进工作。

7. 负责监护仪器和抢救物品的保管和维护，保证抢救设备性能完好。

8. 做好消毒隔离工作，防止交叉感染。

9. 负责 PICU 人员的工作安排，根据情况调整派班。

（八）监护室责任护士（A 班）职责

1. 与 N 班护士床旁交接患儿。参加晨会交班。

2. 密切观察病情变化，如有异常立即通知医师处理。及时书写护理记录单。

3. 完成基础护理。整理床单位，保持清洁、平整，必要时更换床单、被套。

4. 执行当日长期医嘱，及时提取医嘱并核对执行，完成各种治疗护理。及时打印临时医嘱并签名。

5. 负责患儿的饮食。按饮食要求进行喂养。鼻饲患儿按时鼻饲牛奶。

6. 负责接收新患儿、转科患儿。

7. 探视时间热情接待家属，耐心向其介绍病情及治疗情况并交代费用情况，对于家属提出的意见及疑问及时解决并做好解释工作。

8. 负责所管患儿及家属的心理护理及健康宣教工作。

9. 遵医嘱转出患儿，并与普通病室护士床头交接班。

10. 出院患儿联系家属来院。将患儿的所有病历资料整理好交给家属，做好出院指导。

11. 转出、出院患儿床单位及仪器进行终末消毒，重新铺好备用床，准备好吸氧、吸痰装置，随时准备接收新患儿。

12. 书写交班报告，与 P 班护士床头交接。

（九）监护室 P 班护士职责

1. 接用物、药品，床旁交接患儿。

2. 按时完成本班的一切治疗、护理，负责所管患儿的心理护理及健康宣教工作。

3. 负责接收新患儿，密切观察病情变化，如有异常立即通知医师处理。及时书写护理记录单。每小时在护理记录单上记录生命体征。

4. 按饮食要求进行喂养。鼻饲患儿按时鼻饲牛奶。

5. 测 19:00、23:00 体温、脉搏、呼吸并绘制。如有高热者及时通知医师处理。

6. 核对第 2 天的治疗卡并签名。为 N 班准备抽血试管及大小便收集器。

7. 保持病室、办公室、治疗室的整洁，保持病室安静，督促患儿入睡。

8. 准备好夜班治疗用药，倾倒各种引流液并记录。

9. 临时医嘱打印后签名。写交班报告，与 N 班床头交接班。

（十）监护室 N 班护士职责

1. 与 P 班交接用物、药品，床旁交接患儿。

2. 按时完成夜班的一切治疗、护理。

3. 负责接收新患儿，密切观察病情变化，如有异常立即通知医师处理。每小时在护理记录单上记录生命体征。

4. 按饮食要求进行喂养。鼻饲患儿按时鼻饲牛奶。

5. 测 3:00、7:00 体温、脉搏、呼吸并绘制，添加三测单上日期，必要时增加纸张。

6. 核对 P 班准备好的抽血试管并抽血，及时留取大小便标本并记录在护理记录单上。

7. 特殊化验、检查者遵医嘱禁食。

8. 送服早上的口服药，协助患儿进餐。

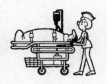

9. 总 24 小时出入水量，记录在三测单上。及时打印临时医嘱并签名。

10. 保持病室、办公室、治疗室的整洁。书写交班报告，与白班护士床头交接并参加晨会交班。

四、核心制度

（一）查对制度

1. 医嘱查对制度

（1）医嘱应做到班班查对、每日总对（手工转抄），包括医嘱单、执行卡、各种标识（饮食、护理级别、过敏、隔离等）。

（2）各项医嘱处理后，应核对并签名。

（3）临时执行的医嘱，需经第 2 人查对无误后方可执行，并记录执行时间，执行者签名。

（4）抢救患儿时医师下达的口头医嘱，执行者须大声复述一遍经医师核实无误后方可执行；抢救完毕，医师补开医嘱并签名；安瓿留于抢救后再次核对。

（5）对有疑问的医嘱须经核实后，方可执行。

2. 发药、注射、输液查对制度

（1）发药、注射、输液等必须严格执行"三查八对一注意"。

三查：备药时与备药后查，发药、注射、输液前查，发药、注射、输液后查。

八对：对床号、姓名、药名、剂量、浓度、时间、用法、药品有效期。

一注意：注意用药后的反应。

（2）备药前要检查药品是否在有效期内、标签是否清晰；水剂、片剂有无变质；安瓿、注射液瓶有无裂痕；密封铝盖有无松动；输液瓶（袋）有无漏水；药液有无浑浊和絮状物等。任意一项不符合要求不得使用。

（3）摆药后必须经第 2 人核对，方可执行。节余药物要同时登记批号及余液量。

（4）麻醉药使用后要保留空安瓿备查，同时在毒、麻药品管理记录本上登记并签全名。

（5）使用多种药物时，要注意有无配伍禁忌。

（6）发药、注射、输液时，患儿家长如提出疑问，应及时检查，核对无误后方可执行。

（7）输液瓶加药后要在标签上注明患儿 ID 号、姓名、主要药名、剂量，并留下安瓿，经另一人核对后方可使用。

3. 输血查对制度

（1）抽交叉配血查对制度

1）认真核对交叉配血单、患儿血型化验单上的床号、姓名、性别、年龄、住院号。

2）抽血时要有 2 名护士（一名护士值班时，应由值班医师协助）核对无误后方可执行。

3）抽血（交叉）前需在盛装血标本的试管上贴好写有病区（科室）、床号、住院号、患儿姓名等的条形码，条形码字迹必须清晰无误，以便于进行核对。

4）抽血时对化验单与患儿身份有疑问时，应与主管医师重新核对后填写正确的化验单及标签，切勿在错误的化验单和错误的标签上直接修改。

（2）取血查对制度

取血时，认真核对血袋上的姓名、性别、编号、输血数量、血型、输血种类、血液质量等是否与交叉配血报告单相符，确保准确无误。检查血液有效期及外观，符合规范要求。

（3）输血过程查对制度

1）输血前患儿查对：须由 2 名医护人员核对交叉配血报告单上患儿床号、姓名、住院号、血型、血量；核对供血者的姓名、编号、血型；核对供血者与患儿的交叉相容试验结果。核对血袋上标签的姓名、编号、血型与交叉配血报告单上是否相符，查实相符后进行下一步检查。

2）输血前血液及用物查对：检查血袋上的采血日期，血液有无外渗，血液外观质量，确认未过期、无溶血、无凝血、无变质后方可使用。检查所用的输血器及针头是否在有效期内。

3）输血时查对：须由 2 名医护人员（携带病历及交叉配血单）到患儿床旁核对床号，询问患儿姓名，查看床头卡，询问血型，确认受血者后方可输血。

4）输血后查对：完成输血操作后，再次核对医嘱，患儿床号、姓名、血型、配血报告单，血袋标签的血型、编号、供血者姓名、采血日期，确认无误后签名。将交叉配血报告单贴在病历中，将血袋冷藏保存 24 小时备查。

4. 无菌物品查对制度

（1）使用灭菌物品和一次性无菌物品前，应检查包装和容器是否严密、干燥、清洁，检查灭菌日期、有效期、灭菌效果指示标识是否符合要求。若发现物品过期、包装破损、不洁、潮湿、未达灭菌效果等，一律禁止使用。

（2）使用已启用的灭菌物品，应核查开启时间、物品质量、包装是否严密、有无污染。

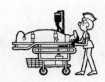

（3）消毒供应中心发放一次性无菌物品的记录应具有可追溯性。记录内容包括物品出库日期、名称、规格、数量、生产厂家、生产批号、灭菌日期、失效日期等。

（4）科室指定专人负责无菌物品的领取、保管。定期清点，分类保管，及时检查。确保产品外包装严密、清洁，无菌物品无潮湿、霉变、过期。

5. **手术安全核查制度**

（1）患儿接入手术室前　手术室接患儿人员与科室当班护士核查患儿科室、床号、住院号、姓名、性别、诊断、手术名称与手术部位、配血报告、术前用药、药物过敏试验结果、影像学资料等，手术患儿均应佩戴身份识别标识（腕带），不能将贵重物品带入手术室。

（2）患儿进入手术室后　必须由具有执业资质的手术医师、麻醉医师和手术室护士三方（以下简称三方），分别在麻醉实施前、手术开始前和患儿离开手术室前，共同对患儿身份和手术部位等内容进行核查并签名。由麻醉医师主持并填写"手术安全核查表"，无麻醉医师参加的手术由手术医师主持并填写表格。实施手术安全核查前，参加手术的手术医师、麻醉医师、巡回和（或）洗手护士应全部到齐，每一步核查无误后方可进行下一步操作，不得提前填写核查表。实施手术安全核查的内容及流程如下：

1）麻醉实施前：按"手术安全核查表"的内容，三方共同依次核对患儿身份（姓名、性别、年龄、住院号）、手术方式、知情同意情况、手术部位与标识、麻醉安全检查、皮肤是否完整、术野皮肤准备、静脉通道建立情况、患儿过敏史、抗菌药物皮试结果、术前备血情况、假体、体内植入物、影像学资料等内容。此次核查由麻醉医师主持，麻醉医师填写"手术安全核查表"，三方签名。

2）手术开始前：三方共同核查患儿身份（姓名、性别、年龄）、手术方式、手术部位与标识，并确认风险预警等内容。手术物品准备情况的核查由手术室护士执行并向手术医师和麻醉医师报告。此次核查由主刀医师主持，三方签名。

3）患儿离开手术室前：三方共同核查患儿身份（姓名、性别、年龄）、实际手术方式、术中用药、输血的核查，清点手术用物，确认手术标本，检查皮肤完整性、动静脉通路、引流管，确认患儿去向等内容。此次核查由巡回护士主持，三方签名。

（3）术中用药的核查　由手术医师或麻醉医师根据情况需要下达医嘱并做好相应记录，由手术室护士负责核查。

（4）凡体腔或深部组织手术，要在手术前、关闭体腔前后查对纱垫、纱布、缝针、器械等数目是否与术前相符。

（5）手术取下的标本，由洗手护士与手术医师核对后，由手术医师填写病理检验单送检，并进行登记与交接。

（二）值班、交接班制度

1. 值班人员应严格遵守规章制度，遵照医院规定的上班时数与护士长安排的班次值班，不得擅自减少或变动值班时间。

2. 值班人员应严格按医嘱和患儿病情需要对患儿进行治疗和护理。必须坚守岗位，遵守劳动纪律，做到"四轻"（说话轻、走路轻、操作轻、开关门轻），"十不"（不擅自离岗外出、不违反护士仪表规范、不带私人用物入公共场所、不在工作区吃东西、不接待私人会客和打私人电话、不做私事、不打瞌睡或闲聊、不与患儿及探陪人员争吵、不接受患儿礼物、不利用工作之便谋私利）。

3. 勤加巡视，了解病室动态，密切观察患儿的病情与心理状态，保证各项治疗护理工作准确及时完成。

4. 建立科室护理交班志和科室用物交接记录本　护理交班志内容为：病室工作动态（包括患儿总数、入院数、出院数、手术人数、危重患儿数、特殊检查、特殊治疗人数等），患儿病情变化及处理结果等。凡另有护理记录的病例，护理交班志上可填写索引。用物交接记录本需记录器械、仪器、特殊药品、常用物品的数量与状态等。

5. 值班人员须在交班前完成本班的各项工作，做好各项记录，处理好使用过的物品，为下一班做好用物准备。做到"十不交接"（衣着穿戴不整齐不交接，危重患儿抢救时不交接，患儿入、出院或死亡、转科未处理好不交接，皮试结果未观察、未记录不交接，医嘱未处理不交接，床边处置未做好不交接，物品数目不清楚不交接，清洁卫生未处理好不交接，未为下一班工作做好用物准备不交接，交班志未完成不交接）。

6. 交接班必须认真负责，接班者提前 15 分钟着装整齐上班进行交接。危重患儿、手术患儿及新入院患儿必须进行床旁交接。需下一班完成的治疗、护理，必须口头、文字交代清楚。接班时发现的问题由交班者负责，接班后发现的问题由接班者负责。

7. 晨间集体交接班时，由夜班护士重点报告危重症患儿、新入院患儿和手术患儿病情、诊断及治疗护理情况，认真聆听，晨会时间不超过 15 分钟。

8. 按照规范做好病人危急时的记录、病情处理及效果观察。

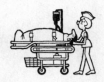

（三）分级护理制度

护理级别由主管医师根据患儿病情和生活自理能力下达医嘱，护士根据患儿的护理级别和医师制订的诊疗计划，为患儿提供基础护理服务和护理专业技术服务，应根据相关内容要求，结合实际，细化分级护理项目内容，在病房醒目位置公示并落实到位。不依赖患儿家属或家属自聘护工护理患儿。

1. 特级护理

（1）病情依据

1）病情危重，随时可能发生病情变化需要进行抢救的患儿。

2）重症监护患儿。

3）各种复杂或者大手术后的患儿。

4）使用呼吸机辅助呼吸，并需要严密监护病情的患儿。

5）其他有生命危险，需要严密监护生命体征的患儿。

（2）护理要点

1）严密观察患儿病情变化，至少每小时监测生命体征1次。根据病情重点观察相应的生命体征变化。

2）根据医嘱正确执行治疗、至少给药措施（服药到口）。

3）根据医病准确记录出入水量。

4）根据患儿病情正确实施基础护理、专科护理，如伤口护理、引流管护理、静脉治疗护理、气道护理、疼痛护理及各种并发症的护理。

5）关注患儿安全，根据患儿具体情况采取相应措施，保持舒适体位。

6）根据患儿病情正确提供基础护理　①定时通风，整理床单位及病房。②每天2次口腔护理、导尿管护理、洗脸；每天1次会阴护理、洗脚、梳头。③按需求给予大小便护理、床上使用便器、协助进食和进水、协助更衣、剪指/趾甲。④协助床上移动，做好皮肤压疮预防及护理，维持患儿体位舒适，维持患儿肢体功能位，每2小时协助患儿翻身及有效咳嗽。⑤床上擦浴夏季每天1次，冬季隔日1次。⑥床上洗头每周1次。

7）全程陪检。

8）提供护理相关的健康教育，并给予患儿及家属心理护理。

9）严格执行床旁交接班。

2. 一级护理

（1）病情依据

1）病情趋向稳定的重症患儿。

2）手术后或治疗期间需要严格卧床的患儿。

3）生活完全不能自理且病情不稳定的患儿。

4）生活能部分自理，病情随时可能发生变化的患儿。

（2）护理要点

1）至少1小时巡视1次患儿，观察患儿病情变化。

2）根据患儿病情，测量生命体征。

3）根据医嘱，正确实施治疗、给药措施。

4）根据患儿病情，提供专科护理，如伤口敷料、引流管、留置针及各种并发症的护理。

5）关注患儿安全，根据患儿具体情况采取相应措施。

6）根据患儿病情及家属护理患儿的能力，正确实施基础护理：

a. 定时通风，整理床单位及病房。

b. 协助或指导家属每天2次口腔护理、导尿管护理、洗脸；每天1次会阴护理、洗脚、梳头。

c. 按需求给予大小便护理、床上使用便器、协助进食和进水、协助更衣、剪指/趾甲。

d. 协助床上擦浴夏季每天1次，冬季隔日1次。

e. 协助床上移动，做好皮肤压疮预防及护理，维持患儿体位舒适，维持患儿肢体功能位，每2小时协助患儿翻身及有效咳嗽。

f. 协助或指导家属床上洗头每周1次。

7）提供家属护理相关的健康教育，并给予心理护理。

3. 二级护理

（1）病情依据

病情基本稳定的患儿。

（2）护理要点

1）每2小时巡视患儿，观察患儿病情变化。

2）根据患儿病情，测量生命体征。

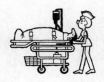

3）根据医嘱，正确实施治疗、给药措施。

4）根据患儿病情需要，提供专科护理。

5）指导患儿家属采取措施预防跌倒、摔伤。

6）协助或指导家属患儿做好基础护理：①协助或指导患儿每天2次口腔护理、导尿管护理、洗脸；②每天1次会阴护理、洗脚、梳头；③协助或指导患儿更衣、洗头、擦身、梳头、剪指/趾甲；④协助或指导患儿进食、进水；⑤协助或指导患儿床上移动，维持患儿体位舒适，维持患儿肢体功能位；⑥指导患儿有效咳嗽，指导家属拍背的方法，预防肺部感染；⑦定时通风，整理床单位及病房。

7）提供护理相关的健康教育，并给予心理护理。

4. 三级护理

（1）护理依据

1）病情稳定的患儿。

2）处于康复期的患儿。

（2）护理要点

1）每3小时巡视患儿，观察患儿病情变化。

2）根据患儿病情，测量生命体征。

3）根据医嘱，正确实施治疗、给药措施。

4）指导患儿家属采取措施，预防跌倒、摔伤。

5）定时通风，保持病房环境整洁，空气清新。

6）整理床单位，指导更衣。

7）指导或督促个人保持清洁卫生。

8）提供护理相关的健康指导及生活指导，并给予心理护理。

（四）执行医嘱制度

1. 医师开出医嘱，护士按规定正确校对，确认无误后方可执行。

2. 按照医嘱的内容与时间，正确地执行正确的医嘱。发现可疑医嘱，应及时向医师提出，不得盲目执行或修改。需取消医嘱时，应由医师用红笔写"取消"两字并签名。

3. 严格执行查对制度，严格遵守操作规程和给药原则，防止差错发生。需要下一班执行的医嘱，要交代清楚，并有文字记录。

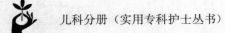

4. 长期医嘱执行时间一般安排如下：

Qd		8:00			
Bid		8:00	16:00		
Tid		8:00	12:00	16:00	
Qid		8:00	12:00	16:00	20:00
Q4h	4:00	8:00	12:00	16:00	20:00	24:00
Q6h	2:00	8:00	14:00	20:00	
Q8h		8:00	16:00	24:00	

5. 医嘱执行后，由执行者签执行时间和姓名。观察效果与不良反应，必要时记录并及时与医师联系。

6. 手术应停止术前医嘱，手术后执行术后医嘱。

7. 一般情况下，医师不得下达口头医嘱。抢救和手术中需执行口头医嘱时，护士需大声复述一遍，经医师核对无误后方可执行。事后督促医师据实、及时（6小时内）补开书面医嘱。

8. 因故未能按时执行的医嘱，应设法补上；因故不能执行医嘱时，应及时报告医师处理并记录。

9. 无医嘱时，护士一般不得擅自用药。在紧急情况下，为抢救垂危患儿的生命，护士应当先行实施必要的紧急救护，做好记录并及时向医师报告。

（五）抢救制度

1. 各临床科室必须设抢救室，有抢救组织、专科抢救常规和抢救流程图。

2. 抢救物品、器材及药品必须完备，定人保管、定位放置、定量储存、定期补充。所有抢救设施处于完好备用状态，并有明显标识，不准任意挪动或外借。抢救车不上锁，但需贴封条，并注明时间和贴封条者姓名。抢救车未用，每周也需进行清理（如更换过期包等），必须保证抢救物品处于完好备用状态。

3. 护理人员必须熟练掌握各种器械、仪器的性能及使用方法和各种抢救操作技术，严密

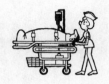

观察病情，准确及时记录用药剂量、方法及患儿状况。

4. 当患儿出现生命危险时，医师未赶到现场前，护士应根据病情给予力所能及的抢救措施，如吸氧、吸痰、测量血压、建立静脉通道、行人工呼吸和胸外心脏按压等。

5. 参加抢救人员必须分工明确，紧密配合，听从指挥，坚守岗位，严格执行各项规章制度和抢救规程。

6. 抢救过程中严密观察病情变化，对危重的患儿就地抢救，待病情稳定后方可搬动。抢救期间，应有专人守护。

7. 及时、正确执行医嘱　医师下达口头医嘱时，护士应当复述一遍，医师确认准确无误后方可执行。抢救结束后，所用药品的安瓿必须经 2 人核对记录后方可弃去，并提醒医师据实、及时补记医嘱。

8. 对病情变化、抢救经过、各种用药等应详细、及时、准确记录，因抢救患儿未能及时书写病历的，有关人员应当在抢救结束后 6 小时内补记，并加以注明，仔细交接班。

9. 及时与患儿家属联系。

10. 抢救结束后，做好器械的清理消毒工作，及时补充抢救车药品、物品，确认抢救仪器处于备用状态。

（六）护理不良事件处理与报告制度

1. 护理不良事件定义　是指在护理工作中，不在计划中、未预计到或通常不希望发生的事件，包括患儿在住院期间发生的一切与治疗目的无关的事件，如护理缺陷、药物不良反应、仪器设施所致不良事件、意外事件（如患儿走失、安全防护情况下的跌倒）等。

2. 处置

（1）发生护理不良事件后，首先要积极采取补救措施，最大限度地降低对患儿的损害。

（2）发生重度或极重度缺陷不良事件的各种有关记录、检验报告及造成患儿损害的药品、器具均要妥善保管，不得擅自涂改、销毁、藏匿、转移、调换，相关标本须保留，以备鉴定。违反规定者要追究其相关责任。

（3）凡实习、进修人员发生的护理缺陷或安排护理员、卫生员、陪人进行其职责范围以外的护理而发生的缺陷，均由带教者及安排者承担责任。

（4）不良事件发生后当事人除口头向护士长汇报外，应登记事实经过、原因及后果，并及时上报医院网络系统或护理部（无网络直报医院）。科室根据不良事件性质及时或每月组织分析讨论会。

3. 上报程序

（1）一般不良事件　当事人应及时报告护士长，并采取有效措施将损害减至最低程度。护士长 24 小时内报告护理部。

（2）严重不良事件　当事人应立即报告护士长、科主任或总值班人员，及时采取措施，将损害降至最低程度，必要时组织进行全院多科室的抢救、会诊等工作，同时向护理部、医务部、主管院领导汇报，重大事件的报告时限不超过 15 分钟。护理部于抢救后或紧急处理结束后立即组织人员进行调查核实。

（3）护士长应于一般不良事件发生 7 天内、严重不良事件发生 1~3 天内组织全科人员进行分析讨论，提出处理意见及防范措施，填写"护理不良事件报告表"一式两份，一份报护理部，一份留科室保存。

4. 结果分析

不良事件上报后，护理部每月组织护理质量管理委员会成员对上报的资料进行分析讨论。主要采取趋势分析和个案分析。趋势分析包括科室内部的纵向比较、与其他科室的横向比较、与标准及实践的比较。通过讨论，制定整改措施，并组织全院护理人员认真学习，消除护理安全隐患及缺陷，杜绝此类事件的再次发生。

5. 处罚及奖励

护理部营造开放、公平、非惩罚的护理安全文化氛围，鼓励责任人及科室主动报告护理不良事件。对主动报告护理不良事件的科室及个人应当不予处罚，对主动发现和及时报告重要不良事件和隐患，避免严重不良后果发生的科室和个人给予奖励和保护，对发生护理不良事件后不按规定报告、有意隐瞒的科室与个人，事后经主管部门或他人发现，按情节轻重及医院有关规定从重处罚。

（七）护理安全管理制度

1. 患儿安全管理

（1）评估患儿安全危险因素，向患儿家属及陪伴人员做好安全教育工作。

（2）设提示牌、加护栏等，落实床边安全护理措施，向患儿家属做好解释，防坠床、烫伤、跌倒、误吸、导管脱出等意外事件发生。

（3）患儿玩具应选用较大、不易误吞的物品，禁止玩弄刀、剪及易破损的物品。任何针

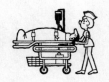

头、刀剪、玻璃等锐器在操作完毕后必须清点检查，不能遗留在病室内。工作人员工作服上不使用大头针、别针等，以免刺伤患儿。

（4）新生儿室及无陪护病区（部门）要严格执行出入人员的核查与管理。

2. 环境安全管理

（1）病区物品固定放置，不影响行走。病区（部门）走道保持地面清洁干燥，拖地时要置防滑标志，防滑倒、跌伤。

（2）使用的物品合理放置。

（3）提供足够的照明设施。

（4）洗手间、浴室要有防烫、防滑标志，热水使用有提示标识或使用指引。

3. 防火安全管理

（1）病区（部门）内一律不准吸烟，禁止使用电炉、酒精灯及点燃明火，以防失火。

（2）保持消防通道通畅，有明显的标志，不堆堵杂物。

（3）保持消防设施完好（如灭火器等）。

（4）医护人员能熟练应用消防设施和熟悉安全通道。

4. 停电安全管理

（1）有停电的应急措施，病区（部门）备应急灯或其他照明设施。

（2）有停电的应急预案。

5. 用氧安全管理

（1）防火、防油、防热、防震，标志明显。

（2）氧气房要上锁，做好交接工作。

（3）有氧、无氧标志清楚。

（4）对用氧患儿的家属进行注意事项宣教。

6. 防盗安全管理

（1）做好患儿家属宣传工作，妥善保管个人物品，贵重物品不放在病区（部门）。

（2）晚9时清点、劝导探视人员离开，锁好大门。

（3）加强巡视，如发现可疑人员，及时报告保卫科。

（八）消毒隔离制度

1. 加强组织领导，各科室建立院感管理小组、设兼职监控员，做好各项监测。

2. 科室人、物流向符合环境卫生学要求。

3. 严格遵守清洁卫生制度，保持室内外清洁卫生。

4. 诊疗用物定时消毒，护理做到一床一毛巾、一桌一抹布。用过的毛巾和抹布及时清洗消毒，床刷每日消毒 1 次，患儿出院或死亡后按要求做好床单位的终末消毒。

5. 准确配制各种消毒液，监测消毒液的浓度及消毒效果。

6. 按照《医院感染管理办法》的要求，对免疫力低下患儿采取保护性隔离措施。对特殊感染和传染病患儿采取相应的隔离措施。

7. 洗手设施符合要求，工作人员讲究个人卫生，遵守手卫生管理要求、做好个人防护，不准穿污染的工作服进食堂、会议室、商场。

8. 保证患儿饮食卫生。做好卫生员、配餐员、陪人、探视人员的卫生管理及宣教工作。

9. 无菌操作时严格遵守无菌操作规程。

五、护理常规

（一）儿科疾病一般护理常规

1. 患儿根据病情及病种安置床位，做好入院指导。

2. 保持病室空气新鲜，光线充足，温、湿度适宜，每周空气消毒 1 次。

3. 入院测血压（＜7 岁免测）和体重。以后每周测 1 次或遵医嘱，并记录。

4. 入院后测体温、脉搏、呼吸，连测 3 天，3 天后无异常者改为每天 1 次。体温 37℃～38.4℃ 每天 3 次，38.5℃～39.0℃ 连续测 4 次后根据情况改测，39.0℃ 以上者每天 6 次，并遵医嘱给予降温，30 分钟后复测体温并记录。体温不升者给予保温。＜3 岁测肛表，＜7 岁免测脉搏、呼吸或遵医嘱。

5. 遵医嘱执行饮食护理，注意饮食卫生。了解患儿进食的情况，特殊饮食由护士亲自指导或喂食。

6. 入院后 3 天内收集大小便标本做常规检查。每天记录大小便，3 天未解大便者，按医嘱给予通便处理。

7. 遵医嘱执行等级护理，保持患儿皮肤、口腔清洁及床单位整洁，修剪指（趾）甲，唇干裂者涂以油剂。

8. 及时巡视病房，密切观察病情变化，发现异常及时报告医师，积极配合抢救，做好各

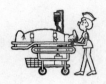

种护理记录，并认真做好书面、口头及床头交接班。

9. 做好安全护理。保证环境设施安全，遵守操作规程，做好患儿的安全保护和告知，防止坠床、烫伤等意外发生。

10. 加强与患儿及家长的沟通，了解患儿心理状态及需求，关心体贴患儿，积极帮助其解决问题和困难，减轻患儿及家长的焦虑、恐惧心理，取得信任与合作。

11. 针对疾病做好相应的健康教育。

12. 患儿出院时做好出院指导。

（二）儿科疾病监护常规

1. 按儿科疾病一般护理常规。

2. 及时安置床位，报告医师，迅速了解病情，上好监护仪，根据病情备好抢救用物及药品。

3. 迅速建立静脉通道　记录单位时间内液体入量，要求准时、准量输入。

4. 密切观察病情变化，并做好记录。

（1）生命体征监测　①监护仪动态监测心率、呼吸、血压、血氧饱和度，每小时记录生命体征一次，极其危重者，30～60分钟记录一次，并认真做好书面、口头及床头交接班。②4～8小时测量体温一次，高热或体温不升者连续监测体温。7岁以上患儿每周测血压一次或根据病情遵医嘱测量。休克患儿动态监测血压。

（2）颅内感染、中毒等患儿，密切观察神志、瞳孔变化。

（3）危重期记录24小时尿量，平稳期记录小便次数。肾衰竭、心力衰竭、休克等患儿，记录其24小时出入水量。

（4）每周测体重1～2次，重度营养不良者每天1次。

5. 熟练掌握各种仪器的使用，并能排除常见故障，发生故障时先看患儿再检查仪器。

6. 严格执行消毒隔离制度，防止医院感染。进入监护室应穿好工作服，戴好口罩、帽子和换工作鞋。定时开窗通风，保持室内空气流通。

7. 做好心理护理、安全护理；加强皮肤和口腔护理，防止并发症。

8. 患儿出院时做好出院指导。

（三）儿童惊厥护理常规

1. 按儿科疾病一般护理常规。

2. 保持环境安静，减少刺激，一切检查、治疗、护理集中进行。

3. 保持呼吸道通畅。患儿平卧，头偏向一侧，解开衣领，婴儿颈部或肩下垫小毛巾使颈部处于伸展位，以畅通呼吸道。发作时不能喂水、进食，以免引起窒息或吸入性肺炎。

4. 给予高热量流质或半流质饮食，不能进食者，鼻饲或静脉营养。

5. 遵医嘱给予吸氧，保持呼吸道通畅，憋气或窒息者，立即畅通气道，吸痰，必要时行人工呼吸。

6. 遵医嘱应用止惊药物，密切观察用药的反应。

7. 密切观察体温、脉搏、呼吸、血压、意识、瞳孔的变化，发现异常及时报告医师。

8. 高热者应立即给予降温处理，以防诱发惊厥。

9. 严密观察惊厥类型、发作时间和次数，防止舌咬伤和坠床。如有异常改变，及时报告医师。

10. 降低颅内高压　对意识障碍和反复呕吐、持续惊厥、血压升高、呼吸不规则患儿，遵医嘱给予脱水疗法。在使用脱水剂时，按要求和速度输入，确保输液通畅，注意防止外渗。

（四）儿童肺炎护理常规

1. 按儿科疾病一般护理常规。

2. 按呼吸道隔离，防止院内感染。

3. 急性期卧床休息，注意保持患儿安静。烦躁不安时可遵医嘱使用镇静药。

4. 给予富营养、易消化的饮食，鼓励多饮水。呛咳患儿喂奶时应夹紧奶头；人工喂养患儿用小孔奶头，喂奶时抬高头部或抱起哺乳。无力吸吮者用小匙或滴管喂奶。重症肺炎患儿不能自行进食者，可鼻饲或给予静脉营养。

5. 保持呼吸道通畅。呼吸困难者及时吸氧，痰黏稠不易咳出时，做雾化吸入。

6. 诊疗护理操作集中进行，尽量缩短操作时间，密切观察体温、脉搏、呼吸、血压、心率、意识等变化。发现异常及时报告医师。

7. 严格控制输液速度和总量，以防心力衰竭和肺水肿的发生。

8. 有高热惊厥、烦躁、腹胀的患儿应对症护理。对心力衰竭患儿，一切治疗护理尽量集中操作，避免过多惊扰。

（五）婴幼儿腹泻护理常规

1. 按儿科疾病一般护理常规。

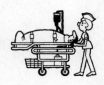

2. 床旁隔离，卧床休息。

3. 调整饮食。停止进食不易消化及脂肪类食物，呕吐严重者禁食 4～6 小时（不禁水），禁食停止后，逐渐恢复饮食。母乳喂养者继续哺乳，暂停辅食；人工喂养者，给予米汤或稀释牛奶，腹泻次数减少后，给予半流质饮食，少量多餐，逐步过渡到正常饮食。

4. 呕吐频繁患儿应侧卧，防止呕吐、误吸引起窒息。

5. 及时留取大便标本送检，遵医嘱抽血查电解质。

6. 严格执行补液计划，保证输液量的准确，掌握好输液速度和补液原则。

7. 遵医嘱准确记录 24 小时出入水量。注意观察大便次数、颜色、气味、性状及量。

8. 加强皮肤护理，保持肛周清洁，勤换尿布，防止臀红和尿道感染。

9. 密切观察体温、脉搏、呼吸、血压；注意有无腹痛、腹胀；观察脱水、酸中毒纠正情况及有无低钾、低钠、低钙的表现。

10. 加强健康宣教　指导家长正确洗手，勿随地大小便，防止交叉感染和重复感染，指导科学喂养，注意饮食卫生。

（六）营养不良护理常规

1. 按儿科疾病一般护理常规。

2. 做好保护性隔离，防止院内感染。

3. 给予高热量、高蛋白、丰富维生素、低脂肪、易消化饮食。饮食调整的原则：遵循由少到多，由稀到稠，循序渐进，逐渐增加饮食，直至恢复正常。

4. 加强口腔护理，防止并发口腔溃疡或鹅口疮。双眼干燥不能闭合者，滴鱼肝油，以免角膜溃疡。

5. 保持皮肤清洁干燥，定时翻身，防止压疮及坠积性肺炎。

6. 密切观察病情变化，对Ⅲ度营养不良患儿要随时观察面色、呼吸、脉搏、意识等变化。清晨 3:00～5:00，患儿易出现低血糖反应，应加强巡视及督促喂奶。

7. 严格控制输液滴速和总量，以免加重心脏负担。

8. 准确记录饮食量，有水肿者遵医嘱记出入水量。

9. 每周测体重 2 次。

10. 指导家长科学喂养方法及添加辅食的重要性，培养儿童良好的饮食习惯。

11. 告知预防感染的知识，按时进行预防接种。积极治疗相关疾病，定期做生长发育监测。

（七）急性肾小球肾炎护理常规

1. 按儿科疾病一般护理常规。

2. 急性期绝对卧床休息 2 周。

3. 饮食按医嘱。水肿明显、高血压、尿少时给予低盐饮食，限制入水量；尿素氮增高时给予低蛋白饮食；患儿无尿素氮增高时应给予优质高蛋白饮食。

4. 正确收集尿标本并及时送检。

5. 遵医嘱记录 24 小时出入水量，注意尿量及颜色。

6. 水肿期每天测体重 1 次，消肿后每周测体重 2 次。

7. 加强口腔、皮肤护理。阴囊水肿者可用棉垫或吊带托起，并用 50% 硫酸镁湿敷，皮肤破损可涂碘伏。

8. 密切观察体温、脉搏、呼吸、血压。如有高血压脑病（头痛、目眩、意识模糊、昏迷）、心力衰竭、肾衰竭的表现时，及时报告医师。

9. 有并发症者按相应护理常规护理。

10. 肾活体组织检查者按肾穿刺活体组织检查术护理常规护理。

（八）肾病综合征护理常规

1. 按儿科疾病一般护理常规。

2. 严重水肿和高血压时需卧床休息，一般患儿不需要严格限制活动。

3. 饮食遵医嘱。给予适量优质蛋白、低脂、足够糖类、高维生素、易消化的饮食，水肿、高血压、尿少时限制钠水摄入，给予低盐或无盐饮食。避免长期不合理忌盐。在激素治疗过程中，要协助患儿调整饭量，避免暴食，鼓励多吃新鲜水果和蔬菜。

4. 遵医嘱记录出入量，注意尿量及颜色。

5. 水肿期每天测体重 1 次，消肿后每周测体重 2 次。

6. 严重水肿者应尽量避免肌内注射，以防药液外渗。

7. 加强皮肤护理。阴囊水肿者可用棉垫或吊带托起，并用 50% 硫酸镁湿敷，皮肤破损可涂碘伏。保持会阴部清洁，每天用 1∶5000 高锰酸钾溶液坐浴 1～2 次，以预防尿路感染。

8. 注意观察患儿的精神状态、血压、水肿程度，有无胸水、腹水，有无发热、腹胀、呕吐及抽搐等，发现异常及时报告医师。

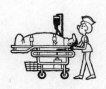

9. 观察激素及免疫抑制剂的不良反应，注意有无恶心、呕吐、血尿及电解质失衡等。

10. 出院时要交代长期用药的必要性及注意事项，定期复查，加强营养，预防感染。

（九）心脏病护理常规

1. 按儿科疾病一般护理常规。

2. 病情严重者绝对卧床休息。有心力衰竭、呼吸困难时取半坐卧位或端坐位。保持安静，避免哭闹，必要时遵医嘱使用镇静药。

3. 遵医嘱给予营养丰富、易消化清淡饮食。水肿者控制水、钠的摄入，给低盐饮食，给予均衡饮食，少食多餐，勿进食过饱。

4. 保持大便通畅，避免排便用力，多食水果及富含粗纤维的蔬菜。便秘者遵医嘱给予缓泻剂或灌肠。

5. 遵医嘱给予吸氧。

6. 遵医嘱准确记录 24 小时出入水量。水肿者每周测体重 2 次（严重心力衰竭者除外）。

7. 严格控制输液速度及液体总量。以免加重心脏负担。

8. 密切观察病情，定时测体温、脉搏、呼吸、血压，如发现面色苍白、青紫、呼吸困难、血压下降、心率增快、肝脏增大等表现时立即报告医师。

9. 服用洋地黄时，注意观察毒性反应（如恶心、呕吐、色视、视力模糊等）。每次服药前应听心率，婴幼儿低于 100 次/min，儿童低于 80 次/min，立即报告医师停药。

10. 做好心理护理，保持患儿情绪稳定，减轻精神负担，使其主动配合治疗。做好健康教育，指导休息、饮食、服用洋地黄药物的注意事项及不良反应的观察。

（十）出血性疾病护理常规

1. 按儿科疾病一般护理常规。

2. 卧床休息，注意安全，预防外伤。

3. 给予高蛋白、丰富维生素、易消化饮食，有消化道出血时暂禁食。

4. 遵医嘱做好血型、交叉合血及输血准备。

5. 凡穿刺后局部应加压，防止渗血。

6. 高热者一般用物理降温（但禁用醇浴）。

7. 化学药物治疗进行期间，密切观察药物疗效和不良反应，注意保护好患儿的血管，防止药物外渗，一旦外渗要及时采取相应的措施。

8. 密切观察生命体征及出血倾向。如发现剧烈头痛、便血、呕血、皮肤黏膜及鼻腔出血等及时报告医师。

9. 严格执行无菌技术操作及消毒隔离制度，预防院内感染。

（十一）颅脑疾病护理常规

1. 按儿科疾病一般护理常规。

2. 卧床休息，注意安全。

3. 给予高蛋白、丰富维生素、高热量、易消化的食物，少量多餐。昏迷者鼻饲饮食。

4. 保持呼吸道通畅　及时清除呼吸道分泌物，急性期绝对卧床休息，昏迷者头偏向一侧，以防呕吐引起窒息。合理安排治疗护理，各项治疗护理尽量集中进行，保证患儿足够的休息和睡眠。

5. 备好抢救物品　如氧气、吸痰器、压舌板、开口器、舌钳及镇静药、脱水药等。

6. 密切观察意识、瞳孔、体温、脉搏、呼吸、血压的变化，发现脑水肿、脑疝及呼吸衰竭的早期症状时及时报告医师。

7. 注意皮肤和口腔护理，定时翻身，预防压疮。

8. 腰穿后去枕平卧 4～6 小时。

9. 做好安全护理，增强家长及陪护人员的安全意识，防止摔伤、烫伤等意外的发生，加强抽搐时的安全护理。

10. 恢复期协助肢体功能锻炼和语言能力训练。

11. 做好健康教育，与家长共同探讨治疗方案，取得其配合。指导、协助家长或患儿正确服用各种药物、了解药物不良反应。避免诱发因素，告知随诊时间。

六、工作流程

（一）体温监测流程

腋表　体温表甩至 35.0℃ 以下 → 擦干患儿腋下汗液 → 将体温计水银端放置腋窝深处 紧贴皮肤屈臂夹紧 → 10 分钟后取出读数 → 甩下至 35.0℃ 以下，记录 → 消毒 → 备用

肛表　体温表甩至 35.0℃ 以下 → 液状石蜡润滑水银头 → 水银头插入肛门 2～3cm → 食指、中指托扶肛表 → 3 分钟后取出读数 → 甩下至 35.0℃ 以下，记录 → 清洁 → 消毒

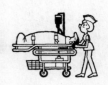

→ 备用

注意事项：

1. 健康人不同部位的平均温度分别为　口温 37.0℃（36.2℃～37℃）、直肠温度 37.5℃（36.5℃～37.5）℃、腋温 36.5℃（36℃～37℃）。体温可受年龄、运动、进食、情绪、昼夜时间、性别、环境等出现生理变化，但变化范围常为 0.5℃～1℃。

2. 口表测温　儿童严禁用口表测量。

3. 直肠测温　多用于婴幼儿、昏迷与不合作的患儿。润滑肛表水银端，自肛门插入 2～3cm，测量 3 分钟。适用于 3 岁以下的患儿。腹泻、直肠或肛门手术、心肌梗死患儿不宜直肠测温，坐浴或灌肠后应 30 分钟后测量直肠温度。

4. 体温表不要放在热水中清洗以防爆裂。不能与热性物体一起放置。

5. 患儿不慎咬碎体温表时，应立即清除口腔中的玻璃碎渣，治疗原则：催吐（压舌根）、洗胃（生理盐水）、导泻（硫酸镁）。口服牛奶或蛋清延缓汞的吸收，病情允许时食用含纤维多的膳食，以促进汞的排泄。

6. 35℃ 以下为体温不升。常见于早产儿及全身衰竭的危重患儿，应及时告知医师。必要时予以保温。

（二）脉搏的测量流程

患儿的手臂放舒适的位置 → 用食指、中指、无名指的指端按在桡动脉表面 → 一般患儿数半分钟乘以 2 → 异常脉搏应测 1 分钟 → 脉搏细弱而触不清时，用听诊器听心率 1 分钟 → 记录

注意事项：

1. 不可用拇指诊脉，因拇指小动脉搏动较强，易与患儿的脉搏相混淆。

2. 若桡动脉测不清楚或其他原因不宜测桡动脉，可改为测颈动脉、颞动脉、股动脉等，或以听诊器测量心率。

3. 为偏瘫患儿测脉，应选择健侧肢体。

4. 发现脉搏短绌，应由 2 名护士同时测量，一人听心率，另一人测脉搏，由听心率者发出"始"、"停"的口令，计数 1 分钟，以分数式记录心率/脉搏/分钟，如 100/87/分钟。

5. 儿科患儿 7 岁以上的必须常规测量并记录脉搏。

6. 不同年龄组正常脉率范围（表 1-1）。

表 1-1 不同年龄组正常脉率范围

年龄组	脉率范围（次/min）	平均脉率（次/min）
新生儿	120～140	130
1 个月～1 岁	110～130	120
1～2 岁	100～120	116
4～6 岁	90～110	100
8～10 岁	80～100	90
10～14 岁	60～100	80

7. 常见的脉搏异常

（1）速脉（心动过速） 成人脉率每分钟超过 100 次，称为速脉。见于发热、大出血前的患儿。

（2）缓脉（心动过缓） 成人脉率每分钟不超过 60 次，称为缓脉。见于颅内压增高，房室传导阻滞的患儿。

（3）间歇脉 发生机制是心脏异位起搏点过早地发生冲动而引起的心脏搏动提早出现，如二联律、三联律等；常见于各种心脏病或洋地黄中毒等患儿。正常人在过于疲劳、精神兴奋、体位改变时偶尔出现间歇脉。

（4）脉搏短绌 即在单位时间内脉率少于心率。其特点为心率快慢不一，心律完全不规则，心音强弱不等。其发生机制是由于心肌收缩力强弱不等，心输出量少的搏动可产生心音，但不能引起周围血管搏动，故脉率少于心率。常见于心房颤动的患儿。

（5）洪脉 当心输出量增加，动脉血管充盈度较高，脉压较大时，脉搏强大，称洪脉。常见于高热患儿。

（6）丝脉 当心输出量减少，动脉充盈度降低时，脉搏细弱无力，扪之如细丝，故称丝脉。常见于大出血、休克及全身衰竭的患儿。

（三）呼吸测量流程

| 向患儿及家长解释测量呼吸的目的，嘱其勿讲话 → | 将手放在诊脉部位像数脉搏，以便 |

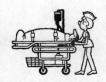

转移其注意力 → 观察患儿的胸部或腹部的起伏（一呼一吸为一次）→ 记录1分钟的呼吸次数

注意事项：

1. 当危重患儿气息微弱不易观察时，可用棉花少许置于患儿鼻孔前，观察棉花被吹动情况加以计数。

2. 观察呼吸深度　呼吸浅快，见于肺部疾病；呼吸深快，见于情绪激动或过度紧张等；呼吸深而慢时，见于严重代谢性酸中毒。

3. 观察呼吸运动时，应注意有无呼吸道阻塞现象，如上呼吸道部分阻塞时，吸气费力，可出现"三凹征"（胸骨上窝、锁骨上窝，肋间隙）。下呼吸道阻塞时，肋间隙膨隆，呼气费力。

4. 呼吸节律异常

（1）潮式呼吸　又称为陈-施呼吸，是一种呼吸由浅慢逐渐变为深快，然后再由快转为浅慢，再经过呼吸暂停（5～10秒）后，又开始重复以上周期性变化，其形态有如潮水起伏。潮式呼吸的周期可长达30秒至2分钟。多见于中枢神经系统疾病。

（2）间断呼吸　呼吸和呼吸暂停现象交替出现，是呼吸中枢兴奋性显著降低的表现。多见于颅内疾病或中枢神经系统衰竭的患儿。

5. 呼吸困难　分为吸气性呼吸困难、呼气性呼吸困难、混合性呼吸困难。

6. 不同年龄正常儿童的呼吸次数（表1-2）。

表1-2　　　　　　　　　不同年龄正常儿童的呼吸次数

年龄分期	呼吸（次/min）
新生儿	40～45
1个月～1岁	30～40
2～3岁	25～30
4～7岁	20～25
8～14岁	18～20

（四）测血压流程

1. 上肢血压测量法

患儿仰卧或坐位 → 袖带缠于上臂 → 扪及肱动脉后，将听诊器置于搏动位置 → 打开血压计开关，向袖带内充气 → 边充气边听诊 → 肱动脉搏动消失，再升高 20～30mmHg → 缓慢放气 → 平视汞柱表面 → 听到动脉搏动第一响声时为收缩压 → 声音突然减弱和消失时为舒张压 → 测毕，放松气门活塞，解开袖带排尽其内空气后拧紧气门螺丝帽 → 关闭水银槽开关与盒盖 → 告知患儿血压结果 → 记录

2. 下肢血压测量法

患儿俯卧或侧卧 → 露出下肢 → 将袖带束于大腿下端距腘窝 3～5cm 处 → 将听诊器置于腘动脉上 → 打开血压计开关，向袖带内充气 → 听诊血压同"上肢血压测量法" → 告知患儿血压结果 → 记录，在数字后面注明"下"

血压的正常值：新生儿期收缩压平均为 60～70mmHg，1 岁收缩压平均为 70～80mmHg。

2 岁以后按下列公式计算：

收缩压＝年龄×2＋80mmHg

舒张压＝收缩压×2/3

高、低血压：收缩压＝正常收缩压±20mmHg

舒张压＝正常舒张压±20mmHg

脉压＝收缩压－舒张压

平均动脉压＝舒张压＋1/3 脉压

右手血压高于左手 10～20mmHg，下肢血压较上肢高 20～40mmHg，而舒张压相同。正常脉压为 30～40mmHg。1kPa＝7.5mmHg，1mmHg＝0.1333kPa。

注意事项：

1. 血压是血液在血管内流动时对血管壁的侧压力。血压是不断变化的，可反映心脏搏出量、周围血管阻力、血容量、动脉弹性和其他血液动力的变化。

2. 患儿准备 一般测前休息 5～10 分钟，运动后休息 30 分钟，并做好解释，以消除疲劳或紧张因素对血压的影响。

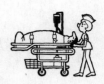

3. 测量肱动脉血压时，患儿取仰卧位或坐位，右上肢裸露伸直并轻度外展，肘部置于心脏同一水平（坐位测量时，手臂放在第 4 肋间软骨水平，卧位时放在腋中线水平）。

4. 袖带上垫上隔离纸均匀地紧贴皮肤缠于上臂，使其下缘在肘窝以上 2～3cm，袖带之中央位于肱动脉表面。

5. 打气不宜过猛、过高，放气速度要慢，以每秒 2～5mmHg 为宜。若放气太快，血压值偏低；不可水银柱夹有气泡时测量。水银不足测出血压偏低，水银柱上端通气小孔被阻塞，空气进出困难，可导致收缩压偏低，舒张压偏高。

6. 袖带的宽窄要适宜，成人一般宽 12～14cm，儿童是上臂长度的 2/3，过窄会使血压偏高，过宽会使血压偏低；袖带松紧适宜，以放进一指为宜，过紧则血压偏低，过松则血压偏高。

7. 瘫痪患儿，应在健侧手臂测量；需密切监测血压者，尽量做到定时间、定部位、定体位、定血压计。

8. 在特殊情况下，如主动脉缩窄（上、下肢血压可有明显差别，除测量上肢血压外，尚需测量下肢血压）或上肢有伤口与骨折等，可测量下肢腘动脉血压。

9. 血压的生理变化

（1）血压随年龄的增长而升高，新生儿血压最低，儿童比成人低，中年女性的血压比男性低 5～10mmHg，中年以后差别减小。

（2）昼夜和睡眠　血压在傍晚时较清晨时高 5～10mmHg，睡眠时逐渐下降。过度劳累或睡眠不佳时，血压稍增高。

（3）环境　寒冷使血压升高，高温中略减低。

（4）其他　紧张、兴奋、恐惧、疼痛及运动均可使血压升高，舒张压多无明显变化。

（五）儿科晨、晚间基础护理工作内容

1. 问候

（1）床旁问候患儿及家属，向家属自我介绍、介绍责任护士、负责医师、护士长。

（2）询问患儿的睡眠及饮食情况。

（3）了解患儿病情，向家属解释基础护理及平面整理的目的和意义，取得家属的配合。

2. 查看

（1）患儿病情有无异常、衣服、头发、皮肤、会阴、指甲是否清洁，卧位是否舒适、各种管道是否规范标示、引流是否通畅、引流液是否异常（颜色、量、性质），床头卡是否与患儿相符。

（2）查看患儿有无手腕牌、约束带及床栏、防跌倒或坠床标识等。

3. 护理

（1）完成患儿更衣、面部清洁与梳头、口腔护理、指/趾甲护理、会阴护理、足部清洁、臀部护理等基础的护理。

（2）整理患儿床单位，保持被服整洁、干燥，床下及床周无杂物、床头柜上用物摆放整齐，符合要求（水杯、药杯等摆放有序），床头柜内无过期霉变食品，食品与用物分开放置。

（3）协助患儿翻身并取正确卧位，妥善固定患儿的引流管，观察引流液的情况。落实压疮、溢奶、窒息坠床、意外伤害等并发症预防的措施。

（4）病房无杂色被服，无靠椅，用物无乱拉乱挂现象，设备带及床头灯完好、设备带及窗台无杂物。

（5）直饮水柜内用物摆放整齐，台面上无杂物。

4. 宣教

（1）加强对婴幼儿的喂养知识宣教。

（2）在护理过程中，针对患儿病情做好疾病相关健康知识宣教并征求其意见和建议，发现问题及时整改。

（3）宣教分级护理、陪护、探视及安全制度。

（4）指导红灯及床栏等设备的使用。

（5）预防意外伤害的宣教。

晨晚间护理工作流程：

问候 患儿 → 自我介绍 → 了解病情（饮食和睡眠）→ 解释

查看 病情 → 五洁 → 卧位 → 管道 → 引流液 → 手腕牌 → 约束带及床栏 → 防跌倒或坠床标识 → 床头卡

护理 口腔 → 面部 → 手 → 会阴 → 脚 → 排泄 → 换被服 → 更衣 → 体位 → 引流管 →

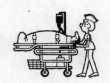

床下 → 床周 → 床头柜 → 陪人椅 → 窗帘 → 直饮水柜 → 壁柜 → 卫生间

宣教　床单位维持 → 疾病健康知识 → 征求意见 → 分级护理、陪护、探视及　安全制度 → 指导红灯及床栏等设备的使用

（六）患儿腕带使用流程

入院给患儿填写手腕带 → 两名医务人员核床号、姓名、性别、年龄、住院号、诊断等信息 → 松紧适宜、皮肤完整 → 各种操作诊疗前核对、损坏更新必须重新核对 → 进行督导检查

注意事项：

1. 对所有患儿，建立使用"腕带"作为患儿识别标识制度。

2. 腕带填写的信息字迹清晰规范，准确无误。项目包括：病区、床号、姓名、性别、年龄、住院号（ID号）、诊断等信息。

3. 填入腕带的识别信息必须经两名医务人员核对后方可使用，若损坏需更新时，需要经两人重新核对。

4. 严格执行查对制度，准确识别患儿身份。在进行各项治疗、护理活动中，至少同时使用姓名、ID号2种方法确认患儿身份。

5. 完善并落实护理各关键流程的患儿识别措施、交接程序与记录。

6. 在实施任何介入或有创诊疗活动前，实施者应亲自与患儿（或家属）沟通，作为最后确认的手段，以确保对正确的患儿实施正确的操作。

7. 患儿使用腕带舒适、松紧度适宜，皮肤完整无破损。

8. 加强对患儿腕带使用情况的检查，各级护理质量控制组每月进行督导并有记录。

七、应急预案

（一）突发公共卫生事件的应急预案

1. 处理措施

（1）护理部接到突发事件通知后，迅速了解突发事件的始发情况和动态，包括地点、原因、伤亡和现场医疗条件等情况，服从上级安排。

（2）积极进行相关准备，护理系统由护理部统一指挥、调配人员，组成护理应急抢救队。

（3）护理部指定专人检查待用和储备的应急医疗设备、器械、药品、通讯器材等，进入临战状态，做好出发前的一切准备。

（4）在现场救护的过程中，服从统一调配，互相配合，尽量将损害降至最低程度。

（5）及时收集、上报抢救工作情况，任务完成后总结并记录备案。

2. 应急程序

接到通知→了解突发事件的情况→组成护理应急抢救队→准备急救用品，待命→紧急救护→反馈汇报。

（二）药物过敏性休克的应急预案

1. 防范措施

（1）用药前详细询问患儿药物过敏史、家族史、用药史，已知对某种药物过敏的患儿，应禁用该药物（TAT 可行脱敏注射）。

（2）正确实施药物过敏试验。

（3）过敏试验阳性者，报告医师，并在床头卡、医嘱单、病历夹、三测单、治疗卡、入院评估单、护理记录单上注明过敏药物名称，床尾（或床头）挂醒目的过敏试验阳性药物标志，告知患儿及其家属。

（4）严格执行三查八对，用药过程中密切观察药物反应，警惕迟发型过敏反应的发生。

2. 处理措施

（1）一旦发生过敏性休克，应立即停药，就地抢救。

（2）将患儿立即平卧。保持呼吸道畅通并吸氧，做好气管插管或切开的准备工作。

（3）迅速建立静脉通路，遵医嘱使用肾上腺素、肾上腺皮质激素、血管活性药物（多巴胺、间羟胺等）、抗组胺类药物等，并记录。

（4）发生呼吸、心脏骤停时应立即行胸外心脏按压术，同时施行人工呼吸。

（5）密切观察并记录患儿的意识、瞳孔、生命体征及尿量等变化，注意保暖。患儿未脱离危险期，不宜搬动。

（6）6 小时内完善抢救记录。

（7）做好患儿和家属的安抚工作。

3. 应急程序

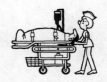

发生过敏性休克→立即停药，就地抢救→平卧→报告医师、护士长→保持呼吸道通畅，维持有效通气→遵医嘱皮下注射肾上腺素→建立静脉通路，遵医嘱给药，采取抢救措施→补充血容量，维持循环→解除支气管痉挛→心搏骤停时进行心肺复苏术→密切观察病情变化→做好护理记录→安抚患儿及家属→交代患儿及家属今后避免使用该药物。

（三）导管脱落的应急预案

1. 防范措施

（1）所有管道都必须妥善固定好，由置管者做好标识，详细记录管道名称、留置时间、部位、长度；观察和记录引流管引流液的性质、量，发现异常，应及时处理。

（2）严格执行交接班制度，加强对高危患儿（如意识障碍、躁动、有拔管史、依从性差的患儿）的观察及重点时段（中、晚夜班和交接班时段）的交接。

（3）做好患儿及家属的健康宣教，提高其防范意识及管道自护能力。

（4）严守操作规程，治疗护理中动作轻柔，注意保护导管，防止导管脱落。

（5）加强培训，提高护士防导管脱出移位的风险意识。如深静脉置管，穿刺时尽量避开肘窝；应以透明敷料固定体外导管，以保证导管固定牢固，也可使用固定翼加强导管固定；更换敷料时，自下而上去除敷料，避免将导管带出体外。

2. 处理措施

根据脱落的导管不同，采取相应的措施，查找原因，防止再次脱管，做好护理记录和交接班。

（1）伤口引流管　马上报告医师，将脱出的引流管交医师查看有无断裂在体内，观察伤口渗出情况；需要再次置管时，协助医师做好相关准备。

（2）胸腔闭式引流管　引流管与引流瓶连接处脱落或引流瓶损坏，立即夹闭引流管并更换引流装置；引流管从胸腔滑脱，立即用手顺皮肤折皱捏闭伤口处皮肤、通知医师，并协助医师处理。

（3）"T"管　报告医师，密切观察腹痛情况，告知患儿暂禁食、禁饮，必要时协助医师行胆道镜下重新插管。

（4）胃管　观察患儿呼吸状况，有否呼吸道窒息的表现；观察患儿腹胀情况；需要再次置管时，协助医师做好相关准备。

（5）导尿管　观察患儿尿道口有无损伤及渗出；评估患儿尿量及膀胱是否充盈；评估患

儿是否能自行排尿，必要时遵医嘱重新置管。

（6）气管导管　对气管切开患儿立即用止血钳撑开气管切开口，以确保呼吸道通畅，同时报告医师，给予紧急处理。

（7）深静脉置管（PICC）

1）导管与输液装置脱落：用无菌注射器抽回血，观察导管是否堵塞，如果堵塞，立即用肝素液或尿激酶通管，无法疏通则考虑拔管；如果导管通畅，立即用生理盐水冲管，保持通畅，更换输液装置。

2）导管部分脱出：观察导管脱出的长度，用无菌注射器抽回血，如果无回血，用肝素液或尿激酶通管，如导管不能再通则拔管；如果有回血，用生理盐水冲管，保持通畅，重新固定。严禁将脱出的导管回送。

3）导管完全脱出：测量导管的长度，观察导管有无损伤或断裂。评估穿刺部位是否有血肿及渗血，用无菌棉签压迫穿刺部位，直到完全止血。消毒穿刺点，用无菌敷贴覆盖；评估渗出液的性状、量。报告医师，根据需要协助重新置管。

4）导管断裂：如为体外部分断裂，可修复导管或拔管；如为体内部分断裂，应立即用止血带扎于上臂；如导管尖端已飘移至心室，应制动患儿，在X线透视下确定导管位置，以介入手术取出导管。

（8）自控镇痛泵（PCA）导管　立即检查导管末端是否完整，报告经管医师及麻醉师进行处理，密切观察病情及生命体征变化。

3. 应急程序

发生脱管→应急处理并立即报告医师→协助医师处理，必要时重新置管→密切观察病情变化→查找原因、防止再次脱管→做好记录并交接班。

（四）跌倒应急预案

1. 防范措施

（1）保持病房设施完好，定期检查病房设施，杜绝安全隐患。病房环境光线充足，地面平坦干燥，特殊情况有防滑警示牌。

（2）完善住院患儿的评估，识别高危跌倒的患儿并予以重点防范。做好健康宣教，增强患儿及家属的防范意识。

（3）对服用镇静、安眠药的患儿，在其未完全清醒时，不要下床活动；服用降糖、降压

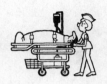

等药物的患儿，应注意观察用药后的反应，预防跌倒。

（4）给予护栏等保护装置，并对照顾者给予相关指导。

2. 处理措施

（1）当患儿突然跌倒时，护士立即到患儿身边，检查患儿跌伤情况：判断患儿的神志、受伤部位、伤情、全身状况等，并初步判断摔伤原因或病因，并报告医师。

（2）疑有骨折或肌肉、韧带损伤的患儿，根据摔伤的部位和伤情采取相应的搬运方法，将患儿抬至病床；协助医师对患儿进行检查和处理。

（3）患儿头部摔伤，出现意识障碍等危及生命的情况时，应立即将患儿轻抬至病床，严密观察病情变化，注意神志、瞳孔及生命体征的变化，报告医师，迅速采取相应的急救措施。

（4）受伤程度较轻者，将患儿送回病床，嘱其卧床休息，安慰患儿，并测量血压、脉搏，根据病情做进一步的检查和治疗。

（5）对于皮肤出现瘀斑者进行局部冷敷；皮肤擦伤渗血者用聚维酮碘清洗伤口后，以无菌敷料包扎；出血较多或有伤口者先用无菌敷料压迫止血，再由医师酌情进行伤口清创缝合，并遵医嘱注射破伤风抗毒素。

（6）加强巡视，及时观察病情变化并记录。

（7）了解患儿跌倒时的情形，分析跌倒的原因，向患儿做宣教指导，提高患儿的自我防范意识。

3. 应急程序

患儿跌倒→评估伤情→报告医师→将患儿抬至病床→进行必要检查→严密观察病情变化→对症处理→加强巡视并记录→认真交班→强化健康教育。

（五）压疮防范与处理预案

1. 防范措施

（1）对高危患儿进行压疮危险因素评估，针对性地做好勤翻身、勤擦洗、勤按摩、勤更换、勤整理、勤检查，做好交接班。

（2）难免压疮患儿应填写难免压疮申报表，护理部指定专人予以监测、追踪、指导。对疑难或愈合不佳者组织护理会诊。

（3）保持床单位清洁、干燥、平整。保持会阴部清洁，大便失禁者应注意保护肛周皮肤。

（4）定时更换体位，2～3小时翻身1次，按摩骨隆突处或受压部位。

（5）瘫痪患儿或病情不允许翻身的患儿，可用多功能按摩床垫，骨隆突处可贴减压贴，也可用局部软垫减少受压。

（6）加强营养的摄入，增强机体抵抗力。

2. 处理措施

避免局部继续受压，加强营养。按压疮的不同程度采取不同的处理措施：

（1）第Ⅰ期　皮肤完整、发红。

临床表现：局部皮肤出现指压不褪色的红斑。

处理措施：避免继续受压，增加翻身次数，减少局部刺激，禁按摩，避免摩擦。可局部使用减压贴、透明贴或赛肤润皮肤保护剂等。

（2）第Ⅱ期　表皮或真皮受损，但尚未穿透真皮层。

临床表现：疼痛、水疱或破皮。

处理措施：①避免局部继续受压，定时更换体位，使用气垫床。②妥善处理创面，预防感染，有条件者可使用水胶体敷料。③促进上皮组织修复，有条件者可使用表皮生长因子。

（3）第Ⅲ期　表皮或真皮全部受损，穿入皮下组织，但尚未穿透筋膜及肌肉层。

临床表现：有不规则的深凹，伤口基部与伤口边缘连接处可能有潜行凹洞，可有坏死组织及渗液，但伤口基部基本无痛感。

处理措施：根据创面情况进行换药，保持局部清洁，必要时清创，可使用溃疡贴等压疮敷料，促进伤口湿性愈合。

（4）第Ⅳ期　全皮层损害，涉及筋膜、肌肉、骨。

临床表现：肌肉或骨暴露，可有坏死组织、潜行、瘘管，渗出液较多。

处理措施：换药、自溶性清创，去除坏死组织，促进肉芽组织生长，必要时手术治疗。

3. 处理程序

评估压疮高危患儿→完善防范措施→发生压疮分期处理（第Ⅰ期：防止继续受压；第Ⅱ期：正确处理水疱、防止感染；第Ⅲ期：换药、必要时清创；第Ⅳ期：彻底清创、换药）→做好各种记录→认真交接班。

（六）烫伤应急预案

1. 防范措施

（1）对住院患儿及家属进行预防烫伤的教育与告知。

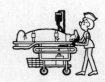

（2）预防保暖引起的烫伤　热水袋温度：昏迷患儿、婴幼儿、术后麻醉未完全清醒和感觉迟钝、末梢循环不良的患儿，低于50℃。用厚毛巾包裹，不直接接触皮肤，经常查看热水袋的位置及盖子是否拧紧。教会患儿和家属正确使用热水袋。

（3）预防新生儿烫伤　新生儿严禁直接使用热水袋复温；为新生儿沐浴时必须经过第二次试温，严禁戴手套为新生儿淋浴；如因消毒隔离需要必须戴手套操作，只能选择盆浴，并测好水温后方可进行操作。

（4）预防电器灼伤　安全使用各类医疗电器，防止因局部潮湿（汗水、血液等）导致局部电灼伤。使用温疗仪时，护士应熟练掌握正确的使用方法，告知患儿和家属不要随意调节仪器。对接受热疗的患儿应密切监测温度的变化，观察治疗部位的局部情况。

（5）教会患儿和家属正确使用热水设施　调节水温时，先开冷水开关，再开热水开关；使用完毕，先关热水开关，再关冷水开关。开水瓶放在固定且不易触碰的地方，强化对儿童和老人的安全宣教，有热水、开水及防止烫伤的标识。

2. 处理措施

（1）首先脱离热源，立即用冷水冲洗烫伤部位或将创面浸入洁净的冷水中浸泡20～30分钟，特殊部位可用冷敷。

（2）配合医师根据烫伤程度、面积大小给予适当处理。

Ⅰ度烫伤：皮肤变红，刺痛感。处理措施：用外用盐水清洁创面，外涂烫伤药膏。

Ⅱ度烫伤：患处产生水疱。处理措施：正确处理水疱：保护小水疱勿破损，大水疱可低位刺破放出水疱液；已破的水疱或污染较重者，应彻底消毒、清洗创面，外敷烧伤油纱布或水胶体敷料。做好健康宣教。

Ⅲ度烫伤：坏死性，皮肤剥落。处理措施：应请烧伤科医师及时进行创面处理、指导治疗。

（3）中、重度烫伤　应立即建立静脉通路，遵医嘱输液抗休克，密切观察病情变化，待休克好转后医师再行清创术。

（4）遵医嘱给予抗感染治疗，常规注射破伤风抗毒素。

（5）查找原因，针对性采取整改措施，安慰患儿并对家属进行健康教育，防止类似事件的再次发生。

3. 应急程序

发生烫伤→立即脱离热源→报告医师→正确处理创面→遵医嘱用药→寻找原因→及时整改。

（七）窒息的应急预案

1. 防范措施

（1）评估误吸的高危因素　意识障碍，吞咽、咳嗽反射障碍，呕吐时呕吐物不能及时有效排出，鼻饲管脱出或食物反流，头颈部手术，气管插管或气管切开。

（2）对意识、吞咽、咳嗽障碍的患儿，不可直接经口进食，应留置胃管，管饲流质。

（3）妥善固定胃管，防止其移位、脱出。鼻饲时，严格遵守操作规程。

（4）患儿呕吐时应弯腰低头或头偏于一侧，及时为患儿清理呕吐物，保持口腔清洁。

（5）不能自行排痰的患儿，及时抽吸口鼻、呼吸道分泌物和痰液。

（6）指导患儿及家属选择合适的食物，进食速度宜慢，进食过程中避免谈笑、责骂、哭泣等情绪波动。

（7）指导患儿家属选择合适的玩具，体积不宜过小。

2. 处理措施

患儿发生误吸时，护士应根据患儿具体情况立即采取抢救措施。

（1）误吸　意识尚清醒的患儿可采用立位或坐位，抢救者站在患儿背后双臂环抱患儿，一手握拳，使拇指掌关节突出点顶住患儿腹部正中线脐上部位，另一只手的手掌压在拳头上，连续快速向内、向上推压冲击6～10次（注意不要伤其肋骨）。昏迷倒地的患儿采用仰卧位，抢救者骑跨在患儿髋部，按上法推压冲击脐上部位。这样冲击上腹部，突然增大腹内压力，可以抬高膈肌，使呼吸道瞬间压力迅速加大，肺内空气被迫排出，使阻塞气管的食物（或其他异物）上移并被排出。如果无效，隔几秒后，可重复操作一次。

（2）幼儿喉头异物，现场人员应沉着冷静，迅速抓住双脚将其倒提起，同时用空心掌击拍其背部，如异物不能取出，应紧急行气管切开或手术取异物。

（3）由于咯血导致的窒息应立即有效解除呼吸道阻塞，清除呼吸道内的血液，保持呼吸道的通畅。若发现咯血过程中咯血突然减少或终止，患儿烦躁、表情恐惧、发绀等窒息先兆时，应立即用吸引器吸出咽喉及支气管内血块。

（4）头颈部手术或气管切开术后可因呼吸道被血块、分泌物或异物堵塞、脱管，局部血肿压迫呼吸道等致窒息，应迅速报告医师，针对不同情况协助医师进行紧急处理。

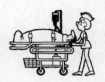

（5）呼吸困难者应立即吸氧，必要时行气管内插管、气管切开术或呼吸机辅助呼吸。

（6）监测患儿病情变化，出现意识丧失、呼吸心跳停止时，立即进行心肺脑复苏抢救。

（7）处理与抢救过程记录于护理记录单上，并详细交接班。

3．应急程序

发生窒息→清理呼吸道→报告医师→输氧→监测病情→心肺脑复苏→护理记录→交接病情。

（八）患儿走失的应急预案

1．防范措施

（1）做好入院告知　对新入院患儿及家属详细介绍入院须知，强调住院期间不得外出，以免贻误治疗和检查，或因突发病情变化而导致严重后果；并要求患儿家属在告知书上签字并留下联系电话和方法，入院告知书随病历资料存档。

（2）告知患儿家属遵守住院规章制度，落实外出需向经管医师和护士长请假的规定。

（3）加强对有走失危险的重点患儿（如幼儿，精神、智能障碍者等）的观察、监护和交接班。告知患儿家属目前患儿的行为能力或医嘱所限制的活动。

（4）加强巡视，及时了解患儿的病情及心理变化，给予患儿及家属生活帮助与心理支持，减少外出机会。

（5）加强医护人员的风险防范意识、法律意识和自我保护意识。

2．处理措施

（1）发现患儿走失，及时寻找。了解患儿走失前的状况、有无异常表现，寻找有帮助价值的线索。

（2）患儿确认走失时，立即报告护士长、护理部、保卫部（晚夜班报告总值班）。与家属共同寻找。

（3）分析患儿走失的原因，并报告医务科、护理部，进行相关的善后处理。

3．应急程序

患儿走失→了解情况→确认走失→报告备案→与家属共同寻找→分析走失原因→报告相关部门→善后处理。

（九）针刺伤（锐器伤）的应急预案

1．防范措施

（1）加强职业安全防护培训，纠正不安全注射行为。尤其对新上岗人员强化经血液传播疾病知识、防护用物（如手套等）的应用、医疗锐器的处理、锐器刺伤后的处理措施等，提高护士的自我防护意识。

（2）改善医疗操作环境，提供足量的防护用品。对经血液-体液传播疾病的患儿进行操作治疗时，要有相关的保护性隔离措施，提供便于丢弃污染针头等锐器的容器，减少医疗锐器刺伤的发生。

（3）建立医院职业暴露报告系统。医护人员在针刺意外或黏膜接触患儿血液等职业暴露后要向有关部门报告，以便及时采取有效措施，减少职业感染的危险性。

2. 处理措施

（1）紧急处理　医护人员在进行医疗操作时应特别注意防止被污染的锐器划伤刺破。如不慎被尖锐物体划伤或刺破时，用流动水和（或）肥皂液立即冲洗污染的皮肤，用生理盐水冲洗黏膜；如有伤口，应在伤口旁端以离心方向轻轻挤出损伤处血液，再用肥皂液和流动水冲洗，禁止伤口的局部挤压，再用 2%～3% 碘酊、0.5% 聚维酮碘或 75% 乙醇消毒，并包扎伤口，必要时去外科进行伤口处理。如为艾滋病、乙型肝炎、丙型肝炎等血液被暴露的黏膜，应反复用生理盐水冲洗伤口。

（2）伤情评估　按照职业暴露的级别和暴露源的病毒载量水平分为一、二、三级和轻度型、重度型及暴露源不明型，分级、分型确定详见卫生部《医务人员艾滋病病毒职业暴露防护工作指导原则（试行）》。

（3）预防性用药　被乙型肝炎、丙型肝炎阳性患儿血液、体液污染的锐器刺破后，应在 24 小时内抽血查乙型肝炎、丙型肝炎抗体。如果患者本身有乙肝抗体则不需处理，如无抗体必须注射乙型肝炎免疫高价球蛋白，按 1 个月、3 个月、6 个月接种乙型肝炎疫苗。艾滋病病毒职业暴露时根据伤情实施预防性用药方案（基本用药程序和强化用药程序）。

（4）追踪随访　乙型肝炎、丙型肝炎追踪随访 6 个月，梅毒追踪随访 3 个月。被 HIV 阳性患儿血液、体液污染的锐器刺伤时，应进行血源性传播疾病的血清学水平的基线检查，在 24 小时内抽血查 HIV 抗体，并报告院内感染科、保健科进行登记、追访等，按第 4 周、第 8 周、第 12 周及 6 个月时复查病毒抗体，并做相应处理。

3. 应急程序

立即冲洗伤口血液→伤口消毒处理→伤情评估→针对性地进行实验检查和预防用药→登

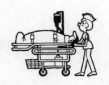

记、上报院内感染科、保健科（填写医院工作人员血液体液职业暴露登记表）→追踪随访。

八、科室质量控制及持续改进

护理质量控制即按护理质量控制标准对病室护理进行监督、检查，以发现问题，对存在的问题采取相应措施。护理质量控制的基本方法遵循 PDCA 循环原理，通过质量管理计划的制订及组织实现的过程实现医院的持续改进。

质量监控为前馈控制、同期控制和反馈控制，又称为控制的三级结构理论（图 1-2）。①前馈控制：又称预先控制，是一种积极的、主动的控制，指在活动之前就对结果进行认真的分析、研究、预测，并采取必要的防范措施，使可能出现的偏差在事先就得以控制的方法。②同期控制：又称过程控制或环节控制，是管理人员对正在进行的各种具体工作方法和过程进行恰当的指导、监督和纠正。同期控制的纠正措施作用于正在进行的计划过程之中，是在执行计划过程中对环节质量的控制，这是护士长经常使用的一种控制方法，其有效性很大程度上取决于管理者的素质与能力，以及护士对管理者指示的理解程度。③反馈控制：又称后馈控制或结果质量控制，主要是分析工作的执行结果，并与控制标准相比较，发现已经产生或即将产生的偏差，分析其原因和对未来的可能影响，及时拟订纠正措施并予以实施，防止偏差继续发展或再度发生。

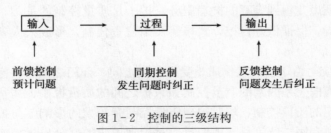

图 1-2　控制的三级结构

（一）质量控制系统

护理质量控制系统是以保证和提高护理质量为目标，把与护理服务有关的各质量要素和各项工作，按照系统管理原理，在整个工作过程中组织起来，形成一个目标明确、责权结合、协调有效的管理工作系统。也可以视之为一个工作网络。在我国，护理质量监控是采取垂直控制与横向控制相结合的方法。

1. 垂直控制系统　护理部主任对科护士长，科护士长对护士长，护士长对护士，自上而下层层把关，环环控制，即为垂直控制。如护理部成立护理质量管理委员会，各片成立片护理质控小组，各病室成立护理质控核心小组。

（1）护理部质量管理委员会　由护理部主任、科护士长及部分护士长组成。按质控的不同内容和护士长个人的专业特点，分别组成相关的质控小组，如病室管理考核组、护士素质考核组、护理安全考核组、消毒隔离考核组、护理技能考核组、护理效果考核组及护理病历书写考核组。按照护理部制订的标准，进行全院护理质量督查和指导，定期进行质量评价，做出质量决策，修订质量目标，解决质量问题，形成院控。

（2）片区护理质控小组　由科护士长及各病室护士长组成。针对本系统（如内科系统）的特点制订质控标准，有计划、有组织的对所属的病室护理工作每月进行单项或全面质控，促使病室改进工作，提高护理质量。其职责是监控病室质量，提出工作中存在的问题（找出偏差）及对后期工作建议意见和改进措施（纠正偏差），以推动病室整体工作。并为上级质控组制订控制目标提供依据。

（3）病室护理质控核心小组　由护士长、副护士长及护理骨干组成。按护士长工作计划每周查 1～2 个项目。病室质量控制的内容：基础护理、危重患儿护理、病室管理、急救药品及物品、消毒隔离、技术操作、护理文书及护士素质等方面。病室质量控制的重点是进行过程质量控制，以保证患儿得到满意的护理服务。护士是质量控制的基础，要求每个人从自身做起，认真履行职责，保证做好自控，严格落实岗位责任制，形成人人参与、个个尽责的工作局面。

2. 横向控制系统　由于护理工作质量受人与人之间、部门之间、科室之间的协调关系等多种因素的制约，横向关系因素的质量控制如医护之间的质量控制、病室与药房、化验室等医技部门和后勤部门的质量控制，均对护理质量控制有较大的影响。与护理部平行的横向质控部门有医院质控科和医院感染科。他们行使对护理工作的部分质量控制工作，每月将检查结果反馈给各护理单元和护理部，以达到加强护理质控的目的（图 1-3）。

总之，只有做到垂直质量控制与横向质量控制紧密结合，才能使质量控制完善而有效。

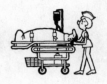

医院感染科 → 护理部质控组 → 医院质控科
↓
科质控组
↓
病室质控组

图 1-3 横向、垂直质控系统结构图

（二）质量控制标准

标准是衡量事物的准则、共同遵守的原则或规范，标准也是衡量各项工作的标尺。护理质量标准是衡量护理工作的准则，是护理管理的重要依据，也是指导护士工作的指南。建立系统的、科学的、先进的护理质量标准体系，有利于提高护理质量和护理管理水平，有利于护理学科的发展和护理人才培养。如何制订合理、科学的质量标准来衡量护理工作，是护理质量控制取得成功的重要环节。制订标准要注意遵循以下原则：一是标准要符合各级医院护理服务质量考评指标。二是标准应能反映出患儿的需求，体现出以患儿为中心的指导思想。三是从系统性、可行性、易控性出发，使标准便于操作和考核。四是标准要随着工作的深入不断补充、修改和完善。护理质量控制标准包括基础标准、过程标准和结果标准，三个方面的质量标准是不可分割的整体，它反映了护理工作的全面质量要求。进行护理要素质量评价，可掌握质量控制的全局。具体护理过程环节质量评价，有利于落实措施和保证护理工作的正常进行。终末护理结果质量评价，可反馈控制护理质量。病室护理质控标准见表 1-3～表1-10。

使 用 说 明

1. 各科室成立护理质量控制小组，负责到人，分工明确。

2. 科室护理质量控制小组成员每月对照标准进行自查，记录存在的问题，并提出整改措施。

3. 护士长定期进行效果评价，并每月在全体护士会上进行质量讲评。

科室护理质量控制小组成员：

总负责人：护士长　　　　　　　　　　　病室管理：

基础护理：　　　　　　　　　　　　　　护理安全：

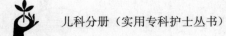

儿科分册（实用专科护士丛书）

医院感染：   健康教育：
护士素质：   晚、夜班护理：
护理文书书写：   满意度调查：

表 1 - 3   病室管理护理质量评价标准（100 分）

项目	标准要求	分值	评分方法	计分
布局设施（10分）	病区床位设置合理，设有不同规格的房间；走道和卫生间有扶手或栏杆、呼叫设施；病室有平车、轮椅、护栏；各项设施完好	1	查看现场，一项不符合要求扣 0.5 分	
	病区安静、整洁、舒适、安全、有序，陪护管理符合要求，监护室不留陪人	2	查看现场，走访患儿或陪护，一项不符合要求扣 0.5 分	
	抢救室：设单人间，抢救药品、抢救设备等用物齐全，功能良好，有抢救流程	2	查看现场，一项不符合要求扣 1 分	
	治疗室：布局合理，无菌区、清洁区分区合理，药物分类放置、标识清楚，有"三查八对一注意"和药物配伍禁忌表	1	查看现场及护士操作，不符合要求扣 0.5 分	
	处置间：治疗车、发药车用物摆放符合要求，车轮无噪声；有洗手设施、用物初步处理设施、垃圾分类存放容器等，符合院感要求	1	查看现场，一项不符合要求扣 0.25 分	
	换药室、库房：物品分类放置，摆放有序	1	查看现场，不符合要求扣 0.25 分	
	办公室、值班室：整洁有序	1	查看现场，一项不符合要求扣 0.25 分	
	卫生间、浴室：地面防滑、无积水、无异味、无污垢，卫生工具分类挂放	1	查看现场，一项不符合要求扣 0.25 分	

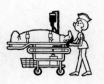

续表 1

项目	标准要求	分值	评分方法	计分
护士长工作（10分）	有年计划、月计划、年终总结；每年进行科室理论和技能考核 2 次。指导护士开展新业务、新技术	4	查看记录，缺一次记录扣 0.5 分	
	护士长每天检查（五查）护理工作，评估重点患儿（新、危重、手术、情绪不稳定、需要特殊护理等）；参加危重患儿的抢救及复杂护理技术操作；每周工作有重点、晨会有小结，每月有护理质量讲评及持续改进措施，有护理不良事件登记报告及讨论	6	查看记录本，缺每天工作检查及周重点一次扣 0.5 分，不良事件未登记报告及讨论扣 2 分，缺质量讲评扣 2 分	
护理模式（15分）	实行责任制整体护理，每名责任护士平均负责患儿数量不超过 8 个，每名患儿均有相对固定的责任护士对其全程全面负责	8	查看病房排班及责任护士职责，未体现责任制整体护理模式全扣	
	有资质护士独立分管患儿，根据患儿病情、护理难度和技术要求，对护士合理分工	4	询问一个护士对责任制分工方式、工作内容和流程掌握情况，一人未掌握扣 2 分，掌握不全扣 1 分	
	护士排班体现患儿需要和尊重护士意愿，减少交接班次数；保证中、晚夜班及节假日的护理人力	3	查看排班、询问护士，一项不合要求扣 1 分	
岗位职责（5分）	有各级、各班护士岗位职责、工作标准，护士熟悉并落实	5	抽查护士，一人不熟悉岗位职责、工作标准扣 0.5 分，一人职责未落实扣 0.5 分	

儿科分册（实用专科护士丛书）

续表2

项目	标准要求	分值	评分方法	计分
护理员管理（2分）	及时选送未培训的护理员参加专业培训，有岗位职责且落实到位	2	查看现场和询问护理员，科室未及时选送护理员参加专业培训扣1分；护理员从事护理技术工作全扣	
工作制度（5分）	有护理工作核心制度、病区管理制度和探陪管理制度，及时整理护理部下发的护理管理资料，护士全面掌握并落实到位	5	检查护理制度或护理管理资料，缺一项扣1分。抽查各级职称护士各一名，一人不熟悉制度与管理资料扣0.5分	
应急预案（4分）	具有专科特色的护理应急预案，护士掌握并落实到位	4	查看资料、提问护士、现场模拟，了解应急预案掌握情况及应急状态下护士紧急处理情况，一项不符合要求扣0.5分	
护理常规（4分）	有专科常见疾病的护理常规并及时修订，护士掌握并能熟练运用	4	查看资料，抽查护士进行询问，一人不熟悉扣0.5分	
操作标准（4分）	具有专科特色的护理技术操作规程及标准	4	现场查看资料，护理常规不全面扣0.5分。现场抽查护士进行询问，一人不熟悉扣0.5分。现场抽查患儿进行询问，一名患儿护理未落实或有缺陷扣0.5分	

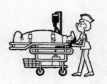

续表3

项目	标准要求	分值	评分方法	计分
工作流程（4分）	有护理工作关键流程，包括患儿出入院流程、患儿交接流程、转科转院流程、外出检查流程等，护士熟悉并落实	4	查看资料，内容存在缺陷扣0.5分。现场抽查护士进行询问，一人不熟悉扣0.5分。现场抽查患儿进行询问，一名患儿护理流程落实有缺陷扣0.5分	
质量控制（15分）	有质量管理小组、兼职质控员、质量控制标准	2	查看资料或询问兼职质控员，一项不符合要求扣0.5分	
	质量管理小组每月对科室护理质量进行自查，对自查结果进行分析、提出整改措施，有记录	5	查看记录，缺一项扣1分	
	护士长参与和指导各项护理制度的落实及护理措施的实施，及时发现和解决临床护理工作中存在的问题，护士长对科室工作做到"九知道" 原则上护士长上午、节假日后第一天不外出处理事务性工作	4	现场询问护士，了解护士长科室护理管理情况，提问护士长对本科室工作动态的掌握情况，不了解或了解不够扣1分 查看现场或电话，不在病区扣1分	
	护士长应加强对特殊时段、节假日、晚夜班质量管理，配二线班并随机进行相关检查	2	有节假日和晚夜班查房记录，排班合理，有缺陷酌情扣分	
	有完善的护理查房制度，危重病例查房或病例讨论每个月一次，特殊情况申请护理会诊	2	查看资料，缺一项扣1分，缺乏针对性或指导性酌情扣分	

续表4

项目	标准要求	分值	评分方法	计分
绩效考核（5分）	科室有完善的绩效考核方案，应与护理工作数量、质量、技术难度、患儿满意度等挂钩，每个月对护士进行绩效考核	5	查看资料和询问护士，科室无绩效考核细则扣5分，未体现多劳多得、优劳优酬酌情扣分	
业务水平（5分）	护士熟练掌握专科常见疾病的理论知识、各项护理技术及危重患儿抢救配合技术、专科常见仪器设备的使用、专科常用药物及抢救药物的作用、不良反应、效果观察及注意事项	5	抽查护士，考核专科护理理论和技能，一人一项不合格扣1分	
教学培训（4分）	有培训组织、各级人员培训计划并组织实施，有专科特点的业务学习每个月一次，有护士培训学分手册、技术档案；有护理教学计划、教学组长、授课内容、出科考核及出科鉴定	4	查看记录，缺一次业务学习扣0.5分，未体现专科特点、无培训、无教学计划，一项扣0.5分；无护生出科考试和出科鉴定扣0.5分/人	
护理文书（4分）	护理文书按照卫生部卫医政发〔2010〕125号文件、省卫生厅及本院制订的要求书写，做到及时、准确、真实、完整	4	随机抽查在架病例和出院病历，护理文书书写一项不符合要求扣0.5分，扣完为止	
其他（4分）	护士长参加科内大查房每周一次，科室论文发表按下达任务完成，及时、保质完成医院及护理部布置的临时性任务	4	查看资料，未完成规定论文扣2分，缺一次查房扣0.5分，未及时、保质完成医院及护理部布置的临时性任务扣2分	

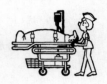

表 1-4 　　　　　　　　　　　　　基础护理质量评价标准（100 分）

项目	标准要求	分值	评分方法	计分
环境设施（10分）	病房安静、整洁、安全、舒适、有序，陪护管理符合要求，监护室不留陪人	5	现场查看，一项不符合要求扣0.5分	
	病房定时通风，污物处理及时，无吸烟、无异味、无乱挂现象；窗帘、隔帘整洁；地面清洁、防滑、无污垢	2		
	设备带装置完好（呼叫装置、中心供氧、中心负压吸引、电源插座、照明装置等），有警示标识	3		
床单位管理（15分）	床上用品整洁，无污迹、血迹，干燥平整；每周定期更换，有污湿随时更换，患儿手术当日全套更换；使用的布类质量符合要求	3	现场查看，一项不符合要求扣0.5分；物品放置一人不规范扣0.5分，食品与物品未分开放置扣0.5分；查看排班无人力保障扣2分	
	床周物品摆放有序，床下无杂物；便器、脸盆放置规范	3		
	床头柜台面、柜内物品放置有序；食品与物品分开放置，无变质食品和存药	3		
	壁柜及直饮水柜用物定位放置，标识清楚	2	现场查看，一项不符合要求扣0.5分；物品放置一人不规范扣0.5分，食品与物品未分开放置扣0.5分；查看排班无人力保障扣2分	
	病床摇手、护栏等设施完好，定期检查	3		
	床头折叠椅放置规范	1		

续表 1

项目	标准要求	分值	评分方法	计分
患儿清洁（20分）	按分级护理要求做好基础护理，落实晨晚间护理	4	现场查看，未穿病服一人扣 0.5 分；现场抽查特级护理、一级护理患儿，基础护理项目未落实扣 1 分 效果未达到要求一人一项扣 1 分；查看排班无人力保障扣 2 分	
	患儿穿病服，定时更换	1		
	根据各专科情况落实患儿口腔护理、排泄护理、床上擦浴、床上洗头等	5		
	头发、五官、手足、会阴、肛门、皮肤清洁无异味	8		
	无长指（趾）甲，有特殊要求者除外	2		
患儿安全（42分）	患儿的护理级别与患儿病情相符，不依赖患儿家属及自聘护工护理患儿	4	依靠患儿家属或家属自聘护工护理患儿一人一项扣 1 分；现场抽查特级护理、一级护理患儿，不符合要求每人次扣 0.5 分	
	根据各专科情况落实患儿呼吸道护理、管饲饮食护理、管道护理、卧位护理等；患儿饮食护理（尤其治疗饮食）到位	5		
	压疮患儿上报制度落实，有预防和治疗压疮的护理措施，压疮发生率为零（难免压疮除外）	4		

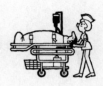

续表 2

项目	标准要求	分值	评分方法	计分
患儿 安全 （42 分）	有预防各种并发症的护理措施，无因护理不当引起的并发症，如肺炎、泌尿系感染、烫伤、冻伤、坠床、足下垂、窒息等	6	对压疮患儿未采取相应的措施，扣 1 分。发生压疮扣 3 分 　发生由护理不当引起的并发症扣 3 分 　抽查患儿外出检查治疗过程中的护理措施，1 人不恰当扣 1 分 　危重患儿无医护人员陪检扣 1 分 　现场查危重患儿安全措施及床旁抢救用物准备情况，不符合要求扣 1 分/人 　现场查看，其他一处不符合要求扣 0.5 分	
	患儿体位、输液速度与病情相符	3		
	各种管道标志清楚，引流通畅，倾倒引流物及时	4		
	留置针的使用符合要求，有时间植入人标识；中心静脉置管、PICC 置管的贴膜及时更换，并有更换时间及护士标识	3		
	接触患儿导线、电极等洁净，无脱落、扭曲、受压	3		
	危重患儿、意识障碍等特殊患儿有约束带、扶栏、手腕牌等安全措施，并有约束知情同意书	4		
	患儿外出检查、治疗时护理措施恰当；危重患儿有专人陪检；危重患儿床旁配备必要的抢救用物，性能良好，使用方便	3		
	床头药物过敏标记醒目，跌倒高危患儿有防跌倒的标识，滴注式鼻饲、膀胱冲洗和伤口冲洗时挂有警示标识	3		

续表3

项目	标准要求	分值	评分方法	计分
病情观察（8分）	主动巡视患儿，及时接应红灯，加强护患沟通，主动征求意见，解决患儿疼痛、便秘、尿潴留等护理问题	4	现场询问患儿，一项未落实扣0.5分；对患儿存在护理问题未及时解决扣1分	
	按分级护理要求严密观察病情，发现患儿病情危急时，立即通知医师，在紧急情况下，应当先行实施必要、正确的紧急救护，护理记录及时、真实	4	查看护理记录，询问医师，一人不符合要求扣2分，记录不符合要求扣0.5分	
科室质控（5分）	科室每月对基础护理质量进行自查，对自查结果进行分析、提出整改措施，有记录	5	查看记录或询问兼职质控员，一项不符合要求扣1分	

表1-5　　　　　　　护理安全质量评价标准（100分）

项目	标准要求	分值	评分方法	扣分
制度与预案（10分）	安全制度齐全：①查对制度：医嘱处理查对、口头医嘱执行、输血查对、手术安全核查等制度；②告知制度：安全告知、操作前、保护性约束等制度；③危急值报告制度；④护理安全管理制度、护理不良事件处理及报告制度、护理投诉管理制度；⑤应急预案：突发事件应急预案、专科疾病应急预案；⑥护士、护士长年度签订护理安全责任状	10	查看资料，缺一项扣1分	

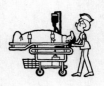

续表1

项目	标准要求		分值	评分方法	扣分
安全标识（10分）	安全标识清楚、齐全：①消防疏散图；②消防栓安全使用示意图；③灭火器、防毒面具常规操作说明；④氧气、吸引装置安全标识；区分接口标识，用氧"四防"；⑤防滑、防跌倒标识、紧急报警等警示标识；⑥水、电、气安全使用标识；冷、热水标识，微波炉使用事项		10	现场查看，一处不符合要求扣1分	
药物管理（20分）	普通药物（10分）	药品有专人管理，药品柜清洁，药瓶清洁无破损；药品标识、标签清晰；无变质、过期、积压；定期清理，及时补充，并有记录	4	现场查看，一项不符合要求扣1分	
		外用、口服、注射、静脉用药分开放置，分类摆放，符合要求；保存方法正确，无散在的注射药、口服药，所有注射药用原包装盒盛装	4	现场查看，一项不符合要求扣1分	
		开瓶药物有开瓶日期、时间、用法，并在有效期内	2	现场查看，一项不符合要求扣0.5分	
	麻醉药物（5分）	依法进行毒、麻、限剧药品及精神一类药品的管理和登记，做到"五专"。即专人负责、专柜加锁（单独的钥匙随身携带）、专用处方、专本登记、专用账册	2	现场查看，一项不符合要求扣1分	
		基数与实数相符，使用后及时登记、补充，班班交接，交接班登记清楚	3	现场查看，一项不符合要求扣0.5分	

儿科分册（实用专科护士丛书）

续表 2

项目		标准要求	分值	评分方法	扣分
药物管理（20分）	高危药物（3分）	高浓度电解质制剂（如浓氯化钠、10％氯化钾注射液、肌肉松弛药（如25％硫酸镁注射液）、细胞毒性（如化学治疗药物）等高危药品应单独存放，并有醒目标识	3	现场查看，一项不符合要求扣1分	
	冷藏药物（2分）	冰箱内无过期失效药品；冰箱温度维持在 2℃～8℃，每天监测记录，每个月定期清洁除霜并记录	2	查看现场，一处不符合要求扣0.5～1分	
抢救设施（15分）	抢救车（5分）	抢救药品及用物齐全，做到"四定、三及时"，完好率100％，编号统一，抢救车封条规范	5	查看抢救车，一处不符合要求扣0.5分	
	药物过敏抢救盒（4分）	治疗室、治疗车备有药物过敏抢救治疗盘，其内备有药物过敏抢救盒，并定位放置，专盘专用，定期清理补充	2	现场查看，一处不符合要求扣0.5分	
		盒内药物、用物完好，无过期、变质、破损；无标签缺失或不清现象	2	现场查看，一处不符合要求扣0.5分	
	抢救仪器设备（6分）	抢救仪器清洁、定位；有简易操作流程、编号（多台）；有专用检修登记本（异常者另注明），专人管理；急诊抢救室抢救仪器每天检查一次，监护室每周检查一次，普通病房每个月一次	3	查看现场及记录，一处不符合要求扣0.5分	
		氧气终端、负压终端、氧气表、吸痰器和红灯等装置保持完好，每个月检查一次，有检修记录	3	查看现场及记录，一处不符合要求扣0.5分	

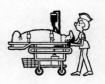

续表 3

项目	标准要求	分值	评分方法	扣分
医嘱执行（15分）	及时准确执行医嘱并签名和时间	2	未按时执行医嘱、未签执行者或时间扣 0.5 分/次	
	严格遵守操作规程与给药原则，进行各种治疗时严格执行"三查八对"	2	一项不符合要求扣 0.5~1 分/次	
	药物准备后有第 2 人核对并签名，麻醉药用后登记并保留药瓶备查	2	备药后无人核对签名扣 0.5 分，麻醉药用后无登记及保留药瓶扣 1 分	
	在紧急抢救急危重症患儿时，执行口头医嘱应向医师复述，双方确认无误后方可执行	2	现场抽查护士，一人不知晓扣 0.5 分；查护士在抢救时未复述扣 1 分	
	患儿危急情况下自行做出紧急施救处理后及时记录并报告医师补开医嘱	1	紧急情况下做出急救处理却未及时记录与报告者每次扣 0.5 分	
	输血有 2 人核对并签名，输血后保留 24 小时血袋备查	2	无 2 人核对签名扣 1 分，未保留空血袋扣 0.5 分	
	医嘱执行后观察效果及反应	2	执行医嘱后，患儿出现不良反应未及时报告医师及记录，每次扣 1 分	
	医嘱本每班查对，无缺页并装订保留；每页有执行人、核对者签名、时间	2	未核对者，每漏 1 次扣 1 分，漏签名或时间，每处扣 0.5 分；未进行查对全扣	

续表4

项目	标准要求	分值	评分方法	扣分
安全措施落实（30分）	严格执行交接班制度，每班对患儿实行逐个床头交接，掌握病室动态及患儿的病情与心理状态；按要求书写交班志和填写各项护理记录	2	查看现场及资料，抽查护士回答不全面扣0.5分；未及时书写，扣0.5分/次	
	急诊与病房、急诊与手术部、急诊与ICU、产房与病房之间等交接有流程，交接规范有记录。急、危、重患儿有专人护送	2	现场查看，接班不规范扣1分	
	护士长参与、指导危重患儿、压疮患儿的护理，有压疮的预防措施，并及时上报	2	检查措施的落实情况，未落实扣1分；未上报扣1分	
	有危急值报告专用登记本，并及时按要求处理和记录	2	查看资料，无登记本扣0.5分，漏登记或登记内容不全，每处扣0.5分	
	护理投诉、不良事件有登记、讨论分析和整改措施，极重度不良事件应为零	4	有极重度不良事件全扣，对护理纠纷、投诉的处理不符合制度要求者扣0.5分，对发生事故的责任人未追究相应责任者扣1分	
	有效实行操作前后、保护性约束等安全告知及知情同意	2	现场查看不符合要求，扣0.5分/人	

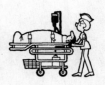

续表 5

项目	标准要求	分值	评分方法	扣分
安全措施落实（30分）	平车、轮椅等配备约束带，转科、外出诊治有人护送。护栏、扶手等设施完好，定期检查，有防跌倒、防坠床、防烫伤等措施，高危患儿有相应的标识	2	查看现场，一处不符合要求扣 0.5 分	
	患儿身份识别落实到位，佩戴腕带，且信息项目齐全	2	未按要求佩戴腕带者，一人扣 1 分；腕带内容不全一人一处扣 0.5 分	
	手术部护士在接患儿时与病房护士进行核对交接，患儿进手术室后，麻醉医师、手术医师、手术室护士进行三方核对，确认患儿和手术部位、手术方式及体表标识无误并签名	2	三方核查不符合要求（未签名或代签名、提前签名）扣 1 分/次，术前未再次进行三方核对全扣	
	药物过敏患儿床头、病历牌、医嘱单、三测单上有标识，管道标识清楚	2	现场查看，一项不符合要求扣 0.5 分	
	护士熟悉专科应急预案，熟悉抢救药物的用法、作用及不良反应	4	抽查护士，每一位护士回答出 90% 的内容不扣分，回答出 70%～90% 扣 0.5 分，回答内容少于 70% 扣 1 分	
	护士掌握常见抢救流程、抢救仪器的使用	4	现场抽查一名护士，酌情扣分 0.5～1 分	

表 1 - 6　　　　　　　　　　医院感染护理质量评价标准（100 分）

项目	标准要求	分值	评分方法	计分
制度监测与布局（20分）	科内设有兼职监测员并有相应的职责	2	查看记录本，一项不符合要求扣0.5分	
	有符合专科特点的预防医院感染的制度和措施	2		
	各项消毒措施的监测记录（每月、每周、每天）登记全面、真实	4		
	院感监测项目的反馈单按时间、项目有序存档，对超标的项目有原因分析、整改措施和复查记录	4	根据院感目标监测的科室与项目，查看反馈单和整改记录，一项不符合要求扣0.5分	
	治疗室、处置室、换药室布局合理、分区清楚，物品摆放有序，符合要求	4	现场查看，一项不符合要求扣0.5分	
	洁净区域布局合理，"人、物、洁、污"流线分明，工作流程符合卫生部洁净区管理规范	4		
无菌物品（20分）	无菌物品与非无菌物品分开放置；无菌物品有序摆放，标识清晰	3	查看无菌柜，一项不符合要求扣0.5分	
	无菌柜距离地面 20～25cm，距天花板 50cm，距墙 5cm，内外平面清洁干燥	3		
	无菌柜内一次性物品无外包装盒	2		
	无菌物品保质期在有效期内：棉布包装材料和开启式容器为 7 天（环境的温度、湿度达到 WS310.1 规定时间为 14 天）；一次性无纺布或纸塑包装材料为半年；一次性使用的注射、输液等器具按包装使用说明	4	现场查看，一项不符合要求扣1分	

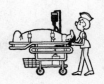

续表1

项目	标准要求	分值	评分方法	计分
无菌物品（20分）	无菌容器标有消毒、失效、开启时间，启用后24小时内有效，干筒、无菌盘4小时内有效	4	现场查看，一项不符合要求扣1分	
	无菌液体有开瓶时间、用途，在使用期限内。注射药物现配现用，静脉用溶酶不超过2小时，其他启封的溶酶不超过24小时	4		
无菌技术（10分）	无菌技术操作规范，无菌观念强	4	现场查看，违反原则酌情扣1~5分	
	治疗车物品摆放有序：上层为消毒清洁物品和速干手消毒剂；下层为污染层：放置使用后的压脉带、锐器盒及医用垃圾等	3	现场查看，一项不符合要求扣0.5分	
	手卫生符合操作规范（洗手、卫生手消毒、外科手消毒）	3		
医院感染措施（35分）	换药室、处置室等洗手设施符合规范要求	2	现场查看洗手液、水龙头、干手设施等，一项不符合要求扣0.5分	
	治疗车、护理车、换药车等备有速干手消毒剂	2	现场查看，一项不符合要求扣0.5分	
	消毒剂避光、密封、防潮、阴凉、干燥处保存，分类标识	2		
	皮肤消毒剂标注开启时间，有效期7天；皮肤消毒剂容器每周灭菌更换2次，标识清楚；手消毒剂标注开启时间，易挥发性的醇类开启后的使用期限不超过30天，不易挥发性的非醇类开启后的使用期限不超过60天	3		

儿科分册（实用专科护士丛书）

续表 2

项目	标准要求	分值	评分方法	计分
医院感染措施（35分）	使用戊二醛浸泡有标识，配制方法正确，浓度有监测记录并符合要求，记录消毒灭菌起止时间；持物筒内戊二醛液每周过滤、每半个月更换，并有记录	2	现场查看，一项不符合要求扣0.5分	
	清洁治疗台、治疗车等毛巾分开且干净	2		
	床头柜抹布和床刷套一人一用一消毒或使用一次性床刷套	2		
	血压计袖带每周清洗，干净无血迹	2		
	担架、推车、车罩、病历夹干净，每周清洁并记录	2		
	体温表一人一用一消毒	2		
	氧气湿化瓶清洁干燥、消毒保存备用，连接管一人一用一消毒；一次性输氧管存储符合要求，一用一废弃，使用时间不超过3天	2		
	负压吸引瓶清洁干燥保存备用，有效期7天；连接管一人一用一消毒或废弃，吸痰管一用一废弃	2		
	隔离技术规范，防护用品使用得当	2		
	特殊感染器械（朊毒体、气性坏疽及突发原因不明的传染病病原体）按 WS/T310.2—2009 规范处置	3	现场查看是否用黄色双层封闭包装并标明疾病名称，单独回收处理。一项不符合要求全扣	

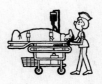

续表3

项目	标准要求	分值	评分方法	计分
医院感染措施（35分）	患儿出院或死亡及时进行床单位终末料理：清理和擦拭墙壁、床架、床头桌椅等，床褥可用床单位消毒机消毒，特别情况行终末消毒	3	现场查看，一项不符合要求扣0.5分	
	卫生工具放置合理。拖把悬挂、有分区标识	2		
医用垃圾（10分）	垃圾严格按要求分类：黄色为医用垃圾，黑色为生活垃圾，红色为放射垃圾	3	现场查看，一项不符合要求扣0.5分	
	锐器盒使用规范，要求盖严，无针头外露，及时更换	3		
	医疗垃圾回收有记录	2		
	垃圾柜台面摆放规范	2	现场查看锐器盒、血袋盒、压脉带盒及供应室回收箱摆放。一项不符合要求扣0.5分	
科室质控（5分）	科室每个月对消毒隔离质量进行自查，对自查结果进行分析、提出整改措施，有记录	5	查看记录或询问兼职质控员，一项不符合要求扣1分	

表 1-7 健康教育护理质量评价标准（100 分）

项目	标准要求	分值	评分方法	计分
健康教育计划（10 分）	病区有健康教育制度，有单病种健康教育单、专科健康教育书面资料等	5	查看资料和现场，无资料全扣，资料不全、无专科特点酌情扣分	
	有健康教育宣传栏，内容丰富，贴近临床，定期更新	5		
健康教育形式（10 分）	每个月召开护患（陪人）沟通会征求意见并进行健康宣教（含规章制度）等，有 PPT 课件或文字资料记录	2	查看记录，询问患儿，未召开会全扣，内容不全或缺记录一项扣 1 分	
	健康教育形式多样，患儿及家属接受两种以上形式的健康指导，如口头、文字资料、多媒体等，有健康指导单发放给患儿	2	查看资料，询问患儿，发现一人未接受两种以上教育形式扣 1 分，无健康指导单一人扣 1 分	
	健康教育应融入护理工作中，根据患儿疾病的不同时段及护理内容进行及时的相应的健康教育	6	未按要求进行健康教育，一人扣 1 分	
健康教育技巧（10 分）	根据患儿（或陪人）的具体情况选择宣教内容、宣教形式，如个别指导、集体讲解、召开座谈会。内容正确，具有针对性、科学性	3	抽查护士现场演示，宣教内容不全面和（或）缺乏针对性酌情扣分，宣教方法不当扣 0.5 分	
	语言清晰、流畅，有良好的语言表达能力和沟通交流技巧	4		
	切合实际，通俗易懂，方法恰当，患儿及家属易接受	3		

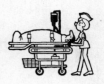

续表1

项目	标准要求	分值	评分方法	计分
入院宣教（18分）	责任护士或接诊护士作自我介绍，并介绍主管医师、护士长和同室病友	3	询问患儿/陪人，一人一项未介绍扣1分；患儿/陪人知晓率应≥80%，未达到一人一项扣0.5分（扣分率可视询问患儿数而定）	
	病房配套设施及使用方法的介绍：如呼叫系统、摇床及护栏、饮水设施、电视机、空调、卫生间设施等	3		
	日常生活指导：就餐及生活用品、作息时间、便民措施等	2		
	常规工作时间介绍：医师查房、护士治疗与护理的时间	2		
	相关规章制度介绍：探视及陪护制度、外出请假制度、患儿的权利和义务等。	2		
	相关安全知识介绍：如禁止使用自带电器、正确使用微波炉、禁止吸烟、消防设施及疏散路线等	2		
	病房环境介绍：配餐室、卫生间、医护办公室等	2		
	护士长主动作自我介绍	2		
住院宣教（32分）	疾病知识宣教：向患儿及家属介绍疾病相关知识	4	询问患儿/陪人，一人一项未介绍扣1分；患儿/陪人知晓率应≥80%，未达到一人一项扣0.5分（扣分率可视询问患儿数而定）	
	药物宣教：向患儿及家属介绍用药目的、药物作用及注意事项	4		
	检查、治疗宣教：向患儿及家属讲解检查、治疗的目的、注意事项等	3		

续表2

项目	标准要求	分值	评分方法	计分
住院宣教（32分）	手术前后宣教：手术前向患儿及家属介绍术前准备（含个人卫生、心理准备、用药准备、肠道准备、体位训练等）及术后注意事项（含饮食、体位、休息、运动等）	4	询问患儿/陪人，一人一项未介绍扣1分；患儿/陪人知晓率应≥80%，未达到一人一项扣0.5分（扣分率可视询问患儿数而定）	
	饮食宣教：根据不同的病种及患儿的具体情况，制订合理的饮食计划，向患儿介绍治疗饮食的作用、注意事项	3		
	运动及康复宣教：针对患儿病情的不同时期，介绍体位、活动、功能锻炼的方法	3		
	管道知识宣教：介绍相关管道的护理要求及注意事项	3		
	心理指导：指导患儿及家属保持良好心理状态、能配合治疗和护理	2		
	护理安全指导：介绍预防压疮、坠床、跌倒、烫伤等并发症的相关事项	4		
	办理出院结账的手续	2		
出院宣教（10分）	饮食要求、疾病的康复（如功能锻炼）及注意事项	2		
	预防疾病复发相关知识	2		
	出院用药的方法与注意事项	2		
	复查时间等相关事项	3		
	护士长或责任护士主动征求意见	1		

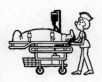

续表3

项目		标准要求	分值	评分方法	计分
出院回访（10分）	回访管理（5分）	科室有回访制度	0.5	查看相关资料、记录，一项不合格扣除相应分值；回访比率低于50%全扣	
		专用的回访记录本，记录内容全面，包括饮食、用药、运动、休息	1		
		有专人进行回访，每次回访有记录、签名	1		
		回访的时间安排合理（对患儿回访的时间和护士排班）	1		
		回访率100％	0.5		
		有定期的回访总结及改进措施（每个月至少一次）	1		
	回访方式（1分）	任选一至两种（包括电话随访、热线随访；短信随访、信邮随访、患儿复诊时回访等）	1	检查记录、询问护士，回访方式不恰当扣1分	
	回访效果（4分）	随访内容全面、针对性强，患儿或家属满意	1	询问所回访的患儿或抽1名护士进行回访，一项不满意者、回答问题态度不诚恳或对解决问题不满意者扣1分（特殊情况除外）	
		回访护士的语言亲切、热情，态度诚恳，患儿或家属满意	1		
		护士能及时解决或分时段解决患儿提出的问题	1		
		能体现对患儿和医院的保护	1		

表 1-8 护士素质质量评价标准（100分）

项目	标准要求	分值	评分方法	计分
仪表规范（10分）	着装规范、整洁，夏装衣袖、衣领、裤脚边及裙摆不外露，冬装不穿大领毛衣	2	现场查看，一例不符合要求扣0.5分，（进修生，实习同学按同样标准）	
	服务卡佩戴规范，上班戴手表或挂表，服务卡、挂表及口罩放置规范	2	现场查看，一人不佩戴服务卡或手表扣1分	
	头发前不过眉、后不过领口，长发宜戴统一发夹（黑色或白色）、发网，长发发髻紧实，不蓬松无碎发，不扎坨	2	现场查看，一人不符合要求扣0.5分	
	不化浓妆，不戴耳环（钉）、戒指、手（脚）链及涂指甲油	2	现场查看，一人不符合要求扣0.5分	
	统一的软底白色工作鞋、工作裤和肉色或白色袜	2	现场查看，一人不符合要求扣0.5分	
行为规范（40分）	工作积极，团结协作，不闹无原则纠纷	3	现场查看，询问护士，一人不符合要求酌情扣分	
	服从工作安排，不私自换班	3	查排班表，有一例私自换班扣1分	
	遵守劳动纪律，不无故迟到、早退、旷工	2	现场查看，一人不符合要求扣0.5分，旷工全扣	
	主动观察病情，记录真实、准确	4	查医嘱执行与记录情况，提前书写记录的一例扣1分，作假记录全扣	
	关心爱护患儿，执行保护性医疗制度，不泄露患儿隐私	2	现场查看、询问患儿，一例不符合要求酌情扣分	

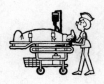

续表1

项目	标准要求	分值	评分方法	计分
行为规范（40分）	履行岗位职责，工作严谨、慎独，对个人执业行为负责	2	现场查看，一例不符合要求扣0.5分	
	对患儿一视同仁，尊重患儿，维护患儿的健康权益	2	现场查看，询问患儿，一例不符合要求扣0.5分	
	及时接应红灯，解决患儿所需，不滞留护士站	3	现场查看，接应红灯在1分钟内不扣分、1～2分钟内扣1分、2～3分钟扣2分、>3分钟全扣	
	上班时间将手机调至震动挡，给患儿做治疗、护理、健康宣教等工作时，不接听私人电话	2	现场查看，一例不符合要求扣0.5分	
	做到"四轻"：说话轻、走路轻、开关门轻、操作轻	2	现场查看，一人不符合要求扣0.5分	
	做到"十不"：不擅自离开工作岗位、不违反护士仪表规范、不带私人用物入工作场所、不在工作区吃东西、不接待私人会客和接打私人电话（非急事）、不做私事、不打瞌睡或闲聊、不与患儿及探陪人员争吵、不接受患儿礼物、不利用工作之便谋私利	10	现场查看，一项不符合要求扣1分，第二项不重复扣分	
	坐、站、行符合职业规范，进入治疗室、换药室戴口罩；更换液体端治疗盘，遇见行人则礼让	2	现场查看，一人不符合要求扣0.5分	
	不穿工作服进食堂、阅览室、商场、会议室、银行等非医疗场所	3	现场查看，一人不符合要求扣1分	

续表 2

项目		标准要求	分值	评分方法	计分
礼仪规范（25分）	服务态度（10分）	服务态度和蔼，解释耐心，热情周到，与患儿及家属沟通到位，对问路患儿热情和蔼地给予指引	5	现场查看，一人不符合要求扣 0.5 分；访问患儿，查看意见本，一人不符合要求扣 1 分	
		无推诿患儿现象	5		
	接待礼仪（8分）	非本科室工作人员进入办公室时护士应有礼貌地打招呼	2	现场查看，一人不符合要求扣 0.5 分	
		热情接待来访者，主动地询问来意，并协助解决	2		
		接待新入院患儿热情、积极，妥善安排床位	4		
	电话礼仪（7分）	接听电话速度在 5 声之内	2	电话查询，一人不符合要求扣 0.5 分	
		主动道"您好"；主动自报科室名称	2		
		转接在 30 秒之内，主动回复	1		
		回答问题耐心，有礼貌结束语	2		
业务素质（25分）		熟悉各项制度、职责、工作程序	4	询问护士，一处不符合要求扣 1 分	
		熟悉专科及常见疾病护理常规	3	询问护士，一人不符合要求扣 1 分	
		掌握急救知识及抢救药品、抢救技术	4	询问护士，一人不符合要求扣 1 分	

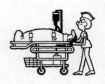

续表3

项目	标准要求	分值	评分方法	计分
业务素质（25分）	熟悉风险预案，掌握各项防护措施，确保患儿及自身安全	3	询问护士，一人不符合要求扣1分	
	按要求完成三基及专科培训	4	查看记录，一处不符合要求扣0.5分	
	掌握常用护理及专科护理操作技术	4	现场抽查护士，一人不符合要求扣0.5分	
	当班护士熟悉动态，掌握危重、手术等患儿的病情，落实各项护理措施	3	询问护士，现场查看，一人不符合要求扣0.5分	

表1-9　　　　　　　　　晚夜班护理质量评价标准（100分）

项目	标准要求	分值	评分方法	计分
病室环境（10分）	病室安静、安全，无闲杂人员；按时熄灯，锁大门；无浪费水、电现象；监护室无陪人	5	查看现场，病室不安静、陪人太多、高声谈话扣0.5分，未按时锁门、熄灯扣0.5分	
	办公室、治疗室、处置室、换药室、走道及病房等清洁整齐，垃圾及时处理	5	查看现场，一处不清洁扣0.5分	
仪表着装（5分）	仪表端庄，着装整洁，头发符合要求，穿软底工作鞋，佩戴胸卡及手表，不戴首饰	5	查看现场，一项不符合要求扣0.5分	
在岗情况（10分）	待人接物有礼貌，严格执行"四轻、十不交接、十不准"	5	现场查看，一项不符合要求或未落实扣1分	
	不私自换班，无陪班现象。不看小说、电视，不玩电脑游戏	5	现场查看，一项不符合要求扣1分	

续表1

项目	标准要求	分值	评分方法	计分
病室动态（15分）	准确掌握本班患儿动态，如住院人数、入院人数、出院人数、危重患儿人数，当日和次日特殊检查患儿人数、手术患儿人数等，并了解患儿病情	10	询问护士，一项不清楚扣1分	
	掌握患儿心理状况，防止意外（如自杀、走失等）发生，发现异常及时报告	5	询问护士，不符合要求扣0.5～1分	
工作质量（40分）	按规定巡视病房，观察患儿病情变化，发现异常及时报告医师并配合处理	5	查看记录及现场，一项不符合要求扣1分	
	准确执行医嘱，按时治疗，操作规范	5	查看记录及现场，一项不符合要求扣0.5分	
	静脉输液现配现用，输液患儿无液体外渗	4	现场查看，一人不符合要求扣0.5分，液体外渗扣1～3分	
	按照分级护理要求落实基础护理，尤其是落实危重患儿护理	6	查看现场，基础护理未落实扣0.5～1分/人，依赖陪人扣1～2分/人	
	各种管道通畅、标识清楚，倾倒引流物及时。留置针、PICC、CVC等使用符合要求	5	现场查看，一项不合格扣0.5分/人	
	床头卡与患儿情况相符；危重患儿、意识障碍者等有安全保护措施	4	现场查看，一人一项不合格扣0.5分	
	及时、准确、客观书写护理记录	4	记录一处不符合要求扣0.5分，提前书写护理记录单扣1分/例	

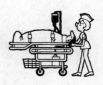

续表2

项目	标准要求	分值	评分方法	计分
工作质量（40分）	遵守无菌操作规程及消毒隔离制度，一次性用物处理得当，无过期用物	5	查看现场，一人不符合要求扣0.5分；一次性用物处理不正确扣0.5分；发现过期用物扣1分；注射药物无开瓶时间扣1分	
	医疗垃圾分类正确	2	现场查看，一处不符合要求扣0.5分	
药品管理（8分）	药品管理规范，分类放置，贵重药品等交接清楚	3	查看现场，一处不符合要求扣0.5分	
	麻醉药品做到"五专"管理，账、药相符，交接记录及时、准确、无涂改，钥匙随身携带	5	查看记录，未做到"五专"管理扣1分，钥匙未随身携带扣1分，账、药不符扣1分，交接班、使用记录缺一次扣0.5分，剩余药液处理未记录扣0.5分，记录有涂改扣0.5分	
冰箱管理（4分）	冰箱清洁无积霜，温度维持在2℃～8℃，每天监测并记录，每个月定期清洁除霜并记录	2	查看现场，一处不符合要求扣0.5～1分	
	冰箱内无非医用物品、无过期失效药品	1		
	降温用冰袋、冰块等冰敷用具有标识	1		
人力安排（8分）	执证上岗，护理人力的安排能满足患儿需要	8	查看排班资料及实际情况，不符合要求酌情扣1～2分；无证护士单独值班全扣	

儿科分册（实用专科护士丛书）

表 1-10　　　　　　　　护理文书书写质量评价标准（100分）

项目	标准要求	分值	评分方法	计分
三测单 （27分）	准确填写眉栏	3	查看记录，一项不符合要求扣0.2分	
	规范填写入院、出院、转科、手术、分娩、死亡等项目及时间（24小时制记录到时到分）	3		
	准确填写手术或分娩后日期	2		
	按要求测量体温、脉搏、呼吸并记录	5		
	39℃以上高热患儿30分钟有降温后复测体温标识（吊灯笼）	2		
	及时测量并记录首次血压、体重，且按要求每周复测、记录	2		
	按要求记录大便频次及小便标识	2		
	出入水量或尿量计算准确、记录规范	2		
	按专科要求测量身高、血糖等项目并记录	2		
	满页及时打印	2		
	过敏药物标识按要求填写（院前记录在入科日、住院期间发生记录在对应日或顺延）	2		
临时医嘱记录单 （27分）	正确核对医嘱（长期和临时医嘱不分、途径错误、剂量错误、格式错误等）	2	查看记录，一项不符合要求扣0.5分	
	取消医嘱格式规范（用红笔左上"取"、右下"消"、旁"签名"格式）	1		
	医嘱取消后不能出现执行时间和签名	1		

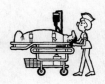

续表1

项目	标准要求	分值	评分方法	计分
临时医嘱记录单（27分）	治疗执行后日期、时间及执行者姓名签署的字迹清晰、易辨与医嘱对齐	2	查看记录，一项不符合要求扣0.5分	
	同一时间段不同途径或相同途径分组执行的医嘱要求如实、分别签执行时间及姓名	2		
	补开医嘱按实际执行时间签时间及姓名	2		
	因故未执行的医嘱用红笔标明"未执行"，用蓝黑笔签"姓名"	2		
	"st"的医嘱按要求15分钟内执行	2		
	皮肤敏感试验结果规范标识：（一）默认电脑标识或用蓝黑笔靠边规范填写，（＋）用红笔靠边规范填写	2		
	医嘱执行时间与皮试时间至少间隔15分钟	2		
	输注血液制品必须经过两人核对、签名后执行	2		
	输注血液制品临时医嘱记录单上签名与交叉合血单上签名一致，并保留交叉合血单	3		
	每班及时打印临时医嘱记录单并如实签执行时间和姓名	4		
护理记录单（儿科）（40分）	按照医嘱要求观察内容记录；病情变化时及时记录	5	查看记录，一项不符合要求扣0.5～1分	
	病重、病危时在病情栏内填写"重"、"危"字样	1		

续表 2

项目	标准要求	分值	评分方法	计分
护理记录单（儿科）（40分）	病重患儿按要求每天记录至少 1 次	3	查看记录，一项不符合要求扣 0.5～1 分	
	病危患儿按要求每班（8 小时）记录至少 1 次	4		
	危重患儿抢救后按规定书写记录（抢救结束 6 小时内完善抢救记录）	3		
	外科大手术患儿术后 24 小时内每班记录	2		
	引流液发生变化时须记录引流液的量、色及性质	2		
	引流管脱出，记录发现时间及汇报医师后，医嘱处置结果和局部情况	3		
	如实、准确记录皮肤破损、压疮等异常情况	4		
	如实、及时记录住院期间发生的呈全身反应的药物过敏现象	3		
	遵医嘱记录 24 小时出入水量或尿量并总结	3		
	记 24 小时出入水量的患儿，医嘱因故停止或单位时间内未输注完，须记录液体废弃原因和液体废弃量	2		
	满页及时打印	2		
	护理记录单打印后按要求如实签名	3		

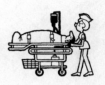

续表3

项目	标准要求	分值	评分方法	计分
护理记录单（新生儿科）（40分）	新生儿面色、呼吸、皮肤是否完好或黄染、脐部有无渗血等，遵医嘱观察记录	12	查看记录，一项不符合要求扣0.5～1分	
	普通患儿：每天记录1次病情，每3～4小时记录1次奶量及大小便情况	8		
	危重患儿及有监护者：每班记录1次病情，1～2小时记录1次脉搏、呼吸、SPO_2	12		
	遵医嘱记录出入水量	3		
	有特殊情况及病情变化时随时记录	5		
其他（6分）	入院须知向患儿家属解释，并有患儿家属、护士签名	4	现场查看及查看记录，一项不符合要求扣0.5分	
	按"入院病历、出院病历"要求排列医师病历次序	2		

（三）质量控制措施

质量是医院管理的核心，是在市场竞争中立于不败之地的关键。护理质量不仅仅关系医院的生存和效益，而且也直接影响患儿的健康和安全。因此，对护理质量的管理与控制，使之不断改进和保持高水平是整个护理管理工作的核心，而采取有效的质量控制措施是达到这一目的的重要手段。标准确定后，首先应组织全体护士学习，其次是依照标准抓好落实，做到抽查与全面检查、随机与定期检查相结合，全方位考核护理质量。

医院应成立科室管理、护士素质、护理安全、消毒隔离、护理技能、护理效果及病历质量7个专项护理质量管理委员会，由各专项护理质量负责人按照以上标准负责对护理质量进行管理，采取以下措施进行监控。

1. 自我控制 护理单元护士认真履行各班人员工作职责和操作规程，进行自我控制。

2. 同级控制 严格执行交接班制度，下一班对上一班工作进行检查督促，防止差错发生。

3. 逐级控制　①护士长进行一日五查，对晚夜班护理质量督查每周 1 次。②科护士长组织"护理质控小组"进行片内检查每个月一次，抽查表 1 - 3～表 1 - 10 中的任意一项。③护理部组织"护理质量管理委员会"进行全院护理质量检查每季度一次。包括表 1 - 3～表 1 - 10 全部项目和病历质量，并将检查出的问题随时向科室护士长及当班护士反馈，分析发生的原因，提出解决的办法。④护理部组织护理病历质量检查每个月 1 次，对在架病历和出院的 C、D 型病历进行抽查，对死亡病历全查。⑤护理部对各病室进行随机质量抽查每个月 1 次。⑥各病室护理质控核心小组每个月进行质量小结一次。

4. 护理部每个月组织质量讲评　质控小组每个月将全院存在的共性及个性问题在护士长会上进行反馈，有严重问题及差错事故隐患及患儿投诉现象随时进行反馈，以便全院能够引起高度重视。在反馈过程中把患儿及家属不满意的工作作为反馈重点，使科室工作既有常规工作，又有重点工作。对工作有明显进步及创新的科室及时提出表扬，推广经验，对落后的科室进行鼓励、鞭策，同时在"护理通信"上通报各科室护理部质量考核名次及得分情况。

5. 持续质量改进　质量改进是质量管理的灵魂。要满足护理服务对象日益增长和不断变化的需求，必须遵循持续质量改进的原则。广大护理人员和护理管理者应对影响质量的因素具有敏锐的洞察能力、分析能力和反省能力，不断地发现问题、提出问题、解决问题，以达到持续质量改进的目的，见表 1 - 11。

表 1 - 11　　　　　　　　　护理质量自查及改进记录

病室　　　　　　　　　　　　　　　　　　　　　　　时间　　年　　月

项目	存在问题	原因分析	整改措施	改进效果评价
病室管理	签名： 时间：	签名： 时间：	签名： 时间：	签名： 时间：
基础护理	签名： 时间：	签名： 时间：	签名： 时间：	签名： 时间：
护理安全	签名： 时间：	签名： 时间：	签名： 时间：	签名： 时间：

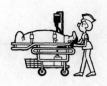

续表

项目	存在问题	原因分析	整改措施	改进效果评价
医院感染	签名： 时间：	签名： 时间：	签名： 时间：	签名： 时间：
健康教育	签名： 时间：	签名： 时间：	签名： 时间：	签名： 时间：
护士素质	签名： 时间：	签名： 时间：	签名： 时间：	签名： 时间：
晚夜班护理	签名： 时间：	签名： 时间：	签名： 时间：	签名： 时间：
护理文书 书写	签名： 时间：	签名： 时间：	签名： 时间：	签名： 时间：
满意度调查	签名： 时间：	签名： 时间：	签名： 时间：	签名： 时间：

　　护理质量控制的原则是以患儿为中心，以质量为核心，基础质量、环节质量、终末质量三个环节并举，自我控制与全面督导并重。新中国成立以来，我国护理质量管理由经验管理到科学管理。由于医学科技的进步，护理观念也随之开始转变。以全面质量管理为基础，以整体护理为内容，以健全的质量保证体系为核心，以信息控制为手段的护理质量管理必将成为 21 世纪护理质量管理的发展方向。

（高红梅　张琳琪　唐慧　周霞）

第 二 章

儿科护理概论

儿科护理概论包括儿童各期的特点及护理、儿科患儿的护理评估、常见症状护理、常见危急症的处理、营养护理、康复护理、常用药物护理、计划免疫及液体疗法等相关内容。

第一节　儿童各期的特点及护理

儿童处于不断生长发育的动态变化过程中，儿童身体随着形态与功能的逐渐完善，其心理和社会行为方面也得到一定的发展。根据儿童生长发育的特点及心理发育的特征，将儿童年龄划分为 7 个时期，护理工作者应根据不同年龄阶段儿童存在的健康问题，有针对性地采取护理措施。

一、胎儿期

从受精卵形成至胎儿娩出前，共 40 周，胎儿的周龄即胎龄。临床上将胎儿期分为 3 个阶段：①妊娠早期：12 周内。胎儿基本形成，能辨别出外生殖器。②妊娠中期：自 13 周至 28 周。因胎儿 28 周时肺泡结构基本完善，已具备气体交换功能，出生后具有生存能力，故常以 28 周作为胎儿有无生存能力的界限。③妊娠后期：满 29 周至 40 周。此期胎儿以肌肉发育和

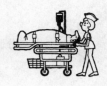

脂肪积累为主，体重迅速增加，娩出后大多能够存活。

（一）胎儿期的特点

1. 致畸敏感期　胎儿早期器官形成的阶段 3～8 周是胚胎细胞高度分化期，易受内外不良因素的影响，如孕母患某些疾病、营养缺乏等，均可影响胎儿各器官的正常分化，从而造成流产或各种先天畸形。

2. 生长发育迅速　胎儿期组织、器官迅速生长，生理功能逐渐成熟。

（二）胎儿期的护理

1. 预防遗传性疾病　父母婚前应进行遗传咨询，禁止近亲结婚。

2. 预防孕期感染　弓形体、风疹病毒、巨细胞病毒、单纯疱疹病毒、乙型肝炎病毒是引起宫内感染的常见病原体。宫内感染可引起胎儿死亡、早产、发育迟缓、畸形，围生期死亡率高，存活胎儿常有神经系统后遗症。孕母应尽可能避免各类感染。

3. 避免接触射线　孕母应尽可能避免接触各类放射线，特别是在妊娠早期。

4. 避免化学毒物　烟、酒、毒品、重金属（苯、汞、铅）以及有机磷农药等化学毒物均可损害胎儿发育。

5. 慎用药物　药物对胚胎、胎儿的影响与用药的孕周及药物的种类有关。孕 3 个月后除激素类药物外，一般药物不再致畸，但可影响胎儿的生长与器官功能。应考虑分娩时药物对胎儿的影响，如催产素可使胎儿缺氧，解痉降压药（硫酸镁）可抑制胎儿呼吸中枢。

6. 治疗孕母慢性疾病　孕母患心肾疾病、糖尿病、甲状腺功能亢进症、结核病等慢性疾病时应在医师指导下进行治疗；高危产妇应定期进行产前检查，必要时终止妊娠。

7. 保证充足营养　孕母后 3 个月的营养应膳食平衡，避免摄入过多，对保证胎儿生长和储存产后泌乳所需能量非常重要。

二、新生儿期

从胎儿娩出脐带结扎至生后 28 天为新生儿期。出生不满 7 天的阶段为新生儿早期。胎龄满 28 周至生后 7 天又称围生期，此期包括妊娠后期、分娩过程和新生儿早期，是儿童经历巨大变化和生命遭受最大危险的时期，发病率和死亡率最高。新生儿按胎龄分类可分为：①早产儿：胎龄小于 37 周的新生儿。②足月儿：胎龄满 37 周至不满 42 周的新生儿。③过期产儿：胎龄超过 42 周以上的新生儿。按出生体重分类可分为：①低出生体重儿：指初生 1 小时内测量体重不足 2500g 的新生儿，其中体重不足 1500g 者称极低出生体重儿，体重不足 1000g 者称超低出生体重儿。②正常体重儿：指出生体重为 2500～3999g 的新生儿。③高出生体重儿：指出生体重≥4000g 的新生儿。

（一）新生儿期的特点

正常足月儿是指出生时胎龄≥37 周和<42 周，体重≥2500g 和<4000g，无任何疾病的活产婴儿。身长 47cm 以上（约 50cm），哭声响亮，肌肉有一定张力，四肢屈曲，皮肤红润，胎毛少，头发分条清楚，耳壳软骨发育好，指、趾甲达到或超过指、趾端。乳房可扪及结节，整个足底有较深的足纹。男婴睾丸已降到阴囊，女婴大阴唇遮盖小阴唇。

1. 体温调节 新生儿体温调节功能差，皮下脂肪较薄，血管丰富，体表面积相对较大，容易散热。因此应为新生儿提供适宜的环境温度（中性温度）使体温维持在 36℃～37℃。中性温度是使机体代谢、氧及能量消耗最低并能维持正常体温的环境温度，足月儿包被时为 24℃，生后 2 天内裸体为 33℃，以后逐渐降低。适宜的环境湿度为 50%～60%。新生儿中性温度与胎龄、日龄及体重有关。足月新生儿虽能通过皮肤蒸发出汗散热，但如水分供给不足时即可发生脱水热。

2. 呼吸系统 胎儿有微弱的呼吸运动，但呼吸处于抑制状态，新生儿娩出后数秒内建立自主呼吸，但由于胸腔较小，肋间肌薄弱，呼吸主要依靠膈肌的升降，常以腹式呼吸为主，其呼吸浅快，频率为 40～60 次/min。足月儿生后第 1 小时内呼吸频率可达到 60～80 次/min，可有三凹征、周围发绀、呻吟和肺部啰音。1 小时后呼吸频率降至 40 次/min，除周围发绀可存在数小时外，其余都应消失。

3. 循环系统 胎儿出生后血液循环发生了以下重要动力学变化：①脐带结扎后，胎盘-脐血循环终止。②随着呼吸的建立和肺膨胀，肺循环阻力下降，肺血流量增加。③从肺静脉回到左心房的血流量显著增加，压力增高，使卵圆孔关闭。④由于动脉血氧分压（PaO_2）增高，动脉导管收缩，继而关闭，完成胎儿循环向成人循环的转变。正常足月儿的心率一般是规则的，心率为 90～160 次/min，但有时也可出现一过性心率波动。血压平均为 70/50mmHg（9.3/6.7kPa）。

4. 消化系统 新生儿消化道面积相对较大，有利于吸收。肠壁有较大的通透性，有利于初乳中免疫球蛋白的吸收，故母乳喂养儿童血中的 IgG、IgA 及 IgM 浓度较牛乳喂养者高，但也可使肠道毒素及消化不全食物通过肠壁而进入血液循环，引起中毒症状和过敏现象。胃

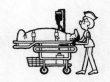

呈水平状，贲门松弛而幽门括约肌较紧张，易发生溢乳和呕吐，由于吞咽能力差而易出现呛奶。

新生儿生后不久即可排出墨绿色胎粪，是胎儿期肠道分泌物、胆汁及咽下的羊水浓缩而成，一般2～3天排完。若超过24小时还未见胎粪排出，应检查是否为肛门闭锁或其他消化道畸形。

足月儿肝葡萄糖醛酸转移酶的活力不足，是出现生理性黄疸及对某些药物解毒能力低下的原因之一。

5. 血液系统　由于胎儿处于相对缺氧状态，故出生时血液中红细胞数和血红蛋白量较高，血红蛋白中胎儿血红蛋白（HbF）约占70%，后渐被成人型血红蛋白取代。足月儿血容量为85～100mL/kg。白细胞计数刚出生时较高，平均为$18×10^9$/L，第3天开始下降，第5天接近婴儿值。

6. 泌尿系统　新生儿一般于生后24小时内排尿，如生后48小时无尿，需要检查原因。新生儿肾小球滤过率低，浓缩功能较差，排出同样量的溶质需比成人多2～3倍的水分，因此易出现水肿或脱水症状。新生儿肾脏稀释功能尚可而排磷功能较差，因此易导致低钙血症。

大多数新生儿生后不久即排尿，一般排尿量为40～60mL/(kg·d)。

7. 神经系统　新生儿脑相对较大，占体重的10%～20%（成人仅2%），足月儿大脑皮质兴奋性低，睡眠时间长，觉醒时间一昼夜仅为2～3小时。大脑对下级中枢抑制较弱，且锥体束、纹状体发育不全，常出现不自主和不协调动作。出生时已具备多种暂时性的原始反射，常见的原始反射如下：

（1）觅食反射　用手指触摸新生儿口角周围皮肤，头部转向刺激侧并张口将手指含入。

（2）吸吮反射　将奶头或奶嘴放入新生儿口内，出现有力的吸吮动作。

（3）拥抱反射　新生儿仰卧位，拍打床面后其双手臂外展，双手张开，然后上肢屈曲内收，双手握拳呈拥抱状。

（4）握持反射　将物品或手指放入新生儿手心中，立即将其握紧。

（5）交叉伸腿反射　用一手按婴儿一侧膝关节上，另一手划该侧足底，则见对侧下肢上缩、伸直，然后内收至触及受刺激的下肢或与之交叉。

生后数个月随着神经系统发育成熟，这些反射自然消失。由于锥体发育不成熟，浅反射如腹壁反射，提睾反射可呈阴性，新生儿巴氏征、克氏征阳性属正常现象。

8. 免疫系统　胎儿可从母体通过胎盘获得免疫球蛋白 IgG，使新生儿及最初数个月的乳儿，对多种传染病具有特异性免疫。而免疫球蛋白 IgA 和 IgM 则不能通过胎盘传给新生儿，因此新生儿易患呼吸道、消化道感染性疾病，感染后易扩散。

9. 能量、水和电解质需要量　新生儿总的能量需要为：生后第 1 周每天 209.2～313.8kJ/kg（50～70kcal/kg），以后增至每天 418.4～502.1kJ/kg（100～120kcal/kg），其体液总量占 65%～75%，生后前几天内需水每天 50～100mL/kg。钠、钾每天需要量各为 1～2mmol/kg，新生儿生后 10 天内血钾水平较高，一般不需补充。新生儿患病时易发生酸碱失衡，特别易发生代谢性酸中毒，需及时纠正。

10. 几种常见特殊生理状态

（1）生理性黄疸　详见第三章第十一节相关内容。

（2）生理性体重下降　新生儿生后数天内，因进食少、丢失水分较多、胎粪排出，出现体重下降，但一般不超过 10%，生后 10 天左右恢复到出生时体重。

（3）口腔内改变　新生儿上腭中线和齿龈边缘上可见大小不等的黄白色小斑点分别称为"上皮珠"和"马牙"，系上皮细胞堆集所致。于生后数周至数月自行消退，切勿挑破以防感染。两侧颊部各有一个隆起的脂肪垫，俗称"螳螂嘴"，有利于吸吮乳汁，不可挑破。

（4）乳腺肿大　由于生后母亲雌激素的影响中断，在生后 3～5 天，男、女婴均可发生乳腺肿胀如蚕豆至鸽蛋大小，生后 2～3 周自行消退，切勿挤压，以免继发感染。

（5）假月经　有些女婴于生后 5～7 天可见阴道少量流血，可持续 1 周，称假月经，此乃母亲雌激素对胎儿的影响突然停止，而形成类似月经的出血，一般不需要处理。

（二）新生儿期的护理

1. 环境适宜　新生儿室需要阳光充足，空气流通，避免对流。室内最好备有空调和空气净化设备。保持室温在 24℃～26℃，相对湿度在 50%～60%。

2. 保暖　新生儿体温调节功能尚不完善，因此生后应立即采取保暖措施，保暖的方法因地制宜，头戴帽、母亲胸前环抱、热水袋、婴儿培养箱、远红外辐射床等均可，使胸壁的温度维持在 36.5℃左右。

3. 喂养　正常足月儿提倡早哺乳，生后半小时就可给予母乳喂养，鼓励按需哺乳。无法进行母乳喂养者，先试喂 5% 葡萄糖水，消化道能耐受者可给予配方乳喂养。哺乳后应将儿童竖抱，轻拍背部，将其误咽的空气排出，然后取右侧卧位。人工喂养者，奶具专用并注意

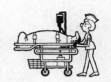

每次用前消毒。为准确了解新生儿营养状况，一般要求每周测体重一次，测体重时要求定时、定磅秤、空腹、洗澡后未穿衣服时测量。

4. 保持呼吸道通畅　①在新生儿娩出后立即将头转向一侧，迅速清除口、鼻部的黏液及羊水使呼吸道通畅，以免引起吸入性肺炎。②保持新生儿适宜的体位，一般取右侧卧位，尤其进食后半小时内，避免仰卧位，防溢奶致新生儿窒息。③经常检查鼻孔及呼吸道是否通畅，及时清除鼻孔及呼吸道内的分泌物。④避免随意按压新生儿胸部，防止衣、被捂住新生儿口、鼻导致窒息。

5. 预防感染

(1) 建立完善的消毒隔离制度　要求入室更衣、换鞋，接触新生儿前后洗手。工作人员注意个人卫生，患腹泻、皮肤病和传染病者均不得进入新生儿室，避免交叉感染的发生。

(2) 皮肤的护理　刚出生的婴儿可用消毒植物油擦去皱褶部位过多的胎脂，擦干皮肤后给予包裹。每天沐浴一次，同时检查皮肤有无皮疹、脓疱等异常发生。每次大小便后需用温水清洗会阴及臀部，吸干水分后涂护臀膏或植物油等，以防尿布疹发生。还可进行婴儿皮肤抚触，因为婴儿抚触可刺激儿童皮肤，有益于循环、呼吸、消化、肢体肌肉的放松与活动。皮肤抚触不仅给婴儿以愉快的刺激，同时也是父母与婴儿之间最好的交流方式之一。抚触时可用少量婴儿润肤油使皮肤润滑，在婴儿面部、胸部、腹部、背部及四肢有规律地轻揉，每天 2 次，每次 15～30 分钟。

(3) 脐部护理　脐带无菌包扎后应注意脐带纱布有无渗血，保持敷料不被尿液污染。脐带一般 1 周内脱落。当脐残端变干燥时，可不再包扎，采用暴露法，每天检查脐带，涂以 75% 乙醇，使其干燥。有感染者可用 3% 过氧化氢洗净后，再用络合碘消毒。

6. 预防接种　生后 1 天即可接种乙型肝炎疫苗和卡介苗，满 1 个月和半岁时再接种一次乙型肝炎疫苗。

7. 日常观察　除观察新生儿体温、脉搏、呼吸外，还应观察精神反应、哭声、四肢活动情况、全身皮肤颜色、皮肤有无出血点、硬肿、皮疹、哺乳、大小便情况等。

8. 新生儿筛查　有条件的单位要对新生儿进行筛查，如先天性甲状腺功能低下症、苯丙酮尿症及听力筛查等。

三、婴儿期

从胎儿娩出脐带结扎至 1 周岁为婴儿期（又称乳儿期）。其中包括新生儿期。

（一）婴儿期的特点

1. 体格生长　生后第一年体重、身长增长最快，系第一个生长高峰。

2. 消化道功能发育不成熟、营养需要多　婴儿期生长速度快，需要营养素丰富的食物，但其消化功能尚未成熟。若喂养不当，容易发生消化紊乱和营养不良。

3. 感知觉、行为发育快速期　婴儿期是感知觉、情感、语言发育的关键时期。

4. 主动免疫功能不成熟　6 个月后从母体获得的被动免疫抗体逐渐消失，而主动免疫功能尚未成熟，易患感染性疾病和传染病。

（二）婴儿期的护理

1. 合理喂养　4～6 个月以内婴儿提倡母乳喂养，4 个月以上婴儿要及时添加辅食。自添加辅食起，即应训练用勺进食。7～8 个月后学习用杯喝奶和水，以促进咀嚼、吞咽及口腔协调动作的发育。9～10 个月婴儿开始有主动进食的要求，可先训练其抓取食物的能力，尽早让儿童学习自己用勺进食。

2. 日常护理　保持婴儿皮肤的干净、清洁，酌情每天为婴儿沐浴。婴儿的衣服应宽松、简单，以利于穿脱和四肢活动，衣服和尿布需用柔软、吸水性强的棉布。婴儿睡眠前应避免过分兴奋，保持身体清洁，选择安全的睡眠姿势，侧卧是安全舒适的体位，但要注意经常两侧更换，以免面部和头部变形。还应指导家长每天带婴儿到户外活动，呼吸新鲜空气和晒太阳，以增强体质，预防佝偻病。鼓励婴儿爬行和行走，做被动体操等，通过游戏为婴儿提供视觉、触觉、听觉等刺激。

3. 预防疾病和促进健康　指导家长按时完成计划免疫，预防急性传染病的发生。增强体质、避免交叉感染，定期为婴儿做健康检查和体格测量，进行生长发育监测，以便及早发现问题，及时给予纠正。

4. 防止意外　婴儿期常见的意外事故有异物吸入、窒息、中毒、跌伤、触电、溺水和烫伤等。应向家长特别强调意外的预防。

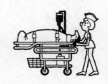

四、幼儿期

1周岁后到满3周岁前为幼儿期。

（一）幼儿期的特点

1. 神经心理发育迅速是个性形成、语言表达的关键期，出现第一个违拗期。

2. 体格生长 速度较第一年缓慢。

3. 消化道、肾功能发育逐渐成熟 2岁左右胃蛋白酶、胰脂酶、胰淀粉酶达成人水平；1岁后肾小球滤过率、尿素清除率、最大肾小球清除率达成人水平。

4. 由于活动范围扩大，对各种危险认识不足，容易发生意外创伤和中毒。此期机体免疫功能仍较差，感染性疾病和传染病的发病率较高。

5. 饮食也从乳类逐渐过渡为普通饭菜食物。

（二）幼儿期的护理

1. 加强智力开发，促进幼儿的语言发育与大运动能力的发展。重视与幼儿的语言交流，通过游戏、讲故事、唱歌等活动学习语言；选择适当的玩具促进小肌肉动作协调和想象、思维能力的发育。

2. 进行生长发育系统的监测。

3. 增强体质，注意安全，预防各种疾病和意外。继续加强计划免疫和防病工作，定期为儿童进行健康检查。指导家长防止意外发生，如窒息、烫伤、跌伤、中毒、电击伤等。

4. 合理安排膳食，培养良好生活习惯。幼儿正处在断奶之后、生长发育仍较快的时期，应注意提供足够的能量和优质蛋白，保证各种营养素充足且均衡。

五、学龄前期

3周岁后到入小学前（6～7岁）为学龄前期。

（一）学龄前期的特点

1. 性格形成的关键时期 动作发育协调，语言、思维、想象力成熟。

2. 体格生长 速度较平稳，每年体重增加2kg，身高增长5～7cm。

3. 免疫活跃 学龄前期儿童淋巴系统发育很快，青春期前达到高峰，以后逐渐消退达成人水平。此期易出现免疫性疾病（如风湿热、肾炎）。

4. 因活动范围日益扩大，喜欢探索模仿，又无安全防范意识，溺水、烧伤等意外事故常有发生。

（二）学龄前期的护理

1. 加强早期教育，培养良好的生活习惯、个性和道德品质。

2. 继续生长发育系统的监测。

3. 预防免疫性疾病。

4. 加强安全教育，预防意外事故的发生。

六、学龄期

从入小学起（6～7岁）到进入青春期前（11～12岁）为学龄期（相当于小学阶段）。

（一）学龄期的特点

1. 接受科学文化教育的重要时期　学龄儿童大脑皮质功能发育更加成熟，理解、分析、综合等能力增强，求知欲强，是开始接受文化教育、进行学习的时期。心理发育成熟，也是儿童心理发展上的一个重大转折时期。

2. 体格生长　学龄儿童体格生长稳定增长。到此期结束前，除生殖系统外，其他器官系统均达到成人水平。此期骨骼处在成长发育阶段，长期学习、走路的姿势不正确，可造成胸廓、脊柱发育畸形。

3. 由于学校生活日程、内容与学龄前有较大改变，儿童需有逐渐适应的过程，在此期间易出现精神紧张、不安及一些行为问题。

（二）学龄期的护理

1. 加强教育，促进德、智、体全面发展。

2. 安排有规律的生活，保证充足的营养和休息。

3. 加强卫生指导，预防此期常见病（近视眼、龋齿）。注意口腔卫生，预防近视，培养正确的坐、立、行的姿势。

七、青春期

女孩从11～12岁开始至17～18岁，男孩从13～14岁开始至18～20岁为青春期（相当于中学阶段）。

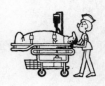

（一）青春期的特点

1. 体格及性器官发育迅速　此期青少年的生长发育在性激素的作用下明显加快，体格发育呈现第二个高峰期，并有明显的性格差异。生殖系统迅速发育，第二性征逐渐明显，女孩的月经、男孩的遗精均可出现，但女孩较男孩的体格及性器官发育约早2年，且个体差异较大。

2. 心理发育成熟，逻辑思维发育成熟，求知欲强。青春期青少年出现第二个违拗期。

3. 此期是从童年向成人过渡的阶段，心理、行为、精神方面常不稳定，尚不能自觉控制自己的情感和支配自己的行动，易受社会、周围环境的影响，显示出半幼稚、半成熟的特点。

（二）青春期的护理

1. 供给充足的营养　青春期生长发育快，家长、学校和保健人员均有责任指导青少年选择营养适当的食物和保持良好的饮食习惯。

2. 健康教育　指导青少年养成良好的卫生习惯和健康的生活方式，保证充足的睡眠。进行正确的性教育。进行法制和品德教育。

3. 预防疾病和意外的发生。此期常见疾病有结核病、痤疮、贫血等，女孩还可有月经不规则和痛经。

4. 防治常见的心理行为问题。

第二节　儿科患儿的护理评估

儿童时期是不断生长发育的动态变化时期，无论在心理，还是在生理方面均不成熟，特别容易受环境的影响，使自身功能发生改变。因此，在对儿童进行护理评估时，要掌握儿童身心特点，运用多方面知识，以获取全面、正确的资料，为制订护理措施打下良好的基础。

一、健康史评估

1. 一般资料　包括儿童姓名、乳名、性别、年龄（新生儿记录日龄，婴儿记录月龄，年长儿记录到几岁几个月）、民族、入院日期，父母或抚养人的姓名、通讯地址、联系电话等，病史代述者与患儿的关系及病史的可靠程度等。

2. 入院时主要病史　指到医院就诊的主要原因。了解疾病发生的时间、经过、部位、性质及检查治疗等情况。

3. 出生史　包括：①母孕情况：要了解患儿系第几胎、第几产、母孕期间健康状况及用药史。②分娩经过：了解患儿系足月产还是早产或过期产、平产或难产。③出生情况：了解患儿出生时有无窒息、产伤，了解患儿出生时体重及评分情况。

4. 喂养史　了解患儿系母乳喂养还是人工喂养，如系人工喂养，则要了解喂何种乳品，如何配制，每天喂哺次数及量，何时断奶，是否添加辅食，添加的品种数量及食欲情况。了解年长儿有无偏食、挑食及吃零食的习惯，对于婴幼儿及营养性、消化性疾病的儿童常可通过询问喂养情况来了解或发现病因。

5. 生长发育史　3岁以内的患儿或所患疾病与发育密切相关者，应详细询问其体格及智力发育的过程。婴幼儿着重了解何时会抬头、会笑，何时能独坐、独走，何时能叫爸妈，囟门闭合时间，乳牙萌出时间，学龄儿童在校学习成绩和行为表现等。

6. 预防接种史　包括何时接受过何种预防接种，具体接种次数，接种疫苗后有无反应，凡属常规接种的疫苗都要逐一询问。

7. 生活史　主要了解儿童平时活动环境、卫生习惯、睡眠情况、大小便情况及户外活动情况。对较大儿童要了解有无特殊嗜好及特殊行为问题。

8. 既往史　既往健康还是多病，曾患过何种疾病、患病的时间及治疗结果，有否患过儿童常见的传染病（如麻疹、水痘、流行性腮腺炎、百日咳等），有否后遗症。

9. 过敏史　是否有过敏性疾病，有无对药物、食物或某种特殊物质（如植物、动物或纤维）的过敏史，特别应注意药物过敏反应。

10. 家族史　询问父母的年龄、职业和健康状况，是否近亲结婚；母亲历次妊娠及分娩情况；家庭其他成员的健康状况；家庭中有无其他人员患有类似的疾病；有无家族性和遗传性疾病；其他密切接触者的健康状况。

二、生理评估

（一）身体评估

通过对患儿身体进行全面的检查，评估患儿在身心、社会方面的功能，为制订护理计划提供依据。

1. 一般状况　在询问健康史的过程中，趁儿童不注意时开始观察，以便取得可靠资料。

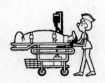

观察儿童发育及营养状况、精神状况、面部表情、对周围事物的反应、皮肤颜色、哭声、语言应答、活动能力、体位、行走姿势等；根据这些观察，可初步判断儿童的神志状况、发育营养、病情轻重、亲子关系等。

2. 一般测量　除体温、呼吸、脉搏、血压外，儿童还应测量身长、体重、头围、胸围等生长发育指标。

（1）体温测量　可根据不同年龄和病情选择测温方法。①口温：口表置于舌下 3 分钟，正常不超过 37.5℃，只适合于能配合的年长儿。②腋温：体温表置于腋窝处夹紧上臂至少 5 分钟，正常为 36℃～37℃，除休克和周围循环衰竭者外适用于各年龄组的儿童。③肛温：肛表插入肛门内 3～4cm，2～3 分钟，正常为 36.5℃～37.5℃，较准确，适用于病重及各年龄组的儿童。④耳温：用耳温测定仪插入外耳道内，20 秒左右即可完成测试，可用于各种情况下的儿童，但仪器较贵，尚未在临床普及。

（2）呼吸和脉搏测量　在儿童安静时测量，年幼儿以腹式呼吸为主，可按小腹起伏计数。呼吸过快不易看清者可用听诊器听呼吸音计数，或用少量棉花纤维贴近鼻孔边缘，观察其摆动次数。年幼儿腕部脉搏不易扪及，可计数颈动脉或股动脉搏动。各年龄儿童呼吸脉搏正常值见表 2－1。

表 2－1　　　　　　　　　各年龄儿童呼吸和脉搏频率及其比例

年龄	呼吸（次/min）	脉搏（次/min）	呼吸∶脉搏
新生儿	40～45	120～140	1∶3
1 岁以内	30～40	110～130	1∶3～1∶4
2～3 岁	25～30	100～120	1∶3～1∶4
4～7 岁	20～25	80～100	1∶4
8～14 岁	18～20	70～90	1∶4

（3）血压测量　一般用汞柱血压计，不同年龄的儿童应选用不同宽度的袖带，合适的袖带宽度应为 1/2～2/3 上臂长度，过宽测得血压偏低，过窄则偏高。新生儿及小婴儿可用监护仪测量。儿童年龄愈小血压愈低，儿童的血压随着年龄的增长而逐渐升高。新生儿收缩压平均为 60～70mmHg（8.0～9.3kPa），1 岁为 70～80mmHg（9.3～10.7kPa）；2 岁以后收缩

压可按公式计算，收缩压（mmHg）＝［年龄(岁)×2＋80］，舒张压为收缩压的 2/3。收缩压高于此标准 20mmHg（2.6kPa）为高血压，低于此标准 20mmHg（2.6kPa）为低血压。正常情况下，下肢的血压比上肢约高 20mmHg。一般只测任一上肢血压即可，如疑为大动脉炎或主动脉缩窄的患儿，应测四肢血压。

（4）体重测量　晨起空腹排尿后或进食后 2 小时测量为佳，称时要脱鞋，只穿内衣裤，衣服不能脱去时应除去衣服质量，以求准确测量值。小婴儿用盘式杠杆秤测量（图 2-1），准确读数至 10g；1～3 岁的幼儿用坐式杠杆秤测量（图 2-2），准确读数至 50g；3 岁以后用站式杠杆秤测量，准确读数不超过 100g；称前必须校正秤。称量时儿童不可接触其他物体或摇动。

体重是身体各器官、系统、体液的总质量，是反映儿童体格生长尤其是营养状况的重要指标，也是临床计算药量和输液量的常用依据。为便于临床应用，儿童体重可按以下公式粗略估算：

3～12 个月：婴儿体重（kg)＝（月龄＋9)/2

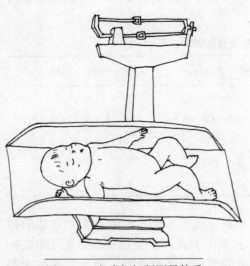

图 2-1　盘式杠杆秤测量体重

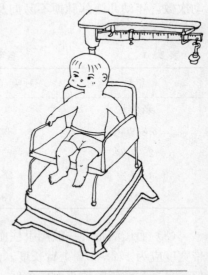

图 2-2　坐式杠杆秤测量体重

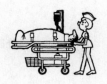

1～6 岁：儿童体重（kg）=年龄×2+8

7～12 岁：儿童体重（kg）=（年龄×7-5）/2

正常同年龄、同性别儿童的体重存在个体差异，其波动范围不超过正常值的 10% 左右。

（5）身高（长）测量 身高测量方法随年龄而不同。3 岁以下儿童用量板卧位测量身长。儿童脱帽、鞋、袜及外衣，仰卧于量板中线上。助手将儿童头扶正，使其头顶接触头板；测量者一手按直儿童膝部，使两下肢伸直紧贴底板；一手移动足板使其紧贴儿童两侧足底并与底板相互垂直，当量板两侧数字相等时读数，记录至小数点后一位数（图 2-3）。3 岁以上儿童可用身高计或将皮尺钉在平直的墙上测量身高。要求儿童脱鞋、帽，直立，背靠身高计的立柱或墙壁，两眼注视前方，挺胸抬头，腹微收，两臂自然下垂，手指并拢，脚跟靠拢，脚尖分开约 60°，使两足后跟、臀部及肩胛间同时接触立柱或墙壁。测量者移动身高计头顶板（或用一木板代替）与儿童头顶接触，板呈水平位时读立柱上的数字（cm），记录至小数点后一位数（图 2-4）。

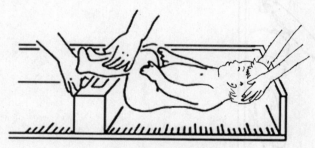

图 2-3 身高的测量

身高（长）是指从头顶到足底的垂直长度，是反映骨骼尤其是长骨生长的指标。2～12 岁儿童身高的估算公式为：身高（cm）=年龄（岁）×7+70。

同年龄、同性别儿童的身高存在个体差异，其波动范围不超过正常值 30% 左右。有些疾病可造成身体各部分的比例失调，需要测量上、下部量。上部量是指从头顶至耻骨联合上缘的直线距离；下部量是指耻骨联合上缘至足底的直线距离。

（6）坐高（顶臀长）测量 3 岁以下儿童卧于量板上测顶臀长。测量者一手握住儿童小腿使其膝关节屈曲，骶骨紧贴底板，大腿与底板垂直；一手移动足板紧压臀部，量板两侧刻度相等时读数，记录至小数点后一位数（图2-5）。3岁以上儿童用坐高计测坐高。儿童坐于坐高计凳上，身躯先前倾使骶部紧靠量板，再挺身坐直，大腿靠拢紧贴凳面与躯干成直角，膝关节屈曲成直角，两脚平放于地面；测量者移下头板与头顶接触，记录读数至小数点后一位数（图2-6）。

坐高是指从头顶到坐骨结节的垂直长度，代表头颅与脊柱的发育。儿童出生时坐高占身长的0.66，以后随下肢增长速度的加快，坐高占身高的比例逐渐下降，4岁时为0.60，14岁时为0.53。坐高比上、下部量测量方便，且坐高与身高的百分比显示了身体上、下部量的比例变化，比坐高绝对值更有意义。

（7）头围测量 头围测量在2岁前最有价值。儿童取立位或坐位，测量者用左手拇指将

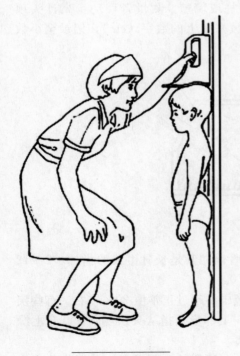

图2-4 身高测量

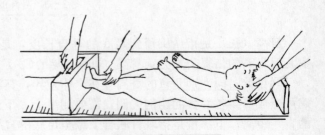

图2-5 顶臀长测量

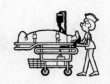

软尺0点固定于儿童头部右侧眉弓上缘，左手中、示指固定软尺与枕骨粗隆，手掌稳定儿童头部，右手使软尺紧贴头皮（头发过多或有小辫者应将其拨开）绕枕骨结节最高点及左侧眉弓上缘回至0点，读出记录至小数点后一位数（图2-7）。

　　头围主要反映大脑的发育。胎儿期脑的发育速度最快，故儿童出生时头围相对较大，平均34cm。1岁时头围为46cm。第二年增长2cm。5岁时为50cm。15岁时接近成人水平，为54～58cm。头围<($\bar{\chi}$-2SD)者提示脑发育不良。反之，在短时间内头围迅速增大者，则提示脑积水。佝偻病有方颅者，头围亦可增大。

　　(8) 胸围测量　儿童取卧位或立位（3岁以上不可取坐位），两手自然平放或下垂，测量

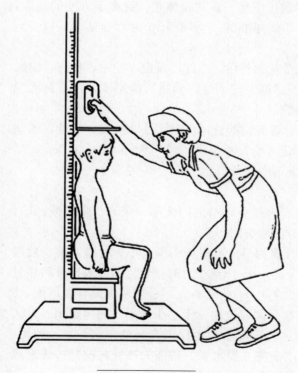

图2-6　坐高测量

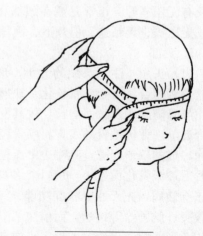

图2-7　头围测量

者一手将软尺 0 点固定于儿童一侧乳头下缘（乳腺已发育的女孩，固定于胸骨中线第 4 肋间），另一手将软尺紧贴皮肤，经背部两侧肩胛骨下缘回至 0 点，取平静呼吸时的中间读数或吸、呼气时的平均数，记录至小数点后一位数。

胸围主要反映肺和胸廓的发育。儿童出生时胸围平均 32cm，出生后第一年约增长 14cm，故 1 岁时胸围等于头围，1 岁以后超过头围。1 岁后至 12 岁，胸围超过头围的厘米数约等于儿童的岁数减 1。

（9）上臂围测量 沿肩峰与尺骨鹰嘴连线中点的水平绕上臂一周的长度为上臂围，代表上臂骨骼、肌肉、皮下脂肪和皮肤的发育水平。常用来评估儿童营养状况。生后第一年内上臂围增长迅速，尤以前半年为快。1～5 岁期间增长缓慢。在测量体重、身高不方便的地区，可测量上臂围以普查＜5 岁儿童的营养状况。评估标准为：＞13.5cm 为营养良好，12.5～13.5cm 为营养中等，＜12.5cm 为营养不良。

3. 皮肤及皮下组织 观察皮肤的色泽，注意有无苍白、潮红、黄疸、发绀、皮疹、出血点、脱屑、色素沉着；触摸皮肤温度、湿润度、弹性、皮下组织及脂肪的厚度，注意有无脱水、水肿、硬肿、毛细血管扩张和毛发异常等情况。

4. 淋巴结 检查枕后、颈部、耳后、腋窝、腹股沟等处淋巴结大小、数目、质地、活动度及有无压痛等。正常儿童在颈部和腹股沟等处可扪及单个淋巴结，大小 0.5～1.0cm，质软、无压痛、无粘连。但颏下、锁骨上和滑车上不应扪及。

5. 头部

（1）头颅 注意头颅的大小、形态，头发有否枕秃，前囟门大小、张力、隆起或凹陷，骨缝是否闭合。有否颅骨软化及缺损等。必要时测量头围。

颅骨随脑的发育而增长，故其发育较面部骨骼为早。可根据头围大小、骨缝及前、后囟闭合迟早来评价颅骨的发育。颅骨缝出生时尚分离，于 3～4 个月时闭合。前囟为顶骨和额骨边缘形成的菱形间隙，其对边中点连线长度在出生时 1.5～2.0cm，后随颅骨发育而增大，6 个月后逐渐骨化而变小，1～1.5 岁时闭合。前囟早闭或过小见于小头畸形。前囟迟闭、过大见于佝偻病、先天性甲状腺功能减低症等。前囟饱满常示颅内压增高，见于脑积水、脑炎、脑膜炎、脑肿瘤等疾病，而前囟凹陷则见于极度消瘦或脱水者。后囟为顶骨与枕骨边缘形成的三角形间隙，出生时即已很小或已闭合，最迟于生后 6～8 周闭合。

（2）面部 注意有无特殊面容、眼距、鼻梁高低和双耳的位置和形状等。

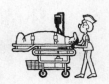

（3）眼、耳、鼻 注意眼睑有无水肿、下垂、红肿、结合膜有无充血、有无干燥征，巩膜有否黄染，角膜有无溃疡及混浊，检查瞳孔大小和对光反射。外耳形状，外耳道有无分泌物，提耳时是否疼痛，必要时使用耳镜检查鼓膜。鼻翼有无翕动及鼻腔分泌物。

（4）口腔 观察口唇有无苍白、发绀、湿润、干燥、张口呼吸、口角糜烂，黏膜、牙龈有无充血、溃疡、麻疹黏膜斑、白膜，腮腺开口处有无红肿及分泌物，口腔内有无异常气味。牙齿的数目和排列，有无龋齿等。

6. 颈部 观察有无斜颈、短颈等畸形及活动情况；甲状腺有无肿大，气管是否居中，有无异常的颈部血管搏动、活动受限，有无颈抵抗。

7. 胸部

（1）胸廓 检查外形有无异常，特别注意佝偻病引起的胸廓畸形，如肋骨串珠、鸡胸、漏胸等。胸廓两侧是否对称，有无呼吸运动异常、心前区局部隆起等。

（2）肺 望诊呼吸快慢深浅，有无节律异常、呼吸困难、"三凹征"（吸气时胸骨上窝、肋间隙、剑突下凹陷）等表现。叩诊有无异常浊音、鼓音或实音。听诊呼吸音是否正常，有无啰音（性质、部位），儿童不合作，听诊时可趁其啼哭后出现深吸气时进行，注意听腋下、肩胛间区和肩胛下区这些容易出现啰音的部位。

（3）心 望诊心前区有无隆起，心尖冲动位置、范围、性质。触诊有无震颤。叩诊心界大小。听诊心率、节律、心音强度，有无杂音。

8. 腹部 望诊大小及形状，腹壁有无静脉曲张，有无脐疝，能否见到移动波或肠型，新生儿注意脐部有无出血、分泌物、炎症。触诊腹壁紧张程度，有无压痛及肿块。正常婴幼儿肝脏可在肋缘下扪及1～2cm，6～7岁后不应再触及。正常婴儿有时可扪及脾脏。叩诊有无移动性浊音。听诊儿童肠鸣音常亢进，注意有否腹部血管杂音。患儿腹部疾病如腹水时需测腹围。平脐（小婴儿以剑突与脐之间的中点）水平绕腹一周的长度为腹围。2岁前腹围与胸围大致相等，2岁后腹围较胸围小。

9. 脊柱和四肢 观察脊柱有无畸形，躯干长和四肢长的比例是否正常，四肢有无"O"形或"X"形腿、手镯或足镯征，有无杵状指（趾）和多指（趾）畸形。肌力是否正常。

脊柱的增长反映脊椎骨的发育。出生后第一年脊柱增长快于下肢，1岁后则落后于下肢生长。新生儿时脊柱仅轻微后凸，3个月左右抬头动作使颈椎前凸，6个月后能坐，出现胸椎后凸，1岁左右开始行走时出现腰椎前凸，6～7岁韧带发育后，脊柱自然弯曲被韧带固定。

生理弯曲的形成与直立姿势有关，有加强脊柱弹性的作用，有利于身体平衡。坐、立、行姿势不正确及骨骼病变可引起脊柱发育异常或造成畸形。

10. 肛门及外生殖器　观察有无畸形（无肛、尿道下裂、两性畸形等）、腹股沟疝和肛裂等。女孩注意阴道有无分泌物和畸形。男孩注意有无包皮过长、过紧、阴囊鞘膜积液、隐睾及畸形等。

11. 神经系统　根据病种、病情、年龄等选择必要的检查。

（1）一般检查　包括神志、精神状态、面部表情、前囟饱满度、反应灵敏度、动作语言发育，有无异常行为，肢体活动能力和四肢张力等。

（2）神经反射　注意觅食、吸吮、握持、拥抱反射的出现和消失时间是否在正常范围。正常小婴儿的提睾、腹壁反射较弱或引不出来，但可出现踝阵挛，2 岁以下的儿童 Babinski 征阳性，但若一侧阳性则应引起重视。

（3）脑膜刺激征　一般重点检查有否颈抵抗、克氏征和布氏征阳性。但儿童哭吵肢体强直时不易准确，要反复检查。

（二）辅助检查

通过实验室、影像学及其他检查，以了解患儿机体状况及疾病的转归。

1. 实验室检查　血液检查（血常规、血型、凝血功能、电解质、肝功能、肾功能、心肌酶、尿酸、血糖、C 反应蛋白、血培养、血气分析等）、尿液检查、大便检查及脑脊液检查等，具体内容参见第十七章第一节相关内容。

2. 影像学检查　胸部 X 线、计算机断层成像检查（CT）、磁共振成像检查（MRI）、脑电图检查、数字减影血管造影检查（DSA）等。具体内容参见第十七章第二节相关内容。

3. 其他检查　心电图、B 超、肌电图等。

三、心理社会评估

通过观察、交谈及询问来进行患儿心理社会评估，以下评估内容都可能影响到患儿的身心状况，因此，护理人员在进行心理社会评估过程中，要获得家长的信任，以尽可能获得患儿的全部信息。

1. 了解患儿的性格特征　是否开朗、活泼、好动或喜静、合群或孤僻、独立或依赖等。

2. 了解患儿家庭的一般情况、患儿父母的健康状况及经济状况。

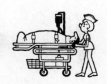

3. 了解患儿家族成员间的关系是否和谐，有无偏爱、溺爱、冲突、紧张状态，能否使患儿获得爱与安全。

4. 了解家长对患儿的教养情况，家庭是否具有促进患儿生理、心理和社会性成熟的条件，以帮助患儿完成社会化进程。

5. 评估患儿对疾病的了解程度及疾病对他各方面的影响，还应评估家长对患儿疾病的了解程度和住院后对家庭的影响、目前家长最关心的问题等。

6. 学龄儿童还应询问在校学习情况及与同伴间的关系。

在进行护理评估过程中，护理人员态度应和蔼可亲，检查时动作轻柔。运用沟通技巧，获得家长的信任，关系到隐私的问题要注意保护。根据健康史评估、生理评估、心理社会评估的结果进行综合分析，确定患儿主要护理问题，提出适当的护理措施，制订切实可行的护理计划。随着患儿情况的变化，随时进行评估和修正，执行和评价，不断提高护理质量，更好地为患儿服务。

第三节 儿科患儿的常见症状及护理

一、发热

发热是指身体内因某种原因而使体温调节中枢功能失常，体温调定点上移，因而产生高体温。体温高级调节中枢位于视前区下丘脑，延髓、脊髓等部位也对体温信息有一定整合功能，是体温调节的次级中枢，大脑皮质也参与了体温的行为性调节。正常人体温维持在 37℃ 左右，1 天上下波动不超过 1℃。体温上升超过正常值 0.5℃ 称为体温升高，体温超过 39℃ 称为高热。高热是儿童最常见的急诊症状，高热时间超过 2 周称为长期高热。长时间高热可引起氧消耗增加、脱水、细胞代谢紊乱、神经功能障碍等。急剧升高的体温常伴有抽搐发生，因此，对高热患儿应加以重视，及时处理。

发热的类型：儿童热型多不如成人典型，常有以下几种类型。

1. 稽留热 体温恒定地维持在 39℃～40℃ 以上的高水平，24 小时内体温波动范围不超过 1℃。此种类型的发热常见于沙门菌感染、立克次体感染的伤寒及大叶性肺炎等。

2. 弛张热 体温在 39℃ 以上，波动幅度大，24 小时内波动范围超过 1℃ 而最低体温始终高于正常。此种发热常见于败血症、化脓性的细菌感染。

3. 间歇热　体温骤升至39℃以上，持续数小时或更长又迅速降至正常，高热期与无热期反复交替出现。多见于痢疾、急性肾盂肾炎。

4. 不规则热　发热无一定规律，持续时间不定。多见于流行性感冒、癌症的发热等。

【护理措施】

1. 病情观察　观察患儿精神状态、体温变化、热型、心率、呼吸、面色，高热时需注意伴随症状，常有寒战、烦躁不安、头痛、面色潮红、皮肤发热、皮疹、出血点、淋巴结肿大、肝脾大、黄疸、昏迷等。

（1）高热时必须定时测量体温，并准确记录以观察热型。一般每4小时测量1次，如超高热或其他特殊情况需1～2小时测量1次，降温处理后30分钟至1小时需复测1次，以观察降温效果。高热患儿宜测量肛门温度：取肛表将水银柱甩至35℃以下，液状石蜡润滑肛表前端后轻轻插入肛门3～4cm，2～3分钟后取出读数。婴幼儿及烦躁不安或意识不清的患儿测肛温时需在旁扶持肛表。

（2）体温每升高1℃，颅内血流量增加8%，可增加颅内压，使大脑皮质过度兴奋或高度抑制，患儿表现为烦躁、头痛、惊厥或昏睡、昏迷。先高热后昏迷常见于流行性乙型脑炎、流行性脑脊髓膜炎、中毒性细菌性痢疾等。先昏迷后发热常见于颅内出血等。

（3）由于发热时氧耗量增加，产热过多，需加速散热，所以患儿心率、呼吸会随之增快。一般体温每升高1℃，心率增加15～18次，呼吸增加5～7次。临床上当患儿心率、呼吸明显增快，在排除缺氧、心力衰竭等原因外应考虑到高热的可能，应及时测量体温。

（4）患儿高热较成人多见，观察患儿时不能靠感觉其皮肤冷暖来判断体温的高低。在体温上升期，因产热大于散热，散热减少，患儿可皮肤苍白、皮温下降、畏寒或寒战。高热时部分患儿表现皮肤潮红且温度升高，部分患儿出现肢体发凉，常伴有精神委靡、昏睡甚至昏迷，以严重感染患儿多见。

（5）高热伴随有皮疹常见于麻疹、风疹等，观察皮疹性质、分布、出现日期以协助诊断。高热伴皮肤、黏膜出血常见于重症感染、某些急性传染病和血液病，如败血症、流行性出血热、急性白血病等。

（6）高热伴寒战常见于败血症、急性肺炎、急性肾盂肾炎、输液（血）反应、疟疾等。寒战是肌肉强烈收缩大量产热的过程，寒战后体温会显著升高，所以在患儿寒战时应予保暖，

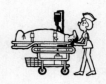

寒战停止后应及时测量体温，并积极降温处理。

（7）患儿年龄越小，体温调节功能越差，因中枢神经调节功能未成熟，体表面积相对大，皮肤汗腺发育不良，尤其早产儿、新生儿皮下脂肪较薄，肌肉不发达，体温极易波动，但患儿对发热的耐受力较好或反应不大，高热与病情轻重不一定平行，如小婴儿感冒时体温可突然上升至 40℃ 左右而患儿一般情况较好，热退后恢复亦较快。年长儿若高热时全身情况较差，往往反映有较严重疾病的发生。

2. 熟悉并掌握发热处理原则　对于体温不超过 39℃ 的发热又不伴有其他严重疾病者，不必急于解热，主要是补充水分、维生素和营养物质。对于高热 39℃ 以上者或发热伴心脏病患儿以及恶性肿瘤持续发热必须进行退热治疗。

3. 降温措施

（1）宽衣松被解包　利用热辐射作用散热，尤其适用于新生儿、小婴儿。

（2）降低环境温度　开窗通风，利用空气的对流作用散热，但应避免对流风。也可以利用空调控制室温在 21℃～22℃。也可在室内放置冰块降低室温。

（3）头部冷湿敷　通过传导散热，一般用 20℃～30℃ 冷水浸湿软毛巾后稍挤压使不滴水，折好后置于前额，每 3～5 分钟更换 1 次。

（4）头部冰枕　通过传导散热，可以降温并减少脑细胞耗氧量，应观察枕部皮肤有无冻伤，做好交接班。

（5）冰敷　将装有碎冰块的冰囊置于腋下、腹股沟等体表大血管行走处，通过传导散热。需及时更换并观察局部皮肤有无冻伤。

（6）温水浴　适用于急性起病的高热患儿。水温比体温低 2℃～3℃，洗浴时间 10～15 分钟，多擦洗皮肤，促进散热。危重患儿因病情危重，且监护设施及管道多，不适宜选用温水浴。末梢循环差的危重卧床患儿，可将其肢体浸入热水中擦洗，以扩张血管增加血流，使散热增加。

（7）0.9% 冷盐水灌肠　适用于体温高达 40℃ 以上的患儿，以达到深部降温的目的。新生儿一般不用，腹胀患儿禁用。选用 20℃ 左右的 0.9% 盐水低压灌肠，灌肠液量：<6 个月为 50mL，6 个月～1 岁为 100mL，1～2 岁为 200mL，2～3 岁为 300mL，>3 岁为 400mL。肛管插入长度 8～10cm，灌肠筒距肛门为 30～40cm，臀部稍抬高，速度要慢。婴幼儿对灌肠的耐受差，往往随灌肠排出大便。高热患儿常有便秘，灌肠既可降温又可通便。

（8）酒精擦浴　适用于高热降温。酒精有刺激皮肤血管扩张而促进散热的作用，且酒精在皮肤上蒸发时，可带走大量的热。酒精擦浴前置冰袋于患儿枕部，以帮助降温，热水袋置于足底部，可加强擦浴的生理效应，促进发汗和增加患儿舒适度。准备 25%～35% 的酒精 200～300mL，擦浴从颈部一侧开始沿上臂外侧擦至手背，从腋下、臂内侧擦至手心，下肢自髋部沿腿外侧擦至足背，自腹股沟沿腿内侧经腘窝擦至足跟，在大血管行经表浅的部位可反复轻轻擦揉片刻，以增加降温作用。左右两侧均擦浴后助患儿侧卧擦背部。整个擦浴过程为 15～20 分钟。禁擦心前区、腹部、后颈、足底，这些部位对冷刺激较敏感，擦心前区可引起反射性心率减慢，腹部受凉可导致腹泻，足心对冷敏感可引起产热增多及反射性血管收缩，影响散热效果。血液病患儿凝血机制差，酒精擦浴可使皮肤出现散在出血点，不宜使用。新生儿、小婴儿因皮肤薄，毛细血管丰富，可经皮肤吸收而出现酒精中毒，不宜采用。

（9）对持续高热病，可用电脑持续控温毯，通过调节温度来达到降温的目的。

4. 一般护理　①保持室内环境安静，空气流通。②卧床休息，因高热使患儿代谢增快、消耗增多，但进食减少，体质虚弱。③在退热过程中往往大量出汗，应及时擦干汗液并更换衣服，防止受凉，加强皮肤护理，勤擦浴，保持皮肤清洁干燥，避免汗腺阻塞。

5. 营养与饮食　发热时体内分解代谢增加，各种营养素大量消耗，体温每升高 1℃ 基础代谢率增高 13%。又由于发热时迷走神经兴奋性降低，胃肠蠕动减弱，消化腺分泌减少，消化酶活力降低而影响消化功能，故有食欲不振、腹胀、便秘等症状。应供给高热量、高蛋白、高维生素、易消化的流质或半流质饮食，鼓励患儿少食多餐，不能进食者应予鼻饲补充营养。高热时呼吸增快、出汗使机体丧失大量水分，鼓励患儿多饮水或静脉补充液体、电解质，补充水分增加尿量还可促进体内毒素排出。

6. 口腔护理　发热患儿唾液分泌减少，口腔内食物残渣有利于细菌繁殖，易发生口腔炎症。同时由于发热时机体抵抗力降低及维生素缺乏易引起口腔溃疡，应加强口腔护理，每天用生理盐水或口泰液清洁口腔或协助漱口 3 次，大患儿在晨起、进食后、睡前进行。

7. 心理护理　注意观察患儿心理反应，根据患儿出现的不同心理问题进行针对性疏导，建立良好的护患关系，播放一些轻柔的音乐或儿歌，使患儿减轻对疾病的恐惧及焦虑不安。

二、呼吸困难

呼吸困难是儿科常见症状，表现为呼吸频率、节律、深度、吸气相和呼气相的比例失调

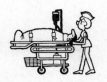

等异常状态。临床分为轻、中、重三度，轻度呼吸困难仅见呼吸频率增快或节律稍有不齐，不伴发绀，患儿活动后可出现发绀。中度呼吸困难呼吸频率明显增快，节律可能不齐，代偿性辅助呼吸动作明显，表现为三凹征（胸骨上窝、锁骨上窝、肋间隙在吸气时向下凹陷，是吸气用力胸腔负压增加的结果）或耸肩、点头等，可伴有指、趾甲和口唇发绀，患儿常易烦躁不安，不能平卧，难以入睡，给氧可以减轻呼吸困难。重度呼吸困难时症状更为明显，患儿常张口，抬肩，点头，辗转不安，或端坐方可稍安静，伴明显发绀，呼吸急促，也可过缓，呼吸表浅或深浅不一，或有暂停，给氧难以缓解。呼吸困难可起因于呼吸系统疾病、心脏病、中毒、血液病、神经精神性因素等。

呼吸困难可分为：①吸气性呼吸困难：特点是吸气显著困难，可有鼻翼翕动及三凹征，可伴有干咳及高调的吸气性哮鸣音。②呼气性呼吸困难：特点为呼气费力、延长而缓慢，常伴有哮鸣音。③混合性呼吸困难：特点是吸气和呼气均费力，无明显的吸气相或呼气相延长。④心源性呼吸困难：常呈发作性，表现为呼吸急促，卧位时呼吸困难加重，坐位时呼吸困难减轻，休息可缓解或减轻。⑤代谢性呼吸困难：多见于代谢性酸中毒，机体代偿性地出现呼吸急促、深长，随原发病不同而有不同的伴随症状。⑥中枢性呼吸困难：表现为呼吸深浅不一，节律不齐，可有呼吸暂停。

【护理措施】

1. 病情观察

（1）呼吸节律 肺部疾患引起的呼吸困难多节律规则，中枢性呼吸困难节律多不规则，可表现为潮式呼吸、点头样呼吸或抽泣样呼吸，有时可表现为间歇呼吸，间歇呼吸常在呼吸停止前发生。

（2）呼吸频率 呼吸频率增快见于发热、贫血、心功能不全、肺炎、胸腔积液等。当有严重的代谢性酸中毒时，可出现深而快的呼吸（Kussmaul 呼吸）。肺组织病变顺应性下降时，患儿为保持足够通气量用力呼吸，可表现为三凹征，机体为节省体力，采取消耗能量较少的浅快呼吸，长期用力呼吸可导致呼吸肌疲劳。

（3）呼吸运动 儿童呼吸以腹式呼吸为主。如胸式呼吸加强，腹式呼吸减弱，多见于腹水、肝脾大等。如腹式呼吸加强，胸式呼吸减弱，则多见于肺炎、胸腔积液等。吸气性呼吸困难多见于上呼吸道梗阻，呼气性呼吸困难多见于支气管哮喘、喘息性肺炎等。

（4）伴随症状 注意有无发热、心率增快、神志改变、呕吐、腹胀、循环障碍、发绀等。

2. 氧气吸入　呼吸困难多因缺氧所致，积极纠正缺氧非常重要，吸入氧气能迅速纠正低氧血症。应根据患儿呼吸困难、发绀程度或血气分析结果选择合适的给氧方式。经鼻导管给氧呼吸困难仍明显时，应酌情考虑头罩给氧或短时间的高频给氧或气管内插管人工辅助呼吸。

3. 体位　患儿取头高脚低位或半坐卧位，使横膈下降，胸腔容积增大以减轻呼吸困难。同时臀部垫以沙袋或用浴巾做成的支撑物，以防重力的作用而使身体下滑移动，造成呼吸道不完全性梗阻而加重呼吸困难甚至窒息的危险。

4. 保持呼吸道通畅　采取雾化吸入疗法，湿化痰液，并配合拍背吸痰，防止痰痂形成，口腔分泌物及咽喉部痰多者注意吸引以保持呼吸道通畅。意识不清者头偏向一侧，避免呕吐物流入呼吸道而致窒息。

5. 减少呼吸肌做功　呼吸困难严重的患儿应常规鼻饲饮食，以减少吸吮致呼吸费力而做功，同时配合静脉给予血管活性药物的应用，缓解呼吸肌疲劳。

6. 一切治疗、护理检查等诊疗工作，应尽量避免患儿哭闹，以防加重呼吸困难和缺氧。

7. 做好抢救准备　准备好气管插管用具或气管切开包于床旁，以便抢救时能真正做到得心应手、分秒必争。

8. 心理护理　大患儿在呼吸困难时往往极为紧张和恐惧，医护人员应耐心安慰患儿，鼓励患儿及家属说出关心和需询问的问题，及时给予解答而获得情感支持，解除其恐惧紧张心理，帮助其树立战胜疾病的信心。

三、腹痛

腹痛是一种主观感觉，与腹痛部位躯体感觉神经和自主神经受刺激有关。腹部皮肤、腹壁肌层、腹膜壁层及肠系膜根部均有躯体感觉神经分布。感觉神经末梢分布广泛，痛觉敏感，定位准确。腹腔内脏由自主神经支配，其末梢分布较稀疏，痛觉敏感，定位模糊。

腹痛是常见症状，多为腹腔脏器病变或腹外器官疾病所引起，可分为急性和慢性，其病变性质可分为器质性和功能性，诊断常需详细的病史与全面的检查，有时还要借助剖腹探查才能确诊。

【护理措施】

1. 病情观察

（1）腹痛的诱因　急性腹痛常与饮食有关，如胆囊炎、胆石症常发生于进食油腻食物后。

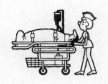

急性胰腺炎常与暴饮暴食有关。儿童肠炎与饮食不洁或上呼吸道感染有关。

（2）腹痛的部位　一般情况下疼痛的开始部位或最显著的部位往往与病变的部位一致，因此根据脏器的解剖位置，可以作出病因的初步判断。

（3）腹痛的特点　急性腹痛由一点开始，逐渐波及全腹者多为胃肠道穿孔或实质脏器破裂。转移性腹痛始于上腹，再转至脐周，几小时后转移到右下腹的固定部位，主要见于急性阑尾炎。胆囊炎、胆石症出现右上腹或剑突下的疼痛，同时可有右肩或右肩胛下角处痛。急性胰腺炎的上腹痛同时可伴有左肩痛或左右肋缘至背部疼痛。十二指肠后壁穿透性溃疡可致11～12胸椎右旁区放射痛。输尿管上段或肾结石呈腰痛，并有下腹或腹股沟区放射痛，而输尿管下段结石则出现会阴部的放射痛。

（4）腹腔以外的疾病引起的腹痛　如右下肺炎、胸膜炎，由于炎症刺激肋间神经和腰神经分支，可引起右侧上、下腹痛，而易误诊为胆囊炎或阑尾炎。

（5）腹痛发生的缓急　腹痛开始时轻，以后逐渐加重，多为炎性病变。腹痛突然发生，迅速恶化，多见于空腔脏器穿孔与急性梗阻、绞窄、扭转及实质脏器破裂等。

（6）腹痛的性质　腹痛的性质反映了腹腔内脏器病变的性质，大体可分为3种：①持续性钝痛或隐痛多表示炎症性或出血性病变，如阑尾炎、肝破裂内出血等。②阵发性腹痛多表示空腔脏器发生痉挛或阻塞性病变，如机械性小肠梗阻、输尿管结石。③持续性腹痛伴阵发性加重，多表示炎症与梗阻并存，如梗阻发生绞窄、胆结石合并胆道感染等。

（7）腹痛的程度　一般可反映腹腔内病变的轻重，炎症性刺激引起的腹痛较轻，空肠脏器的痉挛、梗阻、嵌顿、扭转或绞窄缺血、化学刺激所产生的疼痛较重，难以忍受。

（8）伴随的症状　①厌食：急性阑尾炎患儿常先有厌食后有腹痛发作。②恶心呕吐：呕吐的原因常由于胃肠道疾病所致，常继腹痛后发生。急性胃肠炎则相反，发病早期有频繁呕吐。③排便情况：注意有无排便、排气、便秘或腹泻、大便颜色和性状、有无腹胀等。④可伴有不同程度的发热、消化道出血、贫血、休克、尿频、尿急、尿痛、血尿、排尿困难等。

2. 诊断不明者慎用止痛药，以免掩盖腹部症状体征，延误诊断。腹痛厉害时可使用解痉药如阿托品、颠茄合剂等对症处理。若应用止痛药时，必须观察药物的副作用，如呼吸抑制、恶心呕吐等。

3. 提供并指导患儿及家属减轻腹痛的方法　①合适的体位：以患儿觉得舒服的姿势为宜，一般仰卧或侧卧而下肢屈曲可避免腹肌紧张，从而减轻疼痛。②减轻腹胀：当有腹胀不适时，可使用薄荷油热敷或遵医嘱灌肠、肛管排气。③饮食卫生宣教：依腹痛病因予以卫生宣教，消化性溃疡患儿避免进食刺激胃酸过度分泌的食物，如煎炸、辛辣的食品，儿童肠炎患儿注意饭前、便后洗手，避免生冷、油腻食物和有润滑肠道的水果如香蕉、蜂蜜等。④冷、热敷的运用：需排除器质性腹痛，否则不可使用，腹部炎症禁止使用。⑤保持稳定情绪、减少焦虑、转移患儿的注意力、促进身心的平衡。⑥从小培养良好的排便习惯。

4. 急腹症的护理　病因大多数来自消化道、泌尿系统的疾病。

（1）安静卧位，限制活动　急腹症患儿病情急、症状重、部分患儿有内出血休克等危急情况，卧床制动可减轻进一步损伤，便于全面检查监护，同时可减轻患儿的紧张情绪。

（2）建立静脉输液通道　为诊治抢救措施提供可靠的静脉通道，为禁食患儿提供静脉营养支持。

（3）未明确诊断之前必须禁食　急腹症的患儿有急诊手术的可能性，禁食为术前常规准备。对于消化道原因导致的急腹症如肠梗阻、肠穿孔腹膜炎等也需禁食。

（4）密切观察生命体征　动态监测体温、脉搏、呼吸、血压等。对病情危重、循环情况不稳的急腹症患儿更应提高警惕。

（5）密切观察腹部症状体征　细致动态观察腹膜刺激征，即腹部压痛、肌紧张、反跳痛的部位、范围和程度，腹部压痛最显著的部位往往是病变所在之处。但儿童及休克者腹膜炎体征表现较轻，以上观察能够为正确诊断提供很宝贵的确诊依据。

（6）全身情况　包括神志、回答问题的能力、表情、体位、疼痛或不适的程度等。患儿表现不安，面色苍白、出汗，仰卧不动或屈膝髋侧卧，明显脱水，黏膜干燥，眼窝凹陷，呼吸浅快等提示病情危重。心率快伴低血压，说明存在低血容量。伴高热者应考虑感染性疾病存在。

（7）尽快完成各项常规化验检查　包括血、尿、粪三大常规，腹部平片检查等。

四、呕吐

呕吐是指因胃、胸部和腹部肌肉协调收缩，使胃内容物通过松弛的食管括约肌进入口腔，通常伴有恶心、干呕、痉挛性呼吸以及腹部活动等。呕吐反射部位主要是延髓的呕吐中枢，其传入神经常由于感染，胃肠道的扩张，黏膜的刺激，或者气味、食物、有毒物质、低氧血症、化学药物治疗等因素引起呕吐。新生儿和婴儿呕吐常见的原因有：①胃肠道因素：包括

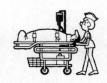

胃肠炎、胃食管反流、幽门狭窄、肠套叠、机械性梗阻、食管闭锁、肠道细小、胃旋转不良和肠扭转、先天性巨结肠。②非胃肠道因素：有上呼吸道感染、败血症、脑膜炎、肺炎、尿路感染。儿童与青少年呕吐常见的胃肠道因素有胃肠炎、阑尾炎、肠套叠、胰腺炎、乳糜泻、肠道炎性疾病，非胃肠道因素有中毒、药物误食、贪食等。

儿童呕吐可分为 3 型 ①溢乳：发生于小婴儿，小婴儿的胃呈水平位，胃部肌肉发育未完善，贲门松弛，因而在哺乳或吃奶时吞入空气，常在吃奶后自嘴溢出少量奶汁，这不是病态，对婴儿健康影响不大。②普通呕吐：呕吐前常有恶心，然后发生呕吐。③喷射性呕吐：吐前多无恶心，大量的胃内容物突然经口腔有时同时从鼻孔喷涌而出，可见于小婴儿吞咽大量空气，幽门梗阻以及各种原因引起的颅内压增高（如脑膜炎、蛛网膜下隙出血等）。

【护理措施】

1. 病情观察

（1）年龄 新生儿期出现呕吐常考虑肠道结构异常、吞入羊水、先天性代谢异常等。婴幼儿期出现呕吐多见于肥大性幽门狭窄、幽门痉挛、喂养不当和感染性脱水。学龄前期及学龄期儿童引起的呕吐多见于感染性疾病、中毒、肠寄生虫、颅内肿瘤等。

（2）呕吐的时间 上部胃肠道梗阻和秋季腹泻所致呕吐多在疾病早期出现呕吐，下部胃肠道梗阻和肾衰竭所致呕吐通常出现于疾病的晚期，先天性肥大幽门狭窄时所引起的呕吐一般在进食后不久就出现，溃疡病并发部分幽门梗阻时多在饭后 6～12 小时后引发。

（3）呕吐情况和呕吐物的性质 分析呕吐情况和呕吐物的性质，呕吐物标本的留取及检查，对明确呕吐原因很有帮助。呕吐物为奶汁、奶凝块、食物而无胆汁者多见于贲门失弛缓、幽门痉挛或梗阻。呕吐物含胆汁见于呕吐剧烈者、高位小肠梗阻及胆道蛔虫症。呕吐物带粪汁，多见于下段或更低位的肠梗阻。喷射性呕吐多见于颅内压增高及先天性肥厚性幽门狭窄。

（4）排便情况 儿童有呕吐时需观察排粪情况，是否有便秘、腹泻及大便性质对呕吐的诊断有重要意义。如肠道有完全性肠梗阻者包括肛门闭锁无大便排出。新生儿十二指肠以下发生梗阻者粪便不混有胆汁而排出少量干燥的白色大便（正常为墨绿色和黏稠胎粪），如为部分性肠梗阻则可排出正常胎粪，如伴有肛门狭窄者则排出带状细条大便。

（5）伴发症状 呕吐伴有发热时多有感染的存在，伴腹泻者多由胃肠炎引起。对于每个呕吐的患儿均需观察肠道外疾病的症状如发热、头痛等，为中枢神经系统感染性疾患的诊断提供依据。

2. 积极寻找发生呕吐的原因，同时需观察有无呕吐引起的脱水及水、电解质的紊乱。如小婴儿呕吐考虑为先天性肥厚性幽门狭窄，应仔细观察吃奶后胃蠕动波，由左上腹起，如乒乓球大，向下腹、脐上至右侧移动，形似哑铃状，能够在右腹直肌的左侧及肋缘至脐中间处摸到一如橄榄状肿块。如呕吐考虑为神经系统感染需观察脑膜刺激征和病理反射症状。

3. 保持呼吸道通畅　患儿取坐位或床头抬高 15°～30°或头偏向一侧，以预防或减轻呕吐症状，防止窒息的发生。及时用吸引器吸净患儿口、鼻腔的呕吐物，减少误吸的发生。必要时给予持续胃肠减压、禁食。

4. 建立静脉通路　维持体液及电解质平衡：定期抽血检测血电解质的情况，做到"缺什么补什么"，及时补充水分和纠正低血钾、高血钾、高血钠等电解质的紊乱。

5. 保证营养供给　在营养师的指导下结合患儿的病情、饮食喜好，制定合适的食谱。不能自行进食者给予鼻饲。禁食的患儿根据病情的需要给予静脉营养或静脉滴注丙种球蛋白或白蛋白。

6. 准确记录每天出入量、称体重。观察患儿的皮肤颜色以及弹性，观察患儿的眼眶、前囟是否凹陷、哭时有无眼泪、精神状况等。

7. 保持患儿的清洁舒适　清除周围呕吐物后，及时更换衣服及床被。保持室内空气清新流通。保持口腔的清洁及患儿的味觉，用口泰液洗口腔，3 次/d，较大患儿鼓励经常用柠檬水、生理盐水等含漱。

8. 健康教育　保持合适的半卧位或侧卧位，密切观察患儿呕吐的规律和呕吐前的预兆，有呕吐预兆时不得给患儿喂食物，逗玩或殴打患儿，一旦发生呕吐应立即将患儿侧卧或将患儿俯卧于家长双大腿上并轻拍背部，以利于呕吐物的排出，同时呼叫医护人员帮助清除呕吐物。

五、婴幼儿啼哭

儿童啼哭是儿童特别是婴幼儿生理需要或疾病不适的一种表现，也是儿科急诊经常遇到的问题，啼哭的原因很复杂，且婴幼儿不能自己诉说身体不适和要求，只能用啼哭这种方式来表达。生理性啼哭系指为达到某种要求的啼哭，一般对机体不会产生危害，无需医学处理，只要满足儿童的生理需要，如饥饿给予进食后即可安抚。病理性啼哭，应先确定啼哭的原因，再给予相应的处理。并注意观察啼哭的性质、啼哭的时间、啼哭与体位的关系及啼哭与伴随

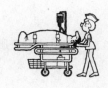

症状等。

1. 啼哭的性质　①哭声强度不大，持续时间不长，满足要求或去除非病理性因素，啼哭停止者多为非病理性啼哭。②长时间剧烈啼哭且性质异常者多为病理性啼哭。③突然剧烈啼哭，且挣扎不安者应特别注意肠套叠、嵌顿疝、婴儿肠痉挛、泌尿系结石和锐物刺入等。④出现高调尖叫声或哭声发直提示颅内出血、核黄疸、脑膜炎、脑炎或其他原因所致颅内压增高。⑤哭声单调，哭时无"伤心"感提示脑发育障碍或婴儿巨幼红细胞性贫血。⑥哭声嘶哑者提示喉炎、喉水肿、白喉等。⑦哭声细小提示先天性肌弛缓综合征、先天性甲状腺功能低下或疾病严重衰弱无力。⑧猫叫样哭声提示染色体异常的猫叫综合征。⑨小羊叫样哭声提示为 Cornelia de Lange 综合征。

2. 啼哭的时间　①进食前或午夜后啼哭可能系饥饿所致。②进食或哺乳时啼哭者应注意有无口腔炎或鼻塞以及吸乳时婴儿上唇或母亲乳房是否阻塞婴儿鼻孔。先天性心脏病、肺部疾病、贫血患儿因缺氧不能用力吸乳或进食，也可啼哭。③夜间哭闹者应注意有无饥饿及昼眠夜哭的不良习惯。衣被不当、过热或过冷、活动性佝偻病、肠寄生虫病等也可以造成婴儿夜啼。④排便时啼哭者应注意有无结肠炎、膀胱炎、尿道口炎、消化或泌尿系畸形等。⑤经给刺激后啼哭出现较正常婴儿延迟者多提示大脑病变。

3. 啼哭与体位的关系　①婴儿身体某部位有炎症、外伤、骨关节病变或痛觉过敏者，常因体位改变或触及病变部位而啼哭。②抓扯耳郭啼哭者提示外耳道疖。③转头或屈颈啼哭者提示脑膜刺激征、颅内压增高，或有颈部软组织损伤。④睡时啼哭抱起则不哭者多为不良习惯。

4. 啼哭与伴随症状　①啼哭伴发热、流涕、咳嗽者多系呼吸道感染。②啼哭伴呼吸、心率增快、发绀者多系心、肺疾病。③阵发性剧哭伴呕吐或便血者应注意肠套叠、肠梗阻、出血性坏死性小肠炎、痢疾等。④啼哭伴多汗、枕秃、易惊等应注意佝偻病、营养不良等。⑤啼哭伴面色苍黄或肝、脾、淋巴结肿大者应注意血液病。

【护理措施】

1. 病情观察

（1）饥饿　是婴儿最常见的非病理性哭闹原因之一，常因喂养不当所致，如食稀释奶（牛乳或奶粉稀释过淡）、晚间限制食量，或机械教条的定时、定量，或因母乳不足、吸吮困难等使婴儿经常处于半饥饿状态，因而反复哭闹、频繁觅食、吸吮手指和吸吮接触婴儿面部的衣被等物品。持续时间长者可出现饥饿性腹泻和消瘦等营养不良表现。改善喂养、满足婴儿营养需要，哭闹即停止。

（2）婴儿肠痉挛　是肠壁平滑肌阵发性强烈收缩所致的腹痛，可能与更换或添加食物、饮食过量、摄入糖类过多、肠内积气、感染、过敏等因素有关。肠痉挛是婴儿啼哭最常见的原因之一，昼夜均可突然发生，表现为不规则性、阵发性反复哭闹，痛剧者手足伸蹬、翻滚、出汗、面色苍白、拒压腹部，但腹肌张力不高。每次持续数分钟至数十分钟。疼痛停止后，婴儿一般情况好，无明显病容，全腹肌张力正常，无固定压痛和包块，亦无发热、呕吐、腹泻等表现。

（3）肠道寄生虫　蛔虫、鞭虫、钩虫、蛲虫感染可导致腹痛和神经系统兴奋性改变，消化功能和营养紊乱等亦是婴儿啼哭的常见原因。钩虫感染常致明显缺铁性贫血，甚至大量便血。蛲虫感染常有夜间肛周瘙痒。大便查见虫卵或发现成虫则可确诊。生理盐水棉签轻擦肛门后离心沉淀或用透明胶纸黏附肛门皱襞后直接置玻片上镜检找蛲虫卵，阳性率较高。

（4）口腔疾病　由病毒、细菌、真菌所致的卡他性口腔炎、溃疡性口腔炎、疱疹性口腔炎、舌炎和咽炎等均可因疼痛引起婴儿哭闹，吸乳时疼痛加剧，甚至因此而拒食。检查可见口腔溃疡、流涎多。黏膜表面有不易擦掉的白膜者多为鹅口疮。儿童萌牙时也常有流涎多。牙萌出通过骨膜时也可引起疼痛，应特别注意。

（5）中耳炎　患儿耳咽管相对短而粗，呈水平位，且患上呼吸道感染的机会较多，故易患中耳炎。有的患儿中耳炎的其他表现不明显，仅因疼痛引起反复哭闹，尤以夜间为甚，若不注意常鼓膜穿孔，脓液流出后方得确诊。对反复哭闹的患儿，应注意检查耳鼓膜，若为中耳炎，应及时治疗，以免影响听力。

（6）低钙血症　低钙儿童的神经肌肉兴奋性增高。疾病早期可无手足搐搦典型表现，出现兴奋、烦躁易激动、哭闹、惊吓、惊跳、睡眠不安。细致观察可能发现面部或四肢局部肌肉小颤动，若不及时用钙剂治疗，可发展为典型手足搐搦症，甚至抽搐窒息。注意询问喂养史，户外活动情况。有无长期腹泻史和佝偻病体征，必要时查血清钙或静脉注射 10% 葡萄糖酸钙（或口服 10% 氯化钙），血清钙 <2mmol/L（<8mg 每天）和（或）钙剂治疗效果显著方可确诊。如患儿发生低钙抽搐时应先镇静，再静脉注射葡萄糖酸钙，然后给予维生素治疗。

（7）其他　特别多见的尿布疹和湿疹也是婴儿哭闹的常见原因，应注意护理和治疗。

2. 去除病因是治疗婴儿哭闹的根本措施，故应尽力查明病因，彻底纠正或及时治疗，否

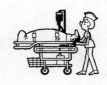

则可延误诊治，影响预后。

3. 根据不同病因可适当给予对症治疗，肠痉挛腹痛者可给颠茄合剂或阿托品。昼眠夜哭者，睡前给予镇静药，并使白天睡眠时间减少。

4. 协助患儿及家长认识和处理影响啼哭的因素。护理患儿动作轻柔，避免更多刺激患儿，用倾听、陪伴、抚摸等方式来稳定患儿的情绪。

5. 观察并记录啼哭的特征。指导家长采用减轻啼哭的方法。

六、昏迷

昏迷是维持正常意识状态的脑干网状结构（自延髓、脑桥和下丘脑至丘脑相连接的网状核）和大脑皮质的代谢活动因疾病发展到危重阶段而被高度抑制引起意识完全丧失的一种临床表现，是多种疾病的严重、危急症状。除脑外伤、脑血管意外，儿童昏迷往往有由浅入深的发展过程，通常依据其严重程度分为浅昏迷和深昏迷。引起儿童昏迷的常见病因有：①感染性中枢系统疾病如流行性脑脊髓膜炎、乙型脑炎等。②非感染性中枢系统疾病如新生儿颅脑损伤、新生儿核黄疸、癫痫等。③中枢神经系统中毒或意外伤害。④非中枢系统疾病如代谢性酸中毒、糖尿病昏迷等。⑤中枢性继发缺氧如严重窒息、休克等。主要发病机制为脑组织缺血、缺氧、葡萄糖供给不足、酶和辅酶代谢障碍引起脑细胞代谢紊乱，进而导致网状结构功能损害和脑活动功能低下，从而产生意识障碍。

【护理措施】

1. 病情观察　心电监护仪动态监测患儿的生命体征、血氧饱和度的变化，并严密观察患儿的意识状态、瞳孔大小、对光反射、前囟张力、肌张力等变化并记录，准确记录 24 小时出入水量，特别注意尿量。

（1）生命体征与全身状况

1）体温：体温调节中枢受到损害致使功能失调可出现低温或发热，感染性中枢神经系统疾病除昏迷外常有不同程度的发热。体温低下提示为周围循环衰竭、脑死亡等。

2）脉搏：注意快慢、强弱、节律等。颅内高压时脉搏常缓慢有力。脉率不齐提示可能有心脏损害或心脏病。脉搏细弱或摸不到可能为休克或内出血。脉搏增快提示高热或休克早期等。

3）呼吸：注意呼吸频率、节律、深浅度等。呼吸异常为重症昏迷的表现之一，呼吸深而慢、血压增高，为颅内压增高的表现。酸中毒者呼吸深大。呼出气体带氨味见于尿毒症昏迷，呼出气体带烂苹果味见于糖尿病昏迷及带大蒜味者见于有机磷农药中毒。呼吸出现潮式呼吸提示间脑受损。延髓病变时则可出现深大和节律不规则的共济失调呼吸。持续的过度通气见于中脑和脑桥病变。呼吸过快与呼吸暂停交替出现，提示双侧半球受累而脑干完好，有时这种呼吸预示颞叶疝将要发生及大脑半球和脑干的广泛病变。

4）血压：血压急剧升高提示高血压脑病、颅内压增高等。血压急剧下降可为休克、阿-斯综合征、安眠药中毒、药物过敏等。

5）瞳孔：正常瞳孔为 3～4mm 大小。双侧瞳孔散大见于多种药物和食物中毒，如巴比妥类、氰化物、阿托品、肉毒杆菌中毒等。双侧瞳孔缩小见于有机磷农药中毒、吗啡、水合氯醛等中毒。双侧瞳孔不等大常提示脑疝形成。单侧瞳孔散大提示海马沟回疝压迫动眼神经。观察瞳孔大小时应注意对光反射是否灵敏、迟钝或消失。

6）眼球：两眼向下凝视见于丘脑或丘脑底部病变，两眼球向偏瘫对侧凝视则病变在大脑半球，两眼注视偏瘫侧则病变多在脑干，明显的分离性斜视提示中脑病变或动眼神经瘫痪。

7）肌张力和身体姿势：肌张力是指静息状态下的肌肉紧张度。触摸肌肉时有坚实感，作被动检查时阻力增加为肌张力增强；触诊时肌肉松软，被动运动时无阻力为肌张力减弱，可表现为关节过伸。在去皮质状态中，双臂屈曲而腿伸直，这种姿势说明大脑半球受损；去大脑强直表现为上、下肢伸直，尤其见于对疼痛刺激反应时，说明病变位于中脑水平；软瘫提示涉及大脑半球和脑干的广泛病变。

8）皮肤黏膜：皮肤花纹提示微循环障碍；发绀为心肺疾病；黄染为婴肝综合征、新生儿溶血、鱼胆中毒或药物中毒；樱桃红为氰化物、一氧化碳中毒等。

（2）昏迷程度

1）浅昏迷：患儿随意运动消失，对周围声、光等刺激的反应消失，意识丧失，对强刺激（如压迫眶上缘）有痛苦表情或肢体退缩等防御性动作，角膜反射、瞳孔对光反射、咳嗽反射、吞咽反射、腱反射等存在，有时可有无目的的四肢舞动或谵语，生命体征一般无明显改变，小便潴留或失禁。

2）深昏迷：患儿意识完全丧失，全身肌肉松弛，对各种刺激均无反应，深、浅反射均消失，生命体征可有改变，呼吸不规则，血压或有下降，大小便失禁，偶潴留。

3）脑死亡：是指脑的综合功能完全、永久的丧失。即大脑皮质、脑干（枕骨大孔以上）

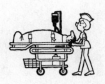

的全部功能不可逆的、完全的、永久的丧失。要确定脑死亡必须确定脑干功能已完全、不可逆的丧失。故目前认为一旦发生脑死亡，即意味着生命的终止。

4）美国耶鲁大学儿科制订的昏迷分期标准为4期：弛软、对疼痛刺激无反应、无深腱反射及瞳孔对光反射、无自主呼吸；3期：自发地或于剧痛刺激时出现去大脑（伸展）姿态、对光反射仍可保持；2期：疼痛刺激时有躲缩动作，虽不能唤醒，但有自发运动；1期：轻刺激时自发运动较多，但对简短命令无任何反应。4期和3期为深昏迷，2期和1期为浅昏迷。

5）格拉斯哥昏迷评分法（Glasgow coma scale，GCS）：儿童采用改良的Glasgow昏迷评分法，Glasgow昏迷评分值＜8，为危重症，见表2-2。

表2-2　　　　　　　　　改良的Glasgow昏迷评分法（1995年5月，太原）

功能测定	＜1岁		≥1岁	评分
睁眼	自发		自发	4
	声音刺激		语言刺激	3
	疼痛刺激		疼痛刺激	2
	刺激后无反应		刺激后无反应	1
最佳	自发		服从命令动作	6
运动	因局部疼痛而动		因局部疼痛而动	5
反应	因疼痛而屈曲回缩		因疼痛而屈曲回缩	4
	因疼痛而成屈曲反应		因疼痛而成屈曲反应	3
	（似去皮质强直）		（似去皮质强直）	
	因疼痛而成伸展反应		因疼痛而成伸展反应	2
	（似去大脑强直）		（似去大脑强直）	
	无运动反应		无运动反应	1
	0～23个月	2～5岁	＞5岁	
最佳	微笑、发声	单词、短语	定向说话	5
语言	哭闹可安慰	词语不当	不能定向	4

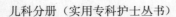

续表

功能测定	<1 岁	≥1 岁		评分
反应	持续哭闹尖叫	持续哭闹尖叫	语言不当	3
	呻吟、不安	呻吟	语言难理解	2
	无反应	无反应	无说话反应	1

2. 头部降温　体温每下降 1℃，脑代谢可降低 6.7%，颅内压降低 5.5%。头部低温可降低脑细胞的耗氧量及代谢率，提高对缺氧的耐受性，并且可降低脑血流量、减轻脑水肿、降低颅内压，还可防止或减轻脑损害后的反应性高热，保护中枢神经系统，此外还可延长高渗脱水剂的作用时间。头部降温可采用冰帽、冰袋等，应尽早施行，通常要求脑温降至28℃（肛温 32℃）时才能达到满意效果。降温过程要平稳，平均每小时降低 1℃ 为宜。当低温坚持到患儿出现听觉反应、四肢活动等大脑皮质功能恢复时，才可逐渐复温，复温以每天上升 1℃～2℃ 为宜。体温不升时可采用保暖措施。

3. 保持呼吸道通畅　昏迷患儿常有舌后坠或因吞咽反射减弱而使口腔涎液增多，易堵塞呼吸道，因此患儿应平卧，头偏向一侧或侧卧。对舌后坠患儿可托起下颌或放置口咽通气管，并经常检查呼吸道是否通畅，必要时用舌钳将舌牵出。及时用吸引器吸尽鼻腔与口腔分泌物，防止痰液、呕吐物等吸入气管造成窒息。必要时行气管插管或气管切开。吸痰时应避免过度刺激气管黏膜导致咳嗽而使颅内压增高。

4. 压疮的预防　压疮容易发生在身体受压和缺乏脂肪组织保护、无肌肉包裹或肌肉层较薄而支持重量较多的骨突处，如枕部、肩胛部、骶尾部、外踝部、足跟部等处。

（1）对昏迷患儿每 2～3 小时翻身 1 次，最长不超过 4 小时。翻身时将患儿身体抬起再挪动身体重力支撑点（受压点）位置，避免拖、拉、推等动作。骨隆突处及易受压部位可垫气圈、棉垫或海绵垫等，气圈充气 2/3 满即可，并加布套，有条件者可睡气垫床或水垫床。

（2）对大小便失禁、出汗多及分泌物多的患儿，及时用温水擦洗皮肤，保持皮肤清洁干燥。被服污染需及时更换，随时整理被褥，使之清洁、干燥、平整，避免潮湿及摩擦对皮肤的刺激。

（3）经常检查受压部位，受压部位发红立即解除受压即可。现在认为发红部位禁用按摩疗法，因为压疮发生于皮肤，渐次向深部扩展，损伤面呈以皮肤为顶点向骨方向扩展的圆锥

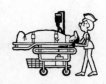

形，即使皮肤稍红，亦应考虑到皮下组织可能存在较大的损伤，因此用力摩擦时反而加重局部损伤使之进一步恶化。按摩疗法适用于皮肤发红以外的部位。

5. 保持肢体于功能位　膝关节伸展 150°，距小腿关节背屈 90°，腕关节背屈，拇指对掌，掌指关节屈曲成握球状。帮助患儿使各个关节处于良好的功能位，并做关节运动，防止肌肉或关节僵硬或关节挛缩。

6. 一般护理措施　安置患儿，保证安全，随手拉好床栏，必要时用约束带约束四肢，防止坠床。根据血气分析选择合理的给氧方式。建立静脉通路，维持水、电解质和酸碱平衡，维持血压。遵医嘱给予镇痛、镇静、降温、解毒、促进脑细胞代谢和功能恢复的药物。并准备好气管插管、机械通气用物。

（1）口腔护理　昏迷患儿不能自行进食，口腔自洁能力降低，为口腔内微生物繁殖创造条件，引起口腔炎，甚至导致腮腺炎、中耳炎等并发症。每天用生理盐水或口泰液（含甲硝唑）清洁口腔 3～4 次，注意擦洗口腔时棉球蘸水不能过多过湿，以防患儿将漱口液吸入呼吸道。血管钳夹紧棉球，每次用一个进行擦洗，防止棉球遗留在口腔内。口唇干燥者涂以液状石蜡或鱼肝油。

（2）眼部护理　用棉签蘸无菌生理盐水擦洗双眼，2～3 次/d，有分泌物者擦洗后滴眼药水或涂眼膏。眼睑不能闭合者，涂眼膏后用生理盐水纱布覆盖。

（3）营养供给　留置胃管鼻饲高热量、高蛋白、高维生素、易消化的流质或静脉输入 TPN 溶液，以保证患儿所需营养和热量。

7. 健康教育　做好家属的安抚工作，对患儿的病情、治疗、预后、医疗费用等情况及时与家属沟通，取得家属的理解和支持，并做好原发疾病知识和预防的指导。

第四节　儿科患儿危急症的紧急处理

一、儿童惊厥

惊厥是由多种原因所引起的大脑运动神经元突然大量的异常放电，是大脑神经元暂时性功能紊乱的一种表现，主要表现为全身或局部骨骼肌群突发一过性不随意（不自主）收缩，伴有或不伴有意识障碍，反复发作可引起脑组织缺氧性损害。惊厥是儿童时期常见的急症，其发生率为成人的 10～15 倍，儿童期发生率占全部儿童惊厥的 5％，特别是小于 3 岁以下者多见。除发热与无热惊厥外，新生儿产伤、脑发育畸形等原因引起的惊厥也是儿童惊厥发生率较成人高的原因之一。新生儿惊厥多考虑与产伤、窒息、颅内出血或先天异常有关。6 个月以内小婴儿的无热惊厥应考虑有无婴儿手足搐搦症或中枢神经系统感染。6 个月至 3 岁的儿童则以高热惊厥、中枢神经系统感染多见。3 岁以上年长儿的无热惊厥则以癫痫为多。

儿童惊厥的典型临床表现有：意识突然丧失，同时因脑部神经元突然大量异常放电而致急骤发生一过性骨骼肌不随意收缩运动（按运动性质可分为阵挛性、强直性、混合性，按波及范围可分为全身性或局限性），多伴双眼上翻、凝视或斜凝视、口吐白沫、牙关紧闭、面色青紫、部分患儿有大小便失禁。发作时间：每次发作持续时间为数秒至数分钟，可自然缓解，发作停止后多入睡。严重者反复多次发作，甚至呈惊厥持续状态，可因此而造成惊厥性脑损伤。

非典型临床表现：除上述典型临床表现外，患儿亦可因大脑灰质神经元暂时性功能紊乱及过度放电的脑功能区部位不同而表现为一过性意识、运动、感觉、行为及认知等方面异常。如仅表现为短暂意识障碍或意识丧失，伴双眼凝视，但无肢体抽搐；或表现为一过性感知觉异常，或伴行为异常。

新生儿因神经系统发育不完善，局限性异常放电活动不易泛化而呈多灶性发作，一般不出现惊厥典型的临床表现，多呈轻微的局限性发作，表现为凝视，面肌抽搐，肢体跳动，甚至仅见呼吸不规则、呼吸暂停、一般神志清楚等，由于发作程度轻微，呈隐匿性，临床易被忽视。

高热惊厥是婴儿时期最常见的热性惊厥，惊厥大多发生于急骤高热（患儿体温常高达 39℃～40℃）开始后 12 小时内，一般发作时间短暂，仅数秒至数分钟，较长者可达 10～30 分钟，偶可呈持续状态。多数高热惊厥的患儿随年龄增长可停止发作，仅 2％～7％发展为癫痫。

由于咽喉肌的抽搐，而致口吐白沫，喉部痰鸣，甚至窒息；腹肌抽搐可致大、小便失禁；严重抽搐可致舌咬伤、肌肉关节损害、跌倒外伤。惊厥发作每次持续数秒至数分钟，大多为 5～10 分钟。多数患儿伴有意识障碍，也有意识正常者。患儿发作后肌肉软弱无力、嗜睡、醒后乏力。

本病的预后与原发病有关，如单纯由于可纠正的代谢紊乱引起的惊厥预后良好，而脑或

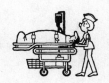

皮质发育异常者预后极差。由于窒息、颅内出血或脑膜炎引起的损伤，其预后取决于损伤的严重性和范围。

【紧急处理】

1. 预防窒息 惊厥发作时患儿有憋气、呼吸暂停，应让患儿平卧或半卧位，头偏向一侧，以免口腔分泌物或呕吐物流入气管内而引起窒息。松解衣领扣，防止呼吸道受压，清除患儿口鼻腔分泌物、呕吐物等。保证呼吸道通畅，颈部和背部塞上小毛巾使颈部处于伸展位或将患儿下颌托起，防止意识丧失过程中的舌后坠，以畅通呼吸道。

2. 镇静止惊 指压人中或针刺百会、十宣、合谷、内关等其中1～2个穴位，予强刺激。立即给予快速、足量、有效的镇静、抗惊厥药物。①地西泮：为惊厥的首选药，对各型发作都有效，尤其适合于惊厥持续状态，其作用发挥快（大多在1～2分钟内止惊），较安全。剂量是按每次0.1～0.5mg/kg缓慢静脉注射，半小时后可重复一次。地西泮的缺点是作用短暂，过量可致呼吸抑制、血压降低，需观察患儿呼吸及血压的变化。②苯巴比妥钠：是新生儿惊厥首选药物（但新生儿破伤风应首选地西泮）。其负荷量为10mg/kg静脉注射，每天维持量为5mg/kg。本药抗惊厥作用维持时间较长，也有呼吸抑制及降低血压等不良反应。③10%水合氯醛：可由胃管给药或加等量生理盐水保留灌肠，每次0.5mg/kg，一次性最大剂量不超过10mL。④苯妥英钠：适用于癫痫持续状态（地西泮无效时），可按每次15～20mg/kg静脉注射，维持量每天5mg/kg静脉注射，共3天，应在心电监护下应用。

3. 供给氧气 惊厥引起严重通气不良和呼吸暂停，导致低氧血症，氧的需要量增加，应及时给予氧气吸入以提高血氧分压，防止组织缺氧与脑损伤，减少惊厥后的脑损伤。

4. 根据不同病因对症处理 如为低钙、低镁、低血糖、维生素D缺乏症等原因引起的惊厥，分别补充钙剂、镁剂、葡萄糖、维生素D等。无论何种原因造成的惊厥，均应给予足够的甘露醇、利尿药以减轻脑水肿。葡萄糖可减少脑损伤的发生率，并防止惊厥持续状态所引起的血糖的进一步降低，高热时采取物理降温或药物降温。

5. 防止外伤 患儿惊厥时，应有专人护理。随时拉好床栏，患儿发作时护理人员应轻微握持患儿肢体，避免关节损伤和摔倒等意外。为防止坠床，四肢可用约束带加以约束。为防止头部碰撞到床头，可将枕头或海绵垫放置床头以保护头顶部。为了防止指甲过长的患儿抓伤，可将棉花团或纱布塞在患儿的手心。用牙垫或人工通气道或纱布包裹好的压舌板，置于口腔一侧上、下磨牙之间，以防舌咬伤，但在牙关紧闭时切勿强行撬开。若患儿发作时倒在地上应就地抢救，移开可能伤害患儿的物品，勿强力按压或牵拉患儿肢体，以免骨折或脱臼。

【预防措施】

1. 加强体格锻炼，增强体质，减少感染性疾病的发生。

2. 注意营养 患儿除了奶类饮食以外，还应当及时增加辅食，如鱼肝油、钙片、维生素 B_1 和维生素 B_6 以及各种矿物质，不能让患儿饥饿，以免发生低钙和低血糖性惊厥。

3. 患儿高热时，应及时就医，遵医嘱使用各种降温药物，特别是已经有过高热惊厥史的患儿更易复发惊厥，因此父母应学会采用冰袋、冷毛巾降温的方法，掌握患儿药物降温的方法和剂量。高热惊厥患儿在今后发热时还可能发生惊厥，故应告诉家长及时控制体温是预防惊厥的措施。

4. 加强看护 防止患儿撞跌头部引起脑外伤，更不能随意用手打患儿头部。

5. 要适当合理用药，防止患儿误服有毒的药品。

6. 积极治疗已患疾病，防止惊厥。如癫痫患儿应遵医嘱按时服药，再逐渐减量、停药。

7. 对惊厥发作时间较长的患儿应指导家长今后用游戏的方式观察患儿有无神经系统后遗症，如耳聋、肢体活动障碍、智能低下等，及时给予治疗和康复锻炼。

二、休克

休克的发生是一个复杂的病理生理过程，是由于多种原因引起的重要生命器官的微循环灌流量不足、组织细胞缺血缺氧、代谢紊乱和脏器功能障碍的临床综合征。临床上一般根据病因将休克分为感染性休克、低血容量性休克、心源性休克、过敏性休克、神经源性休克等。感染性休克在儿科临床多见，这里着重阐述。感染性休克是发生在严重感染的基础上，由致病微生物及其产物所引起的急性循环障碍，有效循环血量减少，组织血流灌注不足而致的复杂综合病征。

各种病原微生物感染均可伴发感染性休克，又称脓毒性休克，其中尤以革兰阳性菌及其内毒素所致者最多见，如大肠埃希菌、志贺菌属、铜绿假单胞菌、脑膜炎奈瑟菌等。在儿童疾病中以中毒性痢疾、重症肺炎、流行性脑脊髓膜炎、败血症、急性出血性坏死性小肠炎等易并发休克。

临床上以面色苍白、四肢湿冷、精神烦躁或委靡、脉搏细速、呼吸急促或发绀、血压降低、脉压减小、尿量减少等为特征。婴儿可表现为双眼凝视无神，面色青灰，皮肤瘀血花纹，

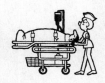

无反应，或哭闹，体温骤升或不升，心率增快或心律不齐。年长儿可有反复寒战、发绀，皮肤湿冷而肛温高达 40℃ 左右，眼窝凹陷，精神委靡、嗜睡等特点。

【紧急处理】

1. **体位** 对休克最有利的体位是头胸部抬高 10°～20° 和下肢抬高 20°～30°。抬高头胸部有利于膈肌活动，增加肺活量。抬高下肢有利于增加回心血量，从而相应增加循环血量。保持患儿安静，尽量少搬动和改变体位。

2. **补充血容量** 充分液体复苏是逆转病情，降低死亡率的关键措施。①在第一个小时快速输液时常用 0.9% 氯化钠注射液，按 20mL/kg 在 10～20 分钟内注射完，然后评估输液后心率、脉搏、血压、毛细血管充盈时间、尿量等循环恢复的状况。若循环无明显改善，可再给予第 2 剂、第 3 剂。每剂均为 10～20mL/kg，总量达 40～60mL/（kg·h）。在复苏阶段，既要重视液体的量是否充足，又要密切观察心肺复苏能力。在重症者常用低分子右旋糖酐。②继续输液：在 6～8 小时内给予 1/2～2/3 张液体 5～10mL/（kg·h），必要时也可再用低分子右旋糖酐 5～10mL/kg。③维持输液：用 1/3 张液体，2～4mL/（kg·h）24 小时内输注，24 小时后根据病情调整输液方案。

3. **纠正酸中毒** 在保证通气的前提下，根据血气分析结果，适当给予碳酸氢钠，纠酸与扩容多同时进行。一般以 pH 值维持在 7.25 以上即可。碳酸氢钠（mmol/L）＝BE［剩余碱×W（体重）×0.3］。

4. **应用血管活性药物** 调整微血管的舒缩功能，改善微血管的血液灌流量是抗休克治疗的重要措施。扩血管药物常用抗胆碱能药如山莨菪碱 1～3mg/kg 每 10～15 分钟静脉注射一次，直至面色转红，肢体温暖，血压回升，尿量增多，再逐渐延长用药间隔时间和减量；α受体阻滞药如酚妥拉明 0.1～0.2mg/kg 泵入；β受体兴奋剂如多巴胺常用剂量 2～5μg/（kg·min）。缩血管药物常用间羟胺 10～20mg/次滴注，滴速 20～40 滴/min。但仅在下列情况下考虑使用：冷休克伴有心力衰竭者，可于应用扩血管药的同时，加用缩血管药防血压骤降，可加强心肌收缩；应用扩血管药病情未见好转者。

5. **强心** 给予快速强心药如毛花苷 C 15～20μg/kg，必要时继续洋地黄化。

6. **监护** 包括意识表情、周围循环、体温、脉搏、呼吸、血压、瞳孔、尿量等。血压和心率是休克监测的重要指标。详细记录出入量。患儿体温低时应注意保暖，如盖被或空调提高环境温度。不宜使用热水袋，以免皮肤血管扩张，重要脏器血流减少而加重休克。高热时药物降温或使用冰袋、低温等渗盐水灌肠及物理方法降温，降低机体对氧的消耗。

7. 积极控制感染　在未获得病原学结果之前应根据情况和经验给予抗菌药物治疗，以后再根据病原菌种类和药物敏感实验结果调整给药方案。常选用二联或三联杀菌性抗生素联合静脉给药。

8. 其他　如应用糖皮质激素、保护细胞功能和营养支持，抗炎症介质治疗，维持心、肺、肝、肾等重要脏器功能。

【预防措施】

1. 加强锻炼，合理营养，增强体质，防止发生感染性疾病。

2. 积极治疗各种容易引起感染性休克的疾病，如败血症、细菌性痢疾、肺炎、流行性脑脊髓膜炎等。

3. 在儿童的生活起居中，防止外伤、烫伤、骨折等，避免昆虫咬伤、刺伤等。

4. 做好外伤患儿的现场急救处理，如及时止血、固定、包扎、镇痛、保温等。

5. 对失血或失液过多（如呕吐、腹泻、咯血、消化道出血、大量出汗等）的患儿，应及时酌情补液或输血。输血前应严格检查供、受者血型是否相符。

6. 在应用可能引起过敏性休克的药物（如青霉素、链霉素等）前，应详细询问过敏史，必须做皮肤过敏试验，反应阳性者禁用。

三、急性呼吸衰竭

急性呼吸衰竭简称呼衰，为儿科常见的危重症之一，是由多种疾病引起的通气和（或）换气功能障碍导致低氧血症和（或）高碳酸血症，产生一系列病理生理改变的临床综合征。临床将呼衰分为两型：周围性呼衰，多由呼吸器官或呼吸肌的病变所致，表现为换气和（或）通气功能障碍。中枢性呼衰，多由呼吸中枢病变所致，表现为通气功能障碍。根据临床血气分析结果又分为Ⅰ型呼衰和Ⅱ型呼衰。Ⅰ型呼衰即单纯低氧血症，$PaCO_2$ 正常或轻度降低，多为急性呼衰，主要见于急性呼吸窘迫综合征（ARDS）和某些呼衰的早期。Ⅱ型呼衰即低氧血症和高碳酸血症，多为呼衰晚期或兼有急性发作的表现，常见于阻塞性通气功能障碍的肺、支气管疾病如哮喘持续状态等。

儿童急性呼吸衰竭的病因很多，新生儿常见病因为：窒息、呼吸窘迫综合征、上呼吸道梗阻、颅内出血和感染等。婴幼儿常见病因为：支气管肺炎、急性喉炎、异物吸入和脑炎等。

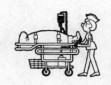

儿童则以支气管肺炎、哮喘持续状态、多发性神经根炎和脑炎常见。

呼吸系统常见临床表现：①周围性呼衰：呼吸困难，急促，费力，鼻翕，三凹征明显，点头状呼吸，发绀。早期呼吸浅速，后期呼吸无力，但节律整齐。②中枢性呼衰：呼吸节律不齐，深浅不匀，早期潮式呼吸，晚期出现抽泣样、叹息样、毕奥式呼吸、呼吸暂停及下颌运动等。呼衰晚期常为混合性。当呼吸减至 6～8 次/min 提示呼吸将停止。

【紧急处理】

1. 保持呼吸道通畅　取头高脚低位或半坐卧位，注意呼吸道要伸直，可在患儿肩颈部垫一软枕。可通过雾化吸入、湿化呼吸道、翻身拍背和吸痰清除呼吸道分泌物。按医嘱使用支气管扩张药和地塞米松等防止支气管痉挛和呼吸道黏膜水肿，可用地塞米松每次 0.5～1mg/kg，每天 3～4 次静脉滴注，短疗程；氨茶碱每次 3～5mg/kg 静脉滴注或用 0.5% 全乐宁溶液 0.25～1mL，加生理盐水至 2mL 氧气雾化或压缩雾化吸入解除支气管痉挛和水肿。以上措施如无效应及时建立人工呼吸道，如气管插管或气管切开。

2. 氧气吸入　输氧原则为既能缓解缺氧，又不抑制颈动脉窦和主动脉体对低氧血症的敏感性为准。可应用鼻导管、鼻塞、面罩、头罩等给氧，慢性缺氧给氧浓度一般为 30%～40%，氧流量 2～4L/min，急性缺氧给氧浓度需达 50%～60%，注意防止氧中毒。一般主张低流量持续给氧，氧疗期间 PaO_2 应保持在 65～85mmHg。在抢救急性呼衰时，如供给 60% 氧仍不能改善发绀，可用 100% 纯氧，但应注意吸入的时间不宜超过 6 小时。

3. 增加通气量，减少二氧化碳潴留　二氧化碳潴留是由于通气不足所致。应用呼吸兴奋药尼可刹米 0.25～0.5g/次，洛贝林 0.3～3mg/次，或二甲弗林 2～4mg/次增加通气，适用于呼吸道通畅、呼吸浅表无力、早期呼衰患儿或呼吸节律不齐的中枢性呼衰者，对神经肌肉病变者无效。呼吸机机械通气可有效增加通气量，解除二氧化碳潴留。

4. 维持心血管功能，纠正酸碱失衡与电解质紊乱，积极治疗原发病等。

【预防措施】

1. 儿童应合理营养，积极参加各项锻炼，增强体质，提高免疫力，预防感染性疾病的发生。

2. 积极防治各种容易引起急性呼吸衰竭的疾病。如窒息、呼吸窘迫综合征、上呼吸道梗阻、支气管肺炎、急性喉炎、哮喘持续状态、多发性神经根炎和脑炎等。

3. 有呼吸系统疾病的患儿必须做手术时，应先检查患儿的肺功能储备力。对肺功能已有损害或慢性呼吸衰竭的患儿更应积极防止及去除各种诱因的作用，以免诱发急性呼吸衰竭。

4. 保持呼吸道通畅　①清除呼吸道内容物或分泌物。②解除支气管痉挛。③用抗炎治疗减轻呼吸道的肿胀与分泌。④必要时做气管插管或气管切开术。⑤给予呼吸中枢兴奋药。⑥掌握适应证，正确使用机械辅助通气。

5. 对于缺氧患儿及时给予氧气吸入，以提高氧分压。必要时给予人工通气以促进二氧化碳的排出。

6. 密切观察监护，纠正酸碱失衡及电解质紊乱，维持心、脑、肺、肾功能，及时进行辅助呼吸。

四、充血性心力衰竭

充血性心力衰竭是指在静脉回流正常的前提下，心脏心肌收缩或舒张功能下降，即心排血量绝对或相对不足，不能满足全身组织代谢需要的病理状态。为儿科危重症之一，1岁以内发病率最高，其中以先天性心脏病引起者最多见。当心肌发生病损或心脏长期负荷过重，心肌收缩力就会逐渐减弱。早期心脏出现心肌肥厚、心脏扩大和心率增快来代偿，由心肌纤维伸长和增厚使收缩力增强而使排血量增多。如果病因持续存在，心肌能量消耗增多，冠状动脉血供相对不足，心肌收缩速度减慢和收缩力减弱，心率增快超过一定限度时，舒张期缩短，心排血量因而减少。心排血量通过代偿不能满足机体代谢需要时即出现心力衰竭。

心力衰竭时心排血量一般均减少到低于正常休息时的心排血量，称为低输出血量心力衰竭。但在甲状腺功能亢进症、组织缺氧、严重贫血、动静脉瘘等患儿，体循环血量增多，静脉回流量和心排血量高于正常，心力衰竭发生时心排血量减少，但仍超过正常休息时的心排血量，称为高输出血量心力衰竭。

充血性心力衰竭的病因可分为心血管因素和非心血管因素。前者常见于左向右分流的先天性心脏病、心肌炎、心内膜弹力纤维增生症、主动脉狭窄等。后者常见于支气管肺炎、支气管哮喘、严重贫血、脓毒败血症、电解质紊乱等。

年长儿心衰临床表现与成人相似，主要表现为乏力、活动后气急、食欲减低、腹痛和咳嗽。安静时心率增快，呼吸浅表、增速，颈静脉怒张，肝增大、有压痛，肝颈反流实验阳性。病情较重者尚有端坐呼吸，并出现水肿，尿量明显减少。婴幼儿心衰临床表现有一定特点。常见症状为呼吸急促、表浅，频率可达 50～100 次/min，烦躁多汗，哭声低弱，水肿首先见

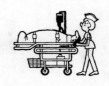

于颜面、眼睑等部位，严重时鼻唇三角区呈现发绀。

儿童心功能分级：Ⅰ级：仅有心脏病体征，无症状，活动不受限，心功能代偿。Ⅱ级：活动量大时出现症状，活动轻度受限，亦称心衰Ⅰ度。Ⅲ级：活动稍多即出现症状，活动明显受限，亦称心衰Ⅱ度。Ⅳ级：安静休息时也有症状，活动完全受限，亦称心衰Ⅲ度。

【紧急处理】

1. 降低氧耗　患儿卧床休息减轻心脏负担，可取半卧位或头高脚低位，对烦躁、哭闹者适当给予镇静药。

2. 应用洋地黄制剂改善心功能　洋地黄制剂如地高辛、毛花苷C能增强心肌的收缩力、减慢心率，从而增加心搏出量，改善体循环和肺循环。由于洋地黄的剂量和疗效的关系受到多种因素的影响，所以剂量要个体化。首次给洋地黄化总量的 1/2，余量分两次，每隔 4～6 小时给予，多数患儿可在 8～12 小时内达洋地黄化。

3. 利尿药　应用利尿药去除体内潴留的钠和水。对急性心衰和肺水肿者可选用快速强效利尿药如呋塞米或依他尼酸，每次 1mg/kg，必要时 8～12 小时可重复。慢性心衰一般联合应用噻嗪类利尿药（氢氯噻嗪和螺内酯），并注意用药问题，以防止电解质紊乱。

4. 血管扩张药　应用血管扩张药降低心脏的前后负荷。如卡托普利每天 0.4～0.5 mg/kg，酚妥拉明剂量为每分钟 3～5μg/kg。

5. 氧气吸入　给予氧气吸入提高血氧含量。根据病情选用鼻导管、头罩等给氧方式，并注意保持呼吸道的通畅。并发急性肺水肿时可给乙醇湿化的氧气吸入，因乙醇吸入后可使肺泡内泡沫表面张力减低而破裂，从而增加气体与肺泡壁的接触，改善气体交换。

6. 监护　密切观察病情，监测生命体征，注意观察洋地黄毒性反应，应用血管扩张药时应密切观察，避免血压过度下降。严格控制输液速度，详细记录出入量。

【预防措施】

1. 儿童应合理营养，积极参加各项锻炼，增强体质，提高免疫力，预防感染性疾病的发生。

2. 积极治疗各种容易引起急性充血性心力衰竭的心血管疾病。如先天性心脏病、心肌炎、心内膜弹力纤维增生症、肝糖原累积症等。

3. 积极治疗各种容易引起急性充血性心力衰竭的非心血管疾病。如支气管肺炎、支气管哮喘、严重贫血、脓毒败血症、电解质紊乱等。

4. 避免诱发急性充血性心力衰竭的主要因素。如感染、过度劳累、情绪激动、过量快速补液等。

5. 对有些患儿应长期应用洋地黄维持量以防止发生心力衰竭。

五、急性肾衰竭

急性肾衰竭（ARF）是指由于肾脏自身和（或）肾外各种原因引起的肾功能在短期内（数小时或数天）肾功能急剧下降的一组临床综合征，患儿出现氮质血症、水及电解质紊乱和代谢性酸中毒。根据尿量减少与否，急性肾衰竭分为少尿型和非少尿型。少尿型即急性肾衰竭伴少尿或无尿表现。非少尿型是指血尿素氮、血肌酐迅速升高，肌酐清除率迅速降低而不伴有少尿表现。

急性肾衰竭常见的病因分为肾前性、肾实质性和肾后性三类。肾前性肾衰竭是指任何原因引起有效循环血量急剧降低，致使肾血流量不足、肾小球滤过率显著降低所导致的急性肾衰竭。常见原因如呕吐、腹泻和胃肠减压等胃肠道液体的大量丢失、大面积烧伤、大出血等引起的绝对血容量不足以及感染性休克、充血性心力衰竭等引起的相对血容量不足。肾实质性肾衰竭的常见原因如急性肾小管坏死、急性肾小球肾炎等。肾后性肾衰竭即由各种原因所致的泌尿道梗阻引起的急性肾衰竭。急性肾衰竭的预后与原发病性质、肾脏损害的程度、少尿持续时间的长短、早期诊断和治疗与否、透析与否有无并发症等有关。

【紧急处理】

1. 对于肾前性肾衰竭应及时纠正原发病，恢复肾血流灌注，防止进入肾性急性肾衰竭。

2. 对于肾实质性肾衰竭

（1）去除病因和治疗原发病。

（2）严格控制水和钠的摄入，以"量出为入"的原则补充入水量，每天补液量以"显性失水＋不显性失水－内生水"为依据。所用液体均为非电解质液。无发热患儿每天不显性失水为 $300mL/m^2$，体温每升高 $1℃$，不显性失水增加 $75mL/m^2$，内生水在非高分解代谢状态为 $250\sim350mL/m^2$。

（3）纠正代谢性酸中毒　当血浆 $HCO_3^- <12mmol/L$ 或动脉血 pH 值<7.2 时，可补充 5%碳酸氢钠 $5mL/kg$，提高 CO_2CP $5mmol/L$。

（4）有透析指征者应尽早进行透析治疗，根据具体情况可选用血液透析或胶透。

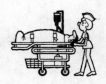

（5）控制感染 约1/3患儿死于感染，继发感染选择敏感抗生素，避免使用肾毒性药物。

3. 对于肾后性肾衰竭应尽早解除梗阻以利肾功能恢复。

4. 卧床休息 有利于改善肾脏血流，减轻肾脏损害，卧床时间视病情而定，一般少尿期，多尿期均应卧床休息，恢复期逐渐增加活动。

5. 准确记录出入水量。

【预防措施】

1. 积极治疗原发病。对各种急、慢性肾小球肾炎和狼疮性肾炎、紫癜性肾炎或可能累及肾脏的疾病应积极治疗，以防止肾衰竭的发生。

2. 避免或消除某些危险因素，如应用对肾脏有毒性的药物（链霉素）、严重感染、脱水、尿路梗阻（如结石）、创伤等因素。这些因素可使原有肾脏疾病加重，肾功能恶化，促使肾衰竭发生。但经常性的、高质量的随诊，可减少或避免这些危险因素发生或及早发现并加以纠正。

3. 合理的饮食方案。低蛋白、低磷和低脂饮食，对慢性肾脏疾病的肾功能起保护作用。目前强调为了预防慢性肾衰竭的发生应限制蛋白摄入量。

4. 应用血管紧张素转化酶抑制剂能纠正肾小球高灌注、高滤过状态，有延缓肾衰竭发生的作用。

六、儿童颅内高压

颅内压为颅腔内容物对颅腔壁所产生的压力。颅腔内容物包括脑、脑膜、颅内血管（约占7%）、脑脊液（约占10%）以及病损组织，如血肿、肿瘤等。当颅腔内任何一种内容物容积增加时，颅内压将会增高，若颅内压的增高超过颅腔代偿能力（全颅腔代偿空间仅8%～15%）时，即出现颅内压增高的临床表现，导致脑缺血缺氧，脑功能障碍。严重者因颅腔内容物受压变形，部分脑组织移位，造成脑血流中断、脑疝等严重后果。儿童囟门或颅缝未闭合时，对颅内压增高具有一定的缓冲作用，在一定程度上掩盖颅内压的临床表现而延误诊断，应引起足够重视。

颅内感染、严重全身感染、缺氧、中毒、低钠等水电解质紊乱导致的急性脑水肿是儿童颅内压增高最主要的原因。此外，颅内肿瘤、颅脑外伤、颅内出血、硬膜下积液、先天性或后天性脑积水也是颅内压增高的常见原因。

颅内高压的临床表现有：①剧烈头痛：头痛特点为弥漫性和持续性，清晨较重，用力、咳嗽、身体前屈或颠簸、大量输液可使之加剧。婴儿则表现为烦躁不安、尖声哭叫、有时拍打头部。新生儿表现为睁眼不睡和尖叫，喷射性呕吐，意识障碍，体温调节及循环障碍，引起高热或超高热。②呼吸障碍：严重颅内高压时，脑干受压可引起呼吸节律不规则，新生儿常见呼吸减慢，血压升高。③肌张力改变及惊厥：肌张力显著增高，可出现去大脑强直和去皮质强直，脑疝时肌张力减低。新生儿常见肌张力减低。惊厥也是脑水肿常见症状，甚至可出现癫痫样发作或癫痫持续状态。④头颅改变：婴儿可出现前囟膨隆、张力增高、骨缝裂开、头围增大、头面部浅表静脉怒张等体征。⑤眼部改变：可有眼球突出、球结膜充血、水肿、眼外肌麻痹、眼内斜（展神经麻痹）、眼睑下垂（提上睑肌麻痹）、落日眼（颅前凹压力增高）、视野缺损、瞳孔改变（双侧不等大、扩大、忽大忽小、形态不规则、对光反应迟钝或消失）。⑥脑疝表现：呼吸深慢、血压增高及脉搏缓慢称 Cushing 三联征，为颅内高压危象，常为脑疝先兆。小脑幕切迹疝（又称海马沟回疝、天幕疝或颞叶疝）和枕骨大孔疝（又称小脑扁桃体疝）为常见的脑疝类型。前者表现中脑受压症状。由于动眼神经受累，病侧瞳孔先缩小后扩大，对光反应迟钝或消失，眼睑下垂。对侧肢体呈中枢性瘫痪。由于脑干受压，可出现中枢性呼吸衰竭，意识障碍加重，心率、血压不稳定。后者因延髓受压，昏迷迅速加深，双侧瞳孔散大，对光反应消失，眼球固定，常因中枢性呼吸衰竭而呼吸骤停。

弥漫性颅内压增高通常预后良好，压力解除后神经功能恢复较大，局限性颅内压增高，调节功能较差，压力解除后神经功能恢复较慢。

【紧急处理】

1. 去除病因　如抗感染、纠正休克与缺氧、改善通气、清除颅内占位性病变等。

2. 积极降低颅内压　首选甘露醇 0.1g/kg 快速静脉注射，6～8 小时重复一次、10％甘油氯化钠 0.5g/(kg·次) 等。利尿药如呋塞米 0.5～1mg/(kg·次) 等可减轻脑水肿，与甘露醇合用可增加疗效。液体疗法应遵循"边补边脱"原则，使患儿处于轻度脱水状态为宜，但需维持正常皮肤弹性、血压、尿量及血清电解质。呼吸机控制性过度通气通过降低 $PaCO_2$ 引起脑小动脉收缩，使血容量减少从而降低颅内压，需加强监测。控制性脑脊液引流能直接放出脑脊液，还可使水肿脑组织液体向低压的脑室方向流动。肾上腺皮质类固醇对减轻脑水肿疗效确切。

3. 低温疗法　可降低基础代谢，减少氧消耗，并延长渗透性脱水药物的作用时间。用冰

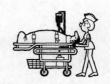

枕或冰帽保持头部低温，增加脑对缺氧的耐受力，还可降低脑损伤的炎症反应，减少脑水肿形成。高热伴严重惊厥的患儿尤为适用。

4. 保护和维持脑代谢功能 可给能量合剂、脑活素、胞磷胆碱等。

5. 体位 取头高脚低位，床头抬高 15°~30°，以利颅内血液回流，减轻脑水肿。但有脑疝前驱症状时，则以平卧位为宜。卧床休息，保持安静，避免患儿哭闹、咳嗽，检查或治疗护理时不可猛力转头、翻身、按压腹部及肝脏。

【预防措施】

1. 儿童应养成良好生活习惯，积极参加各项锻炼，增强体质，提高免疫功能，防止发生感染性疾病。

2. 积极治疗各种容易引起儿童颅内压增高的疾病。如各种脑炎、脑膜炎、颅内出血、脑肿瘤、脑积水、脑缺血缺氧等。

3. 遵医嘱补充鱼肝油，避免维生素 A 中毒引起颅内压增高。

4. 避免引起颅内压增高各种刺激因素。如情绪激动、紧张、大量饮水、过量快速补液等。对有颅高压症状的患儿（剧烈头痛、喷射性呕吐）要及时处理。

5. 颅骨缝未闭合的患儿，对颅内压增高的代偿能力较强，应认真、细致观察，及时发现症状并及时处理。

七、心搏呼吸骤停

心搏呼吸骤停是最严重的危急症。患儿突然出现意识丧失、昏迷、发绀和颈动脉搏动消失而且触摸不到脉搏时应考虑心搏骤停。除意外等特殊状态以外，婴儿和儿童的心搏呼吸停止很少突然发生，通常在原发病发展过程中病情恶化，呼吸和循环功能进行性加重而发生呼吸和循环衰竭，最后造成心搏呼吸停止。儿童因解剖生理与成人不同，故其心搏呼吸骤停有如下特点：

1. 器官功能尚未成熟，易受体内外环境的影响，年龄愈小，发生率愈高，以新生儿和婴儿多见。

2. 由于呼吸中枢神经元较大脑皮质有更强大的缺氧耐受能力，故心搏停止后可以短时间保留叹息样呼吸动作，很快出现呼吸停止。

3. 儿童防御能力较弱，易发生呼吸道感染，呼吸道分泌物黏稠且多，常致呛奶、痰堵和呼吸困难，使窒息成为儿童心搏呼吸骤停的主要直接因素。

4. 呼吸衰竭和呼吸道梗阻（窒息） 是心搏呼吸骤停的主要原因。电解质和酸碱平衡紊乱、药物中毒以及麻醉意外也是直接因素。迷走神经张力过高和中枢神经系统疾病可致心搏呼吸骤停。

5. 根据心脏状态和心电图显示将心脏停搏分为完全停搏、心室颤动和电机械分离三种形式，儿童常因严重缺氧后心动过缓而致停搏，与成人相比，很少由于心室颤动引起，且婴幼儿触摸颈动脉常较困难，心前区触摸心尖冲动亦不甚可靠，最好触摸肱动脉确定心搏停止。

6. 儿童脑组织对缺氧耐受性比成人强，影响内脏器官功能的慢性疾病也较少，故复苏成功率较成人高。

【紧急处理】

心跳呼吸骤停的复苏必须争分夺秒，在最短时间内开始人工循环与人工呼吸，以恢复全身特别是心脑重要器官血流灌注及氧的供应。《2010 年美国心脏协会心肺复苏及心血管急救指南》已对此作出了最新变更。

1. 识别和启动急救系统

（1）识别（确定反应性）

快速识别创伤是否存在及创伤程度，重点是判断患者是否有意识、呼吸、脉搏。通过拍打患者的双肩和大声与其讲话来判断患者有无反应，同时快速检查并确定其是否有呼吸或不能正常呼吸。如果患者无反应并且没有呼吸或仅仅是濒死喘息，则施救者应怀疑发生心搏骤停。对怀疑有头颈部创伤者切忌摇动患者，因为可能会加重颈椎损伤。

（2）启动急救系统（呼救）

1）对 8 岁以上儿童发生院外心搏骤停应该按照成人要求，最短时间内启动急救系统（拨打 120）并找到 AED（或由其他人员寻找），也就是先呼救，再急救，以便能尽快得到除颤仪。但是，对于推测因溺水等原因导致窒息性骤停的患者，应首先进行胸外按压并进行人工呼吸，在大约 5 个周期（大约 2 分钟）后再启动急救系统。

2）对 8 岁以下儿童先急救，再呼救。即先进行 1 分钟徒手 CPR 后再呼救。但是，对于 8 岁以下目击骤停的儿童，如果有发生心室颤动的危险则仍然应该先呼救，再急救。

2. 检查脉搏

医务人员检查脉搏的时间不应超过 10 秒，如果 10 秒内没有明确触摸到脉搏，应开始心

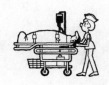

肺复苏并使用 AED（如果有的话）。

3. 胸外心脏按压

按压时将患儿置于平坦的坚硬平面上，如果在病床上应该在患儿背部垫一块复苏板，复苏板要求与床面等宽而且能支撑从肩部到腰，以保证按压效果。

8 岁以上儿童胸外心脏按压要求与成人相同。按压胸骨的位置原则上是胸骨下半段。一手掌根部置于选定的按压部位的胸骨上，另一手重叠在其上面，两手手指紧紧相扣，手指向上，使手掌手指不触及胸壁和肋骨。手臂伸直，身体前倾，使腕、肘、肩关节成一直线，确保按压力量垂直作用在胸骨上。按压深度为至少 5cm。每次按压后放松应充分，让胸壁完全回弹，按压、放松时间比一般为 1：1。放松时手不宜离开按压的位置，以免改变正确的按压位置，并避免冲击式按压。按压速率至少 100 次/min。按压/通气比例在气管插管之前为30：2。即以每分钟至少 100 次的按压频率按压 30 次后给两次人工呼吸，以后按压、通气循环往复。中断按压时间不得超过 10 秒。经口或经鼻插入气管导管建立人工气道后，人工呼吸频率为 8～10 次/min，期间不要停止心脏按压。

1～8 岁儿童用单手掌根部按压。将一手的掌根部置于胸骨的下 1/2 段，约在两乳头连线与胸廓正中线交叉点处，注意不要触及剑突，手指上抬不压到肋骨。手臂伸直，按压深度大约为 5cm 或至少为胸廓前后径的 1/3。按压频率至少为 100 次/min，按压/通气比例单人CPR 为 30：2，双人 CPR 为 15：2。

1 岁以下婴儿胸外心脏按压采用两指按压法或双手环抱法。双手环抱法比两指按压法产生更高的收缩压峰值而且增加冠状动脉的灌注压，所以更适用于新生儿和婴儿的复苏。两指按压法是将一手的两指置于胸骨的下 1/2 段，大约在两乳头连线下一横指处，双手环抱法是将两拇指并排置于该处，双手的其余手指环绕胸廓并支撑住患儿背部。按压深度大约为 4cm或至少为胸廓前后径的 1/3。按压频率至少为 100 次/min，按压/通气比例单人 CPR 为30：2，双人 CPR 为 15：2，新生儿为 3：1。

4. 开放气道

使用按额抬下颌法开放气道，一手置于患儿前额，轻轻将头往后压，同时另一手的指端置于患儿下巴靠近下颌中点的位置用力抬起，要注意不能用力压下颌下的软组织以免造成气道阻塞。怀疑患儿有头颈损伤者只能用推下颌法打开气道，把手放置在患儿头部两侧，肘部支撑在患儿躺的平面上，握紧下颌角，用力向上托下颌。这种方法不会因颈部动作而加重颈部损伤。迅速清除口咽部分泌物、呕吐物或异物（如泥沙）。

5. 人工呼吸

（1）口对口人工呼吸　适于现场抢救。术者位于患儿一侧，患儿保持气道开放，按额部手的拇、示指捏紧患儿鼻孔，术者吸气后，对准并覆盖患儿口腔进行 2 次有效人工呼吸，完成第一次呼吸后暂停一下再作下一次深呼吸，每次吹入气压力和气量一般以能见患儿胸廓起伏而不引起胃胀气为准，每次吹气持续 1～1.5 秒，停止吹气后放开鼻孔，此时由于胸廓及肺的弹性回缩，出现呼气动作排出肺内气体。若患儿牙关紧闭可用密闭患儿口唇，采用口对鼻吹气法。对于 1 岁以下婴儿，术者也可用嘴完全覆盖患儿的口鼻吹气。

（2）复苏囊-面罩人工呼吸法　院内抢救时使用。儿科使用的复苏囊一般分新生儿、婴幼儿和儿童三种，根据患儿年龄选择相应的复苏囊。如果没有颈部损伤，可使患儿头后仰或颈下垫毛巾或枕头，使之处于嗅闻位，便于打开气道，操作者一手压住面罩使罩紧贴患儿口鼻部，另一手挤压气囊。对怀疑有颈部创伤者用 E-C 钳夹法固定面罩。密封是复苏囊-面罩供氧的关键，两人操作效果优于单人操作。每次吹入气压力和气量、时间同口对口人工呼吸。

（3）气管内人工呼吸法　经口或经鼻插入气管导管后接复苏囊人工加压呼吸。必要时也可行气管切开。

6. 药物治疗

（1）药物给药途径

1）首选静脉通道。

2）气管内给药。静脉通路难以建立、气管内插管已成功时提倡气管内给药。药物经气管给予经下呼吸道到达肺泡，在肺毛细血管吸收后经支气管静脉直接回到心脏，是全身最短的药物吸收途径，即使心脏按压时，也可回流入心。药物吸收速率快，但受药物在肺部分布的影响。肾上腺素、阿托品、利多卡因、异丙肾上腺素、溴苄胺等可经气管给药，去甲肾上腺素不适宜经气管途径用药，碳酸氢钠、钙剂和糖溶液可产生严重肺损伤，不能经气管用药。气管内给药的药物剂量应比静脉用药量大 2～2.5 倍，并用 5mL 生理盐水或蒸馏水稀释。将一吸痰管插入至气管内导管的尖端，此时应停止胸部按压，迅速将药物推入，并快速地正压通气几次以促进药液分布。

3）骨髓内给药。当没有静脉通路时，骨髓内给药也是一种很好的替代途径，尤其适用于 6 岁以下的儿童，是一种安全可靠的方法，复苏需要的任何静脉用药或液体都可安全地经骨

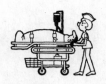

髓内通道给予，包括输注的药物、液体和血制品。骨髓内通路的建立一般用 16 号或 18 号针或骨髓穿刺针在胫骨粗隆内下方 1~3cm 处垂直或呈 60°角刺入胫骨干，以注射器回抽到骨髓为进入骨髓腔的依据。骨内通路应只作为危重婴儿和儿童患儿的保留措施，也只能是暂时应用，为心肺复苏争取时间，待静脉通路建立后停止。

4）心内注射给药。只能用于开胸心脏按压时和无其他的给药途径时。心内注射有冠状动脉撕裂、心脏压塞、气胸的危险。

（2）复苏常用药物

1）肾上腺素：是目前复苏的首选药物。通过兴奋 α、β_1 和 β_2 肾上腺素能受体发挥作用。标准剂量肾上腺素为 0.01mg/kg，间隔 3~5 分钟可重复用药 1 次。肾上腺素不能加于碱性液内，酸中毒及低氧血症可使其作用减弱。肾上腺素可引起复苏后高血压和快速心律失常，使用后需严密监护。

2）碳酸氢钠：心搏呼吸骤停患儿有代谢性酸中毒、高钾血症时，心脏按压、插管通气及 1 次以上的肾上腺素注射等处理措施之后，在恢复有效循环和良好通气后就应使用。注意静脉注射碳酸氢钠后要用生理盐水冲洗管道，以免影响血管活性药物的效应。

3）阿托品：不常规使用。应用指征：低灌注和低血压性心动过缓、预防气管插管引起的迷走神经性心动过缓、房室传导阻滞所引起的少见的症状性心动过缓。剂量 0.02mg/kg，间隔 5 分钟可重复使用。最大剂量儿童不超过 1mg，青少年不超过 2mg。

4）利多卡因：为钠通道阻滞药，当存在心室颤动时首选。剂量：负荷量为 1mg/kg。

5）心电图：心电监护或心电图检查，动态了解病情。

6）除颤：心室纤颤在婴幼儿少见，部分年长儿、患病毒性心肌炎或特发性心肌病时可突然发生。心室颤动时无心室收缩，导致心脏失去排血功能，为致死性的心律失常。电击除颤是以一个高压、弱流、短时的直流电经胸壁通过心脏，使心肌纤维同时发生除极作用造成瞬间的心脏停搏而消除异位心律，使窦房结能够重新起搏而恢复有组织和有顺序的心脏收缩。

【预防措施】

1. 积极防治容易引起儿童心搏呼吸骤停的各种疾病，如新生儿窒息、婴儿猝死综合征、喉痉挛、喉梗阻、气管异物、胃食管反流、严重肺炎及呼吸衰竭、严重心律失常、中毒、代谢性疾病、心肌炎、心肌病、心力衰竭、各种意外损伤等。

2. 避免或消除某些触发儿童心搏呼吸骤停的高危因素 ①心血管系统的状态不稳定，如大量失血、难治性心力衰竭、低血压和反复发作的心律失常。②急速进展的肺部疾病，如严重的哮喘、喉炎、重症肺炎、肺透明膜病等。③外科手术后的早期，如应用全身麻醉及大量镇静药足以使患儿对各种刺激的反射能力改变。④安有人工气道的患儿气管插管发生堵塞或脱开。

3. 医护人员执行操作时应严格执行操作流程，动作熟练，并注意密切观察患儿的病情变化。临床的某些操作对于有高危因素的患儿能加重或触发心搏呼吸骤停。①气道的吸引：能引起低氧、肺泡萎陷及反射性心动过缓。②不适当的胸部物理治疗（如拍背、翻身、吸痰等），可使更多的分泌物溢出，阻塞气道，也可使患儿产生疲劳。③鼻胃管的放置、气管插管操作等可引起迷走神经的兴奋性增加。④心血管介入治疗、腰穿等操作。⑤任何形式的呼吸支持（如人工呼吸机的应用）的撤离：使患儿必须从以前的人工呼吸转变为自主呼吸做功，如降低吸入氧浓度、撤离 CPAP 或机械通气、拔除气管插管等。

八、急性中毒

毒物接触或进入人体后，它与体液和组织相互作用，扰乱或破坏机体正常生理功能，引起暂时性或持久性的病理状态，甚至死亡，这一过程称为中毒。中毒分为急性中毒和慢性中毒。毒物接触人体或进入人体后迅速出现中毒症状，甚至危及生命者，为急性中毒。小剂量毒物逐渐进入人体，经过一段时间的蓄积达到一定浓度后方出现症状者，为慢性中毒。

儿童中毒与周围环境密切相关，多为急性中毒。儿童接触如食物、环境中的有毒动植物、工农业的化学药品、医疗药品、生活中使用的消毒防腐剂、杀虫剂和去污剂等，都可能导致中毒。由于儿童年幼无知，好奇心强，缺乏生活经验，不能辨别有毒或无毒，易发生中毒。加之儿童机体尚未发育完善，易受毒物的损伤，因此中毒症状较成人重。家长或保育人员疏忽、医务人员粗心大意、哺喂人员不注意卫生，也是造成儿童中毒的重要原因。

毒物的吸收途径有：①经消化道吸收：是最常见的中毒途径。毒物进入消化道后可经口腔黏膜、胃、小肠、结肠、直肠吸收，以小肠吸收为主。经消化道吸收的毒物除少量经淋巴管外，大多数经过毛细血管，进入肝门静脉，经肝脏代谢后进入体循环。②经呼吸道吸收：有毒气体、烟雾或挥发性毒物易于通过呼吸道进入体内。肺泡总面积大，毛细血管网丰富，故对毒物吸收迅速，且不经过肝循环，直接进入体循环。中毒症状出现早且较严重。③经皮肤黏膜吸收：脂溶性毒物如有机磷农药等可直接溶解皮肤表面的类脂层，而经真皮下毛细血

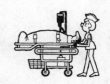

管吸收。某些工业毒物如汞、砷等可经皮脂腺及毛囊等孔道而吸收。皮肤破损处或皮肤薄嫩处毒物较易被吸收。④其他途径：毒物还可通过注射途径吸收。孕妇中毒后通过胎盘途径使胎儿中毒。

儿童急性中毒首发症状多为腹痛、腹泻、呕吐、惊厥或昏迷。儿童有些药物中毒的表现具有特殊的症状群和特征性体征，这些常见中毒综合征能使医务人员迅速作出判断并据此进行实验性治疗，以争取抢救时机。

（1）胆碱能毒综合征　胆碱能毒综合征的毒性表现主要由于乙酰胆碱酯酶的降解受到干扰而使乙酰胆碱增多。也可以由竞争性的拟胆碱受体物质引起这些症状，如毛果芸香碱。也可以是非竞争性的，如有机磷脂和氨基甲酸酯杀虫剂。临床表现为拟副交感兴奋的周围神经系统症状，突出的表现为分泌过度，包括流涎、流泪、排尿、排便、胃肠道不适和呕吐。其他胆碱能作用包括瞳孔缩小、肌纤维颤动，甚至弛缓性麻痹、意识模糊、抽搐或昏迷。在严重病例，出现水肿或心律失常。使用阿托品若能快速控制症状，则可以肯定诊断。

（2）抗胆碱能毒综合征　乙酰胆碱被各种药物拮抗后出现抗胆碱中毒，如颠茄类生物碱、阿托品、紫曼陀罗、东莨菪碱、抗组织胺药物、环类抗忧郁药。主要特点为口干、皮肤干、眼干、吞咽困难、肠鸣音弱、尿潴留、发热、皮肤发红、显著的瞳孔扩大伴视物不清和怕光、心动过速、谵妄和呼吸衰竭。试用毒扁豆碱有助于确定诊断。

（3）阿片类制剂中毒综合征　其标识为三联征，即昏迷、明显的呼吸抑制和瞳孔缩小如针尖样。可伴有肺换气不足、低血压。见于可待因、海洛因、丙氧吩、喷他佐辛。可疑病例，可试用纳洛酮治疗肯定诊断，有效者大多数症状可消失。

（4）镇静-安眠药中毒综合征　主要表现为中枢神经系统抑制，典型的药物是巴比妥类。轻度中毒者非常类似于乙醇中毒，如情绪不稳定、判断力下降、构音障碍、动作不协调，常伴有眼球震颤，但缺乏周围血管扩张且无酒味。中度中毒者皮质受抑制，表现为呼吸抑制和反射减弱。严重中毒者导致迟缓性或无反射性昏迷。少数患儿出现反射活跃、强直、痉挛和双侧划跖试验阳性。典型的巴比妥中毒者瞳孔缩小（但也可以出现瞳孔扩大），这些患儿瞳孔有对光反应能力，此点有助于与器质性病变相鉴别。非巴比妥类安眠药如格鲁米特引起瞳孔扩大而不是缩小。

（5）拟交感毒综合征　典型的药物是苯异丙胺，中度中毒引起焦虑、易激、话多、易疲劳、厌食、失眠和运动过度。严重中毒者出现偏执狂样精神分裂症状。另外，这些患儿常常出现重复、刻板、目的性不明确的行为。

【紧急处理】

发生急性中毒，应该立刻进行治疗，拖延时间往往失去抢救机会。诊断未明以前进行对症急救处理，诊断一旦明确，尽快应用特效解毒药。尽快在一般情况下，以排除毒物为首要措施，采取各种措施减少毒物的吸收，促进毒物的排泄，尽量减少毒物对机体的损害。若呼吸、循环功能减退危及生命时，应首先采取措施维持呼吸、循环功能，同时尽快排除毒物，减少毒物的吸收。

1. 排除未吸收的毒物，防止毒物进一步吸收

（1）催吐　适用于年龄较大、神志清醒、合作、没有催吐禁忌证的患儿，这是尽早排出胃内毒物最好、最简单的方法。一般在中毒后4～6小时内进行，催吐越早效果越好。但有严重心脏病、食管静脉曲张、溃疡病、强酸或强碱中毒、汽油、煤油等中毒及6个月以下婴儿禁用。探咽催吐即用压舌板、筷子、匙柄或手指等刺激咽弓及咽后壁，使之呕吐，此方法简单易行，奏效迅速，在任何环境均可施行。如进入的毒物过稠，可令患儿饮适量微温清水、盐水或选用其他解毒液体，然后再进行催吐，如此反复施行，直至吐出液体变清为止。药物催吐可采用吐根糖浆15～20mL加水一杯口服或1∶2000高锰酸钾溶液；碘酊亦有催吐作用，0.5mL加水500mL口服。当呕吐发生时，患儿应采取左侧卧位，头部放低，面向左侧，臀部略抬高。幼儿则应俯卧，头向下，臀部略抬高，以防止呕吐物吸入气管发生窒息或引起肺炎。

（2）洗胃　中毒患儿如催吐不彻底或不能催吐时，必须立即洗胃，一般在进食毒物4～6小时内进行。有些毒物如镇静药、麻醉药等在胃内停留时间较长。有机磷农药在食进12小时以后胃内仍有残存毒物。因此，对这些中毒者的洗胃时间，可根据毒物性质而定，不要因患儿服毒时间稍久而放弃洗胃。内服强腐蚀性毒物如强酸、强碱中毒，服后超过30分钟禁忌洗胃。常用的洗胃液有：温水、高锰酸钾溶液（1∶5000）、碳酸氢钠（2%～5%）、生理盐水或0.45%氯化钠溶液。食进的毒物尚未查明时，一般采用0.45%氯化钠溶液作为洗胃液，以免清水过量发生水中毒。反复多次进行洗胃，直到彻底清除胃内容物为止。

（3）导泻　使已进入肠道的毒物尽可能地迅速排出，减少在肠道内的吸收。当毒物已引起严重腹泻时，不必再行导泻。如果系腐蚀性毒物中毒或极度衰弱的患儿，则忌用。常用泻剂有硫酸镁、硫酸钠、甘露醇、山梨醇等。①硫酸镁：250mg/kg配成10%溶液口服。由于

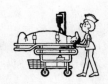

镁对神经、呼吸、心脏有抑制作用，当发生胃肠麻痹、肾功能减退及一些抑制肠蠕动的药物等都可增加镁的吸收，形成高血镁，发生镁中毒。故应用硫酸镁导泻时，应慎重。通常以硫酸钠导泻为好。②硫酸钠：250mg/kg 配成 10% 溶液口服。③甘露醇及山梨醇：儿童用量为 2mL/kg，在洗胃后由胃管灌入。一般在服后 1 小时开始腹泻，3 小时后排便干净，在灌入药用炭后用甘露醇或山梨醇，更能增加未吸收毒物的排毒效果。

（4）肠道灌洗　中毒时间已有 4 小时以上，毒物主要存留在小肠或大肠，需做肠道灌洗。对于抑制肠蠕动的药物如巴比妥类、吗啡类等及吸收缓慢的重金属中毒，肠道灌洗尤为必要。常用大量液体做高位连续灌洗。灌洗肠道的液体有 1% 的温盐水、肥皂水或用药用炭混悬液加于灌洗液中使与毒物吸附后排出。一般用量为 1500～3000mL，直至洗出液变清为止。

（5）皮肤黏膜上毒物的清除

1）尽快将患儿移离中毒环境，立即脱去污染衣物，迅速用大量微温清水（25℃～37℃），冲洗被污染的皮肤，忌用超过 37℃ 的热水。

2）黏膜创面上的毒物应先将其吸出，然后用大量的清水冲洗，以稀释并排出毒物。

3）无创面的皮肤及黏膜可用清水充分冲洗水溶性毒物。

4）酚类灼伤皮肤用大量清水充分冲洗，然后反复涂以蓖麻油（植物油），忌用矿物油和乙醇。

5）强酸、强碱灼伤皮肤时应用大量清水冲洗 10 分钟以上，然后对强酸灼伤局部用 2% 碳酸氢钠、1% 氨水或肥皂水中和，再用清水冲洗。对强碱灼伤，用清水冲洗 10 分钟后，局部用弱酸（1% 醋酸）中和，再用清水冲洗。切勿在首次清水冲洗之前应用中和方法，否则由于中和反应产生热量，加重损伤。只可用大量清水冲洗，不用中和解毒药，避免加重损伤。

6）生石灰引起的烧伤必须用干软布或软刷将固体石灰全部移去，当其溶解放出热量以前，用有压力的水流迅速冲掉剩余颗粒。

（6）经呼吸道吸入中毒的处理　立即将患儿移至空气新鲜的环境，吸出呼吸道分泌物，保持呼吸通畅，必要时给予氧气、高压氧。

（7）眼内污染毒物的处理　迅速用清水（灭菌水最好）或生理盐水冲洗 5 分钟以上。冲洗时，先将面部浸于水中，眼睑做开眼、闭眼动作。使毒物充分稀释清除，角膜、结膜、穹窿部在充分暴露下进行冲洗。冲洗前，千万不要使用解毒药，以免解毒药与毒物产生化学反应放热，增加损伤程度。冲洗后，在眼中滴数滴 2% 荧光素液（已经过消毒），如荧光素呈黄色或绿色，再将眼睛冲洗 5 分钟，然后转至眼科做进一步诊治。

（8）止血带的应用　有毒动物咬伤所致的中毒，在肢体近心端用止血带，阻止毒物经静脉或淋巴管弥散，咬伤处局部使用冰敷及使用相应的解毒药。

2. 促进已吸收毒物的排泄

（1）利尿　大多数毒物进入机体后经由肾脏排泄，因此，加强利尿是加速毒物排泄的重要措施。可静脉输注 5％或 10％葡萄糖注射液，或让清醒患儿大量饮水，可应用利尿药物。如果患儿有脱水，应先纠正脱水。静脉注射或静脉滴注甘露醇、山梨醇等既可促进利尿，冲淡毒物，保护肝、肾，增加解毒排毒作用，又可治疗某些毒物引起的肺水肿、脑水肿等。保证尿量在 6～9mL/(kg·h)。大量利尿时应注意适当补充钾盐。在利尿期间应监测尿排出量、液体入量、血清电解质等。

（2）碱化尿液　根据毒物酸粒子化常数的倒数的对数（pKa）值决定选择碱化尿液。碱化尿液使离子化的药物可以滞留于肾小管腔内而不被重吸收。如果 pKa 小于 7.5，碱化尿液是可行的，如果超过 8.0，这种方法则无益处。通常使用碳酸氢钠来达到碱化尿液，1～2mmol/kg 静脉滴注 1～2 小时，维持尿 pH 值≥8 为标准。如阿司匹林、苯巴比妥可通过碱化尿液促进排泄。

（3）酸化尿液　适用于士的宁、安非他明等中毒。可用氯化铵，开始剂量每次 75mg/kg，从胃管灌入，每 6 小时 1 次，直至尿 pH 值≤5，并维持此水平。维生素 C 1～2g 或精氨酸适量加入 500mL 溶液中静脉滴注亦可。

（4）血液净化疗法　对病情较重者，可通过腹膜透析、血液透析、血液灌流、血浆置换等血液净化疗法来清除毒物。

（5）高压氧的应用　在高压氧情况下，血中氧溶解度增高，氧分压增高，促使氧更易于进入组织细胞内，从而纠正组织缺氧。在一氧化碳中毒时，应用高压氧治疗可以促使一氧化碳与血红蛋白分离。高压氧治疗与中毒急救相关的主要适应证有急性脑缺氧、脑水肿、窒息、急性有害气体中毒（如一氧化碳、硫化氢、氰化物、氨气、光气中毒）等。

3. 特异性解毒药的应用　一旦中毒原因明确，应立即遵医嘱使用特异性解毒药。如亚硝酸盐中毒用亚甲蓝（美蓝），有机磷中毒用解磷定、阿托品。

4. 对症治疗　及时处理各种中毒所致的严重症状，如惊厥、呼吸困难、循环衰竭等。

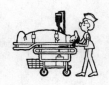

【预防措施】

1. 管理好药品　药品的用量、用法或存放不当是造成药物中毒的主要原因。家长切勿擅自给儿童用药，更不可把成人药随便给儿童吃。不要将外用药装入内服药瓶中。儿科医务人员开处方时，应认真计算不同年龄儿童用药量，切勿过量；药剂人员应细心核对药量和剂型，耐心向家长说明服用的方法。家中一切药品都应妥善存放，不让儿童随便取到。

2. 农村或家庭日常用的灭虫、灭蚊、灭鼠剧毒药品，更应妥善保管，避免儿童接触。各种农药务必按规定办法使用。

3. 做好识别有毒植物的宣传工作，教育儿童不要随便采食野生植物及野果。

4. 禁止儿童玩耍带毒性物质的用具（如装敌敌畏的小瓶）。

5. 正确使用燃气、热水器，注意开窗通风。室内生炉子应有烟囱、风斗。

6. 不吃腐烂变质的食物。

7. 告知家长如患儿出现不明原因的恶心、呕吐、抽搐等症状应及早就医，减少严重后果的发生。

8. 普及相关预防中毒的健康知识教育。

九、新生儿危急症监护

新生儿危急症监护是对高危新生儿进行病情的连续监护和及时合理诊治，其目的是为了降低新生儿病死率，促进新生儿的生长发育。

1. 监护对象

（1）极低出生体重儿。

（2）需要进行呼吸管理的新生儿，如急慢性呼吸衰竭，需要氧疗，经气管插管行辅助呼吸及拔管后 24 小时内的患儿。

（3）需要急救的新生儿，如重症休克、重度窒息、肺出血、反复惊厥、心力衰竭等。

（4）某些外科手术前后，如先天性心脏病、食管气管瘘、肠闭锁等。

（5）多器官功能衰竭、需全胃肠外营养、换血者。

2. 监护内容

（1）心脏监护　主要监测危重儿心电图活动，发现心律和心率改变，如心律失常、心率增快或减慢和电解质紊乱等。

（2）呼吸监护　包括：①呼吸运动监护：常用阻抗法监测呼吸波形和频率，当呼吸频率超过预定值或呼吸暂停超过预调值15秒或20秒发出报警。某些监护仪带有唤醒装置，在发出呼吸暂停警报的同时，冲击足底以刺激患儿呼吸。②通气量和呼吸力学监护：应用双向流速和压力传感器连接于呼吸机管道，持续监测机械通气患儿的气道压力气体流速，以便更准确地指导机械通气参数的调节。③经皮氧饱和度心率呼吸描记仪：仪器同步描记瞬时心率呼吸和经皮氧分压曲线，并以数字显示呼吸和心率频率，有报警系统。

（3）血压监护　包括直接测压法和间接测压法。①直接测压法（创伤性测压法）：是由动脉（脐动脉或桡动脉）插入导管，连接于充满生理盐水肝素液的管路系统并接至传感器，传感器将压力转变为电信号，经处理在荧光屏上连续显示血压波形及收缩舒张和平均压数值，有报警系统。②间接测压法（无创伤性测压法）：用特制袖带束缚上臂，自动充气加压后减压，经处理监护仪屏幕上可示收缩压、舒张压和平均压。直接测量法较为准确，但操作复杂，为有创伤性操作，并发症多。在周围灌注良好的情况下，可采用间接测压法。当周围灌注不良时，则应采用直接测压法测量。

（4）经皮血气监护　经皮氧分压（$TcpO_2$）监护仪和经皮二氧化碳（$TcpCO_2$）监护仪是无创伤性的，可以连续监测氧分压及二氧化碳分压，不仅能反映低氧血症，而且能反映高碳酸血症。

（5）脉搏氧饱和度监护　应用脉搏氧饱和度监护仪可连续监护婴儿脉搏氧饱和度（SaO_2），但应注意：由于氧离曲线的特点，在曲线平坦段PaO_2有明显变化时，SaO_2变化却很小，因而不适用于高氧血症的监护。故新生儿SaO_2维持在90％为宜。

（6）体温监护　将新生儿置于暖箱内或已预热的远红外辐射抢救台上，用体温监测仪监测患儿的体温。监护仪常有两个热敏电阻温度传感器，可同时监测核心温度（肛门温度）和皮肤温度或监测皮肤温度和环境温度，通过自动或人工控制的方法调节暖箱内或辐射抢救台上的温度，保持新生儿处于适中环境温度。体温检测的探头务必妥善固定，以防发生烫伤。体温监测仪通常和心脏呼吸血压监护仪组合，称为生命体征监护仪。

（7）微量血液生化监护　包括血糖、胆红素、电解质、肌酐等。

（8）影像学检查　利用床旁B超诊断仪、床旁X线机随时对婴儿进行脑、胸、心、腹部检查，必要时进行CT或MRI等检查。

上述危重新生儿急性期的常规监护，虽大部分借助化验检查和监护仪器，但医护人员仔

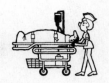

细的临床观察是必不可少的，因某些临床表现如意识状态、瞳孔大小、腹胀、呕吐等非仪器所能测出，而它们往往是病情变化的重要线索。危重患儿的监护还适用于产房及危重患儿转运过程中的监护处理。

【紧急处理】

危急症的新生儿大部分处于生命垂危或潜在危险状态，除了临床观察和利用监测仪器连续监测外，尚需要按时间顺序将各项数据、病情变化及治疗护理情况及时记录在护理记录单上，以便动态了解病情改变。护理人员要专人守护，随时观察患儿的病情，检查仪器是否正常运转，报警器是否处于工作状态。

1. 入室时的护理

（1）入室前的准备　预热暖箱或远红外辐射床。检查抢救单元各种设备是否能正常运转。

（2）入室时的措施　需要紧急处理的患儿应配合医师立即抢救，如心肺复苏、气管插管给药等。不需要紧急处理或紧急处理后的患儿，护士在做好常规护理，包括测量体温、体重、静脉输液、插胃管抽出胃内容物、连接各种监测仪并打开报警器等的同时，协助医师做好化验检查及其他必要的检查，如床旁 X 线检查、B 超、心电图检查等。

2. 入室后的护理

护士应 24 小时不间断地守护在患儿床旁，除做好一般护理和配合医师做好各种特殊操作外，对于每个特殊系统的疾病要重点观察并做好记录。

（1）呼吸及心血管系统疾病　除监测心率、呼吸、血压、血气分析外，需呼吸管理者，定时吸痰，分析痰液性质、量，做好胸部物理治疗，随时观察患儿肤色、末梢循环、肢端温度、尿量、发绀、胸廓运动，用呼吸机者随时检查并记录呼吸机参数等。

（2）神经系统方面的疾病　重点观察儿童意识反应、有否尖叫、瞳孔改变、肌张力等，并定时测量头围前囟大小和张力。

（3）泌尿系统疾病　重点观察尿量及性质，准确记录 24 小时出入水量，测血糖，血胆红素，血生化，测尿相对密度、渗透压、蛋白质等。

（4）血液系统和消化系统疾病　观察出血情况，每天测血常规、血小板等，观察患儿呕吐、大便、腹胀等情况，留置胃管，观察胃内容物性质或鼻饲前检查胃残留物容量。

（5）其他　定时检查暖箱、监护仪、输液泵、呼吸机，确保报警器处于工作状态和正常运转。所有护理操作过程中，严格遵守消毒隔离制度。

随着新生儿重症监护技术不断进步和发展，危重新生儿抢救存活率得到显著提高，大大降低了新生儿的死亡率，存活者预后亦有明显改善。

【预防措施】

1. 积极防治各种新生儿疾病　如早产、窒息、呼吸窘迫综合征、颅内出血、肺炎、急慢性器官衰竭、糖尿病母亲的婴儿、接受完全静脉营养的患儿等。

2. 预防早产　①规范的产前保健。②孕妇疾病的及早治疗。③个人因素、社会-经济因素的改善。④重视宫缩监测。⑤重视孕期的健康教育。

3. 预防窒息　①加强围生期保健，及时处理高危妊娠。②加强胎儿监护，避免宫内胎儿缺氧。③监测临产孕妇，避免难产。④推广复苏技术，培训接产人员。⑤养成孩子独自睡觉的习惯，不要含着奶头睡觉。⑥喂奶的姿势要正确，最好抱起喂，使头部略抬高，不致使奶液反溢入气管。⑦喂完后应把孩子竖抱起，轻拍其背部，待打嗝后再放回床上，并要向右侧卧，以免溢奶时奶液吸入呼吸道。

4. 预防呼吸窘迫综合征　①预防早产：加强高危妊娠和分娩的监护及治疗。②对胎龄在24~34周的早产儿，力争生后30分钟内常规应用肺表面活性物质，若条件不允许也应争取在24小时内应用。

第五节　儿科患儿的营养护理

营养是儿童生长发育、健康成长的物质基础，营养不良或营养缺乏将影响儿童体格生长和智力发育，以及学习和工作能力，甚至增加成年慢性病的危险。儿童多种疾病的发生率，甚至病死率都与营养状况密切相关。合理搭配膳食，获取平衡营养是保证儿童健康和正常生长发育的基础，促进疾病康复，缩短病程。因此掌握儿科常用营养种类和营养支持疗法的护理技术，指导患儿或家属合理营养并观察其效果，是非常重要的。

一、营养评估

营养评估包括健康史、膳食调查、营养状况的临床检查和机体营养水平的生化检测3个部分。

1. 健康史　除了询问与疾病有关的症状如消瘦、发汗、面色苍白、夜惊、夜盲等外，尚

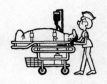

应了解儿童的饮食行为、饮食习惯、膳食构成和各种食物的进食量，并计算出儿童每天能量和各种营养素摄入量，以了解营养素的摄入是否满足需要。

2. 膳食调查　包括称重法、记账法及询问法 3 种。一般要求全天摄入食物总能量和蛋白质摄入量均应达到推荐供给量的 80％以上。动物性蛋白及豆类蛋白不低于总蛋白的 30％，三大产能物质比例为蛋白质 10％～15％、脂肪 25％～35％、糖类 50％～60％。

3. 营养状况的临床检查　包括体格发育的测量（身高、体重、头围、胸围、上臂围、皮褶厚度），以及营养不足、缺乏和营养不平衡症状和体征的询问和检查。

（1）身高和体重　体重可以反映长时间或短时间内营养状况的变化，身高则反映长期的营养状况。身高和体重可分别与同性别同年龄儿童参考人群进行比较，身高比体重对区分急性营养不良、慢性营养不良及既往的营养不良有意义，主要反映当前营养状况。年龄比身高表示既往的或慢性的营养不良。评估方法：指数法 Kaup 指数：婴儿 Kaup 指数＝体重（g）/〔身长（cm）〕^{2}×100，幼儿 Kaup 指数＝体重（kg）/〔身长（cm）〕^{2}×104；Kaup 指数含义是单位面积中所含的体重数，既反映一定面积的质量，又反映机体组织的密度。体型的肥胖程度是评估婴幼儿营养状况的一个较好指标。

（2）头围　可反映颅骨和脑的发育情况。

（3）上臂围　可评价脂肪、蛋白质的营养情况。

（4）皮褶厚度　常测量肱三头肌皮褶厚度（TSF），是评价脂肪储备及消耗的良好指标，也可测量腹壁皮褶。

4. 机体营养水平的生化检测　血清蛋白、运铁蛋白、肌酐/身高指数（CHI，是受试者 24 小时尿中肌酐排出量与其身高理想体重 24 小时尿中肌酐排出量的比值）、总淋巴细胞计数，迟发型变态反应。

二、常用营养物质种类

1. 母乳　是婴儿最理想的天然食品。母乳所含的营养物质齐全，构造精细，非常适合于身体快速生长发育的需要，纯母乳喂养能满足 0～4 个月，甚至 6 个月的婴儿的一切营养要求。分为初乳（分娩后 5 天内的乳汁呈淡黄色，质地黏稠。具有：①蛋白质含量高。②含有丰富的抗体蛋白尤以分泌性免疫球蛋白 A 为多，还含乳铁蛋白、白细胞、溶菌酶及抗菌因子。③专门为婴儿提供锌、长链不饱和脂肪酸等特殊的营养素。④脂肪及乳糖较成熟乳少以适应新生儿消化特点。⑤通便（以清理初生儿的肠道和胎便）、过渡乳（分娩后第6～第14天的乳汁）、成熟乳（2周后的乳汁）。

母乳的特点：①蛋白质：以 α-乳清蛋白为主。乳清蛋白与酪蛋白之比为 70：30，易于消化吸收，使氨基酸代谢完全，促进乳糖的合成；胱氨酸的含量高于牛乳是新生儿及早产儿的必需氨基酸。牛磺酸含量是成人的 10 倍，为婴儿大脑和视网膜发育所必需。还含有特别丰富的免疫活性蛋白（如乳铁蛋白、溶菌酶、分泌型免疫球蛋白）有抵抗肠道及呼吸道等疾病的作用。②脂类：含脂肪酸和长链不饱和脂肪酸多是婴儿重要能量来源和脑及视网膜发育所必需。③糖类：以乙型乳糖为主，可促进双歧杆菌生长，以减少肠道感染的机会。④矿物质：钙、磷比例合适，为 2：1，减少了低钙血症的发生。铁的吸收率达 50%，减少了缺铁性贫血的发生。锌、铜含量高于牛乳，有利于婴儿的生长发育。⑤维生素：维生素 A、维生素 E、维生素 C 比牛乳高，维生素 K 低于牛乳。⑥免疫活性物质：除初乳中含有丰富的活性物质外，还含有低聚糖和共轭糖原可抑制致病性革兰阴性菌的生长。各种激素和生长因子含量丰富，对维持、调节和促进婴儿各器官的生长发育成熟有重要作用。乳母或染 HIV 及患有重症心、肾等疾病时不宜哺乳。

2. 配方奶粉　基质多来源于牛乳或大豆，其营养素的构成以及生物利用率都低于人乳，故在其构成上需进行较大的调整，使其尽可能满足婴儿不同时期的营养需要，以适应其消化功能，是配方奶生产的共同点和追求目标。分为：①起始婴儿配方：适用于 6 个月以内的婴儿，能满足此年龄阶段各种营养需要。②较大婴儿配方：适用于 6 个月以上的婴儿，作为混合食物中的组成部分之一。③医学配方：适用于特殊膳食需求或生理上异常需求的婴儿医学配方，如早产儿配方奶、无乳糖配方奶（乳糖不耐受）、豆基配方奶（牛乳过敏）。

3. 牛乳　是最常用的母乳代乳品。因牛乳营养成分与人乳有较大差异，需适当配制后才适宜婴儿喂养。

4. 全脂奶粉　用鲜乳制成的干粉。用水按体积比 1（奶粉）：4（水）或质量比 1：8 溶解后成分同鲜牛乳。

5. 羊乳　蛋白质和脂肪与牛乳接近，但脂肪球少易消化。缺点是含维生素 B_2 少，长期喂养易致巨幼红细胞性贫血。

6. 豆制代乳品　①豆制代乳粉：以大豆为主体蛋白的代乳品，适用于对牛乳过敏或乳糖酶活性低下的婴儿使用。②豆浆：在得不到动物乳或商品代乳品的边远地区可用黄豆制成的

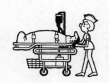

豆浆喂养 3 个月以上的婴儿，长期饮用需加蛋黄、肝泥等其他辅助食品。

7. **幼儿膳食**　喂养次数每天 3 餐加 2～3 次点心和（或）乳品。幼儿生长发育快，乳牙渐出齐，消化能力渐成熟，食物由液体变固体，以乳类变谷类为主，蛋白质以优质蛋白为主，能量需充分，制作要细、软、碎，逐渐增加食物品种与花样。

8. **学龄前儿童膳食**　与成人饮食接近，应做到粗、细粮交替，荤、素食搭配，食谱多样化，避免坚硬、油腻、辛辣食品。

9. **学龄儿童膳食**　同成人，保证足够动物蛋白，以增强理解力和记忆力。早餐营养价值应高，提倡课间加餐，以满足上午脑力、体力活动量的消耗。

10. **青春期少年膳食**　体格发育进入高峰时期，尤其是肌肉、骨骼的增长，蛋白质、维生素及总能量的需要量增加，女生应注意铁剂的补充。

三、营养供给途径与注意事项

1. **经口进食**　大部分儿科患儿均适用于经口进食，包括婴儿的喂养（母乳喂养、人工喂养、混合喂养）、幼儿饮食、儿童与少年的膳食等。各年龄阶段饮食均应营养搭配合理，各营养素配置需满足生长发育、健康成长、疾病消耗以及消化吸收功能的需要，指导正确哺乳技术和建立良好的饮食习惯。

（1）**母乳喂养**　鼓励母乳喂养，增进乳母健康，指导正确哺乳技术。①正常新生儿出生后即可哺乳。②喂哺前先做好清洁准备：给婴儿更换尿布，母亲洗手，清洁乳头。③哺乳姿势：以母亲体位舒适、全身肌肉松弛、以利乳汁排出为宜，一般采取坐位环抱婴儿法，并注意婴儿吸吮及吞咽情况，当奶流过急有呛、溢乳时应用示、中指轻夹乳晕两旁的"剪刀式"哺喂姿势。④哺乳顺序：先一侧乳房排空后再喂另一侧，喂后将婴儿抱直，头部靠在母亲肩上，轻拍背部，空气排出后使婴儿保持右侧卧位，以防呕吐。⑤婴儿满月前，提倡按需哺乳，以促进乳汁分泌。随着婴儿的成长，吸奶量的增多，可每 3～4 小时喂 1 次，每次哺乳时间为 15～20 分钟。⑥乳母患急慢性传染病（如肝炎、结核等）和重症心、肝、肾疾病时均不宜哺乳。⑦指导断乳：一般生后 4～6 个月开始添加辅食，断奶时间一般在出生后 10～12 个月，应逐渐减少哺乳次数、增加辅助食品。夏季炎热或婴儿疾病时宜延迟断奶，但一般不超过 1.5 岁。

（2）**人工喂养**　①选择适宜的奶瓶和奶头，奶头大小以奶瓶倒置时奶液呈滴状连续滴出为宜，奶温以奶液滴在成人手腕腹侧皮肤无过热感为宜。②无冷藏条件应现配现用，严格按不同乳制品的配制要求进行配制，防过浓、过稀，未喂完的奶液超过 2 小时应丢弃以防污染变质，每次配乳用的奶具均应洗净、消毒。③喂奶姿势与要求同母乳喂养。④定时、定量喂养，一般每 3 小时 1 次。⑤观察婴儿的食欲、体重、大便、睡眠情况，随时调整乳量，以满足生长发育的需要。

（3）辅食添加的原则　①逐步适应：先试 1 种辅食（米粉类），经 5～7 天适应后再添加另 1 种食物。②由稀到稠。③量由少到多，质地由细到粗。④因人而异：食物摄入量因个体生长发育的差异而不一样，如为了提供能量可添加淀粉类。增加蛋白质可选富含蛋白质的奶类、大豆类、较嫩的鱼类与肉类。

（4）幼儿平衡膳食的食物选择基本原则　粮谷类、乳类、鱼肉禽类、蔬菜水果类、油糖盐调味品共 5 大类食物齐全，比例搭配合理。

2. 管喂饮食　是将胃管从患儿鼻腔或口腔插入胃内，以鼻胃管供给流质食物、液体、药物的方法。

（1）适用于不能由口腔进食的患儿，如昏迷、口腔及食管疾病及口腔手术后或不能张口进食的患儿，早产儿、病情危重的婴幼儿以及吃奶呛咳的患儿，拒绝进食的患儿，胃肠减压的患儿。

（2）常用食物　配方奶、匀浆饮食、要素饮食等，采取分次注入的方式。

（3）注意事项　食物每 3～4 小时注入 1 次，量开始宜少，以后逐渐增多，每次量不超过200mL。注入速度不宜过快，特别是高热量食物，易导致腹泻。不要注入易产气和油腻的食物。每次灌食前应检查胃管是否在胃内，检查食物是否新鲜、有无异味或沉淀。每次注入饮食或药物的前后用少量的温开水冲洗胃管，以免食物或药物存积管腔中变质，造成胃肠炎或堵塞管腔。食物应新鲜配制并注意严格无菌操作。鼻饲用物每天更换。长期鼻饲者，每天进行口腔护理 3～4 次，胃管每周月换 1 次（鼻饲后拔管，下次鼻饲前插管）。食物量及成分应及时调整，每次鼻饲的内容、量、患儿消化吸收度均应做好记录，如有异常，应通知医师及时处理。

3. 外周静脉滴注营养药物　对不能自胃肠道供给足够营养物质的患儿可经静脉途径给予机体所需的营养物质，包括糖类、氨基酸、脂肪、矿物质、微量元素、维生素和水。

（1）危重患儿如不能由胃肠道得到足够的营养供应时，即应考虑给予静脉营养　①处于

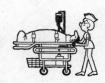

应激或高代谢状态的危重症患儿，如严重感染、烧伤、多器官功能衰竭。②患儿营养状况良好，但预计2周或更长时间内不能进食（包括鼻饲）。③患儿营养状况差，5天以上不能经胃肠道提供营养或3～5天内经胃肠道提供营养少于需要量的80%，或每天经胃肠道提供营养少于需要量的60%，持续1个月以上。④重度营养不良。

（2）注意事项　①外周静脉多用于部分静脉胃肠道外营养（PPN）或仅需短期行全胃肠道外营养（TPN）的患儿。因外周静脉壁细胞间隙较大，一般耐受输注葡萄糖的最高浓度为12.5%（900mmol/L），对于危重患儿由于输注液量有限，为提供足够热卡，需输注较高浓度葡萄糖，输注葡萄糖浓度越高，对外周静脉刺激越大。②严格控制输液速度，每天营养液总量最好采用输液泵24小时内匀速输注，否则易导致代谢失调。机体在单位时间内处理葡萄糖的能力，即机体对葡萄糖的耐受量取决于机体内胰岛素的水平和功能。婴儿特别是未成熟儿或应激状态下的患儿胰岛素分泌不足，致使机体对葡萄糖的耐受性降低，血糖升高，超过肾阈时出现医源性糖尿，未被利用的葡萄糖可转化为脂肪，引起肝脏脂肪浸润。不加用外源性胰岛素时，患儿可耐受的葡萄糖最快输注速度为6～7mg/(kg·min)或0.4g/(kg·h)，加用外源性胰岛素后（6～12g葡萄糖加胰岛素1U），可耐受的最快输注速度增至9mg/(kg·min)或0.5g/(kg·h)。脂肪乳剂首次使用最初15～20分钟应减慢速度，10%和20%脂肪乳剂初次输注速度分别为0.1mL/min及0.05mL/min，儿童可承受的最大速度为1mL/(kg·min)。③监测：严格记录出入量，每天测量体重、尿糖、尿酮、观察生命体征，每周测定血清电解质、尿素氮、肌酐、血糖、肝功能1～3次。④感染的防治：感染原因是营养液的配制和输入过程中的污染。经皮穿刺点的细菌感染播散到导管，它可在导管周围纤维鞘内繁殖，经导管感染最常见的致病菌是表皮葡萄球菌和白假丝酵母菌。血源性导管感染者最常见的致病菌是金黄色葡萄球菌和白假丝酵母菌。另外，由于禁食导致的肠黏膜萎缩，肠内细菌移位也是引起全身感染的原因之一。当患儿有不明原因的寒战高热，局部导管穿刺点外观发红或有分泌物时，应考虑有导管败血症。严格无菌操作为主要预防措施。现在认为在无菌环境中将营养液配制于密闭真空输液袋中是预防感染的有效方法。

第六节　儿科患儿的康复护理

现代康复是一门基于社会需要而发展起来的新兴学科，是保健医学、预防医学、临床医学和康复医学组成的整体化医学体系的重要组成部分。它是一门研究残疾人及伤残者（儿童）康复的医学学科。目的在于通过物理治疗、体育疗法、日常生活活动能力训练和心理咨询等多种手段，使伤残者尽快得到最大限度的恢复，使身体残存功能得到最充分的发挥，达到最大可能的生活自理，具有劳动和工作等能力，为其重返社会打下基础。20 世纪 90 年代 WHO 给康复下的定义是：康复是指综合协调地应用各种措施，最大限度地恢复和发展病、伤残者的身体、心理、社会、职业、娱乐、教育和周围环境相适应方面的潜能。

康复护理是康复医学的重要组成部分，在总的康复医疗计划下，为达到全面康复的目标，与其他康复专业人员共同协作，对康复对象进行适合康复医学要求的专门护理和各种专门的功能训练，以预防残疾的发生与发展及继发性残疾，减轻残疾的影响，以达到最大限度的康复。

康复护士除应具备一般护理人员应掌握的医学基本理论和护理常规技术外，还应了解康复治疗的方法、目的等基础知识，熟练掌握康复护理理论和康复护理实践的技能，积极主动地配合康复医师对康复对象的日常生活活动进行指导和训练，达到实现全面康复的目标。儿科康复的主要对象之一为脑性瘫痪。脑性瘫痪是指在出生前、出生时或出生后 1 个月内，由于大脑尚未发育成熟，而受到各种损害或损伤所引起的非进行性、中枢性运动功能障碍和姿势障碍综合征。脑性瘫痪不仅影响患儿身体的发育，而且也影响到患儿的能力、个性、认知以及与家庭、社会的关系。所以本节着重介绍脑瘫患儿的康复护理。

一、康复护理的目的

脑瘫的基本治疗原则就是控制或减轻肢体残疾，降低残障，改善或重建肢体部分功能。康复护理的最终目的是使脑瘫患儿的各项生存功能得到最大限度的恢复或代偿重建部分肢体功能，降低其残障程度、改善生存质量，以解除或减少家人及社会的负担。

二、康复原则

1. 早期干预　可以预防肢体挛缩畸形，并可以利用各种手段使功能尽早正常化。
2. 综合康复　对脑瘫患儿需要采取运动治疗（PT）、作业治疗（OT）、语言治疗（ST）、心理、工程、护理、社区、中医、教育、文体、音乐、药物、手术等综合康复措施，才能促进其运动、智力、心理等方面的发育和改善。

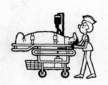

3. 按儿童发育规律，有步骤的进行康复训练　运动的发育以脑的形态发育为前提。总规律是：自头端向足端发展，从总体到特殊，从孤立运动到共济运动，从进到退（先拉床栏站起，后从立位坐下；先抓握，后能主动放下或掷下），呈螺旋式上升，不是直线上升。是从不随意动作及无条件反射引入的，仰卧时踢腿和扶立时踏步是学走的预演；俯卧抬头及撑臂是学爬的先驱动作，所以会爬、会走一定要有基础的功能，必须要按自然规律正常发育的阶梯一步一步地建立正常的功能。

4. 从共性中找个性，强化个性。不能千篇一律的按一固定模式训练，找出主要的问题后每天重复几个常规动作很有必要。

5. 家庭配合，持之以恒。这是非常重要的，把康复训练带回家，把训练原则贯穿在日常生活中。

三、康复评定

康复评定又称康复医学评估或评价。儿童脑瘫的评定是对患儿整体发育、功能障碍及潜在能力的判定，也是对患儿身心各方面发育资料的收集、量化、分析以及正常标准进行比较的过程。这种评定是康复医学的重要组成部分，为康复治疗打下牢固的科学基础。

评定内容主要是从运动发育、异常姿势、反射肌力、肌张力、关节活动范围、言语以及心理行为等方面的功能状态进行观察，并做相关的检查和测定。评定每位脑瘫患儿哪些方面正常，哪些方面异常，各方面发育达到了什么水平；评定脑瘫的类型、功能障碍的程度和伴发的损害程度。

脑瘫的评定贯穿于康复治疗的全过程，可以说从评定开始，又以评定结束。治疗的手段是否恰当有效，是由正确的评定所决定的。评定是治疗的前提，而每次评定后通过康复手段，观察症状是否改善，再评定，再作出下一步治疗计划，循环往复。对于婴幼儿阶段的脑瘫，最好每个月进行 1 次评定，至少应在治疗初期、治疗中期和治疗末期进行 3 次评定。初期评定以掌握患儿的情况，判定近期、远期目标和制订训练计划为目的；中期评定是为了判定治疗效果，变更治疗手段，修正目标；末期评定在出院前进行，判定治疗效果，继续康复的可能性，以及研究出院后家庭的康复措施，指导家长配合。最终的结论来自最后的评定。脑瘫患儿康复评定方法：

1. 运动功能评定　运动功能评定是重要的部分，是了解和治疗脑瘫患儿的前提。主要内容如下：

（1）肌张力的测定　可分轻、中、重。

（2）肌力。

（3）关节活动范围。

（4）姿势与平衡能力。

（5）手眼协调能力。

（6）行走能力。

（7）原始反射的测定　①紧张性迷路发射婴儿于仰卧位，整个身体呈过度伸展，头部后仰并转向一侧，肩胛骨向中间靠拢，肩部外展，两腿内收，距小腿关节趾屈。婴儿4个月后此反射消失。若反射持续存在，多见于痉挛型和运动障碍型脑瘫。②不对称颈紧张反射。婴儿于仰卧位，当婴儿头部转向一侧时，同侧的上下肢伸展，对侧的上下肢屈曲。婴儿4个月后此反射消失。若反射持续存在，多见于痉挛型和运动障碍型脑瘫。③拥抱反射。测试者用手扶住婴儿的头部或躯干，使他处于坐位，然后将扶着的头迅速后仰，使婴儿的头和躯干向后倒下，倒入测试者手中。婴儿立刻作出肩关节外展，肘关节伸展，手掌放开，五指分开，形似拥抱的动作。婴儿3～4个月后此反射消失。若持续存在，示大脑损伤。④觅食反射。测试者用手指触摸婴儿口周皮肤或上下唇，婴儿将头转向受刺激方向，并歪嘴要吃手指。婴儿4个月后此反射消失。脑瘫患儿出现此反射持续阳性。⑤握持反射。测试者将一手指放进婴儿手掌并按压，婴儿的手指不自主地屈曲，会作出握住测试者手指的反射。正常婴儿3个月后此反射消失，若此反射持续存在，示脑瘫。⑥咬合反射。测试者将手指放进婴儿口内，并触摸牙床的咬合面，婴儿会做出上、下牙床咬合的反应。正常婴儿此反射6个月消失。如仍未消失，可能与咬肌张力高有关。⑦交叉伸展反应。婴儿于仰卧位，测试者抓住婴儿一条腿，使其伸展，用另一手刺激此足外缘，婴儿对侧腿先屈曲后外展，然后内并伸展，想蹬掉另一条足的刺激。正常婴儿此反射6个月消失，如仍未消失，婴儿有下肢痉挛。⑧躯干内弯反射。婴儿于仰卧位，测试者用手指在婴儿一侧背部从肋缘下至髂棘画一条与脊柱的平行线，婴儿躯干受到刺激的一侧出现弯曲，突向对侧。正常婴儿8周后此反射消失。若持续存在，有痉挛性脑瘫。

（8）自动反应　①翻转反应。②平衡反应。③保持性伸展反应。

2. 感觉功能评定　包括视觉和听觉的测试，以及深、浅感觉的测定。

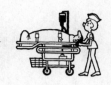

3. 言语功能的评定。

4. 综合活动能力评定　进食水、穿衣、洗脸、刷牙、大小便控制、行走、转移、社会活动等。

四、康复护理内容及方法

（一）评价患儿的残疾情况

包括患儿的生长发育、体态、姿态、感觉障碍、语言能力、康复训练过程中残疾程度的变化和功能恢复情况等。

（二）异常姿势控制训练

1. 仰卧位常见姿势控制训练

（1）头部控制训练　由于紧张性迷路反射的影响，脑瘫患儿可能会出现角弓反张，表现为头向后仰，双肩旋前上抬。纠正时用双前臂轻压患儿双肩，双手托住患儿头部两侧，先使患儿颈部拉伸，再用双手轻轻向上抬起头部（图2-8）。

（2）身体的旋转动作训练　目的是提高翻身坐起的能力。患儿处于仰卧位，双下肢屈曲立位，训练者用自己双腿夹住患儿的双下肢以固定，并用自己的双上肢交叉握住患儿的双手。如果让患儿向右侧旋转，就让患儿的右侧上肢轻轻地内旋并保持住，用左手抓握住患儿的左手或左臂向右侧诱导，同时，头部也向右侧旋转。

（3）骨盆的控制训练　是决定今后爬行、坐位、立位与行走能力的基础。有骨盆上抬训练，即患儿双下肢屈曲立位，上抬骨盆，训练者可根据患儿的情况，对患儿进行辅助或施加阻力，或进行单侧骨盆上抬训练。

（4）髋关节内收、外展的控制训练　对于"青蛙"样姿势的患儿主要的训练方法是让患儿练习髋关节的内收内旋动作。对于出现"剪刀"样姿势的痉挛型脑瘫患儿要尽可能早期进行关节活动范围的训练，采用此手法控制膝关节，将双腿外展、外旋，同时控制髋关节使之分开（图2-9）。

2. 俯卧位常见姿势控制训练

（1）爬行动作的训练　首先进行一侧上肢的上抬训练，利用其余3个肢体支持体重，然后两上肢进行动作交换，这样反复进行，使身体重心随两上肢的交替动作自如地左右转移，接着让一侧下肢向后方抬起来，其余3个肢体支持体重，使身体重心随两下肢的交替动作左

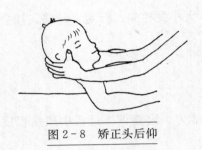

图2-8 矫正头后仰

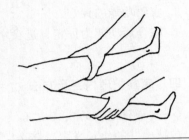

图2-9 "剪刀"样姿势的矫正方法

右转移。爬行动作训练初期，首先要进行单肢体按一定顺序的向前迈出训练，即：右手—左膝—左手—右膝。利用这4个动作的前后顺序与不断循环，使身体向前爬行，逐渐过渡到正常的爬行动作与速度。

（2）俯卧位时膝关节屈曲的控制训练及髋关节的后伸训练　髋关节的后伸训练是让患儿在俯卧位将下肢伸直，腿上抬，训练时注意不要让患儿的臀部向上翘起。膝关节的屈曲控制训练是让患儿上抬小腿到最大范围，并且让患儿将小腿抬高到与地面呈90°时保持这一姿势，反复进行的小腿上抬训练，是一个抗重力屈伸活动的过程，注意活动的速度尽可能地缓慢和均匀。

3. 坐位训练

（1）坐位纠正头后仰　不可用手在患儿脑后向前推，应该用手绕过患儿颈部，再用手和前臂向前内方推，控制回到正中位（图2-10）。

（2）弛缓型患儿　用双手在腰部往下压，并以大拇指在脊柱两旁给一固定力，以促进头及脊柱的伸直。或用一只手扶着患儿胸部，另一只手扶其腰部，帮助患儿坐稳（图2-11）。

（3）痉挛型患儿　训练者双手从患儿腋下穿过，用双臂顶住患儿双肩，阻止肩胛骨内收，同

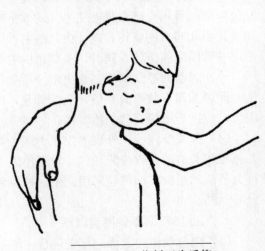

图2-10 坐位纠正头后仰

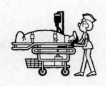

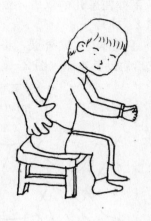
（1）在凳上训练

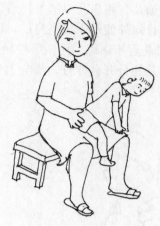
（2）在膝上训练

图 2-11 在腰部以两手下压并给予固定力

时用双手将患儿大腿外旋分开，再用双手分别按压患儿的双膝，使下肢伸直（图 2-12）。

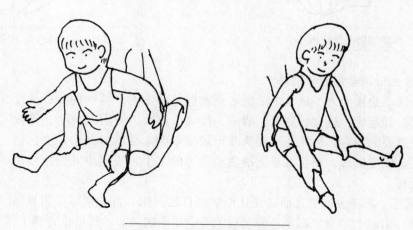

图 2-12 痉挛型患儿坐位训练

（4）徐动型患儿　将患儿双腿并拢后屈曲，然后用双手握住患儿的双肩，做肩关节内旋动作，带动肩胛骨向外使双手放到身前，以便于玩耍（图2-13）。

4. 痉挛型患儿迈步训练　用两手控制患儿肘关节而将手臂伸直，向外展，将肩膀往前上方推，则可使患儿腿分开且伸直，头与上半身也伸直，然后协助其走路（图2-14）。

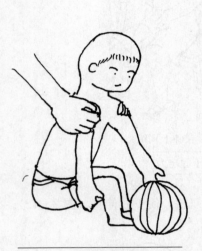

图2-13　徐动型患儿坐位矫正

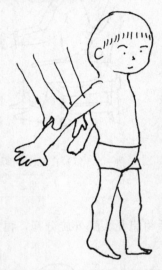

图2-14　痉挛型患儿迈步训练

（三）日常生活活动能力的训练

日常生活活动是指人为了独立生活而必须掌握的基本的、共同的、每天反复进行的一系列身体动作群，如起床、进食、更衣、清洁、移动、如厕、使用工具等。日常生活活动训练在康复中是很重要的内容，患儿往往要从获得最简单的生活能力开始，重新建立生活信心和乐趣，积极投入康复训练。而且日常生活活动能力的水平也决定患儿治疗效果、康复程度及回归社会的目标。

1. 起床训练　不应去抱患儿而必须让他学会自己起床。首先用双手紧握被子，伸直肘关节将被子下推，抬起上半身坐起来，伸直肘关节、屈曲髋关节，然后推开腿上被子转身俯卧，通过不断分合双腿把身体移至床边，双脚慢慢着地。

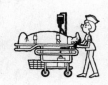

2. 进食训练

（1）进食体位 脑瘫患儿进食体位摆放的基本原则是抑制躯干和肢体肌张力增高，避免或抑制原始反射和不自主运动出现，头居中、躯干对称。在此基础上根据患儿年龄及具体情况选择不同的体位。喂饭者应坐在患儿的正对面，否则患儿必须转头取食而使姿势对称性丧失，并刺激引发非对称性紧张性颈反射，转头也会使吞咽变得困难。幼儿可坐在喂饭者的膝上，背抵靠墙。年长儿可坐在有转角的位置上如墙角、三角形座椅或普通座椅上进食。坐在椅子上时，头、躯干端正，下肢髋、膝、距小腿关节均保持屈曲 90°。桌面与患儿肘关节同高，桌边紧靠患儿胸部以减少碗到口的距离。

（2）上肢关节活动受限和肌力低下导致进食障碍者的选择 ①适应或代偿方法：健侧上肢辅助患侧上肢送食物入口。将肘关节放置在较高的台面上以利于手到达嘴边。用叉、勺代替筷子。将餐具绑或夹在手指间。用双手拿杯子。利用肌腱固定式抓握（腕关节伸展时手指屈肌紧张）拿起杯子或棒状食品。②适应性辅助用具或设备：使用活动性前臂支持板、悬吊带等抗重力的上肢支持设备辅助将食物送到口中。使用假肢，腕关节伸展及手指屈曲受限者使用腕关节背伸固定夹板；握力减弱或丧失者使用多功能固定带；将叉、勺手柄加粗用于握力减弱者；将叉、勺手柄加长用于肘关节活动受限者；防滑垫用于不能单手固定餐具或食物者；盘挡用于防止食物被推出盘外。

（3）上肢协调障碍导致进食障碍者的选择 ①适应或代偿方法：增加肢体质量；一侧上肢固定另一侧上肢；肘、腕部靠在桌上以保持上肢稳定。②适应性辅助用具：增加阻力的设备、增加质量的餐具、使用防滑垫、加盖及有饮水孔的杯子或用吸管饮水、双手使用前后滚动式刀具切割食物。

3. 如厕训练 此训练适用于 2 岁以上患儿。坐便盆是练习基本动作模式的机会，不应抱起患儿放于便盆上，应由患儿积极参与控制自己的大小便。便盆的高度以患儿坐时双足底完全与地面接触为宜。为增加患儿坐在便盆上的稳定性和安全性，可将便盆放入方形或三角形的架子中，根据需要还可安装高靠背。先让患儿学习抓住床头横杆或床边站起来，练习伸直肘关节、臀部后移坐下与起立的动作，稍后可握床头横杆或椅背蹲下来坐于便盆上。当能坐稳便盆后，可以开始学习放平双足及伸直双手在地上缓慢移动。

4. 更衣训练 指导的顺序应从脱开始，以后练习穿。应从容易穿脱的宽大衣服开始，尽量考虑患儿的不便，多利用胶带、拉锁或按扣来代替扣子、带子。

患儿坐于椅上，右手抓住衣领，纽扣面向自己，先将左手交叉穿进衣袖里，右手抓衣领将衣服转向身后并拉向右侧，右手往后伸进另一衣袖里，整理衣服，扣好纽扣。若患儿有健患侧时，则穿衣先穿患侧，脱衣先脱健侧。穿套头式上衣时，先将衣背朝上放在膝上，将患侧手插入衣袖并伸出袖口，再将健侧手插入衣袖并伸出，用健手将衣服尽量往肩上拉，将衣服后身部分收起并抓住，头从领口钻出，整理衣服。脱衣时，将衣服后身部分向上拉起，先退出头部，再退出双肩和双手。

5. 梳洗训练　首先让患儿知道身体各部位的名称、位置及方位，熟悉常用的梳洗用具并知道如何使用，再训练患儿上肢的运动和控制能力，尤其是手的精细动作和控制能力。

（四）语言训练

脑瘫患儿多表现为随意运动障碍，表现为吞咽、呼吸、发声、构音等方面不同程度的困难，语言训练应从纠正患儿呼吸、发声等基本动作开始，从舌操、呼吸、口内鼓气吹泡入手，逐渐双音短句等，逐步提高患儿的语言沟通能力。

（五）心理护理

脑瘫患儿由于肢体运动障碍、社会活动受限等原因，常出现情绪及人格特征的变化。护士应与患儿多接触，建立起良好的关系，针对不同的心理状态进行相应的心理护理。患儿家属的心理护理也不能忽视，尊重、安慰、理解和鼓励家属，共同寻找有效的解决方法。

（六）营养护理

脑瘫患儿存在不同程度的功能障碍，直接或间接的影响着饮食的摄入和营养的补充，而患儿每天接受的康复运动训练又需要消耗热量，应结合患儿情况制订适宜的营养护理计划，保证足够的营养供给。

总之，脑瘫患儿康复护理过程中应注意：①脑瘫的康复是一个长期的过程，要早诊断、早治疗，并采用综合治疗、因人而异、循序渐进、持之以恒，侧重于"自我护理"和"协同护理"，即在病情允许的条件下，通过耐心的引导、鼓励、帮助和训练患儿，充分发挥其潜能，同时注重家庭参与、协作进行，在训练中应不断分析患儿心理、引发患儿的主动性。②脑性瘫痪患儿处于生长发育阶段，如果进食、穿脱衣服、洗澡、如厕等都要靠家长和护士协助完成的话，对其自身康复十分不利。日常生活活动训练过程中应注意：由易到难，循序渐进。尊重患儿现有的水平。及时给患儿鼓励，树立信心，提高兴趣。家长一定要有耐心和信心。③功能训练贯穿于康复护理的始终。早期的功能锻炼可以预防残疾的发生与发展及继

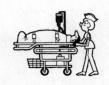

发性残疾，后期的功能训练可最大限度地保存和恢复机体的功能。护理人员应了解患儿残存功能的性质、程度、范围，在总体康复治疗计划下，结合护理工作特点，坚持不懈、持之以恒地对患儿进行康复功能训练，促进功能的早日恢复。

（刘瑞冰　李枝国）

第七节　儿科患儿常用药物及护理

药物在疾病治疗中起重要作用，合理及时地用药可促进患儿康复，维持患儿健康，但药物的毒性作用、不良反应亦会给患儿带来不良影响。患儿正处于生长发育阶段，肝、肾功能不成熟，对药物的毒性作用、不良反应较敏感，故儿童用药须慎重、准确、针对性强，做到合理用药。

一、儿童用药特点

1. 年龄不同，药物在组织内分布及对药物反应不同　不同药物进入体内后，在组织内的分布依患儿的不同年龄阶段而异。如幼儿应用巴比妥类、吗啡、四环素时，其脑浓度明显高于年长儿。患儿对药物的敏感性也与年龄有关，某些药物在一定年龄阶段可出现明显作用，在其他年龄却不显著。如新生儿应用吗啡可有明显的呼吸中枢抑制作用，未成熟儿对麻黄碱能使血压升高的作用反应迟钝等。

2. 肝肾功能不成熟，增加了药物的毒副作用　儿童时期肝脏解毒的功能尚未发育成熟，尤其新生儿、早产儿肝脏酶系统发育欠佳，延长了药物的半衰期，加大了药物的血药浓度及毒性。如应用氯霉素，儿童半衰期约 4 小时，而出生后 1 周内的新生儿因葡萄糖醛酸转移酶不足，半衰期可延长达 26 小时，故剂量较大时可引起新生儿灰婴综合征。同时，新生儿，特别是未成熟儿的肾脏排泄功能不成熟，药物及其分解产物不能及时从体内排出而使毒副作用明显。

3. 乳儿可受母亲用药影响　乳母用药后，乳汁中可以含有浓度较低的药物，一般对乳儿的影响不大，但有些药物在乳汁中的含量较大，可以影响到乳儿。如苯巴比妥、地西泮、水杨酸类、阿托品等慎用。而放射性药物、抗肿瘤药物、抗甲状腺激素药物，在乳汁中浓度都较高，哺乳期禁用。

二、儿童给药方法

给药的方法应以保证用药效果为原则，综合考虑患儿的年龄、疾病、病情，决定适当的剂型、给药途径，以排除各种不利因素，减少患儿的痛苦。

1. 口服法　普遍使用的给药方法，对患儿身心的不利影响小，只要条件许可，尽量采用口服给药，对儿童应鼓励，教会其自己服药。对婴幼儿，可将药片捣碎加糖水调匀，抱起儿童或抬高头部后喂服，以防呛咳。

2. 注射法　急、重症及不宜口服的患儿多用。常用肌内注射、静脉注射及静脉滴注法，其特点是能快速见效，但易造成患儿恐惧，宜在注射前做适当解释，注射中予以鼓励。肌内注射一般选择臀大肌外上方，对不合作、哭闹挣扎的婴幼儿，可采取"三快"特殊注射技术，即进针、注药及拔针均快，以缩短时间，防止发生意外，注射次数过多易造成肌肉损害，使下肢活动受影响，应引起重视尽量避免。静脉注射多用于抢救，在推注时速度要慢，并密切观察，勿使药物外渗，静脉滴注不仅用于给药，还可补充水分及营养，供给热量等，在临床应用广泛。需根据患儿年龄、病情调控滴速，保持静脉的通畅。建议采用输液泵控制输液速度。

3. 外用药　剂型较多，如水剂、混悬剂、粉剂、膏剂，其中以软膏为多。根据不同的用药部位，可对患儿手进行适当约束，以避免患儿抓、摸使药物误入眼、口而发生意外。

4. 其他方法　雾化吸入较常应用；灌肠给药及含剂、漱剂在儿童时期使用不便，故应用较少。

三、儿童药物剂量计算

1. 按体重计算　是最基本的计算方法，多数药物已给出每千克体重、每天或每次需要量，按体重计算总量方便易行，故在临床广泛应用。计算公式为：

每天（次）剂量＝每天（次）每千克体重所需要量×患儿体重（kg）

患儿体重应按实际所测结果，使药物剂量更加准确，若计算结果超出成人剂量，则以成人量为限。

2. 按体表面积计算　由于许多生理过程（如心搏出量、基础代谢）与体表面积关系密

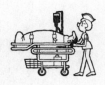

切，按体表面积计算药物剂量较其他方法更为准确，但计算过程相对复杂。计算公式为：

每天（次）剂量＝每天（次）每平方米体表面积所需药量×患儿体表面积（m²）

儿童体表面积可按下列公式计算，也可按"儿童体表面积图或表"求得：

<30kg 儿童体表面积（m²）＝体重（kg）×0.035＋0.1

>30kg 儿童体表面积（m²）＝[体重（kg）－30]×0.02＋1.05

3. 按年龄计算 有些药物剂量幅度大，不需精确计算，如止咳药，则可采用简单易行的按年龄计算的方法。

4. 以成人剂量折算 不用作常规使用的计算方法，只限于某些未提供儿童剂量的药物，所得的剂量多偏小。计算公式为：

儿童剂量＝成人剂量×儿童体重（kg）/50

以上方法在实际应用时，要结合儿童的具体情况，如生理特点、所患疾病及其病情，分析用药目的、给药途径，以得出较为准确的药物用量。对于肾功能发育不成熟的新生儿，一般用药剂量应偏小。同一种药在治疗不同疾病时的剂量可有较大的差异，如用青霉素治疗化脓性脑膜炎时其剂量较一般感染时的剂量要增大几倍。此外，同样的药物口服剂量要大于静脉注射剂量。

四、药物的选用

在疾病治疗中，除掌握所用药物的特点、给药方法及药物剂量外，还需结合儿童年龄、病情有针对性地选择药物。任何药物都具有两重性，合理应用才能造福患儿。不合理用药不仅浪费资源，贻误治疗，还可能造成不良反应，危害患儿。由于科学技术的迅速发展，新药不断涌现，适应证、用法和用量不断出新，给儿科护理工作者带来了新的内容。儿科常用的药物有：抗生素、退热药、镇静止惊药、止咳平喘药、泻药和止泻药、肾上腺皮质激素等。

（一）抗生素类药

抗生素是儿童临床最常用的药物之一，它主要对由细菌引起的感染性疾病有较好的效果，在使用中要严格掌握适应证，针对不同细菌、不同部位的感染，正确选择用药，保证适当的用量、足够的疗程，不可滥用，因抗生素在作用强、疗效好的同时，亦存在一些毒副作用，如氯霉素抑制造血功能，链霉素损害听神经等。较长时间应用抗生素，容易造成肠道菌群失调，甚至引起真菌和耐药性细菌感染。本类药物又分为青霉素类、头孢菌素类、碳青霉烯类、大环内酯类和其他类。

1. 青霉素类

青霉素 Penzyipenicillin，青霉素 G，苄青霉素，盘尼西林。

【药理作用】由产黄青霉菌在含有苯乙酸的培养基里发酵产生。常用其钠盐和钾盐，系一快速型繁殖期杀菌剂，与青霉素结合蛋白结合，可抑制细菌细胞壁的合成，造成细菌细胞壁缺损，细菌细胞破裂死亡。

【临床应用】对多数革兰阳性球菌及革兰阴性球菌作用较强，对少数阴性杆菌亦有效。乙型溶血性链球菌、肺炎链球菌、脑膜炎奈瑟菌、淋病奈瑟菌、白喉棒状杆菌、炭疽杆菌、破伤风芽胞杆菌、穿透芽胞杆菌、螺旋体和放线菌对本品敏感。主要用于敏感菌引起的各种感染，如肺炎、支气管炎、菌血症、扁桃体炎、中耳炎、蜂窝织炎、疖、痈、淋病、梅毒、气性坏疽、炭疽及放线菌病等。治疗破伤风、白喉宜与相应的抗毒素联用。儿童肌内注射：3 万～5 万 U/(kg·d)，儿童静脉注射：5 万～10 万 U/(kg·d)，每天 2～3 次。新生儿肌内注射或静脉注射：5 万 U/(kg·次)，每天 2～3 次。早产儿肌内注射或静脉注射：3 万 U/(kg·次)，每天 2～3 次。

【护理注意事项】①禁忌证：对本品过敏者。②不良反应：皮肤过敏、器官过敏等变态反应，最严重的是过敏性休克。③用药前应详细询问有无药物过敏史、家族史及变态反应史。应用青霉素类药物时必须做过敏试验。并备有盐酸肾上腺素注射液以便抢救。反应阴性者方可使用。④青霉素类药物溶解后，应"现配现用"。因为青霉素溶液放置时间越长，分解也越多，而且致敏物质也不断增多，易导致药效降低以及过敏反应的发生。并且应尽量避免局部使用青霉素，避免过度饥饿时注射青霉素，因此时容易引起过敏反应。⑤若发生过敏性休克，应立即停药，皮下或肌内注射肾上腺素 0.5～1.0mg。同时给氧并使用抗组胺药物及糖皮质激素。⑥青霉素钾盐不可静脉注射。⑦丙磺舒、水杨酸类、吲哚美辛、保泰松等可提高本品血药浓度，延长半衰期，毒性亦可增加。⑧不可与碱性药物合用。如在含青霉素的溶液中加入氨茶碱、碳酸氢钠或磺胺嘧啶钠等，可使混合液的 pH 值＞8，青霉素可因此失去活性。青霉素应尽量用生理盐水配制滴注，且滴注时间不可过长。因为青霉素在偏酸性的葡萄糖输液中不稳定，长时间静脉滴注过程中会发生分解，不仅疗效下降，而且更易引起过敏反应。⑨不可与维生素 C 混合静脉滴注。因为维生素 C 具有较强的还原性，可使青霉素分解破坏，使其降效或失效。不可与含醇的药物合用，如氢化可的松、氯霉素等均以乙醇为溶媒，乙醇能加

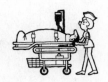

速 β-内酰胺环水解，而使青霉素降效。⑩青霉素与酚妥拉明、去甲肾上腺素、阿托品、氯苯那敏、辅酶 A、细胞色素 C、维生素 B$_6$、利舍平、苯妥英钠等药混合后，可发生沉淀、混浊或变色，应禁止混合静脉滴注。

苄星青霉素 Benzathine Benzylpenicillin，长效青霉素，长效西林，乙二胺青霉素 G，比西林。

【药理作用】为青霉素 G 的二苄基乙二胺盐，为青霉素的长效制剂。肌内注射后缓慢游离出苄青霉素，其作用同苄青霉素，但维持时间较长。该药对胃酸稳定，但在胃肠道吸收不完全，口服血药浓度很低。肌内注射吸收极缓慢，血中浓度维持时间较长，故能达到长效的治疗作用。

【临床应用】适用于需长期使用青霉素的患儿。主要用于预防链球菌的感染和风湿性心脏病感染的治疗。对溶血性链球菌、不产青霉素酶的金黄色葡萄球菌、敏感的肺炎链球菌等革兰阳性球菌及脑膜炎奈瑟菌、淋病奈瑟菌等革兰阴性球菌具有极强的抗菌活性。儿童剂量：深部肌内注射，30 万～60 万 U/次，每 2～4 周 1 次。成人剂量：深部肌内注射，60 万～120 万 U/次，每 2～4 周 1 次。

【护理注意事项】①禁忌证：对本品和青霉素类药物过敏者。②不良反应：肌内注射会引起局部疼痛、压痛等局部刺激症状，偶有注射区局部发生周围神经炎。少数可出现低热，但一般在 24 小时内可自行消失。③慎用于有哮喘、湿疹、花粉症、荨麻疹等过敏史者。④不可静脉给药。不可与含铜、锌、汞等重金属的药物合用。⑤长期应用可能影响肠内维生素 B 类合成，宜同服 B 族维生素。⑥其他参见"青霉素"。

苯唑西林 Oxacillin，新青霉素Ⅱ，苯甲异噁唑青霉素钠，苯唑青霉素。

【药理作用】为一耐青霉素酶的半合成青霉素抗生素。抗菌谱及作用同青霉素，较青霉素弱，但耐酸、耐酶，易吸收。对葡萄球菌产生的耐青霉素酶稳定，故对产青霉素酶的金黄色葡萄球菌有较强大的杀菌作用。

【临床应用】主要用于产青霉素酶葡萄球菌所致的感染，如败血症、呼吸系统感染、软组织感染等。亦用于化脓性链球菌或肺炎球菌与葡萄球菌所致的混合感染。因不能透过正常脑膜，一般不用于中枢系统感染。儿童剂量：口服，0.05～0.1g/(kg·d)，分 4～6 次。肌内注射或静脉滴注，0.05～0.1g/(kg·d)，分 4～6 次。成人剂量：口服，每天 2～4g，分 3～4 次。肌内注射或静脉滴注，每天 4～6g，分 2～4 次。严重感染，可增到每天 12g，分 4 次。

【护理注意事项】①禁忌证：对本品和青霉素类药物过敏者。②不良反应：口服给药后可出现腹上区不适、食欲减退、腹胀、腹泻等胃肠道反应，已少用。静脉注射后偶可出现发热、恶心、呕吐和血清转氨酶增高等。可发生青霉素引起的各类过敏反应，以荨麻疹等各类皮疹较多见。③慎用于新生儿、早产儿、肝肾功能严重损害及有哮喘、湿疹、花粉症、荨麻疹等过敏史者。④其他参见"青霉素"。

氨苄西林 Ampicillin，氨苄青霉素，安比西林，噻米西林。

【药理作用】为半合成的广谱青霉素，在酸性胃液中较稳定，口服吸收良好。作用同青霉素。抗菌谱广，但不耐青霉素酶。对革兰阳性菌及阴性菌均有作用，对铜绿假单胞菌和耐青霉素的金黄色葡萄球菌无效。

【临床应用】主要用于铜绿假单胞菌、变形杆菌、大肠埃希菌等敏感菌所致的泌尿系统、呼吸系统、胆道、肠道感染以及脑膜炎、心内膜炎等。革兰阴性菌中的淋病奈瑟菌、脑膜炎奈瑟菌、流感嗜血杆菌、百日咳杆菌、大肠埃希菌、伤寒副伤寒沙门菌、志贺菌属、奇异变形杆菌、布氏杆菌对本品敏感，但易产生耐药性。对青霉素 G 产生耐药性的金黄色葡萄球菌、肺炎克氏菌肺炎亚种和铜绿假单胞菌不敏感。儿童剂量：口服，0.05～0.1g/(kg·d)，分 3～4 次，最大剂量每次 0.25g。肌内注射、静脉注射或静脉滴注：0.1～0.2g/(kg·d)，每 4～6 小时 1 次。脑膜炎，0.2～0.4g/(kg·d)，每 4 小时 1 次。

【护理注意事项】①禁忌证：对本品和青霉素类药物过敏者。传染性单核细胞增多症、巨细胞病毒感染、淋巴细胞白血病、淋巴瘤等。②不良反应有恶心、呕吐、食欲减退、偶见腹泻等胃肠道功能紊乱。偶见血清转氨酶增高，血小板及中性粒细胞减少。过敏反应较为多见，皮疹较其他青霉素多。③慎用于肝肾功能严重损害及有哮喘、湿疹、花粉症、荨麻疹等过敏史者。④其他参见"青霉素"。

2. 头孢菌素类 是一族广谱半合成抗生素。头孢菌素类具有抗菌作用强、耐青霉素酶、临床疗效高、毒性低、过敏反应较青霉素少等优点。根据抗菌谱和对革兰阴性杆菌抗菌活性的不同，按发现年代以及抗菌性质可分为一、二、三、四代。

头孢噻吩钠 Cefalotin Sodium，先锋霉素 I。

【药理作用】为第一代头孢菌素。对革兰阳性菌的抗菌作用较强。抗菌作用机制与青霉素类相似，即抑制转肽酶，阻碍细菌细胞壁的合成，也能与细胞膜上的不同的青霉素结合蛋白结合，妨碍黏肽的形成。细菌对本类药物可产生耐药性，并与青霉素类间有部分交叉耐药。

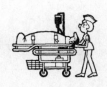

【临床应用】主要用于耐青霉素酶的金黄色葡萄球菌及某些革兰阴性杆菌引起的呼吸道感染、心内膜炎、尿路感染、菌血症、腹膜炎等。金黄色葡萄球菌、A 群链球菌、乙型溶血性链球菌、肺炎链球菌、甲型溶血性链球菌、表皮葡萄球菌、白喉棒状杆菌、炭疽芽胞杆菌等革兰阳性菌均对本品高度敏感。儿童剂量：肌内注射、静脉注射或静脉滴注，0.05～0.1g/(kg·d)，分 2～4 次。

【护理注意事项】①禁忌证：对本品过敏者。对青霉素类药物有过敏性休克史者。②不良反应：皮疹、药物热、嗜酸性粒细胞增多、血清病样反应等。少见恶心、呕吐等胃肠道反应。可有肝功能轻度减退。③慎用于对青霉素过敏、严重肝肾功能不全、有胃肠道疾患及高度过敏体质者。④大剂量用药可发生惊厥、血小板功能障碍和凝血障碍以及栓塞性静脉炎。⑤丙磺舒可提高本品血药浓度，延长半衰期，毒性亦可增加。⑥与青霉素类和氨基糖苷类抗生素联用可产生协同作用。⑦本品可与镁、钙离子产生沉淀，不可与硫酸镁、葡萄糖酸钙、氯化钙等含镁、钙离子的注射液直接混合或配伍。溶液宜新鲜配制，静脉注射或静脉滴注宜缓慢。⑧不应与红霉素、卡那霉素、万古霉素、林可霉素、两性霉素、多黏菌素 B、四环素、维生素 C 等同时静脉滴注。⑨由于头孢菌素钠盐含钠量高，大量静脉注射时应注意高钠血症的发生。

头孢唑啉钠　Cefazolin Sodium，先锋霉素 V，头孢菌素 V。

【药理作用】为半合成第一代头孢菌素。抗菌作用及抗菌谱与头孢噻吩相似。口服吸收较差、肌内注射吸收好。对金黄色葡萄球菌、表皮葡萄球菌、乙型溶血性链球菌、肺炎链球菌、白喉棒状杆菌、大肠埃希菌、奇异变形杆菌、肺炎克雷伯菌、伤寒沙门菌、志贺菌属、奈瑟菌属和流感嗜血杆菌均有作用。

【临床应用】主要用于敏感细菌所致的下呼吸道感染、尿路感染、胆道感染、心内膜炎、腹膜炎、盆腔炎、菌血症、皮肤及软组织感染等的治疗。但对脑膜炎无效。儿童剂量：肌内注射、静脉注射或静脉滴注：0.05～0.1g/(kg·d)，分 2 次。

【护理注意事项】详见"头孢噻吩钠"相关内容。

头孢呋辛钠　Cefuroxime Sodium，西力欣，头孢呋肟、优乐新。

【药理作用】为半合成第二代头孢菌素。对多数内酰胺酶稳定，其抗菌谱较第一代广，对革兰阴性菌的作用较第一代强，但对某些肠道杆菌和铜绿假单胞菌等的抗菌活性仍差。对表皮葡萄球菌、流感嗜血杆菌、肺炎链球菌、甲型溶血性链球菌、消化球菌、肺炎克雷伯菌、大肠埃希菌、梭状芽胞杆菌、产气荚膜杆菌均有作用。

【临床应用】适用于敏感革兰阴性菌所致呼吸系统、泌尿系统、骨和关节、耳鼻喉、皮肤和软组织等的感染。对金黄色葡萄球菌作用较头孢菌素弱。儿童剂量：肌内注射、静脉注射或静脉滴注，50～100mg/(kg·d)，每6～8小时1次。骨和关节感染，0.15g/(kg·d)，每8小时1次。化脓性脑炎，0.24～0.3g/(kg·d)，每8小时1次。新生儿，10～50mg/(kg·d)，分2～3次；化脓性脑炎，0.2～0.24g/(kg·d)，每6小时1次。

【护理注意事项】①禁用于对本品和其他头孢菌素类抗生素过敏者。禁用于对青霉素类药物有过敏性休克史者。②常见恶心、呕吐和腹泻等症状。可见皮疹，偶见过敏性休克。肌内注射可有局部疼痛、红肿、硬结。少数患儿可有血清丙氨酸氨基转移酶、天门冬氨酸氨基转移酶、碱性磷酸酶升高，停药后可恢复。③慎用于青霉素过敏者、严重肝肾功能不全者、高度过敏体质者以及早产儿、新生儿。④宜深部肌内注射。静脉给药时，应充分溶解，溶液澄明，缓慢静脉注射或静脉滴注。⑤与氨基糖苷类抗生素联合可产生协同抗菌作用，不可与氨基糖苷类抗生素混合于同一注射器内或输液瓶中。⑥可干扰检测尿糖，出现假阳性反应。

头孢克洛 Cefaclor，希刻劳，头孢氯氨苄。

【药理作用】为第二代头孢菌素。抗菌活性较强。金黄色葡萄球菌、表皮葡萄球菌、甲型溶血性链球菌、肺炎链球菌、白喉棒状杆菌、克雷伯菌属、梭状芽胞杆菌、大肠埃希菌、奇异变形杆菌、流感嗜血杆菌、淋病奈瑟菌、肺炎链球菌、沙门菌属、志贺菌属、脑膜炎奈瑟菌对本品均敏感。

【临床应用】主要用于肺炎、咽炎、扁桃体炎等呼吸系统感染，亦用于肾盂肾炎、膀胱炎等泌尿系统感染以及皮肤软组织感染等。儿童剂量：空腹口服，20～40mg/(kg·d)，分2～3次，重症60mg/(kg·d)，分次给予，每天总量不超过1g。

【护理注意事项】详见"头孢呋辛钠"相关内容。本品宜空腹给药。混悬液配制冷藏稳定14天。

头孢噻肟钠 Cefotaxime Sodium，凯福隆，头孢氨噻肟，头孢泰克松。

【药理作用】为半合成第三代头孢菌素。抗菌谱广，对多种β内酰胺酶稳定，对革兰阴性菌作用甚强，其中某些品种对铜绿假单胞菌有良好作用。对大肠埃希菌、奇异变形杆菌、克雷伯菌属、沙门菌属、普通变形杆菌、流感嗜血杆菌及淋病奈瑟菌均有强大的抗菌作用，尤对肠埃希菌科较强。

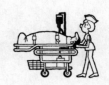

【临床应用】用于敏感菌引起的感染性脑膜炎、呼吸系统感染、中耳炎、泌尿系统、软组织感染、菌血症等。儿童剂量：肌内注射、静脉注射或静脉滴注，$0.15\sim0.2g/(kg \cdot d)$，每 $4\sim8$ 小时 1 次，每天总量不超过 12g。

【护理注意事项】①禁忌证：对本品和其他头孢菌素类抗生素过敏者及对青霉素有过敏性休克史者。②不良反应：较多见皮疹、荨麻疹、红斑、药物热等过敏反应，极少发生过敏性休克。可见恶心、呕吐、腹泻、食欲减退等胃肠道功能紊乱，偶有伪膜性肠炎。偶致溶血性贫血或白细胞、中性粒细胞、血小板减少，嗜酸性粒细胞增多。偶致血尿素氮升高和间质性肾炎。可有暂时性血清丙氨酸氨基转移酶、天门冬氨酸氨基转移酶、碱性磷酸酶、乳酸脱氢酶、胆红素等升高。罕见头痛、呼吸困难等症状。③慎用于严重肝肾功能不全者、胃肠道疾患儿（尤有溃疡性结肠炎、局限性肠炎或伪膜性肠炎患儿）、高敏体质者。④丙磺舒可提高血药浓度，延长半衰期。⑤静脉给药速度过快可导致心律失常。⑥长期用药可致菌群失调，引发二重感染。长期用药亦可使维生素 K 和 B 族维生素缺乏。⑦与氨基糖苷类抗生素有协同作用，也增加肾毒性，且不宜同时混合应用。⑧与呋塞米等强利尿药合用可增加肾毒性。⑨与多黏菌素、万古霉素等合用亦可增加肾毒性。

头孢曲松钠 Ceftriaxone Disodium，罗氏芬。

【药理作用】系半合成第三代头孢菌素。对革兰阴性杆菌产生的广谱 β 内酰胺酶高度稳定。抗菌谱与头孢噻肟钠相似或稍好，对革兰阴性杆菌，尤其是肠埃希菌属具有较强大的抗菌活性。对流感嗜血杆菌、淋病奈瑟菌、脑膜炎奈瑟菌有极强的抗菌活性。对乙型溶血性链球菌和肺炎链球菌抗菌活性亦较强，对金黄色葡萄球菌作用中等。对铜绿假单胞菌作用较差。耐甲氧西林的金黄色葡萄球菌和肠球菌对本品耐药。口服不吸收，本药物能透过血脑屏障，无论脑膜有无炎症，脑脊液中浓度均能达到治疗水平。也可透过胎盘屏障，进入胎儿血液循环。

【临床应用】主要用于肠埃希菌科细菌等敏感菌所致的下呼吸道感染、皮肤软组织和骨感染、尿路感染、肝胆感染、腹内感染、菌血症、脑膜炎等，亦用于单纯性淋病奈瑟菌尿道炎。儿童剂量：深部肌内注射、静脉注射或静脉滴注：$50\sim75mg/(kg \cdot d)$，分 2 次，每天总量不宜超过 2g。

【护理注意事项】详见"头孢噻肟钠"相关内容。

头孢吡肟 Cefepime，头孢匹英，马斯平（Maxipime）。

儿科分册（实用专科护士丛书）

【药理作用】系半合成第四代头孢菌素。比第三代头孢菌素抗菌谱更广，对革兰阳性菌作用更强。对大多数革兰阳性菌和革兰阴性菌包括产酶菌株均有很强的抗菌活性。

【临床应用】用于敏感菌所致的呼吸道、泌尿道、腹腔、皮肤及软组织、骨头和关节感染。儿童剂量：肌内注射，20～40mg/(kg·d)，分2次。静脉注射或静脉滴注，40～80mg/(kg·d)，分2次，严重感染可100mg/(kg·d)，分2～3次。

【护理注意事项】①禁忌证：对本品和其他头孢菌素类抗生素过敏者。②不良反应：较多见皮疹、荨麻疹、红斑、药物热等过敏反应。可见恶心、呕吐、腹泻、食欲减退等胃肠道反应，偶有伪膜性肠炎。偶致贫血或白细胞、中性粒细胞、血小板减少，嗜酸性粒细胞增多。偶致血尿素氮升高和间质性肾炎。可有一过性血清丙氨酸氨基转移酶、天门冬氨酸氨基转移酶、碱性磷酸酶、乳酸脱氢酶、胆红素等升高等肝功能损害。用药后还可致疲乏、盗汗、外周水肿、背痛等症状。③慎用于对精氨酸、青霉素类、青霉素衍生物或青霉胺过敏者。慎用于严重肝肾功能不全、胃肠道疾患（尤有溃疡性结肠炎、局限性肠炎或伪膜性肠炎患儿）、高敏体质者。④与庆大霉素或妥布霉素等氨基糖苷类抗生素合用有协同作用，不宜直接混合应用。⑤与呋塞米等强利尿药合用可增加肾毒性。

3. 碳青霉烯类　抗菌谱和第三代头孢菌素相似，且对产酶和不产酶株葡萄球菌均有抗菌作用。本类抗生素具有良好的抗β-内酰胺酶性质，故对产酶引起的对青霉素类、头孢菌素类耐药的细菌仍有效。本类抗生素用于危重感染且引起感染的细菌对其他常用抗菌药已耐药的情况下方可使用。

亚胺培南-西司他丁钠　Imipenem and Cilastatin Sodium，伊米配能-西司拉丁钠、亚胺硫霉素-西司他丁钠、泰能（Tienam）。

【药理作用】亚胺培南为新型β-内酰胺类抗生素，既有极强的广谱抗菌活性，又有β-内酰胺酶抑制作用。本品具有第一代头孢菌素强大的抗革兰阳性菌的作用特点，又具有第三代头孢菌素对阴性杆菌产生的β-内酰胺酶的高度稳定性，对阴性杆菌，包括耐药阴性杆菌有极强的抗菌活性，极易对β-内酰胺类抗生素产生耐药性的铜绿假单胞菌、金黄色葡萄球菌、粪链球菌等，对本品也高度敏感。本品的抗菌谱几乎包括了临床上所有有意义致病菌及部分耐甲氧西林金黄色葡萄球菌。西司他丁无抗菌作用，但在体内可抑制肾细胞分泌的脱氢肽酶，使亚胺培南免受水解破坏。用于各类敏感菌所致的感染。

【临床应用】主要用于需氧菌、厌氧菌或其他多种细菌的混合感染，如下呼吸道感染、腹

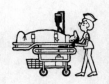

腔感染、有合并症的尿路感染、心内膜炎、骨髓炎和菌血症等。儿童剂量：肌内注射或静脉滴注，≤3 岁，0.1g/（kg·d），每 6 小时 1 次。>3 岁，60mg/（kg·d），每 6 小时 1 次，但每天不宜超过 2g。

【护理注意事项】①禁忌证：对本品中的任何成分过敏者禁用。对青霉素类及头孢菌素类有过敏性休克者禁用。严重休克或心脏传导阻滞者禁用。②不良反应：胃肠道反应，恶心、呕吐、伪膜性肠炎。皮肤过敏反应，皮疹、皮痒可出现嗜酸性粒细胞升高。偶见白细胞减少，血小板减少或增多，血红蛋白下降及 Coomb's 试验阳性。可发生低血压、胸部不适、呼吸困难等症状。长期用药可致肠道菌群紊乱，引起二重感染。可致肝、肾功能损害。③慎用于对 β-内酰胺类抗生素过敏者、有中枢神经系统疾病者、有肝肾功能损害者、高度过敏性体质者、婴儿和肝功能不全儿童。④不宜用于脑膜炎治疗。肾衰竭时需调整剂量。儿童用药时可出现非血尿性红色尿，不应和血尿混淆。不能与乳酸钠及其他抗生素混合使用。⑤与丙磺舒合用可增加亚胺培南的生物利用度，延长半衰期。与环孢素合用，可发生急性中枢神经系统中毒。⑥与更昔洛韦合用可引发癫痫。与氨茶碱合用可发生恶心、呕吐、心悸、癫痫等茶碱中毒现象。⑦静脉给药速度宜慢。注射液应在使用前配制，溶液配制后不宜久置。肌内注射应注意更换注射部位，以免引起局部硬结、疼痛、红肿等。⑧与氨基糖苷类合用对铜绿假单胞菌有协同抗菌作用，但避免直接混合使用。⑨本品剂量应按亚胺培南计算。

美罗培南　Meropenem，美平（Mepem）。

【药理作用】为碳青霉烯类抗生素。对多数 β-内酰胺酶包括超广谱酶高度稳定，且本身尚有酶抑制作用，具有极广的抗菌谱和很强的抗菌活性，对革兰阴性需氧菌及厌氧菌均有良好的抗菌作用，尤其对革兰阴性菌有很高的抗菌活性，对葡萄球菌和肠球菌的抗菌作用较亚胺培南弱，对肠埃希菌、流感嗜血菌及铜绿假单胞菌比亚胺培南强。

【临床应用】主要用于敏感菌所致的呼吸系统、腹腔、尿路、骨和关节、皮肤和软组织、眼和耳鼻喉等感染及脑膜炎、菌血症等其他严重感染。儿童剂量：静脉滴注，10～20mg/（kg·次），每 6～8 小时 1 次。脑膜炎 40mg/（kg·次），每 8 小时 1 次。

【护理注意事项】①禁忌证：对本品过敏者、正在服用癫痫药的患儿、对 β-内酰胺类抗生素过敏性休克者。②不良反应：常见恶心、呕吐、腹泻、便秘等胃肠道反应。偶可致肝功能损害。偶见排尿困难、急性肾衰竭。偶可见嗜睡、眩晕、痉挛、意识模糊、抑郁等中枢神经系统症状。③慎用于有中枢神经系统疾病者、癫痫史者、肝肾功能不全者、高度过敏性体质者、早产儿、新生儿、婴儿进食不良等。④与丙磺舒合用可降低本品血浆清除率，延长半衰期，与抗癫痫药合用可使抗癫痫药血浆浓度降低。⑤注射时可有局部硬结、疼痛、红肿，严重者可致血栓性静脉炎。⑥连续给药 1 周后应进行肝功能检查。

4. 大环内酯类　是由链霉菌产生的弱碱性抗生素，因分子中含有一个内酯结构的 14～16 元环而得名，红霉素是本类药物最典型的代表。大环内酯类作用于细菌细胞核糖蛋白体 50s 亚单位，阻碍细菌蛋白质合成，属于生长期抑制药。本类药物的抗菌谱较窄，对革兰阳性菌作用较强，仅部分革兰阴性菌对本品有效。本类药物之间有密切的交叉耐药性。由于本品毒性作用较小，故常用于对青霉素和头孢霉素过敏的患儿。

红霉素　Erythromycin。

【药理作用】为 14 元大环内酯类抗生素。本品一般浓度时呈抑菌作用，高浓度或作用于对本品高度敏感的病原菌时呈杀菌作用。抗菌谱相似于青霉素，对革兰阳性细菌有效，对革兰阴性细菌较差，对立克次体、阿米巴原虫、滴虫及钩端螺旋体有作用。尤其对耐青霉素的金黄色葡萄球菌有效。

【临床应用】主要用于耐药性金黄色葡萄球菌感染和对青霉素过敏者，败血症。如骨髓炎、肺炎、化脓性脑膜炎、伪膜性肠炎、急性乳腺炎等。也可局部应用于皮肤及眼部感染。儿童剂量：口服，30～50mg/(kg·d)，分 3～4 次。新生儿：10mg/(kg·次)，≤7 天每 12 小时 1 次，>7 天每 8 小时 1 次。静脉滴注，20～40mg/(kg·d)，持续静脉滴注或每 6 小时 1 次，最大剂量 50mg/(kg·d)。最多每天不超过 4g。新生儿，20～40mg/(kg·d)，每 8～12 小时 1 次。

【护理注意事项】①禁忌证：对本品或大环内酯类过敏者。②不良反应：可有腹中、上区不适、胃绞痛、恶心、呕吐、腹泻等胃肠道刺激。偶可引起皮疹、药物热、嗜酸细胞增多等过敏反应。大剂量用药可导致心律失常和电解质紊乱。可引起胆汁淤积性肝炎综合征，表现为恶心、呕吐、乏力、右上腹痛及肝功能改变，停药后可恢复。静脉注射易引起静脉炎。长期用药可引发二重感染，伪膜性肠炎等。新生儿静脉滴注可引起 Q-T 间期延长、室上性心动过速、心动过缓、低血压。罕见神经性耳聋。③慎用于肝、肾功能不全者。④红霉素为抑菌性药物，给药时应按一定的时间间隔，以保持体内的有效血药浓度。⑤本品易受胃酸破坏，故应整片吞服。琥乙红霉素系本品的乙酰琥珀酸酯，在胃液中稳定，在体内水解放出本品而发挥抗菌作用，血药浓度高，活性较强，是耐金黄色葡萄球菌感染的首选药。⑥本品不宜肌

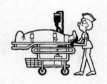

内注射。静脉滴注时，可先用灭菌注射用水将乳酸红霉素溶解，再加到 5‰ 葡萄糖注射液中（浓度一般＞0.1‰）缓慢滴入。⑦不宜与酸性药物配伍。不宜单独用于严重葡萄球菌感染。不宜肌内注射给药。⑧与青霉素钠、头孢菌素、氯霉素、林可霉素合用有拮抗作用。与其他肝毒性药物合用可增加肝毒性。⑨可升高茶碱、卡马西平、华法林、环孢素、三唑仑、甲泼尼龙、地高辛等血药浓度，出现毒性反应，须监测相应药物的血药浓度。⑩注射剂不宜与复合维生素 B、维生素 C、四环素、多黏菌素 E、氯霉素、肝素、间羟胺、苯妥英钠等配伍。不宜与 β-内酰胺类抗生素等繁殖期杀菌剂同时应用，若确系必须，须间隔数小时。

阿奇霉素 Azithromycin，阿齐红霉素，希舒美，泰力特，津博。

【药理作用】为第二代半合成 15 元大环内酯类抗生素。作用与红霉素相似。对酸稳定。对革兰阴性菌作用较红霉素明显增强。对肺炎支原体的抗菌作用是大环内酯类抗生素中最强。

【临床应用】主要用于敏感菌所致的呼吸道感染、泌尿道感染、皮肤和软组织感染、中耳炎、鼻窦炎等。儿童剂量：空腹口服，10mg/(kg·d)，每天 1 次，每天最大量不超过 500mg，疗程为 3 天。静脉滴注，10mg/(kg·d)，每天 1 次，用药 2 天，待症状控制后改口服。

【护理注意事项】参见"红霉素"。口服宜在饭前 1 小时或饭后 2 小时服用。

（二）退热药

儿童疾病中，多有发热表现，通常使用对乙酰氨基酚退热。该药可反复使用，但剂量不可过大，婴儿期采取物理降温及多饮水等措施，而不应过早过多地应用药物。

阿司匹林 Acetylsalicylic Acid，乙酰水杨酸，醋柳酸。

【药理作用】系水杨酸类非甾体抗炎药，具有解热、镇痛、抗炎和抗风湿作用。此外还具有抗血小板凝集、促进尿酸排泄等作用。本品能抑制前列腺素、缓激肽及组胺等合成，产生镇痛作用。可作用于炎症组织，抑制前列腺素或组胺等其他能引起炎性反应物质的合成，抑制溶酶体酶的释放和白细胞趋化性等，发挥抗炎作用。并能作用于下视丘体温调节中枢，抑制前列腺素在下视丘的合成，引起外周血管扩张，皮肤血流增加，出汗等促进散热增加解热作用。还能抑制血小板的环氧酶，减少前列腺素的生成，可抑制血小板的凝集。

【临床应用】主要用于各种原因引起的高热、头痛、肌肉痛、神经痛、牙痛、月经痛、川崎病、风湿热、急性风湿性关节炎及类风湿关节炎等。亦可用于痛风、预防心肌梗死、动脉血栓、动脉粥样硬化等。还可治疗胆道蛔虫病。儿童剂量：口服，解热、镇痛 30～60mg/(kg·d)，分 4～6 次。川崎病发热期、抗风湿，80～120mg/(kg·d)，分 3～4 次。川崎病退热后逐渐减至 3～5mg/（kg·d），分 3～4 次。血小板增多、血液高凝状态，5～10mg/（kg·d），每天 1 次。

【护理注意事项】①禁忌证：对本品及其他非甾体类抗炎药过敏者、有活动性溃疡病或其他原因引起的消化道出血者、血友病或血小板严重减少者。②不良反应：常见有上腹部不适、恶心、呕吐等，严重者可诱发和加重消化道溃疡，甚至引起消化道出血。大剂量或长期应用，抑制凝血酶原形成，增加出血倾向。③慎用于有哮喘史和其他过敏性反应患儿、葡萄糖-6-磷酸脱氢酶缺乏者、肝肾功能不全患儿、血小板减少及痛风患儿。④可引起肝肾功能损害甚至出现肾乳头坏死。⑤少数特异质患儿可出现荨麻疹、血管神经性水肿和过敏性哮喘等变态反应。⑥长期大量应用可产生头痛、眩晕、耳鸣、视听力减退、嗜睡、出汗等中毒反应。严重时可出现中枢神经系统兴奋而后抑制、心血管性虚脱、发热、肺水肿、惊厥和昏迷，还可引起代谢性酸中毒。⑦小剂量时抑制血小板聚集，延长出血时间，大剂量或长期应用，能竞争性抗维生素 K，抑制凝血酶原形成，增加出血倾向。⑧与食物同服或用水冲服，可减少对胃的刺激。⑨体温高于 40℃者，解热时宜用小剂量，以防大量出汗引起虚脱。解热时应多喝水，以利排汗降温，同时应防止出汗过多，造成水与电解质紊乱。⑩长期大量应用或误服大量本品，可引起急性中毒，儿童尤易发生，如出现呼吸加快、精神紊乱、酸血症及出血等，应立即停药，并对症治疗。

对乙酰氨基酚混悬滴剂　泰诺林，对乙酰氨基酚（Paracetamol），扑热息痛，醋氨酚、百服宁、必理通。

【药理作用】本品为解热镇痛类非处方药品。能抑制前列腺素的合成，具有解热镇痛作用。药理作用参见"阿司匹林"。

【临床应用】主要用于儿童普通感冒及流感引起的发热，也用于缓解轻度至中度的疼痛，如关节痛、神经痛、偏头痛、牙痛。儿童剂量见表 2-3。

表 2-3　　　　　　　　对乙酰氨基酚混悬滴剂（泰诺林）用量参考

年龄（岁）	体重（kg）	一次用量（mL）	次　　　数
2～3	12～14	1～1.5	若发热或头痛不缓解，可每隔 4～6 小时重复 1 次，24 小时小于 4 次
4～6	16～20	1.5～2	

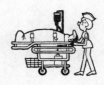

续表

年龄（岁）	体重（kg）	一次用量（mL）	次　　数
7～9	22～26	2～2.5	若发热或头痛不缓解，可每隔4～6小时重复1次，24小时小于4次
10～12	28～32	2.5～3	

【护理注意事项】①禁忌证：对本品过敏者。②不良反应：少见，对胃无刺激性，不引起胃出血，偶见皮疹、荨麻疹、药热及白细胞减少等不良反应，长期大量用药可导致肝肾功能异常。③慎用于肝肾功能不全患儿。④儿童必须在成人监护下使用，12岁以下儿童用滴管量取，2岁以下婴幼儿应遵医嘱用。⑤本品为对症治疗用药，用于解热连续应用不得超过3天，用于止痛不得超过5天。⑥不能同时服用含有本品及其他解热镇痛药的制剂。⑦当药物性质发生改变时禁止服用。⑧将此药放在儿童不易接触到的地方。如服用本品过量或有严重不良反应时应立即就医。⑨本品与氯霉素合用时能增加后者的毒性。⑩应用巴比妥类或解痉药的患儿，长期使用本品可致肝脏损害。

布洛芬混悬液　美林，布洛芬（Ibuprofen），异丁苯丙酸，异丁洛芬，芬必得。

【药理作用】系芳基丙胺类非甾体类解热、镇痛、抗炎药。能抑制前列腺素的合成，具有镇痛、抗炎的作用。并可作用于下丘脑体温调节中心，具有解热作用。

【临床应用】用于感冒及流感引起的发热、头痛。也用于缓解中度疼痛如关节痛、神经痛、偏头痛及牙痛等。儿童用量：12岁以下儿童用量见表2-4。

表2-4　　　　　　　　　　　布洛芬混悬液（美林）用量参考

年龄（岁）	体重（kg）	一次用量（mL）	次　　数
2～3	12～14	3	
4～6	16～20	5	若发热或头痛不缓解，可每隔4～6小时重复1次，24小时小于4次
7～9	22～26	8	
10～12	28～32	10	

【护理注意事项】①禁忌证：对非甾体类解热、镇痛、抗炎药过敏、活动性溃疡病、溃疡性结肠炎及有溃疡、出血、穿孔等严重消化道疾病史患儿。②不良反应：少数患儿可出现恶

心、呕吐、胃烧灼感、轻度消化不良等胃肠道反应，偶见胃溃疡和消化道出血。可有转氨酶升高。偶可出现头痛、头晕、耳鸣、视力模糊、精神紧张、嗜睡、下肢水肿或体重骤增。罕见皮疹。③慎用于支气管哮喘、血友病及其他出血性疾病、肝、肾功能不全患儿及 6 个月以下的婴儿。④本品仅为对症治疗用药，用于解热连续应用不得超过 3 天，用于止痛不得超过 5 天。⑤本品与其他解热、镇痛、抗炎药物同用时可增加胃肠道的不良反应，并可导致溃疡。⑥本品与肝素、双香豆素等抗凝药合用时，可导致凝血酶原时间延长，增加出血倾向。⑦本品与地高辛、甲氨蝶呤、口服降血糖药同用时，能使这些药物的血药浓度增高。不宜同时用。⑧本品与呋噻米同用时，后者的排钠和降压作用减弱。与抗高血压药同用也可降低后者的降压作用。

（三）镇静止惊药

在患儿高热、烦躁不安、惊厥时，选用镇静止惊药，使其安静休息，解除惊厥，利于恢复。常用药物有苯巴比妥、地西泮、水合氯醛等。使用中特别应注意观察呼吸情况，以免患儿发生呼吸抑制。

苯巴比妥 Phenobarbital，鲁米那（Luminal）。

【药理作用】为长效巴比妥类药物。主要抑制脑干网状结构上行激活系统传导功能，减弱传入冲动对大脑皮质的影响，促进皮质抑制过程的扩散。作用可因剂量的不同而异，小剂量时产生镇静作用，中剂量产生催眠作用，大剂量产生麻痹、抗惊厥作用。中毒剂量可引起延髓呼吸中枢和血管运动中枢抑制，甚至麻痹死亡。此外还有抗癫痫作用和增强解热镇痛药的作用。并能诱导肝脏微粒体葡萄糖醛酸转移酶活性，促进胆红素与葡萄糖醛酸结合，降低血浆胆红素浓度。

【临床应用】主要用于镇静、催眠、抗惊厥、抗癫痫，麻醉前给药，与解热镇痛药配伍应用，以增强其作用。也用于新生儿高胆红素血症。儿童剂量：①镇静，抗癫痫，口服，每次 1～2mg/kg，每天 2～3 次。肌内注射或静脉注射，每次 1～2mg/kg。②催眠：口服，每次 2～4mg/kg，睡前服。③新生儿高胆红素血症，口服，每次 1.5～2.5mg/kg，每天 3 次。④抗惊厥，肌内注射或静脉注射，每次 5～7mg/kg。必要时 4～6 小时后重复 1 次。惊厥持续状态，负荷剂量，每次 15～20mg/kg，维持量，每天 3～5mg/kg。⑤睡前服 1 次。⑥麻醉前用药，术前 0.5～1 小时，肌内注射，每次 2mg/kg。

【护理注意事项】①禁忌证：对本品过敏者。严重肺功能不全、支气管哮喘、呼吸中枢受

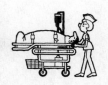

抑制者。严重肝、肾功能不全及肝硬化者。糖尿病未控制者。血卟啉病及贫血者。②不良反应：常见为困倦、头晕、精神不振等症状。少数患儿可出现皮疹、药物热、剥脱性皮炎等过敏反应。久用可产生耐受性及依赖性，多次连用应警惕蓄积中毒。③慎用于肝、肾功能不全、甲状腺功能亢进症、抑郁症、肾上腺功能减退症、多动症、心脏病及高血压患儿。④静脉给药可导致低血压和休克。⑤长期用于治疗癫痫时不可突然停药，以免引起癫痫发作，甚至出现癫痫持续状态。⑥儿童应用本品可引起反常的兴奋。⑦注射一般用其钠盐。⑧苯巴比妥为肝药酶诱导剂，因此与某些药合用时可加速代谢，疗效降低。如双香豆素、氢化可的松、地塞米松、睾酮、雌激素、孕激素、氯丙嗪、氯霉素、灰黄霉素、地高辛、洋地黄毒苷及苯妥英钠等药。

地西泮　Diazepam，地西泮，苯甲二氮䓬。

【药理作用】为长效苯二氮䓬类药物。可与特异的神经细胞膜受体作用，强化和促进脑内主要抑制性神经递质 γ-氨基丁酸（GABA）的神经传递功能。主要在神经各部位，对突触前和突触后产生抑制作用。可引起中枢神经系统各不同部位的抑制，可随剂量的加大，表现为镇静、催眠、抗惊厥、抗癫痫及中枢性肌肉松弛作用。大剂量时可出现昏迷。

【临床应用】主要用于焦虑症及各种神经官能症、失眠（尤对焦虑性失眠疗效极佳）、癫痫（与其他抗癫痫药合用，治疗癫痫大发作或小发作，控制癫痫持续状态时应静脉注射）、各种原因引起的肌阵挛及惊厥（如儿童高热惊厥、破伤风等）、全身麻醉的诱导和维持。儿童剂量：口服，常用量，每次 0.02～0.05mg/kg，每天 3～4 次。静脉注射：每次 0.1～0.3mg/kg，极量，小于 5 岁每次 5mg，大于 5 岁每次 10mg。

【护理注意事项】①禁忌证：对本品过敏者、6 个月内婴儿、重症肌无力、青光眼、哺乳期妇女、孕妇（尤其妊娠前 3 个月及分娩前 3 个月）。②不良反应：有嗜睡、轻微头痛、乏力、运动失调，与剂量有关。老年患儿更易出现以上反应。偶见低血压、呼吸抑制、视力模糊、皮疹、尿潴留、忧郁、精神紊乱、白细胞减少。大剂量时少数人出现兴奋不安。③慎用于肝肾功能不全者、昏迷或休克者及运动过多症、低蛋白血症、严重精神抑郁患儿。④长期应用可致耐受性与依赖性，突然停药有戒断症状出现，宜从小剂量使用。⑤吩噻嗪类、单胺氧化酶抑制剂、其他抗惊厥剂、麻醉剂等可加强本品作用。⑥与苯妥英钠合用，可减慢苯妥英钠的代谢，而利福平又可增加本品的排泄。西咪替丁可抑制本品的排泄，合用时应注意调整剂量。⑦本品可增加箭毒和三碘季胺酚的肌肉松弛作用，但可减弱琥珀胆碱的肌肉松弛作用。⑧静脉注射本品时速度应缓慢，以防发生呼吸抑制。⑨注射本品后应卧床观察 3 小时以上，以防发生呼吸暂停、低血压、心动过缓或心动过慢。

水合氯醛 Chloral Hydrate，含水氯醛，水化氯醛。

【药理作用】为镇静、催眠、抗惊厥药。小剂量有镇静、催眠作用。催眠作用温和，无明显后遗作用。较大剂量有抗惊厥作用。大剂量可引起昏迷和麻醉，抑制延髓呼吸及血管运动中枢，导致死亡。催眠机制可能与巴比妥类相似。

【临床应用】主要用于失眠、烦躁不安、惊厥及麻醉前、手术前和各种检查前用药。儿童剂量：镇静催眠，口服或灌肠，每次 10～40mg/kg，极量每次 1g。抗惊厥，灌肠，每次 40～50mg/kg。

【护理注意事项】①禁忌证：肝、肾、心脏功能严重障碍者、间歇性血卟啉病患儿。②不良反应：对胃黏膜有刺激，易引起恶心、呕吐。大剂量能抑制心肌收缩力，缩短心肌不应期，并抑制延髓的呼吸及血管运动中枢。对心、肝、肾有损害作用。偶有发生过敏性皮疹，荨麻疹。长期服用可产生依赖性及耐受性，突然停药可引起神经质、幻觉、烦躁、异常兴奋、谵妄、震颤等严重撤药综合征。③慎用于 6 个月内的婴儿、哺乳期妇女、胃溃疡及心、肝、肾功能不全者。④胃炎及溃疡患儿不宜口服，直肠炎和结肠炎的患儿不宜灌肠给药。⑤因对本品的敏感性个体差异较大，剂量上应注意个体化。⑥久用可产生耐受性、依赖性和成瘾性。⑦中枢神经抑制药、可乐定、硫酸镁、单胺氧化酶抑制药、三环类抗抑郁药可增强本品作用。⑧服用水合氯醛后静脉注射呋塞米可出现血管扩张、出汗、心动过速、血压升高等症状。⑨与抗凝血药同用时，抗凝效应减弱，应定期测定凝血酶原时间，以决定抗凝血药用量。⑩药物过量：可产生持续的精神错乱、吞咽困难、严重嗜睡、体温低、顽固性恶心、呕吐、呼吸短促或困难、心率过慢、心律失常、严重乏力，并可能有肝肾功能损害。

（四）镇咳、化痰、平喘药

儿童呼吸道狭窄，发生炎症时黏膜肿胀，分泌物较多，咳嗽反射较弱，容易出现呼吸困难。因此，在呼吸道感染时一般不用镇咳药，而应用祛痰药或雾化吸入法稀释分泌物，配合体位引流排痰，使之易于咳出。哮喘患儿使用平喘药时应注意观察有无精神兴奋、惊厥等。

氯化铵 Ammonium Chloride。

【药理作用】为恶心性祛痰药。具有较强的溶解黏痰的作用，主要作用于气管、支气管黏膜腺体的黏液产生细胞，抑制酸性黏多糖的合成，并能裂解痰中酸性黏多糖纤维，使痰黏度

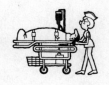

降低，易于咳出。

【临床应用】主要用于急慢性支气管炎、哮喘、支气管扩张等有白色黏液又不易咳出的患儿。儿童剂量：口服，每次 10～20mg/kg，每天 3 次。成人：口服，每次 0.3～0.6g，每天 3 次。

【护理注意事项】①禁忌证：对本品过敏者、溃疡病、严重肝肾功能不良者。②不良反应：有恶心、呕吐、胃痛等胃肠道反应。③肾功能不全时慎用，以防高氯性酸中毒。镰状细胞贫血患儿慎用，以防引起缺氧和（或）酸中毒。④过量服用可致高氯性酸中毒，低血钾及低血钠。⑤肝功能不全时，因肝脏不能将铵离子转化为尿素而发生氨中毒。⑥本品与金霉素、新霉素、呋喃妥因、磺胺嘧啶、华法林呈配伍禁忌。⑦儿童必须在成人监护下使用，应将此药品放在儿童不能接触到的地方。

氨溴索 Ambroxol，沐舒坦。

【药理作用】系黏液溶解药。为溴己新在人体内的代谢产物。能增加呼吸道黏膜浆液腺的分泌，减少黏液腺的分泌，减少和断裂痰液中的黏多糖纤维，使痰液黏度降低、痰液变薄，易于咳出。还可激活肺泡上皮Ⅱ型细胞合成表面活性物质，降低黏液的附着力，改善纤毛区的黏液在呼吸道中的输送，有利痰液排出，达到廓清呼吸道黏膜的作用，直接保护肺功能，且有一定的止咳作用。用于呼吸道疾病引起的痰液黏稠，咳痰困难。

【临床应用】适用于伴有痰液分泌不正常及排痰功能不良的急、慢性肺部疾病的祛痰治疗。手术后肺部并发症的预防性治疗。早产儿及新生儿的婴儿呼吸窘迫症（IRDS）的治疗。儿童剂量：口服，<2 岁 7.5mg/次，每天 2 次。2～5 岁 7.5mg/次，每天 3 次。5～12 岁 15mg/次，每天 3 次。>12 岁 30mg/次，每天 3 次。静脉注射，1.2～1.6mg/(kg·d)，分 2～3 次缓慢静脉注射。成人及 12 岁以上儿童 15～30mg/次，每天 2～3 次，缓慢静脉注射。婴儿呼吸窘迫症的治疗，每天用药以婴儿体重计算，30mg/kg，应用注射泵给药。

【护理注意事项】①禁忌证：对盐酸氨溴索或其他配方成分过敏者。②不良反应：有轻度的恶心、呕吐、胃痛、消化不良、腹泻等胃肠道不适症状。过敏反应极少出现，主要为皮疹。③慎用于胃溃疡、恶性纤毛综合征、青光眼、肝肾功能不全患儿。④与抗生素（阿莫西林、头孢呋辛、红霉素、多西环素）协同治疗可升高抗生素在肺组织浓度。⑤与肾上腺素受体激动药、茶碱等支气管扩张药合用，有协同作用。⑥注射液可与葡萄糖、生理盐水或林格液混合静脉滴注，静脉注射时间至少 5 分钟。⑦本品（pH 值 5.0）不能与 pH 值>6.3 的其他溶液混合应用，因 pH 值增加会导致本品游离碱沉淀。⑧避免与强镇咳药同时使用。

沙丁胺醇　Salbutamol，羟甲叔丁肾上腺素，舒喘灵，嗽必妥。

【药理作用】为选择性肾上腺素能 β_2- 受体激动药，能选择性兴奋支气管平滑肌 β_2- 受体，有强而持久的支气管扩张作用，并能抑制肥大细胞等致敏细胞释放介质，对支气管平滑肌有解痉作用，但对心血管系统和中枢神经系统作用较弱。

【临床应用】主要用于支气管哮喘、喘息性支气管炎、支气管痉挛、肺气肿等，亦可用于过敏性鼻炎。儿童剂量：雾化吸入，每次 0.1~0.2mg，必要时每 4 小时 1 次。症状缓解可改为每天 2~3 次。

【护理注意事项】①高血压、心功能不全及甲状腺功能亢进症患儿慎用。②不良反应：恶心、心悸、头痛、眩晕、震颤和皮肤潮红。过量可引起心动过速。③不宜与肾上腺素合用，以免发生严重室性心律失常。④与单胺氧化酶抑制药丙咪嗪同用能加重本品不良反应。⑤长期使用可产生耐药性，疗效降低，甚至加重哮喘。

（五）泻药和止泻药

儿童便秘应先调整饮食，如吃蜂蜜、水果、蔬菜等，或采用开塞露等外用药解决便秘问题。只有在十分必要时才使用缓泻药。儿童腹泻时也应该先调整饮食，补充液体，同时可加用活菌制剂，如乳酸杆菌、双歧杆菌，以调节肠道微生态环境，而不应将止泻药作为首选治疗方法，以免因肠蠕动减少，增加肠道内毒素的吸收，使全身中毒症状加重。

十六角蒙脱石　Smectite，思密达。

【药理作用】系从天然蒙脱石中提取的具有双八面体层纹状结构的微粒，具有加强、修复胃肠道黏膜屏障，固定、消除多种病原体和毒素的作用。能覆盖胃肠道黏膜，与黏液蛋白结合，从质与量两个方面增强黏液屏障，起到防止 H^+、胃蛋白酶、胆盐、非甾体类抗炎药、乙醇和各种病毒、细菌及其毒素等攻击因子对胃肠道黏膜的侵害作用，维护胃肠道正常生理功能，还具有降低结肠过分敏感的作用。促进损伤的胃肠道黏膜再生，修复损伤的细胞间隙，促使细胞紧密连接，可吸附胃肠道内气体和各种病毒、细菌及其毒素等攻击因子，使其失去致病作用，可缓解幼儿由于双糖酶降低或缺乏造成糖脂化不良导致的渗透性腹泻。

【临床应用】主要用于急、慢性腹泻，胃食管反流，食管炎和胃、十二指肠病变有关的疼痛。亦用于肠菌群紊乱和肠易激综合征。儿童剂量：口服，<1 岁，1g/次。1~2 岁，1~2g/次。>2 岁，2~3g/次。均每天 3 次。

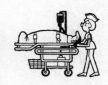

【护理注意事项】①不良反应：可有轻微的便秘。②不可与抗生素同时服用，如需联合应用，须间隔 1～2 小时服用。③应用温水充分稀释后服，不可直接将本品倒入口中吞服或调成糊状后服用。

双歧三联活菌制剂　Bifid triple viable，培菲康（Bifico）。

【药理作用】系由双歧杆菌、乳酸杆菌、肠球菌组成的活菌制剂。3 种菌均为人肠道的正常生理菌群，给药后通过重建宿主肠道菌群间的微生态平衡，治疗由内源性或外袭性微生物引起的感染。3 个菌种分别定植在肠道上、中、下部位，在整个肠黏膜表面形成一道生物屏障，阻止致病菌的入侵，抑制其产生内毒素等致病物质，维持人的正常生理功能。

【临床应用】主要用于菌群失调引起的腹泻、腹胀。也用于抗生素治疗无效的急慢性腹泻。儿童剂量：口服，1/3～2 粒/次，每天 3 次。成人剂量：口服，2～3 粒/次，每天 2～3次。每粒 210mg。

【护理注意事项】①抗生素可使本品疗效降低，不宜与抗生素同服。②本品 1 粒含双歧杆菌、乳酸杆菌、肠球菌各 70mg 活菌。其次含有异乳糖、淀粉等成分。

（六）肾上腺皮质激素

临床应用广泛，可与相关药物配合使用，抗炎、抗病毒、抗过敏等，根据需要使用的时间不同，分为短疗程和长疗程。较长期使用，可影响蛋白质、脂肪、糖代谢，抑制骨骼生长，降低机体免疫力。应严格掌握使用指征，在诊断未明确时避免滥用，以免掩盖病情，剂量和疗程要适当，应及时减量，防止突然停药而出现的反跳现象。此外，患水痘时用药可使病情加重，应禁止使用。常用的药物有泼尼松、甲泼尼龙、地塞米松等。

泼尼松　Prednisone，强的松，去氢可的松。

【药理作用】系人工合成的中效制剂。具有抗炎、抗过敏、抗风湿、免疫抑制作用，能抑制结缔组织的增生，降低毛细血管壁和细胞的通透性，减少炎性渗出，并能抑制组胺及其他毒性物质的形成与释放。还能促进蛋白质分解转变为糖，减少葡萄糖的利用，因而使血糖及肝糖原都增加，可致糖尿。同时可增加胃液分泌，增进食欲。对严重中毒性感染当与大量抗菌药物配合使用，能有良好的降温、抗病毒、抗炎、抗休克及促进症状缓解的作用。其水、钠潴留及排钾作用较小，抗炎及抗过敏作用较强。

【临床应用】主要用于严重的细菌感染、严重的过敏性疾病、结缔组织病（红斑狼疮、结节性动脉周围炎）、风湿病、肾病综合征、严重的支气管哮喘、血小板减少性紫癜、急性淋巴性白血病、恶性淋巴瘤、剥脱性皮炎、神经性皮炎、湿疹等。儿童剂量：口服，1～2mg/(kg·d)，分3～4次。

【护理注意事项】①禁忌证：对本品及肾上腺皮质激素类药物有过敏史患儿。严重肝功能不全者。全身性真菌和病毒感染者。②不良反应：较大剂量易引起糖尿病、消化道溃疡、骨质疏松、高血压和类库欣综合征。对下丘脑-垂体-肾上腺轴抑制作用较强。并发感染为主要的不良反应。③慎用于肾功能不良、糖尿病、高血压、胃与十二指肠溃疡、精神病、电解质代谢异常、心肌梗死、内脏手术、青光眼、骨质疏松症、肝硬化及甲状腺功能低下等患儿。④长期服药后，不可突然停药，应逐渐减量。一般外科患儿应尽量不用，以免影响伤口的愈合。⑤与强心苷合用，可增加洋地黄毒性及心律失常的发生。⑥与排钾利尿药合用，可致严重低血钾，并由于水钠潴留而减弱利尿药的排钠利尿效应。⑦与降糖药如胰岛素合用时，因可使糖尿病患儿血糖升高，应适当调整降糖药剂量。与抗胆碱能药（如阿托品）长期合用，可致眼压增高。⑧可增加异烟肼在肝脏代谢和排泄，降低异烟肼的血药浓度和疗效。与水杨酸盐合用，可减少血浆水杨酸盐的浓度。与生长激素合用，可抑制后者的促生长作用。⑨与免疫抑制药合用，可增加感染的危险性，并可能诱发淋巴瘤或其他淋巴细胞增生性疾病。⑩儿童如长期使用肾上腺皮质激素，须十分慎重，因激素可抑制患儿的生长和发育，如确有必要长期使用，应采用短效（如可的松）或中效制剂（如泼尼松），避免使用长效制剂（如地塞米松）。口服中效制剂隔天疗法可减轻对生长的抑制作用。

甲泼尼龙 Medrol，甲基氢化泼尼松，甲基强的松龙琥珀酸钠，甲基泼尼松龙。

【药理作用】系合成的中效糖皮质激素，作用同泼尼松龙，其抗炎作用强于泼尼松。其高浓度的溶液特别适合治疗一些需要强效并具有快速激素作用的病变。甲泼尼龙具有强力抗炎作用、免疫抑制作用及抗过敏作用。

【临床应用】主要用于风湿性疾病、结缔组织病、皮肤疾病、过敏状态、眼部疾病、胃肠道疾病、呼吸系统疾病、水肿状态等的对症治疗。作为免疫抑制药，治疗肿瘤、休克等。儿童剂量：静脉注射或静脉滴注，每次10～20mg，每4～6小时1次。成人剂量：静脉注射或静脉滴注，每次40mg，每4～6小时1次。

【护理注意事项】①甲基氢化泼尼松醋酸脂分解缓慢，作用持久，可供肌内、关节腔内注射，甲基氢化泼尼松琥珀酸钠水溶解可供静脉注射。②因注射液在紫外线和荧光下易分解破坏，故应避光保存。③其余参见"泼尼松"相关内容。

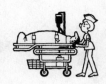

地塞米松 Dexamethasone，氟美松，氟甲强的松龙。

【药理作用】系人工合成的长效糖皮质激素，抗炎及控制皮肤过敏作用比泼尼松更显著，效力比泼尼松强 10 倍，其中抗炎作用比氢化可的松强 25 倍，抗风湿作用约强 29 倍，且水、钠潴留和增加排钾作用极弱。

【临床应用】主要用于过敏性与自身免疫性炎症性疾病。多用于结缔组织病、活动性风湿病、类风湿关节炎、红斑狼疮、严重支气管哮喘、严重皮炎、溃疡性结肠炎、急性白血病等，也用于某些严重感染及中毒、恶性淋巴瘤的综合治疗。儿童剂量：口服，每次 0.05mg/kg，每天 3 次。肌内注射、静脉注射或静脉滴注，每次 1～2.5mg，每天 1～2 次。成人剂量：口服，每次 0.5～0.75mg，每天 1～2 次。肌内注射、静脉注射或静脉滴注，每次 5～10mg，每天 1～2 次。

【护理注意事项】详见"泼尼松"相关内容。

（七）止血药

止血药是一类能加速血液凝固或降低毛细血管通透性，防止或减少出血的药物。常用的止血药物有酚磺乙胺、氨基己酸、氨甲苯酸、维生素 K_1、巴曲酶等。

酚磺乙胺 Etamsylate，止血敏，止血定，羟基磺乙胺。

【药理作用】为一作用于血管的止血药。能增加血液中血小板数量，增强其血小板的聚集性和黏附力，促使血小板释放凝血活性物质，缩短凝血时间和出血时间，加快血块收缩。还可增强毛细血管抵抗力，降低毛细血管通透性，减少血液渗出，止血作用迅速。

【临床应用】主要用于预防和治疗外科手术出血过多、血小板减少性紫癜以及其他原因引起的出血，如脑出血、胃肠道出血、泌尿道出血、眼底出血、齿龈出血、鼻出血等。儿童剂量：口服，每次 10mg/kg，每天 3 次。肌内注射、静脉注射或静脉滴注，每次 0.125～0.25g，每天 1～2 次，必要时可根据病情增减剂量，亦可与 5% 葡萄糖注射液或生理盐水混合静脉滴注。预防手术出血：术前 15～30 分钟静脉注射或肌内注射，必要时 2 小时后再注射 1 次。

【护理注意事项】①无绝对禁忌证。②不良反应：偶有过敏反应、静脉注射偶可发生休克。③与维生素 K、氨甲苯酸等其他类型的止血药合用，可增加疗效。④不宜与碱性药物配伍。⑤本品最好单独使用，不宜与其他药物配伍，防止氧化变质，保证用药安全。

氨基己酸 Aminocaproic Acid，6-氨基己酸，E-氨基己酸（EACA）。

【药理作用】系一单氨基羧酸，为赖氨酸类似物。能抑制纤维蛋白溶酶原的激活因子，使纤维蛋白溶酶原不能激活为纤维蛋白溶酶，从而抑制纤维蛋白溶解，产生止血作用。高浓度时可直接抑制纤维蛋白溶酶，对于纤维蛋白溶酶活性增高所致的出血有良好的疗效。

【临床应用】主要用于血纤维蛋白溶解系统活性增高所致的出血，如肝、胰、脑、肺、子宫、前列腺、肾上腺、甲状腺等外伤或手术出血。术中早期用药或术前用药，可减少手术渗血。儿童剂量：口服，每次 0.1g/kg，每天 3～4 次。静脉滴注：首剂每次 0.08～0.12g/kg，用 5% 或 10% 葡萄糖注射液或生理盐水稀释，15～30 分钟滴完，维持量酌减，维持时间依病情而定。

【护理注意事项】①禁忌证：有血栓形成倾向或过去有栓塞性血管病史者。②不良反应：偶有腹部不适、腹泻、呕吐、胃灼热感、结膜出血、鼻塞、皮疹、低血压及多尿等反应。③慎用于血尿、心、肝、肾功能不全及泌尿道手术后患儿。④本品作用弱，排泄较快，作用时间短，须持续给药，以维持有效的血药浓度。⑤本品从肾脏排泄，能抑制尿激酶，可引起血凝块阻塞尿道。⑥本品不能阻止小动脉出血，术中如有活动性出血，仍需结扎止血。

氨甲苯酸 P-Aminomethylbenzoic Acid，止血芳酸，对羧基苄胺，抗血纤溶芳酸。

【药理作用】系抗纤维蛋白溶解剂，具有抗纤维蛋白溶解作用。其作用机制与氨基己酸相同，但其作用较之强 4～5 倍。

【临床应用】主要用于纤维蛋白溶解过程亢进所致出血，如肝、胰、肺、前列腺、甲状腺、肾上腺等手术时的异常出血、上消化道出血等，也可用于紫癜、白血病等。对一般慢性出血效果好，但对癌症出血及创伤出血无止血作用。儿童剂量：口服，每次 0.1～0.25g，每天 2～3 次。静脉注射或静脉滴注，每次 0.05～0.1g，每天 2～3 次，极量每天 0.3g，用 5% 葡萄糖注射液或 0.9% 氯化钠注射液 10～20mL 稀释后缓慢注射或静脉滴注。

【护理注意事项】①禁忌证：有血栓形成倾向或有血栓栓塞病史的患儿。②不良反应：用量过大可促进血栓形成。③慎用于肾功能不全的患儿。

维生素 K₁ Vitamin K₁，叶绿醌。

【药理作用】系羟化酶的活化剂，参与肝脏凝血因子 Ⅱ、Ⅶ、Ⅸ、Ⅹ 的合成，当维生素 K₁ 缺乏时，肝脏仅能合成无凝血活性的以上 4 种凝血因子的前体蛋白质，从而引起凝血障碍，此时若能补充维生素 K₁，则凝血障碍即可纠正。

【临床应用】主要用于梗阻性黄疸、慢性腹泻、维生素 K₁ 缺乏症、早产儿及新生儿出血

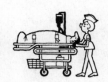

症、长期大量应用广谱抗生素、服过量双香豆素及水杨酸所致的出血等。儿童剂量：肌内注射或静脉滴注：每次 5～10mg，每天 1～2 次。早产儿及新生儿出血症每次 2～4mg，每天 1次，连用 3 天或根据病情而定。

【护理注意事项】①禁忌证：严重肝功能不全患儿、小肠吸收不良致腹泻患儿。②不良反应：静脉注射可出现面部潮红、出汗、胸闷，偶有血压急剧下降而死亡者。肌内注射局部疼痛或硬结。③慎用于肝功能不全患儿。④一般不作静脉注射，必须静脉注射时应缓慢，每分钟 1mg。⑤不可与口服抗凝药合用。⑥肝素引起的出血用本品无效。不宜与奎宁、磺胺类、水杨酸类、奎尼丁、硫糖铝等药合用。⑦新生儿应用本品后可能出现高胆红素血症。

凝血酶　Thrombin，纤维蛋白酶。

【药理作用】系速效的局部止血药。能直接作用于血液中的纤维蛋白原，使其转变为纤维蛋白，加速血液凝固，达到止血目的。并能促进上皮细胞增生，加速创伤愈合。

【临床应用】主要用于外伤、手术、口腔、耳鼻喉、泌尿、消化道等部位的止血。亦用于结扎止血困难的小血管、毛细血管以及各种实质性脏器出血的止血。对凝血机制障碍者，如血小板减少性紫癜、高血压、慢性肝炎伴凝血功能低下者，有良好的作用。儿童剂量：局部止血，用灭菌的生理盐水溶解成每毫升含本品 50～1000U，喷雾或灌注于创面。或以吸收性明胶海绵、纱条黏附本品后贴敷于创面，也可直接将本品撒至创面。消化道出血，用生理盐水或牛奶（温度低于 37℃）溶解本品成每毫升 50～500U，口服或局部灌注。每次用量 500～20000U，每 1～6 小时 1 次，视出血部位和程度增减浓度和次数。

【护理注意事项】①无绝对禁忌证。②不良反应：偶有过敏反应。③本品严禁肌内注射、静脉注射或皮下注射，以免发生血栓、局部坏死而危及生命。④应用时不可加温，不得与酸、碱及重金属药物配伍，以免活力下降而失效。⑤本品必须直接与创面接触才能起止血作用，如出现过敏症状时应停药。⑥本品置于 2℃～8℃保存。水溶液应立即应用，冷藏可保持 48小时。

立止血　Reptilase，巴曲酶，去纤酶。

【药理作用】本品具有凝血酶样作用及类凝血激酶样作用，其凝血酶样作用能促进出血部位（血管破损部位）的血小板聚集，释放一系列凝血因子，其中包括血小板因子 3（PF$_3$），能促进纤维蛋白原降解生成纤维蛋白 I 单体，进而交联聚合成难溶性纤维蛋白，促进在出血部位的血栓形成和止血。其类凝血激酶样作用是由于释放的 PF$_3$ 所引起，就像血液中的凝血酶依靠 PF₃ 激活一样，凝血激酶被激活后，可加速凝血酶的生成，因而促进凝血过程。本品可缩短出血时间，减少出血量。本品在完整无损的血管内无促进血小板的纤维蛋白 I 单体所形成的复合物，易在体内被降解而不引起弥散性血管内凝血（DIC）。

【临床应用】主要用于治疗和防止多种原因引起的出血。如手术出血的预防，呼吸道、消化道、泌尿道出血的治疗等。儿童剂量：肌内注射、皮下注射或静脉注射，<1 岁，每次 0.2KU。1～3 岁，每次 0.33KU。>3 岁，每次 0.5KU，每天 1 次。轻度出血、鼻出血、拔牙后出血及小伤口渗血等，可用棉球蘸药局部应用。

【护理注意事项】①禁忌证：对本品或同类药物过敏、DIC 导致的出血、血液病引起的出血患儿。②慎用于血栓高危患儿。③血液中缺乏某种凝血因子时，本品的作用可被减弱，宜补充后再给予。④在原发性纤溶系统亢进时，宜与抗纤溶药物合用。⑤动脉及大静脉出血时，必须手术处理，使用本品可使出血量减少。⑥治疗新生儿出血，须与维生素 K₁ 合用。

（八）抗肿瘤药

抗肿瘤药进展快，品种多，不同肿瘤有不同敏感性的抗肿瘤药，根据药物来源、化学结构和作用原理，抗肿瘤药物一般可分为 6 类，即烷化剂、抗代谢药、抗生素、植物药、激素类和其他辅助治疗药等。由于儿童好发的肿瘤谱与成人不同，故儿童常用的抗肿瘤药亦与成人不同。

环磷酰胺 Cyclophosphamide，CTX，环磷氮芥，癌得星，安道生。

【药理作用】系周期非特异性药，在体外无活性，进入体内被肝脏或肿瘤内存在的磷酰胺酶或磷酸酶水解，变为活化型的磷酰胺氮芥而抑制肿瘤生长。

【临床应用】用于急性白血病、肉瘤、神经母细胞瘤、多发性骨髓瘤、霍奇金病或非霍奇金淋巴瘤、肺癌、鼻咽癌及骨肉瘤等。儿童剂量：口服，2～6mg/（kg·d），分 1～2 次，连用 2 周，间隔 2～4 周可重复 1 次。静脉注射，每次 2～8mg/kg，每天或隔天 1 次，或每次 10～15mg/kg，每周 1 次。

【护理注意事项】①禁忌证：对本药过敏患儿。严重骨髓储备能力不足患儿。急性尿路感染、出血性膀胱炎患儿。②不良反应：胃肠道反应和骨髓抑制症状，表现为食欲不振，恶心、呕吐、白细胞和血小板减少，脱发也常见，亦可出现膀胱炎引起的尿频、尿急、血尿等症状，偶有肝功能损伤引起黄疸等。③肝、肾功能不全者慎用。④治疗期间应严密监测血常规和肝、肾功能。⑤宜早晨空腹服用，使用时及使用后应大量饮水，以避免出现膀胱炎，长期使用或

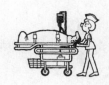

具风险患儿应合用尿路保护剂，如汞乙磺酸钠、乙酰半胱氨酸。

　　甲氨蝶呤　Methotrexate，MTX，氨甲蝶呤，氨甲叶酸。

　　【药理作用】系叶酸对抗剂，主要通过抑制二氢叶酸还原酶及胸腺嘧啶核苷合成酶，导致嘌呤及胸腺嘧啶脱氧核苷酸合成障碍，从而抑制 DNA、RNA 和蛋白质合成及抑制细胞增殖。为周期特异性药。对 S 期作用最显著。

　　【临床应用】主要用于各种白血病、淋巴瘤、淋巴肉瘤。大剂量用于成骨肉瘤、支气管原位癌或头颈部上皮癌。鞘内注射用于脑膜转移癌。儿童剂量：口服，白血病一般治疗每次 $0.1 \sim 0.2 mg/kg$，每天 1 次，急性淋巴细胞白血病维持治疗 $15 \sim 50 mg/m^2$，每周 1 次，或视骨髓情况调整。肌内注射或静脉注射，$20 \sim 30 mg/m^2$，每周 1 次，或视骨髓情况调整。鞘内注射，每次<1 岁 6mg，1 岁 8mg，2 岁 10mg，3 岁以上 12mg，<4 个月减量，每隔 $2 \sim 5$ 天 1 次，浓度 1mg/mL。

　　【护理注意事项】①禁用于肝、肾功能不全者。②不良反应有白细胞及血小板减少、贫血。可有牙龈炎、咽炎、恶心、呕吐、腹泻、胃炎、肠炎、消化道溃疡、出血等。可致肝、肾功能损害、血尿、膀胱炎等。可有皮疹、脱发、骨质疏松、色素沉着等。鞘内注射可引起惊厥、抽搐等。③慎用于消化性溃疡患儿、结肠炎患儿。④治疗前和治疗中定期对血常规和肝、肾功能进行检测。⑤与门冬酰胺酶合用，应先用门冬酰胺酶，10 天后再用本品或先用本品，24 小时后再与门冬酰胺酶合用，可增效，并减少不良反应。⑥使用本品前 24 小时或 10 分钟后使用阿糖胞苷，可增加本品的作用。⑦本品可增加抗凝血作用，与抗凝血药合用，须防出血。巴比妥类药物可加重本品引起的脱发。⑧水杨酸类、磺胺类、氯霉素和氨甲苯酸等与本品合用可加重本品血药浓度，增加毒性。糖皮质激素可升高本品的血药浓度，但也加重毒性，合用时应调整剂量。与青霉素类药合用本品排泄减少。⑨大剂量治疗时应采用"甲酰四氢叶酸"解救。稀释该药时如溶液接触皮肤应立即用肥皂、清水冲洗，其配制后的物品应焚化。

　　巯嘌呤　Mercaptopurine，6-MP，6-巯基嘌呤，乐疾宁。

　　【药理作用】系抗嘌呤类抗肿瘤药物。首先必须变成 6-巯基嘌呤核苷酸才有作用，抑制嘌呤的生物合成，并抑制次黄嘌呤核苷酸转为腺嘌呤核苷酸及鸟嘌呤核苷酸，并可作为 6-硫代鸟嘌呤参入 DNA 及 RNA 从而对瘤细胞产生细胞毒性作用。

　　【临床应用】用于急性淋巴细胞性及粒细胞性白血病、慢性粒细胞性白血病、绒毛膜上皮癌和恶性葡萄胎。对恶性淋巴瘤和多发性骨髓瘤也有一定的作用。儿童剂量：口服，白血病，每天 1.5～3mg/kg，分 2～3 次服，根据血常规改变调整剂量，1 个疗程为 2～4 个月。

【护理注意事项】①慎用于骨髓抑制者、肝功能不全或胆道疾患儿。②不良反应有白细胞及血小板减少。常见恶心、呕吐、厌食、口腔及肠道溃疡。可有胆汁淤积性黄疸、皮疹及肿瘤溶解综合征。③用药前及用药期间应严格检查血常规。④别嘌醇能延迟本品代谢，可提高其作用 2～4 倍。⑤甲氨蝶呤、别嘌醇可抑制本品代谢，增加毒性。⑥应监测肝功能，在肿瘤细胞大量溶解时，应预防高尿酸血症及尿酸盐沉淀，应大量饮水，并碱化尿酸。⑦宜空腹服。

阿糖胞苷 Cytarabine，Ara-c，赛德萨。

【药理作用】为抗嘧啶类抗代谢性抗肿瘤药物。具有细胞周期特异性，对 S 期细胞最敏感。在细胞内先经脱氧胞苷酶催化磷酸化，转变为有活性的阿糖胞苷酸，再转为二磷酸及三磷酸阿糖胞苷而起作用，主要通过与三磷酸脱氧胞苷竞争，而抑制 DNA 多聚酶，干扰核苷酸渗入 DNA。并能抑制核苷酸还原酶，阻止核苷酸变为脱氧核苷酸，抑制去氧胞嘧啶核苷的合成。

【临床应用】主要用于治疗急性白血病及消化道癌，为治疗急性粒细胞白血病的首选药。对急性淋巴细胞白血病及急性单核细胞白血病也有效。儿童剂量：静脉注射，每次 1～2mg/kg，每天 1 次，连用 8～15 天间隔 2 周，或每次 4～6mg/kg，每周 2 次。静脉滴注，5～7.5mg/(kg·d)，滴注 8～12 小时，连用 4～5 天。鞘内注射，每次<1 岁 12mg；1～2 岁15mg；2～3 岁 25mg；3 岁以上 30mg，每周 2～3 次，预防每周 1 次。

【护理注意事项】①禁忌证：已存在药物诱发骨髓抑制者。②不良反应：恶心、呕吐、口腔炎、食管溃疡、胃肠道出血、脱发、皮疹、骨髓重度抑制、骨髓细胞巨幼变，偶有药物热、过敏反应、肝功能损害等。③慎用于肝功能不全患儿。④用药期间应严格检查血常规，并定期检查肝、肾功能。药量及疗程应根据血常规及病情作适当调整。⑤四氢尿苷及胞苷可延长阿糖胞苷血浆半衰期，起增效作用。本品可使细胞部分同步化，继续应用柔红霉素、阿霉素、环磷酰胺及亚硝尿类药物可增效。⑥在用药后 6～8 小时，再用 6－MP 可加强对粒细胞白血病的疗效。⑦大剂量治疗时可出现小脑综合征，有眼球震颤、步态不稳、口吃、辨距障碍及轮替运动，如有抽搐、神志改变等，必须立即停药。

柔红霉素 Daunorubicin，DNR，正定霉素，柔毛霉素，红比霉素。

【药理作用】为一种蒽环类抗肿瘤抗生素，为细胞周期非特异性抗肿瘤药。可嵌入 DNA，

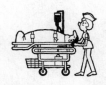

迅速抑制 DNA 和 RNA 的合成，对 RNA 的影响尤为明显，选择性的作用于嘌呤核苷。

【临床应用】主要用于急性粒细胞性白血病及急性淋巴细胞性白血病，对神经母细胞瘤也有较好的疗效。急性淋巴细胞性白血病急性期与泼尼松和长春新碱合用疗效较好。儿童剂量：静脉注射，每次 0.5～1.5mg/kg，用 0.9％氯化钠注射液溶解后静脉注射，每周 1 次，也可每天 1 次，连用 3 天。无论成人或儿童总剂量不能超过 20mg/kg。

【护理注意事项】①禁忌证：有严重或潜在心脏病、发热或明显感染、骨髓严重抑制、肝肾功能不全及水电解质紊乱的患儿。②不良反应：常见恶心、呕吐、腹痛、腹泻、口腔溃疡和全胃肠炎。可引起心肌损害，心电图异常，心律失常，严重者可有心力衰竭。可见药物热、可逆性脱发、皮肤瘙痒、皮疹。刺激性大，漏出血管外时可致局部组织坏死。可致高尿酸血症和肝、肾损害。可引起骨髓抑制。③慎用于 2 岁以下的患儿、骨髓抑制较严重者。④治疗中应常注意药物的骨髓毒性，严密监测血常规，以此来调整剂量，并做好输血、输血小板、应用抗生素等充分的支持疗法的准备。⑤本品只能静脉给药，应先滴注生理盐水，确保针头在静脉内，再给药。输液过程中，应加强巡视，以防药物漏出血管外导致局部组织坏死。且不能与肝素配伍，以免产生沉淀。⑥治疗第 1 周须监测 3～4 次血浆尿素和尿酸水平，严重病例须给予充足的水分和别嘌醇，避免尿酸性肾病。⑦由于本品的心脏毒性，故每一治疗周期之前及之后都须做基础心电图，如发生 QRS 波低电压，应警惕发生不可逆心脏损害的危险性。⑧皮肤、黏膜如意外接触本品，应立即彻底清洗。

长春新碱 Vincristine，VCR，醛基长春碱，长春醛碱。

【药理作用】系从夹竹桃科植物长春花中提取的一种生物碱，为细胞周期特异性抗肿瘤药。除作用于微管蛋白外，还可干扰蛋白质代谢及抑制 RNA 多聚酶的活力，并可抑制细胞膜类脂质的合成和氨基酸在细胞膜的运转。

【临床应用】主要用于急慢性白血病、恶性淋巴瘤、绒毛膜上皮癌、小细胞肺癌等，亦用于消化道癌、脑瘤、肾母细胞瘤及恶性黑色素瘤等。儿童剂量：静脉注射或静脉滴注，每次 0.05～0.075mg/kg，每周 1 次。用生理盐水溶解后静脉注射。

【护理注意事项】①慎用于急性尿酸性肾病、感染、白细胞下降、年龄在 2 岁以下、神经肌肉性疾患、肝功能不全、肺功能不全及白细胞下降患儿。②不良反应主要为神经毒性，且持续较久，可出现四肢麻木、腱反射消失、麻痹性肠梗阻、腹绞痛、脑神经麻痹等。刺激性大，反复静脉注射可引起血栓性静脉炎，漏出血管外时可致局部组织坏死。③本品可阻止甲

儿科分册（实用专科护士丛书）

氨蝶呤从细胞内渗出，提高其细胞内浓度，合用时应先注射本品。骨髓抑制和胃肠道反应较轻。④与门冬酰胺酶、异烟肼合用，可加重神经毒性。⑤用药期间应严格检查血常规。⑥注射时切勿外漏，以防局部组织坏死。

依托泊苷 Etoposide，VP-16，鬼臼乙叉苷，足叶乙苷。

【药理作用】系鬼臼脂的半合成衍生物，为细胞周期特异性抗肿瘤药。主要作用于 DNA 拓扑异构酶Ⅱ，形成"药物-酶-DNA"复合物，阻碍拓扑异构酶Ⅱ对 DNA 的修复，导致 DNA 复制受阻，抑制中期分裂细胞，抑制肿瘤细胞增殖，因而对 S 及 G_2 期有较大的杀伤作用，使细胞期阻滞于 G_2 期。

【临床应用】用于恶性淋巴瘤、急性粒细胞白血病、绒毛膜上皮癌等，对神经母细胞瘤等亦有效。儿童剂量：静脉滴注，$50\sim150mg/(m^2 \cdot d)$，连用 2～3 天，每 3～4 周重复 1 次，将本品溶于 0.9％氯化钠注射液等中即刻做静脉滴注，滴注时间约 2 小时。

【护理注意事项】①禁用于白细胞及血小板低下者。禁用于严重的心、肝、肾功能不全患儿。②不良反应有白细胞及血小板减少、贫血。常见恶心、呕吐、腹痛、腹泻、口腔炎等，可引起高氨血症、肝细胞损害和肝坏死。可发生肌张力障碍、脑水肿、周围神经病变等。反复静脉注射可引起血栓性静脉炎，漏出血管外时可致局部组织坏死。③用药前及用药期间应严格检查血常规。④与环磷酰胺、阿糖胞苷、卡莫司汀等合用，有协同作用。⑤与其他抗肿瘤药物合用，可致骨髓抑制反应加重。⑥本品在葡萄糖注射液内不稳定，应用生理盐水、注射用水配制。⑦注射时切勿外漏，以防局部组织坏死。

门冬酰胺酶 Asparaginase，左旋门冬酰胺酶（L-ASP）。

【药理作用】系酶抑制剂类抗肿瘤药。由于肿瘤细胞不能合成自身生长所必需的氨基酸门冬酰胺，必须依赖宿主供给，而本品能使门冬酰胺水解，使瘤细胞缺乏门冬酰胺而致蛋白质合成障碍，从而抑制肿瘤的生长。但正常细胞能自身合成门冬酰胺，故受影响较少。同时本品可干扰细胞 DNA、RNA 的合成，特异性地抑制 G_1 期细胞。对实体瘤和白血病均有效。

【临床应用】主要用于急性淋巴细胞白血病、急性粒细胞白血病和急性单核细胞白血病等。对恶性淋巴瘤也有较好的疗效。儿童剂量：皮下注射、肌内注射、静脉注射或静脉滴注，$5000\sim10000U/(m^2 \cdot d)$，隔天 1 次，8～10 次为 1 个疗程。静脉注射以 0.9％氯化钠注射液稀释后缓慢注入，静脉滴注用 5％葡萄糖注射液或 0.9％氯化钠注射液稀释。

【护理注意事项】①有胰腺炎或既往过敏史者禁用。水痘和带状疱疹患儿禁用。感染患儿

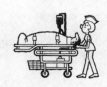

禁用。肝肾功能严重损害者禁用。②不良反应有骨髓抑制。可出现严重急性胰腺炎、胰内分泌功能障碍引起的糖尿病。可出现意识不清、痉挛、血压下降、寒战、发热、呕吐等症状，应速停药并适当处置。③糖尿病患儿慎用。近期用过细胞毒药物或放疗患儿慎用。肝肾功能损害者慎用。④用药前必须先做皮肤过敏试验，一般用 $10\sim50U/0.1mL$ 做皮内注射，观察 3 小时，如有红肿、斑块则为过敏反应。⑤溶解后应尽快使用，以免丧失活力。⑥与泼尼松、长春新碱合用，本品不良反应增加。⑦与甲氨蝶呤合用，应在甲氨蝶呤用药前 $9\sim10$ 天或用药后 24 小时使用本品。⑧用药期间应经常检查血常规、肝肾功能，若发现异常，应减量或停药。

昂丹司琼 Ondansetron，Zofran，枢复宁，恩丹西酮。

【药理作用】系一种强效的、高度选择性的 $5-HT_3$ 受体拮抗药。一般认为抗肿瘤药物刺激消化道嗜铬细胞释放 $5-HT$，$5-HT$ 再与存在于消化道黏膜的迷走神经传入末梢中的 $5-HT_3$ 受体结合，刺激延脑的呕吐中枢和化学感受器引起呕吐反射。本品可阻断此处 $5-HT_3$ 受体，发挥止吐作用。故其作用机制是选择性地和 $5-HT_3$ 竞争 $5-HT_3$ 受体。

【临床应用】用于预防和治疗细胞毒药物化学药物治疗和放射治疗引起的恶心、呕吐。亦适用于预防和治疗手术后的恶心、呕吐。儿童剂量：化学药物治疗前 15 分钟，缓慢静脉注射本品 $5mg/m^2$。化学药物治疗后，口服，每次 4mg，每 $8\sim12$ 小时 1 次，连服 5 天。

【护理注意事项】①不良反应：少数患儿有头晕、头痛、上腹部灼热感、便秘、乏力或腹泻、腹痛等。过量应用可有幻视、血压升高。静脉注射过快会出现视力模糊。偶有胸痛、心律失常、低血压、心动过缓、不随意运动失调和癫痫发作。可有皮疹等。罕见的支气管哮喘。②与地塞米松、甲氧氯普胺合用，可显著增强止吐效果。③选择何种给药途径应因人而异。

亚叶酸钙 Calcium Folinate，CF，亚乙酸，甲酰四氢叶酸钙。

【药理作用】系四氢叶酸的甲酰衍生物，无抗肿瘤作用，但进入人体后通过四氢叶酸还原酶转变为四氢叶酸，从而能有效地对抗甲氨蝶呤的作用。高剂量甲氨蝶呤可进入细胞内达到 $10^{-5}M$ 以上有效浓度，由此而扩散到血运较差的实体瘤中，并可通达血脑、血眼和睾丸等生理屏障，高剂量甲氨蝶呤虽可取得较好疗效，但可引起致命的毒性反应，所以在甲氨蝶呤点滴一定时间内必须用 CF 采取解毒措施，CF 的注射剂量及注射时间因甲氨蝶呤点滴时间和剂量而定，$10^{-7}M$ 以下停止。此外，本品与氟尿嘧啶并用，可提高后者的疗效。

【临床应用】主要用于高剂量甲氨蝶呤（HD-MTX）滴注时解救和氟尿嘧啶同时应用加强后者治疗作用。儿童剂量：肌内注射或静脉注射，用于高剂量甲氨蝶呤解救，$9\sim15mg/$

m²，每 6 小时 1 次，共用 12 次，CF 解救一般在点滴结束后 2～18 小时开始。

【护理注意事项】①不良反应：偶见荨麻疹、哮喘等过敏反应。②慎用于酸性尿、腹水或失水、胸腔渗液、胃肠道梗阻与肾功能不全患儿。③用于 HD－MTX 解救时，应在大剂量 MTX 后 24～48 小时再用本品，剂量应要求血药浓度等于或大于 MTX 浓度，还要水化、碱化尿液和予以一定的支持治疗。④使用本品前或使用期间应监测 MTX 血药浓度以调整剂量。

美司钠 Mesna，巯乙磺酸钠。

【药理作用】本品与体内丙烯醛的双链结合，形成稳定的无毒化合物硫醚。也可与 4－羟基环磷酰胺或 4－羟基异环磷酰胺缩合而成对膀胱无毒性的产物，因而避免了膀胱炎的发生。

【临床应用】主要用于接受异环磷酰胺、环磷酰胺治疗的患儿。既往应用环磷酰胺有出血性膀胱炎及曾做过盆腔注射的患儿。儿童剂量：静脉注射，常用量为环磷酰胺、异环磷酰胺的 20%，时间为 0 小时（用细胞抑制剂的同一时间）、4 小时、8 小时后。

【护理注意事项】①禁忌证：对含巯基化合物过敏患儿。②不良反应：大剂量应用，可出现恶心、呕吐、腹痛和腹泻，并可加重中枢神经系统的不良反应。极少数有静脉刺激症状或皮肤、黏膜过敏反应。③不宜与顺铂、氮芥等配伍，亦不宜与红霉素、氨茶碱等配伍。④本品作用仅适用于保护泌尿道。⑤儿童用药时应酌情增加剂量，或缩短给药间隔时间，增加给药次数。

第八节　计划免疫

计划免疫是根据免疫学原理、儿童免疫特点及传染病发生情况给儿童制订免疫程序，有针对性地将生物制剂接种到婴幼儿体内，严格实施基础免疫（即全程足量的初种）及随后适时的"加强"免疫（即复种），以确保儿童获得可靠的免疫，达到预防、控制和消灭传染病的目的。预防接种是计划免疫的核心。

一、人工获得的免疫方式

（一）主动免疫

主动免疫是指给易感者接种特异性抗原，刺激机体产生特异性抗体，从而产生相应的免

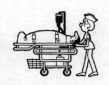

疫能力。这是预防接种的主要内容。但主动免疫制剂在接种后经过一定期限产生抗体，在持续1～5年后逐渐减少，因此应适时安排加强免疫，以巩固免疫效果。

（二）被动免疫

未接受主动免疫的易感者在接触传染病后，可给予相应的抗体，使之立即获得免疫力，称之为被动免疫。被动免疫时，抗体留在机体中的时间短暂（一般约3周），故主要用于应急预防和治疗，例如，给未注射麻疹疫苗的麻疹易感儿注射丙种球蛋白，以预防麻疹；受伤时注射破伤风抗毒素，以预防破伤风。

二、常用免疫制剂

（一）主动免疫制剂

1. 菌苗　用细菌菌体或细菌多糖体制成，包括死菌苗和活菌苗。①死菌苗：此类菌苗较稳定、安全，需在冷暗处保存。由于死菌苗在机体内不能生长繁殖，对人体免疫作用弱，维持时间短，为获得强而持久的免疫力，必须多次注射，且接种量大。如霍乱、百日咳、伤寒菌菌苗等。②活菌苗：此类菌苗有效期短，需冷藏保存。活菌苗接种到人体后，可生长繁殖，但不引起疾病，产生免疫力持久且效果好，因此，接种量小，次数少。如卡介苗、鼠疫、布氏杆菌菌苗等。

2. 疫苗　用病毒或立克次体接种于动物、鸡胚或组织中培养，经处理后形成，包括灭活疫苗，如乙型脑炎和狂犬疫苗等，以及减毒活疫苗，如脊髓灰质炎和麻疹疫苗等。活疫苗的优点与活菌苗相似，但活疫苗不可在注射丙种球蛋白或胎盘球蛋白的3周内应用，以免免疫作用受抑制。

3. 类毒素　用细菌所产生的外毒素加入甲醛，使变成无毒性而仍有抗原性的制剂，如破伤风和白喉类毒素等。

（二）被动免疫制剂

被动免疫制剂统称免疫血清，包括抗毒素、抗菌血清、抗病毒血清及丙种球蛋白，此类制剂来源于动物血清，对人体是一种异性蛋白，注射后容易引起过敏反应或血清病，特别是重复使用时，更易发生。

三、免疫程序

为了使易感人群获得牢固的免疫力，需要科学地安排接种对象与时间，按照计划接种。我国明确规定：中华人民共和国境内的任何人均应按照有关规定接受预防接种，对儿童实施预防接种证制度，使接种对象和接种项目能够准确、及时，避免发生错种、漏种和重种现象，确保儿童获得可靠的免疫。此外，儿童还可根据本地疾病流行情况、家长的意愿选择疫苗进行接种，如流行性脑脊髓膜炎疫苗、流感疫苗、腮腺炎疫苗、风疹疫苗、甲型肝炎疫苗等。我国卫生部规定的儿童计划免疫程序见表2-5。

表2-5 　　　　　　　　　　　我国儿童计划免疫程序

预防疾病	结核病	脊髓灰质炎	麻疹	百日咳、白喉、破伤风	乙型肝炎
免疫原	卡介苗（减毒活结核菌混悬液）	脊髓灰质炎减毒活疫苗糖丸）	麻疹减毒活疫苗	百日咳菌苗、白喉类毒素、破伤风类毒素混合制剂	乙型肝炎疫苗
接种方法	皮内注射	口服	皮下注射	皮下注射	肌内注射
接种部位	左上臂三角肌上缘		上臂外侧	上臂外侧	上臂三角肌
初种次数	1	3	1	3	3
初种每次剂量	0.1mL	1丸三型混合糖丸疫苗	0.2mL	0.2～0.5mL	5μg
初种年龄	生后2～3天到2个月内	第2、第3、第4个月	8个月以上易感儿	第3、第4、第5个月	出生时及第1、第6个月
复种年龄	7岁、12岁复查为结核菌素阴性时复种	4岁	7岁	1.5～2岁、7岁，用白破二联类毒素	1岁复查免疫成功者3～5年后加强。免疫失败者重复基础免疫

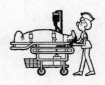

续表

预防疾病	结核病	脊髓灰质炎	麻疹	百日咳、白喉、破伤风	乙型肝炎
禁忌	出生体重<2.5kg、患结核、急性传染病、肾炎、心脏病湿疹、其他皮肤病、免疫缺陷病	免疫缺陷病、免疫抑制剂治疗期间、发热、腹泻、急性传染病者	发热、鸡蛋过敏、免疫缺陷者	发热、有明确过敏史、神经系统疾病、急性传染病者	肝炎、急性传染病、其他严重疾病者
注意点	2个月以上婴儿接种前应做PPD试验，阴性者才能接种	冷开水送服或含服，服后1小时内禁用热开水	接种前1个月及接种后2周避免用胎盘球蛋白、丙种球蛋白制剂	2次接种可间隔4～12周	

四、预防接种的准备及注意事项

1. 环境准备 接种场所应光线明亮，空气流通，冬季室内应温暖。接种用品及急救用品要摆放有序。严格遵守消毒制度，要做到每人用1副注射器、一个针头，以免交叉感染。

2. 受种者的准备 做好解释、宣传工作，消除紧张、恐惧心理，争取家长和儿童的合作。注射部位的局部皮肤应清洁，防止感染。接种最好在儿童饭后进行，以免晕针。

3. 严格掌握禁忌证 接种前认真询问病史及传染病接触史，必要时先做体检。

（1）一般禁忌证 急性传染病，包括有急性传染病接触史而未过检疫期者；活动性肺结核、风湿病、较重的心脏病、高血压、肝肾疾病；哮喘、荨麻疹等过敏史者；严重的湿疹或化脓性皮肤病者；有癫痫或惊厥史的儿童；慢性疾病急性发作者；孕妇及哺乳期妇女等。

（2）特殊禁忌证 有过敏史者慎用动物血清制品；体温高于37.5℃，或1周内每天腹泻4次以上的儿童，严禁服用脊髓灰质炎活疫苗糖丸；正在接受免疫抑制药治疗，如放射治疗、糖皮质激素、抗代谢药物和细胞毒药物均能降低对疫苗的免疫反应，应尽量推迟常规的预防接种；近 1 个月内注射过丙种球蛋白者，不能接种活疫苗；各种制品的特殊禁忌证应严格按照使用说明执行。

4. 操作要点

（1）严格查对　仔细核对儿童姓名、年龄；严格检查疫苗名称、有效期和有无变质；严格按规定剂量注射，注意预防接种的次数，按使用说明完成全程和加强免疫，按各种制品要求的间隔时间接种；一般接种活疫苗后需隔 4 周，接种死疫苗后需隔 2 周，再接种其他生物制品。

（2）生物制品的准备　检查制品标签，包括名称、批号、有效期及生产单位，并做好登记；检查安瓿有无裂痕，药液有无发霉、异物、凝块、变色或冻结等；按照规定方法稀释、溶解、摇匀后使用；严格无菌操作，抽吸后如有剩余药液，需在无菌环境中放置不能超过 2 小时；接种后剩余药液应废弃，活菌苗应烧毁。

（3）局部消毒　用 2％碘伏及 75％乙醇消毒皮肤，待干后注射；接种活疫苗、菌苗时，只用 75％乙醇消毒，因活疫苗、菌苗易被碘伏杀死，影响接种效果。

5. 及时记录　按规定在接种证上登记，保证接种及时、全程足量，避免重种、漏种，未接种者须注明原因，必要时进行补种。

五、预防接种的反应及处理

（一）一般反应

1. 局部反应　接种后数小时至 24 小时，注射部位会出现红、肿、热、痛，有时伴有局部淋巴结肿大或淋巴管炎。红晕直径在 2.5cm 以下为弱反应，2.6～5cm 为中等反应，5cm 以上为强反应。局部反应持续 2～3 天。接种活菌（疫）苗后局部反应出现晚、持续时间长。个别儿童接种麻疹疫苗后 5～7 天出现散在的皮疹。

2. 全身反应　一般于接种后 24 小时内出现不同程度的体温升高，多为中、低度发热，持续 1～2 天。但接种活疫苗需经过一定潜伏期才有体温上升（5～7 天）。体温 37.5℃以下为弱反应，37.5℃～38.5℃为中等反应，38.6℃以上为强反应。此外，还伴有头晕、恶心、呕吐、腹痛、腹泻、全身不适等反应。

局部反应时，可用干净毛巾热敷；全身反应可对症处理，注意休息，多饮水。如红肿继续扩大，高热持续不退，应到医院诊治。

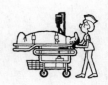

（二）异常反应

只有少数人发生，反应较重。

1. 超敏反应　可表现为过敏性休克、过敏性皮疹等。过敏性休克一般于注射免疫制剂后数秒或数分钟内发生。表现为烦躁不安、面色苍白、口周发绀、四肢湿冷、呼吸困难、脉细数、恶心呕吐、惊厥、大小便失禁以致昏迷。如不及时抢救，可在短期内有生命危险。此时应使患儿平卧，头稍低，注意保暖，吸氧，并立即皮下或静脉注射 1∶1000 肾上腺素，必要时可重复注射。病情稍稳定后，应尽快转至医院抢救。

2. 晕厥　儿童常由于空腹、疲劳、室内闷热、紧张或恐惧等原因，在接种时或几分钟内出现晕厥。表现为头晕、心慌、面色苍白、出冷汗、手足冰凉、心搏加快等症状，重者知觉丧失。晕针是由于各种刺激引起反射性周围血管扩张所致的一过性脑缺血。此时应立即使患儿平卧，头稍低，保持安静，饮少量热开水或糖水，必要时可针刺人中、合谷穴，短时间内即可恢复正常。数分钟后仍不能恢复正常者，也可皮下注射 1∶1000 肾上腺素溶液。

3. 全身感染　免疫系统有原发性严重缺陷或继发性免疫防御功能遭受破坏（如放射病）者，接种活菌（疫）苗后可扩散为全身感染。如接种卡介苗后可引起全身播散型结核。

第九节　儿童液体疗法的护理

一、儿童体液平衡的特点

（一）体液总量和分布

年龄越小，体内水分的比例越大，主要是间质液比例较高。

（二）体液的电解质成分

儿童体液电解质成分与成人相似。只有新生儿生后数日血钾、氯和磷偏高，血钠、钙和碳酸盐偏低。

（三）水的交换量大，易出现脱水

正常人体液经常保持动态平衡，水分的需要和能量的消耗成正比。正常儿童每天需水量为 120～150mL/418kJ（100kcal），婴儿水交换率为成人的 3～4 倍，每天体内外水的交换量相当于细胞外液的 1/2，而成人仅为 1/7，因而儿童较成人对缺水的耐受性差，易发生脱水。

1. 不显性失水易增加　按体重计算约为成人的 2 倍，每天为 300~500mL/m²。体温升高、呼吸加快均可使不显性失水增加。

2. 消化道的液体交换量大　正常人每天分泌大量消化液，其中绝大部分被再吸收，仅有少量由粪便排出。年龄越小，消化液的分泌与再吸收越快，一旦出现消化功能障碍，如腹泻，水的再吸收障碍，极易出现水和电解质紊乱。

（四）体液调节功能差

肾脏在维持机体水、电解质、酸碱平衡方面起重要作用。年龄越小，肾调节能力越差，其浓缩、稀释功能，酸化尿液和保留碱基的能力均较低，比成人更易发生水和电解质紊乱。

二、水、电解质和酸碱平衡紊乱

（一）脱水

脱水指体液总量尤其是细胞外液量的减少，由于水的不足和（或）损失过多所致。

1. 脱水程度　指累积的体液损失量，可根据病史和临床表现综合评估。分为轻、中、重 3 度表 2-6。

表 2-6　　　　　　　　　　　　不同程度脱水的临床特点

	轻　度	中　度	重　度
精神状态	无明显改变	烦躁或委靡	昏睡或昏迷
皮肤及黏膜	皮肤弹性稍差	皮肤弹性差	皮肤弹性极差
	口腔黏膜稍干燥	口腔黏膜干燥	口腔黏膜极干燥
眼窝及前囟凹陷	轻度	明显	极明显
眼泪	有	少	无
尿量	略减少	明显减少	少尿或无尿
周围循环衰竭	无	不明显	明显
酸中毒	无	有	严重
失水占体重百分比	5%以下	5%~10%	10%以上

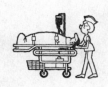

2. 脱水的性质

（1）等渗性脱水　水和电解质成比例丢失，血清钠浓度为 130～150mmol/L，出现一般脱水症状，临床上最为常见。

（2）低渗性脱水　电解质的丢失多于水的丢失，血清钠＜130mmol/L。多见于营养不良儿童伴较长时间腹泻者，或腹泻时口服大量清水、静脉滴注大量非电解质溶液等。由于其渗透压低，水向细胞内转移，细胞外液进一步减少，所以在失水相同的情况下其脱水表现较重，除有一般脱水体征外，易出现循环衰竭表现。

（3）高渗性脱水　水的丢失多于电解质的丢失，血清钠＞150mmol/L，多见于腹泻伴高热，饮水不足，或输入电解质液过多等。由于细胞外渗透压高，细胞内水分向细胞外流动产生细胞内脱水，表现为明显口渴、烦躁不安、高热、皮肤黏膜干燥、肌张力增高，甚至出现惊厥。

（二）低钾血症

血清钾低于 3.5mmol/L 时称低钾血症。

1. 原因　胃肠道失钾过多；肾排钾过多；钾摄入不足；其他途径失钾；钾在细胞内外分布异常。

2. 表现　神经、肌肉兴奋性降低，精神委靡，反应低下，腱反射减弱或消失，腹胀、肠鸣音减弱甚至肠麻痹，心率增快、心音低钝、心律失常等。心电图示 T 波改变、ST 段下降、出现 U 波。严重者出现心搏骤停。

3. 治疗原则　主要治疗原发病及补充钾盐。轻度低钾者每天补钾剂量为 3～4mmol/kg，分次口服。严重时需静脉滴注，常用 10% 或 15% 氯化钾注射液，液体中钾的浓度不超过0.3%，每天补钾静脉滴注时间不少于 6～8 小时，切忌静脉注射。

（三）酸碱平衡紊乱

1. 代谢性酸中毒　主要由于 H^+ 增加或 HCO_3^- 丢失所致。

（1）原因　体内碱性物质经消化道或肾脏大量丢失；酸性代谢产物产生过多或排除障碍；摄入酸性物质过多。

（2）临床表现　根据血浆 HCO_3^- 或 CO_2CP 将酸中毒分为轻度：CO_2CP 为 18～13mmol/L；中度：CO_2CP 为 13～9mmol/L；重度：CO_2CP＜9mmol/L。轻度酸中毒症状不明显，仅有呼吸稍快。较重酸中毒可出现口唇樱红、呼吸深长、烦躁不安、精神委靡、嗜睡、昏迷，严重时血压下降、心律失常、心力衰竭。

（3）治疗原则：去除病因，恢复机体的调节功能。轻者经补液后，随着循环情况及肾功能的改善而恢复，一般主张 pH 值<7.3 时可静脉补给碱性液体，常首选碳酸氢钠，一般稀释成 1.4％溶液输入，先给予计算量的 1/2，根据治疗后情况决定是否继续用药。其用药计算公式如下：

碱剂的需要量（mmol）＝（22－测得的 HCO_3^- mmol/L）×0.6×体重（kg）

2. 代谢性碱中毒　由于体内固定酸丢失或 HCO_3^- 蓄积所致。常见于消化道损失酸性物质过多。应用碱性药物过多。应用利尿剂引起低钾、低氯血症等。临床表现为呼吸减慢、躁动，由于血液钙离子减少，神经肌肉兴奋性增加，出现手足抽搐甚至喉痉挛，CO_2 及 pH 值均升高。缺钾可引起碱中毒，碱中毒也可引起低血钾。

3. 呼吸性酸中毒　由于通气、换气障碍，CO_2 排出障碍，导致体内 CO_2 潴留、碳酸增高所致，常见于呼吸道梗阻和呼吸中枢受抑制等。临床表现因原发病而异。

4. 呼吸性碱中毒　由于过度换气使大量 CO_2 排出而致碳酸减少所致，见于剧烈哭闹、人工呼吸器使用不当等。临床表现为呼吸深快、肌张力增高、手足搐搦、血 CO_2CP 降低、pH 值升高。治疗主要针对原发病，改善呼吸功能，有手足搐搦症者补充钙剂。

三、液体疗法

（一）常用液体的种类、成分及配制

1. 非电解质溶液　常用的有 5％葡萄糖注射液和 10％葡萄糖注射液，主要供给水分和供应部分热量。5％葡萄糖注射液为等渗溶液，10％葡萄糖注射液为高渗溶液，但输入体内后不久葡萄糖被氧化成二氧化碳和水，同时供给能量，或转变成糖原储存于肝内，起不到维持血浆渗透压作用。

2. 电解质溶液　主要用于补充损失的液体、电解质和纠正酸、碱失衡。

（1）生理盐水　其含钠和含氯量各为 154mmol/L，为等渗液，钠接近于血浆浓度（142mmol/L），氯高于血浆浓度（103mmol/L），输入过多可使血氯过高，尤其在严重脱水酸中毒或肾功能不佳时，有加重酸中毒的危险，故临床常以 2 份生理盐水和 1 份 1.4％碳酸氢钠混合，使其钠与氯之比为 3∶2，与血浆中钠氯之比相近。

（2）高渗氯化钠溶液　常用 3％氯化钠溶液，为高浓度电解质溶液，用以纠正低钠血症。

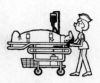

（3）碳酸氢钠溶液　可直接增加缓冲碱，纠正酸中毒作用迅速，是治疗代谢性酸中毒的首选药物。5％为高渗液，1.4％溶液为等渗液。

（4）乳酸钠溶液　需在有氧条件下经肝脏代谢产生 HCO_3^- 而起缓冲作用，在缺氧、休克、新生儿期不宜使用。11.2％溶液为高渗液。1.87％溶液为等渗液。

（5）氯化钾溶液　常用的有 10％氯化钾和 15％氯化钾注射液，均不能直接应用，需稀释成 0.2％～0.3％溶液静脉滴注。含钾溶液不能静脉注射，注入速度过快可发生心肌抑制而死亡。

3. 混合溶液　为适应临床不同情况的需要，将几种溶液按一定比例配成不同的混合液，以互补其不足，常用混合液的组成及配制见表 2−7。

表 2−7　　　　　　　　　　　　几种常用混合液的简易配制

混合液种类	5％或 10％葡萄糖注射液（mL）	10％氯化钠注射液（mL）	5％碳酸氢钠（或 11.2％乳酸钠）注射液（mL）
1∶1 溶液（1/2 张含钠液）	500	20	
2∶3∶1 溶液（1/2 张含钠液）	500	15	24（15）
2∶1 溶液（等张含钠液）	500	30	47（30）
4∶3∶2 溶液（2/3 张含钠液）	500	20	33（20）
1∶2 溶液（1/3 张含钠液）	500	15	
1∶4 溶液（1/5 张含钠液）	500	10	

4. 口服补液盐　简称 ORS 液，是世界卫生组织推荐用于治疗急性腹泻合并脱水的液体。它由氯化钠 3.5g，碳酸氢钠 2.5g，氯化钾 1.5g，葡萄糖 20g 加水到 1000mL 配制而成。此口服液是 2/3 张溶液，总钾浓度为 0.15％，适用于能口服且脱水不严重者。

（二）补液方案

补液方案应根据病史、临床表现及必要的实验室检查结果，综合分析水和电解质紊乱的程度、性质而定。首先确定补液的总量、组成、步骤和速度。补液总量包括补充累积损失量、继续损失量及供给生理需要量 3 个方面。

1. 补充累积损失量　指补充发病后至补液时所损失的水和电解质量。

(1) 补液量　根据脱水严重程度而定。原则上轻度脱水补 50mL/kg，中度脱水补 50～100mL/kg，重度脱水补 100～120mL/kg。实际应用时一般先按上述量的 2/3 量给予。

(2) 补液种类　根据脱水性质而决定补何种液体。低渗性脱水补 2/3 张含钠液，等渗性脱水补 1/2 张含钠液，高渗性脱水补 1/3～1/5 张含钠液。若临床判断脱水性质有困难，可先按等渗性脱水处理。有条件者最好测血钠含量，以确定脱水性质。

(3) 补液速度　累积损失量应在开始输液的 8～12 小时内补足，重度脱水或有循环衰竭者，应首先静脉注射或快速静脉滴入以扩充血容量，改善血液循环及肾功能，一般用 2∶1 等张含钠液（2 份生理盐水加 1 份 1.4％碳酸氢钠）20mL/kg，总量不超过 300mL，于 30～60 分钟内静脉注射或快速滴入。

2. 补充继续损失量　指补液开始后，因呕吐腹泻等继续损失的液体量。应按实际损失量补充，但腹泻患儿的大便量较难准确计算，一般根据次数和量的多少大致估计，适当增减。补充继续损失量的液体种类，一般用 1/3～1/2 张含钠液，于 12～16 小时内静脉缓慢滴入，每小时需滴注约 5mL/kg。

3. 补充生理需要量　儿童每天生理需水量为 60～80mL/kg，钠、钾、氯各需 1～2mmol/kg。这部分液体应尽量口服补充，口服有困难者，给予 1/4～1/5 张含钠液，补液速度同继续损失量补液速度。

在实际补液中，要对上述 3 方面综合分析，混合使用。对腹泻等丢失液体引起脱水的补液量：一般轻度脱水为 90～120mL/kg，中度脱水为 120～150mL/kg，重度脱水为 150～180mL/kg。补液成分：等渗性脱水补 1/2 张含钠液，低渗性脱水补 2/3 张含钠液，高渗性脱水补 1/3 张含钠液，并补充钾，再根据治疗反应，随时进行适当调整。

四、几种特殊情况下的液体疗法

1. 营养不良伴腹泻时液体疗法　营养不良时体液总量相对较多，平时处于偏低渗状态，腹泻时大多为低渗性脱水。估计脱水程度时应防止估计偏高，补液量应减少 1/3，用 2/3 张含钠液缓慢滴注。为补充热量及防止低血糖，可静脉滴注 10％或 15％葡萄糖注射液。为纠正低蛋白血症可少量多次输血浆，同时还要注意及时补充钾、钙、镁等。

2. 急性感染时液体疗法　急性感染时，因常伴有高热、多汗、呼吸加快，热能消耗增加和热量不足，而出现高渗性脱水和代谢性酸中毒。对这些患儿应注意补充热量，静脉滴注葡

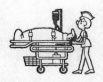

萄糖 3～5g/（kg·d）或 1/4 张含钠液，可防止酮症。一般病例，只要纠正脱水，酸中毒可逐步自然纠正。呕吐腹泻引起严重酸中毒可用 5％碳酸氢钠注射液。

3. 新生儿的液体疗法　新生儿对水、电解质和酸碱平衡的调节功能差，对钠和氯的排泄功能低，如氯化钠入量较多，易出现水肿。如氯过多，易引起酸中毒。由于新生儿的生理特点，液体疗法应慎重，新生儿正常时血钾即偏高，生后几天内短时间输液，可不必给钾盐。补液种类以 1/5 张含钠液为宜，滴入速度宜慢，除急需扩充血容量者外，全天总量应在 24 小时内匀速静脉滴注。

五、儿童液体疗法的护理

（一）补液前的准备阶段

1. 补液开始前应全面了解患儿的病史、病情、补液目的及其临床意义，应以高度责任心，迅速认真地做好补液的各项准备工作。

2. 熟悉常用液体的种类、成分及配制。

3. 做好家长工作，以助配合，对于患儿亦要做好鼓励与解释，以消除其恐惧心理，不合作患儿加以适当约束或给予镇静药。

（二）输液过程中的注意事项

1. 按医嘱要求全面安排 24 小时的液体总量，并按急需先补、先快后慢、有尿补钾的原则分期分批输入。

2. 严格掌握输液速度，明确每小时应输入量，计算出每分钟输液滴数，并随时检查，防止输液速度过快或过缓。有条件最好使用输液泵，以更精确地控制输液速度。

3. 认真观察病情、细心做好护理

（1）注意观察生命体征　包括体温、脉搏、血压、呼吸、精神状况。若出现烦躁不安、脉率增快、呼吸加快等，应警惕是否有输液量过多或者输液速度太快、发生心力衰竭和肺水肿等情况。

（2）观察脱水情况　注意患儿的神志状态，有无口渴，皮肤、黏膜干燥程度，眼窝及前囟凹陷程度，尿量多少，呕吐及腹泻次数及量等，比较治疗前后的变化，判定脱水减轻或加重。

（3）观察酸中毒表现　观察患儿面色及呼吸改变，小婴儿有无精神委靡。注意酸中毒纠正后，由于血浆稀释、离子钙降低，可出现低钙惊厥。注意碱性液体有无漏出血管外，以免引起局部组织坏死。

（4）观察低血钾表现　注意观察患儿面色及肌张力改变，有无心音低钝或心律失常，有无腹胀，有无腱反射减弱或消失等。补充钾时应按照见尿补钾的原则，严格掌握补钾的浓度和速度；绝不可作静脉注射，以免发生高血钾。

4. 准确记录液体出入量　24 小时液体入量包括口服液体和胃肠道外补液量。液体出量包括尿、大便和不显性失水。

（高红梅　周乐山　李枝国　刘美华　刘瑞冰　谌　静　曹美嫦　沈颖惠）

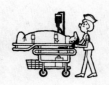

第 三 章
新生儿疾病患儿的护理

　　新生儿时期是一生中最重要的发展阶段之一，此期的儿童由宫内生活向宫外生活过渡，生活的方式和环境均发生巨大变化。此期疾病有其特殊性，医护人员应充分认识新生儿疾病的特点，给予及时正确的治疗和护理，为其一生的健康和发展奠定基础。本章主要介绍：早产儿、新生儿窒息、新生儿缺氧缺血性脑病、新生儿颅内出血、新生儿呼吸窘迫综合征、新生儿败血症、新生儿细菌性脑膜炎、新生儿感染性肺炎、新生儿破伤风、新生儿巨细胞病毒感染、新生儿黄疸、新生儿溶血病、新生儿寒冷损伤综合征、新生儿胃食管反流、新生儿坏死性小肠结肠炎、新生儿低糖血症、新生儿低钙血症。

第一节　早 产 儿

　　新生儿按胎龄分类可分足月儿、早产儿和过期产儿。早产儿是指胎龄小于 37 周的新生儿。母亲孕期疾病、外伤、生殖器畸形、过度劳累、胎盘异常、多胎及胎儿畸形等均是引起早产的原因。早产儿的死亡率较高，因为早产儿各器官系统发育不成熟，体外生活能力较弱，调节体温、抵抗感染的能力很差，容易发生多种合并症。

　　早产儿体重大多在 2500g 以下，身长小于 47cm，哭声低，四肢肌张力低下，皮肤鲜红薄嫩，胎毛多，胎脂丰富，皮下脂肪少，头发乱如绒线头，耳壳软、缺乏软骨、耳舟不清楚，指（趾）甲软，不超过指（趾）端，乳腺无结节或＜4mm，足底纹理少。男婴睾丸未降或未全降，女婴大阴唇不能盖住小阴唇。

【护理评估】

1. 健康史　询问患儿胎龄、体重、体温、身长等情况，有无母亲孕期疾病、胎盘异常、多胎及胎儿畸形等。

2. 身体状况　监测体温、呼吸、心率、血压。检查患儿反应情况，观察患儿的哭声、四肢肌张力、皮肤颜色、胎毛、耳壳、耳舟、指（趾）甲、乳腺、足底纹理、男婴睾丸、女婴阴唇是否符合早产儿的外观特点，并结合胎龄、体重评估患儿是否属于早产儿。

3. 辅助检查　分析血常规、血气、血生化及颅脑影像检查结果。

4. 心理社会状况　了解患儿家长对本病病因、性质、预后知识的了解程度，评估其家庭居住环境及经济状况。

【治疗原则】

1. 维持体温　早产儿体温中枢发育不完善，体温受环境温度影响很大，多为体温低，因此应根据早产儿的体重、出生胎龄、成熟度及病情，给予不同的保暖措施。

2. 呼吸支持　早产儿易发生缺氧和呼吸暂停。一般主张间歇低流量吸氧，以预防氧疗并发症的发生。呼吸暂停者给予弹足底、托背以刺激呼吸或使用复苏囊面罩加压给氧，必要时机械正压通气。

3. 营养支持　早产儿生后尽早喂养，以防低血糖、脱水发生。喂奶量根据早产儿耐受力而定，以不发生胃潴留及呕吐腹胀为原则。吸吮或吞咽差者可予鼻饲或静脉营养。

4. 防治感染　早产儿抵抗力比足月儿更低，消毒隔离要求更高。早产儿室内空气最好净化，工作人员要强化洗手意识，严格执行消毒隔离制度，防止交叉感染发生。一旦合并感染应合理应用抗生素。

【常见护理问题】①体温过低。②不能维持自主呼吸。③营养失调：低于机体需要量。④有感染的危险。

【护理措施】

1. 一般护理　早产儿室室温应在24℃～26℃，相对湿度为55％～65％。晨间护理时，室温应提高到27℃～28℃，以防受凉。早产儿皮肤娇嫩，屏障功能差，细胞及体液免疫功能不完善，其抵抗力极低，因此消毒隔离要求高。严禁非本室人员入内，注意接触患儿用品、

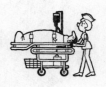

仪器设备的消毒，预防交叉感染的发生。

2. 饮食护理　早产儿各种消化酶不足，消化吸收差，因此首选母乳喂养，无法母乳喂养者以早产儿配方乳喂养。早产儿生后应尽早喂养，以防低血糖、脱水发生。早产儿胎龄越小，吞咽吸吮力越差，胃贲门括约肌松弛，容量小，易发生溢乳、呛咳。消化力弱易发生呕吐、腹泻、腹胀，因此喂奶量应根据早产儿耐受力而定，以不发生胃潴留及呕吐腹胀为原则（表3-1）。吸吮或吞咽差者可予鼻饲、胃管持续点滴或静脉补充营养。鼻饲喂养时应注意每次喂奶前应轻轻回抽，以了解胃潴留情况，如有胃潴留应及时调整喂奶的量及间隔时间；如无特殊情况，回抽液应注入胃内，不要丢弃。每天准确记录出入水量、磅体重，以便及时调整补充营养。早产儿对蛋白质的需求量较高，易发生坏死性小肠炎，要注意喂养乳汁的渗透压不可过高。

表3-1　　　　　　　　　　　　　　早产儿喂乳表

出生体重（g）	<1000	1000~1499	1500~1999	2000~2499
开始量（mL）	1~2	3~4	5~10	10~15
每天隔次增加量（mL）	1	2	5~10	10~15
喂乳间隔时间（小时）	1	2	2~3	3

3. 症状护理

（1）体温低　早产儿体温调节功能差，不能稳定地维持正常体温，其主要原因为体温调节中枢发育不完善。由于基础代谢低，肌肉活动少，使产热少，而体表面积相对大，皮下脂肪少，易散热。此外，早产儿缺乏寒冷发抖反应，汗腺发育不全。因此，早产儿的体温易随环境温度变化而变化。多为体温低，因此应根据早产儿的体重、出生胎龄、成熟度及病情，给予不同的保暖措施。体重<2000g者，应置暖箱中保暖，并注意选择适中温度。体重>2000g者，可在暖箱外给予头戴帽等保暖措施。如采血等必要操作，应尽量在远红外辐射保暖下进行。

（2）呼吸暂停　早产儿呼吸中枢及呼吸器官相对发育不成熟，呼吸不规则，易发生缺氧和呼吸暂停。呼吸暂停指呼吸停止时间达15~20秒或虽不到15秒，但伴有心率减弱和出现发绀。因此，护理人员除做好生命体征监护外，应加强巡视，密切观察患儿的精神反应、哭声、面色、皮肤颜色、肢体末梢温度、反射、进食等情况。有缺氧症状者可给予氧气吸入。一般主张间歇低流量吸氧。吸入氧浓度及时间根据缺氧程度而定，尽量避免高浓度或长时间吸氧，以预防氧疗并发症的发生。呼吸暂停者给予弹足底、托背以刺激呼吸或使用复苏囊面罩加压给氧，必要时机械正压通气。

（3）低血糖或高血糖　早产儿糖原储备不足，生后如喂养不及时，极易导致低血糖。又因胰岛 β 细胞功能不成熟，如静脉补糖过快，易发生高血糖。因此应密切监测血糖的变化。静脉输液治疗时，要准确抽取药物剂量，使用微量泵严格控制输液速度，防止医源性低血糖或高血糖发生。

4. 用药护理　早产儿由于肝功能不完善，肝内维生素 K 依赖凝血因子合成减少，维生素 K 依赖凝血因子缺乏易发生出血。出生后应补充维生素 K，预防出血。此外，还应补充维生素 A、维生素 C、维生素 D、维生素 E 和铁剂等物质。对于早产儿和新生儿静脉用药是最理想的给药途径，需要输液治疗时，要准确抽取药物剂量，使用微量泵严格控制输液速度。

5. 做好早产儿发展性护理　早产儿发展性护理就是以早产儿及其家属为中心，由专业的医师、护士、营养师等共同照护早产儿，希望能减少早产儿因医疗环境而受到的伤害，并能促进早产儿生长、发展及自我协调能力。胎儿期的最后 3 个月及出生后的头一段时间是大脑快速发育的时期，正常应在温暖、黑暗、孤立的宫内环境中进行。而病重的早产儿出生后常常处于一个光亮的、嘈杂的、经常接受各种操作的 NICU 环境中，加之他们的神经系统不成熟及生理功能不稳定，所以特别容易受环境中各种刺激因素（如噪声、光线）的影响，常使神经元建立起紊乱的联系，从而影响早产儿的正常发育。如噪声可致早产儿血氧饱和度降低，增加呼吸及心搏速率，使睡眠受到干扰；光线可使早产儿视网膜病变（ROP）机会上升，体重上升缓慢，无法发展出日夜作息频率等。其具体措施为：

（1）促进早产儿适应的护理　①在治疗前轻轻唤醒或触摸患儿使其有所准备，避免突然惊醒早产儿。②护理操作集中进行，但不能过度刺激，以使其能有不被打扰的睡眠时段，在执行集中护理时，如患儿出现疲倦应给予休息时段以促进其复原。③任何操作或护理后应停留在患儿旁边观察患儿反应，至少 5 分钟，以了解是否有异常。

（2）使用安慰的方法　①有节奏的抚触（避开很敏感的部位如四肢），握住患儿的双手轻轻的说话，让患儿吸吮自己的手指或奶嘴。②给患儿做一个鸟巢：鸟巢可以提供一个界线使

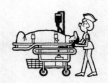

患儿不做无章紊乱的活动，并促进屈曲体位。患儿有安静、安全、被抚摸的感觉，有利于保暖及康复。③鼓励自我安慰：侧卧位把患儿的手放在中线，或把手放在嘴巴、眉头或头处，让他吸吮手指，屈曲体位，自我平静或提供安慰奶嘴使其能有机会进行非营养性吸吮。

（3）提供舒适及正确的体位　可使用水枕，避免早产儿中常见的双侧头部平坦，因为头部平坦可造成持久的体格及心理社会困难。

（4）减少噪声的刺激　创造一个安静的环境。医护人员说话要轻声细语，尤其在靠近婴儿时降低音量，走动轻柔，监视器及说话声音设定于最小声，及时的回应监视器报警；不要用力摔碰暖箱门，避免对暖箱的敲击；注意暖箱马达声的刺激，勿置放仪器在暖箱上以减少震动刺激；注意呼吸机的管道勿积聚水分以避免噪声或震动。

（5）光线的控制　病房在 24 小时内应该保证一段时间的昏暗照明，暖箱使用遮光罩，制造出一个类似子宫幽暗的环境。

（6）减少疼痛的刺激　集中护理以尽量减少操作并建议医师也如此。护士在执行侵入性治疗如打针、抽血或吸痰等时，多给予肢体支持，应一手握住患儿的双膝将双腿靠近躯体，另一手掌轻压上肢使其靠近前胸，使其形成胎儿屈曲姿势，以限制患儿无意识的挥动。并尽量减少对患儿肢体的捆绑，当去除胶布、电极等捆绑物时应及时清洁皮肤，以减轻不适感。

（7）协助建立亲子依附关系　鼓励早产儿父母执行袋鼠式护理，让早产儿与父母有视觉、嗅觉及肌肤接触的机会。

（8）鼓励父母参与早产儿的照顾　帮助早产儿父母认识早产儿的行为语言，了解早产儿的需要，并同时有计划地进行出院宣教，以增加父母照顾早产儿的能力及信心。有条件的医院可成立早产儿家长联谊会使父母分享照顾早产儿的心得。

总之，照顾早产儿的目标，不只是让早产儿能存活而已，更重要的是帮助早产儿有良好的发展。因此早产儿发展性照护的推行，除了医师护士努力的照护之外，更重要的是早产儿父母积极参与，才能使早产儿有良好的发展。

6. 出院指导　向患儿家属讲解出院后继续保暖的重要性，4～6 个月纯母乳喂养，按需哺乳，从 4 个月开始添加辅食，由少至多，循序渐进，多晒太阳，按医嘱及时补钙、补锌，定期进行各项生长发育指标监测，按时预防接种。

第二节　新生儿窒息

　　新生儿窒息（Asphyxia of newborn）是指胎儿因缺氧发生宫内窘迫或娩出过程中引起的呼吸、循环障碍。为围生期儿童死亡和导致伤残的重要原因之一。

　　凡能降低胎儿或新生儿血氧浓度的任何因素都可引起窒息，病因包括：①母体因素。②分娩因素。③胎儿因素。新生儿娩出时因窒息程度不同表现不一，轻度缺氧可全身发绀，呼吸浅快，肌张力增加或正常；重度缺氧者，全身苍白，呼吸弱或无呼吸，肌张力松弛。临床根据生后1分钟的Apgar评分见表3-2，将窒息分为：0~3分为重度、4~7分为轻度。生后1分钟评分可区别窒息程度，5分钟后评分有助于判断预后，如5分钟评分仍低于6分者，神经系统受损较大。

表 3-2　　　　　　　　　　　　　　　　新生儿 Apgar 评分

体　征	评 分 标 准			出生后评分	
	0分	1分	2分	1分钟	5分钟
皮肤颜色	发绀或苍白	躯干红四肢发绀	全身红		
心率（次/min）	无	<100	>100		
弹足底或插鼻饲管反应	无反应	有些动作或皱眉	哭，喷嚏		
肌张力	松弛	四肢略屈曲	四肢能活动		
呼吸	无	慢，不规则	正常，哭声响		

【护理评估】

　　1. 健康史　了解孕母年龄，孕期有无高血压、感染、糖尿病、甲状腺功能亢进症、胆汁淤积、前置胎盘等；了解患儿出生时是否有胎心改变、脐带脱垂、绕颈，有无误吸羊水及出生时 Apgar 评分结果；母亲羊水是否混浊、变色，产时用药情况。

　　2. 身体状况　观察患儿全身皮肤有无发绀或苍白；检查有无呼吸、心率减慢及呼吸不规

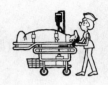

则等情况；了解有无肌张力降低。

3. 辅助检查　分析血常规、血气、血生化及颅脑影像检查。如血氧分压降低，提示患儿缺氧；颅脑影像检查提示是否有出血或低密度改变。

4. 心理社会状况　了解患儿家长对本病的认识程度；评估家长对本病的治疗态度及心理承受能力。

【治疗原则】

1. 复苏准备　估计胎儿娩出后有窒息危险时，应做好充分准备，包括人员、技术、设备、药物准备，复苏做到争分夺秒。

2. 及时复苏　新生儿窒息采用国际公认的 ABCDE 复苏方案。①A（airway）清理呼吸道。②B（breathing）建立呼吸。③C（circulation）恢复循环。④D（drug）药物治疗。⑤E（evaluation and environment）评估和环境（保温）。A、B、C 三步最为重要。其中 A 是根本，B 是关键。

3. 复苏后处理　保持患儿安静，监测体温、心率、呼吸、血压、尿量、肤色、神经系统症状，并予保暖，维持体温、血压及内环境稳定，控制惊厥，治疗脑水肿等。

【常见护理问题】①气体交换受损。②体温过低。③有废用综合征的危险。

【护理措施】

1. 一般护理　由于复苏后的患儿抵抗力较低，特别是在抢救中更容易造成损伤，增加感染的机会。因此，防治感染非常重要。新生儿室最好备有空调和空气净化设备，阳光充足，空气流通，避免对流。保持室温在 22℃～24℃，相对湿度在 55%～65%。可将患儿置远红外线辐射床或暖箱中，肩部用小毛巾垫高 2～3cm，保持呼吸道通畅。特别注意保持患儿安静，尽量少搬动头部和避免进行头皮血管穿刺，防止加重或诱发颅内出血。

2. 饮食护理　新生儿窒息可造成胃肠功能紊乱，如恶心、呕吐、腹胀、便秘、甚至坏死性小肠结肠炎等。过早喂养、量过多或高渗奶液可诱发或加重上述紊乱。但长期禁食可致胃肠发育延缓，包括胃肠黏膜萎缩，酶活性降低，吸收面积减少等。若长期静脉营养还可能发生胆汁淤积症等。目前提倡早期微量喂养：生后 6 小时开奶，开奶量从 2～4mL/（kg·d），逐渐增至 12mL/（kg·d）。根据患儿病情、吸吮力、吞咽能力等情况分别采用奶头喂养、滴管喂养、胃管喂养。对吸吮尚好者让患儿直接吸吮奶头，有吞咽能力而无吸吮能力者采用滴管喂养。喂奶后认真观察有无呼吸改变、发绀、呕吐等现象发生，出现异常及时处理。每次喂奶后应将患儿头部抬高，侧卧位或头偏向一侧，防止呕吐、反流引发吸入性肺炎。若为配方奶应掌握好比例，现配现用，温度适中，喂养剂量准确。仔细观察喂奶后患儿的反应，如呕吐、腹胀、腹泻及大便的颜色、次数、性质、残留奶量等，并做好记录，为下次的喂奶量、时间、浓度等提供可靠依据。

3. 症状护理

（1）呼吸暂停　①改善通气及换气功能，恢复自主呼吸。a. 通畅呼吸道：立即将患儿置远红外线辐射床上或其他方法预热的保暖床上，仰卧，肩部垫高 2～3cm，使颈部稍后伸至中枕位；立即清除口鼻、咽及呼吸道分泌物。b. 建立呼吸：拍打足底和摩擦患儿背部促使呼吸出现，如仍无自主呼吸，立即用复苏囊加压给氧，注意面罩应密闭口、鼻。c. 恢复循环：如心率＜60 次/min，同时进行胸外心脏按压，无好转则行气管插管，并注射肾上腺素。d. 药物治疗：建立有效静脉通路，保证药物的应用，遵医嘱予扩容、纠酸等处理。但在新生儿复苏时，很少需要使用药物。新生儿心动过缓常常是因为肺部充气不充分或严重缺氧，因而纠正心动过缓的最重要步骤是充分的正压人工呼吸。e. 评估和环境（保温）：在执行 a、b、c、d 每一步骤的前后，均应对呼吸、心率和肤色进行评估，即评估→决策→操作→再评估→再决策→再操作，评估和环境（保温）贯穿于整个复苏过程中，复苏过程中要求使用纯氧。当缺氧发生时首先是皮肤颜色发生变化，其次是呼吸停止，最后是心搏停止；复苏有效后心率首先恢复，随后肤色转红，然后出现自主呼吸。②患儿复苏后，生命力非常脆弱，易发生呼吸暂停、缺血缺氧性脑病、颅内出血、吸入性肺炎、硬肿症等严重并发症。因此，必须密切观察患儿的呼吸、心率、体温、血压、氧饱和度、哭声、瞳孔、精神意识状态、神经反射、皮肤颜色及末梢循环、肌张力、尿量、大便、血气、血糖等情况，及时发现问题，及早处理。③患儿自主呼吸恢复后，应根据患儿情况决定是否需要吸氧。当氧分压或血氧饱和度低需要吸氧时，要注意监测，防止因吸氧过度导致的氧损害。特别是早产低出生体重儿更要注意，防止发生早产儿视网膜病变等疾病。

（2）低体温　复苏后的患儿因循环功能不良，产热低，体温往往低于正常，易出现硬肿症等并发症并增加氧耗，须注意保暖。尤其是早产儿和低出生体重儿，应入暖箱并注意观察体温变化和随时调节暖箱温度。

4. 用药护理　应用多巴胺时应使用输液泵严格控制输液速度，定时测量血压，检查有无血压升高、心率增快等不良反应，必要时调整剂量。应用脱水药、利尿药时注意有无水、电

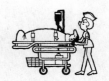

解质平衡紊乱等不良反应。静脉滴注多巴胺及甘露醇时应注意勿渗出血管外，以防引起组织坏死。

5. 出院指导

（1）做好日常护理　注意保暖，预防感冒。注意通风，同时调整好温、湿度。向家长介绍保暖、皮肤护理、防感染、预防接种等有关知识。

（2）注意观察患儿一般情况　包括精神、反应、面色、哭声、食欲、大小便和皮肤颜色等。

（3）加强喂养　患儿病情恢复后可按正常婴儿喂养，即以母乳或配方乳喂养，按需喂奶。提倡母婴同室和母乳喂养，促进母婴情感交流。

（4）定期随访　观察儿童体格发育和智力发育情况，发现问题，及时诊治。

第三节　新生儿缺氧缺血性脑病

新生儿缺氧缺血性脑病（Hypoxic-ischemic encephalopathy，HIE）是指围生期窒息导致脑的缺氧缺血性损害，临床出现一系列中枢神经异常的表现。HIE 是新生儿窒息后的严重并发症，病死率高并可产生永久性神经功能紊乱，如智力障碍、癫痫、脑性瘫痪等，是新生儿死亡和婴幼儿神经系统功能障碍的主要原因，因此成为近年来国内外研究的热点之一。

缺氧缺血性脑病的发生主要与围生期的窒息有关，只要有缺氧或缺血存在就可能产生脑损害。如围生期窒息、反复呼吸暂停、重度心力衰竭、心搏骤停或严重的心动过缓等。临床主要表现为意识障碍、肌张力及原始反射改变、惊厥、脑水肿颅内高压等神经系统症状。惊厥常发生在出生 24 小时内，脑水肿颅内高压在 24～72 小时内最明显。根据临床表现可分为轻、中、重度。①轻度：其特点为兴奋、激惹、拥抱反射活跃、肢体可出现颤动。②中度：患儿有意识障碍，可出现惊厥。③重度：处于浅昏迷或昏迷状态，呼吸不规则，惊厥频繁，肌张力低下。多数重度 HIE 患儿于生后 1 周内死亡，存活者多数留有严重后遗症。

【护理评估】

1. 健康史　了解患儿有无围生期窒息、反复呼吸暂停、重度心力衰竭、心搏骤停或严重的心动过缓等；了解患儿出生时是否有脐带脱垂、绕颈，有无误吸羊水及出生时 Apgar 评分结果。了解患儿有无新生儿窒息史。

2. 身体状况　观察患儿意识状态，有无兴奋或嗜睡、昏迷；皮肤有无发绀；检查心率、呼吸、原始反射是否存在；注意肌张力的改变，有无前囟张力增高、惊厥、瞳孔对光反射消失、呼吸暂停等。

3. 辅助检查　分析脑电图、脑干诱发电位及影像学检查结果。

4. 心理社会状况　详见本章第二节相关内容。

【治疗原则】关键是预防窒息，产程中加强胎心监护，及时发现并正确处理宫内窘迫及生后窒息。治疗为支持疗法，控制惊厥，减轻脑水肿，亚低温治疗。积极开展康复治疗，定期随访。

【常见护理问题】①低效性呼吸形态。②潜在并发症：颅内压升高、呼吸衰竭。③有废用综合征的危险。

【护理措施】

1. 一般护理　保持室内空气新鲜，定时通风，室内每天消毒。各项护理和治疗集中进行，动作轻柔，尽量减少对患儿的刺激，并加强口腔、皮肤、脐部、眼睛护理，防止合并症的发生。

2. 饮食护理　由于患儿常有呕吐及拒乳，吸吮能力差，甚至有的患儿吸吮反射及吞咽反射消失，使得摄入量减少，热量供给不足。因此要观察患儿热量及液体摄入情况，以保证机体生理需要。如果不能吸吮，可采用鼻饲管喂养，也可采用从胃管持续点滴，以保证充足的热量供给。同时应严密观察患儿的面色、呼吸、有无呕吐，防止窒息的发生。

3. 症状护理

（1）惊厥　HIE 常引起惊厥，惊厥可增加脑组织氧耗，加重脑缺氧及脑损伤。新生儿抽搐症状不典型，持续时间短，有时数秒，如不仔细观察，不易发现。因此应密切观察患儿有无双眼凝视、面肌抽动、面色发绀、呼吸暂停及前囟饱满等抽搐表现，及时发现并采取相应措施控制惊厥。①保持呼吸道通畅，及时清除口、鼻分泌物，防止乳汁及口鼻分泌物吸入引起的窒息。②保持环境安静，减少探视。治疗、护理集中进行，动作轻柔，尽量减少刺激。③遵医嘱予镇静、脱水药及改善脑代谢的药物，以减少神经系统的损害。其护理措施详见第二章第四节相关内容。

（2）颅内高压　密切观察患儿神志、呼吸、前囟张力、瞳孔的改变，出现颅内高压症状时，及时采取相应措施，防止颅内压进一步增高，尽可能减少神经系统后遗症。其护理措施

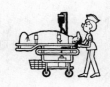

详见第二章第四节相关内容。

（3）呼吸衰竭 ①密切观察患儿呼吸节律、频率的变化及有无呼吸暂停等，呼吸不规则是本病恶化的主要表现。②新生儿 HIE 患儿首先要清除呼吸道分泌物，用吸管吸净鼻、口腔及咽喉中黏液和异物，保持呼吸道畅通。③轻度 HIE 呼吸变化不明显，重症 HIE 可出现中枢性呼吸衰竭，在观察中如出现呼吸不规则、呼吸暂停，应立即给予氧气吸入，同时给予呼吸兴奋药，并通知医师抢救，建立有效呼吸和完善循环功能，尽量减少缺氧对脑细胞的损伤。④脑组织对缺氧极为敏感，及早合理给氧是提高血氧浓度、减轻脑损伤的关键。因此，应根据病情变化选择适当的给氧方式。轻度 HIE 可面罩给氧，重度 HIE 则用呼吸机辅助通气，待出现规则的自主呼吸，皮肤转红后改用面罩供氧。吸氧过程中应注意防止因用氧过度引起肺不张及晶体后纤维增生等不良反应。

（4）低（高）体温 HIE 患儿窒息后机体各器官功能均可有损害，要维持机体内环境稳定和各器官的正常功能，在观察过程中应注意保持体温在正常范围内。体温过高，脑细胞代谢增加，使其对缺氧更不能耐受；体温过低，脑血流减少，不利于脑细胞代谢的恢复。因此 HIE 患儿常规 4 小时测体温 1 次，体温不升、四肢冰冷的患儿给予热水袋保温，有条件者将患儿置于暖箱中，注意调整温湿度，保持肛温在 36.5℃～37℃为宜。体温高者，即松包或减少盖被，并给予温水擦浴，或予以枕冰袋降温。

4. 亚低温治疗的护理 亚低温治疗采用人工诱导的方法将体温下降2℃～4℃，减少脑组织的基础代谢，保护神经细胞；改善血管通透性，减轻脑水肿；提高血中氧含量，促进有氧代谢。降温的方式可以采用全身性或选择性头部降温，前者能迅速、稳定的将脑部温度降到预期的温度，但易并发新生儿硬肿症。而后者既能避免其缺点，又能发挥脑保护作用。目前亚低温治疗新生儿 HIE，仅适用于足月儿，对早产儿尚不宜采用。

（1）降温 亚低温治疗时采用循环水冷却法进行选择性头部降温，起始水温保持10℃～15℃，直至体温将至 35.5℃时开启体部保暖，头部采用覆盖铝箔的塑料板放射热量。脑温下降至34℃时间应控制在 30～90 分钟，观察温度传感器有无脱落，机器运转是否正常，及时调整颅脑降温仪设定温度，掌握降温幅度，降温过大易引起寒战，而降温过少则达不到治疗目的。

（2）维持 亚低温治疗是使头颅温度维持在 34℃～35℃，由于头部的降温，体温亦会相应的下降，易引起新生儿硬肿症等并发症，因此治疗期间应注意保暖，维持室温恒定和机温稳定，避免体温过低。可给予远红外或热水袋保暖。远红外保暖时，肤温控制在 35℃ ～ 35.5℃，肤温探头放置于腹部。热水袋保暖时，使热水袋水温维持在 50℃，冷却后及时更换，注意防止烫伤。在保暖的同时要保证亚低温的温度要求。患儿给予持续的肛温监测，以了解患儿体温波动情况，维持体温在 35.5℃ 左右。

（3）复温　亚低温治疗结束后，必须给予缓慢复温。采用自然复温方法，时间大于 5 小时，保证体温上升速度不高于每小时 0.5℃，以避免复温过快而出现并发症，如低血容量性休克，反跳性高血钾，凝血功能障碍等。因此复温的过程中仍需肛温监测。若体温不能自行恢复，可采用加盖被子、温水袋等方法协助复温。体温恢复正常后，需每 4 小时测体温 1 次。

（4）监测　在进行亚低温治疗的过程中，应给予持续心电监护、肛温、血氧饱和度、呼吸及血压监测。①体温监测是亚低温治疗中的一个重点项目，亚低温治疗是否有效，是否有并发症发生，在一定程度上与体温的控制情况密切相关。②神经系统症状和体征是观察 HIE 病情发展和转归的重要指标。因此应注意观察患儿意识、反应、四肢肌张力情况及有无抽搐，做好详细记录和对症处理。③低温可使新生儿的心率减慢、血压降低，温度降低过深易引起心血管功能紊乱，出现心律失常，严重者可因心室颤动而死亡，因此应注意心率的变化，发现异常及时告知医师是否停止亚低温治疗。④低温致呼吸减慢，换气量和潮气量下降，咳嗽反射，吞咽反射减弱。需监测呼吸频率、节律的变化，及时清除呼吸道分泌物，预防肺部感染。⑤窒息后体内血流重新分布，易引起消化道缺血缺氧，故亚低温治疗患儿应延迟哺乳，给予静脉营养，24 小时均匀输入。观察腹部体征和消化道症状变化。⑥详细记录 24 小时出入液量。

5. 用药护理　新生儿心肺发育不完善，需在保证患儿对液体及能量需要的前提下严格控制输液速度和量，特别是在应用血管活性药时，要精确控制输液量和速度；观察输液通路是否通畅、有无局部液体外渗，一旦发生外漏，立即更换输液部位。应用多巴胺维持循环时应定时测量血压，检查有无血压升高、心率增快等不良反应。应用脱水药、利尿药时应密切观察患儿精神状态、前囟、皮肤弹性、尿量及色泽的变化，以防脱水过度导致水电解质平衡失调。

6. 出院指导

（1）向家长解释本病的有关知识，以取得合作。

（2）早期康复干预　新生儿行为神经测定（NBNA）在新生儿期第 7 天、第 14 天、第 28

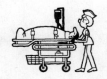

天动态测定，在 1~2 周内评分＜35 分（满分 40 分，正常＞37 分），CT 检查提示低密度灶等缺氧改变时应早期进行干预治疗，包括应用胞磷胆碱、脑活素等促进脑细胞恢复及高压氧（每次 1~1.5 小时，10 天为 1 个疗程）等治疗均取得一定疗效，并配合婴儿抚触，以促进神经系统功能恢复。

（3）对有后遗症可能的患儿，要给家长讲解康复治疗方法及其重要性，以尽可能减轻后遗症。

第四节　新生儿颅内出血

新生儿颅内出血（Intracranial hemorrhage of the nenborn）是新生儿时期因缺氧或产伤引起的脑损伤，临床上以中枢神经系统兴奋和（或）抑制症状及呼吸困难为主要特征。本病病因主要为缺氧和产伤。颅内出血的症状体征与出血部位及出血量有关。一般于生后半小时至 1 周出现，是新生儿早期的重要疾病，病死率高，预后较差。

【护理评估】

1. 健康史　了解母亲孕期健康状况，胎动情况，有无宫内窘迫等缺氧史，患儿出生时是否难产，有无窒息，应用过何种药物等。

2. 身体状况　观察患儿精神状态，反应情况；检查前囟饱满程度，瞳孔及肌张力变化；注意有无呕吐、双目凝视、尖叫、呼吸节律改变及发绀发生。

3. 辅助检查　监测血常规，了解出血是否进行性加重；做头颅 B 超和 CT 检查以便确定出血部位和范围，帮助判断预后。

4. 心理社会状况　了解家长对本病的认识程度和对治疗的思想准备。

【治疗原则】

1. 镇静止痉　选用苯巴比妥、地西泮等。

2. 降低颅内压　一般选用 20％甘露醇注射液、高渗钠、甘油果糖脱水，地塞米松，必要时可选用呋塞米、白蛋白。

3. 止血及对症处理。

4. 使用恢复脑细胞功能的药物，如胞磷胆碱、脑活素等。恢复期可给脑康复治疗。

【常见护理问题】①低效型的呼吸形态。②潜在并发症：颅内压增高、呼吸衰竭。③有废用综合征的危险。④营养失调：低于机体需要量。

【护理措施】

1. 一般护理　保持安静，减少刺激。患儿取头高侧卧位，肩部垫高 15°～30°。减少噪声，一切必要的治疗、护理操作要轻、稳、准，静脉穿刺使用留置针。尽量少搬动头部和避免进行头皮血管穿刺，以防加重颅内出血。保持房间空气新鲜、温箱或辐射台温湿度适宜，定期消毒，严格执行无菌操作及消毒隔离制度，防止发生交叉感染。

2. 饮食护理　供给足够的能量和水分，根据病情选择鼻饲或吮奶喂养，必要时可静脉补充水分和静脉营养治疗，保证热量供给。

3. 症状护理

（1）惊厥　注意观察神志、呼吸、瞳孔、心率、前囟张力和肌张力变化，将患儿置温箱或辐射床上，保温的同时能暴露患儿以便及时观察惊厥发生时间、部位及程度，避免漏诊。定期测头围并记录，异常及时与医师联系。

（2）呼吸困难　保持呼吸道通畅，改善呼吸功能，及时清理呼吸道分泌物。根据缺氧程度选用适当的给氧方式和浓度，合理用氧。详见本章第五节相关内容。

4. 用药护理　使用苯巴比妥、地西泮时应注意观察呼吸情况，以免患儿发生呼吸抑制。静脉滴注 20％甘露醇注射液时注意勿渗出血管外，以防引起组织坏死。

5. 出院指导

（1）向患儿家长详细解释病情、治疗效果及预后。

（2）鼓励坚持治疗和随访及恢复期的康复治疗，如高压氧治疗、婴儿抚触治疗及护脑药物的应用等。

（3）指导患儿家长做好患儿肢体功能训练及智力开发。

第五节　新生儿呼吸窘迫综合征

新生儿呼吸窘迫综合征（Neonatal respiratory distress syndrome，NRDS），又称新生儿肺透明膜病（Hyaline membrane disease，HMD），是指新生儿出生后数小时即出现进行性呼吸困难、发绀及呼吸衰竭等症状，病理以出现肺嗜伊红透明膜和肺不张为特征。主要发生在早产儿。

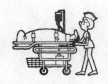

本病主要由于缺乏肺泡表面活性物质（Pulmonary surfactant，PS）引起。PS 由肺泡Ⅱ型细胞产生，一般在胎龄 20～24 周产生，35 周后迅速增加，胎龄越小肺中肺泡表面活性物质的量越少，在早产、缺氧、寒冷、严重感染、剖宫产、孕母糖尿病等情况下，发病率增高。本病以早产儿多见，出生时可以正常，也可无窒息，6～12 小时内逐渐出现呼吸困难，逐渐加重，伴呻吟，可有三凹征，鼻翼翕动、发绀、呼吸暂停，肌张力低下，甚至出现呼吸衰竭。肺部听诊呼吸音低，吸气时可听到细湿啰音。本病为自限性疾病，能生存 3 天以上者，肺成熟度增加，恢复希望较大。肺部 X 线检查：早期两肺透光度减低，两肺有均匀分布的细小颗粒和网状阴影，以后出现支气管充气征（两肺不透光而全部发白，支气管则充盈为黑色，由肺门向四周伸展）。

【护理评估】

1. 健康史　了解其母孕期情况，有无糖尿病、低血压、前置胎盘、胎盘早剥等。询问患儿胎龄、出生史、测体重。了解患儿何时出现呼吸困难，是否呈进行性加重。

2. 身体状况　观察患儿神态、精神状态及呼吸情况，注意有无鼻翼翕动、三凹征及呼吸暂停，呼吸困难是否进行性加重，观察发绀程度，听诊双肺呼吸音的改变。

3. 辅助检查　X 线胸片示：早期两侧肺野普遍性透亮度减低，内有均匀分布的细小颗粒和网状阴影，支气管则有充气征。血气分析可表现为 pH 值下降，PaO_2 降低，$PaCO_2$ 增高等。

4. 心理社会状况　详见本章第二节相关内容。

【治疗原则】纠正缺氧，辅助呼吸，保暖，应用肺泡表面活性物质（PS），控制肺部感染，维持酸碱平衡，供给所需营养和水分。

【常见护理问题】①自主呼吸受损。②气体交换受损。③有感染的危险。④营养失调：低于机体需要量。

【护理措施】

1. 一般护理　环境温度维持在 22℃～24℃，肤温维持在 36℃～36.5℃，相对湿度为55%～65%，减少水分的损耗。注意严格执行无菌操作规程，遵医嘱予抗生素防治肺部感染。

2. 饮食护理　新生儿呼吸窘迫综合征主要发生在早产儿，其饮食护理可参见本章第一节相关内容。

3. 症状护理　呼吸困难：呼吸困难患儿应给予供氧及辅助呼吸，根据病情及血气分析采用不同的供氧方法和调节氧流量使 PaO_2 维持在 6.67～9.3kPa（50～70mmHg），避免长期高浓度用氧致氧中毒发生。①头罩用氧时，应选择与患儿相适应的头罩，氧流量 4～6L/min，适当开放侧门，以免 CO_2 积聚在头罩内。②鼻塞持续呼吸道正压呼吸（CPAP）用氧，应早期应用，可用鼻塞接呼吸机行 CPAP 通气或用简易鼻塞瓶装法，即鼻塞一端接氧气，另一端接水封瓶长管，长管深入水面的深度即为呼气末正压的数值，一般为 0.49～0.98kPa（5～10cmH$_2$O），早产儿从 0.196～0.294kPa（2～3cmH$_2$O）开始，水封瓶放在距患儿水平位下 30～50cm 处。③气管插管接呼吸机用氧，如用鼻塞 CPAP 后，病情仍无好转者，采用间歇正压通气（IPPV）加呼气末正压通气（PEEP）。

4. 用药护理　气管内滴入肺泡表面活性物质应注意头稍后仰，使呼吸道伸直，在喉镜指引下，插入气管导管。滴入前彻底吸尽呼吸道内分泌物。抽取药液，从气管内缓慢滴入，边注射边用复苏囊加压给氧，以利药液更好地弥散。用药后 6 小时禁止呼吸道内吸引。目前大多采用改良的用药方法：患儿置仰卧位，用 5mL 注射器抽取药液后接 5.5 号头皮针，用络合碘消毒气管导管近口段外侧壁后刺入，边匀速缓慢滴入，边气囊加压供氧，给药时间 15～30分钟。药物滴完后，迅速拔出针头用胶布贴好气管导管的穿刺处以防漏气。在给药后 6 小时内不做呼吸道吸痰。因改良的用药方法是将药物用头皮针直接刺入气管导管内缓慢滴入，不用打开接头，因而避免了药物因患儿呼气而被喷出，最大限度地减少了药物的浪费，保证了用药剂量的准确性。

5. 出院指导　详见本章第二节相关内容。新生儿呼吸窘迫综合征多发生在早产儿，因此应做好早产儿发展性护理。

第六节　新生儿败血症

新生儿败血症（Neonatal septicemia）指病原菌侵入新生儿血液循环，并在其中生长、繁殖、产生毒素，由此而造成的全身感染。是新生儿时期重要的感染性疾病，其发病率和死亡率均较高。

感染途径分：①产前感染：与孕妇有明显感染有关。②与胎儿通过产道时被细菌感染有关。③产后感染：最多见，致病菌主要经脐部、皮肤黏膜破损处，以及呼吸道、消化道等侵入有关。本病无特征性表现，产前、产时感染一般发生在出生后 3 天内，产后感染在出生 3

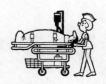

天后。仅表现为全身中毒症状，可累及多个系统。患儿全身情况差，常有不哭、不吃、不动，体温不稳定，体重不增，面色欠佳，出现病理性黄疸，呼吸异常。少数严重病例很快发展到呼吸、循环衰竭、DIC、中毒性肠麻痹、高胆红素脑病和酸碱平衡紊乱。2/3 的新生儿败血症可并发化脓性脑膜炎，故新生儿败血症应常规做腰穿检查。

【护理评估】

1. 健康史　了解其母孕期有无产程过长、胎膜早破、羊水混浊、感染。询问患儿起病以来的精神反应情况，有无体温不升或发热、咳嗽、气促、呕吐、腹泻、体重增长情况及有无黄疸加重或退而复现。

2. 身体状况　观察患儿精神状态、体温、心率、哭声、吃奶情况，检查全身皮肤有无黄染、破溃、脓疱疮，脐带有无红肿或脓性分泌物。

3. 辅助检查　分析血培养及局部分泌物培养结果。检查周围血常规是否升高。

4. 心理社会状况　评估患儿家庭卫生习惯、居住环境及经济状况。了解患儿家长对本病病因、性质、预后的认识程度。

【治疗原则】

1. 选用合理的抗生素　早期、足量、足疗程、静脉用药。一般需 10～14 天。

2. 处理局部病灶　如脓疱疮、脐炎、皮肤黏膜破损等。

3. 对症治疗和支持治疗　如保暖、供氧、纠酸、保证水分及热能供给等。

【常见护理问题】①皮肤完整性受损。②体温调节无效。③潜在并发症：脑膜炎。④营养失调：低于机体需要量。

【护理措施】

1. 一般护理　消除局部感染灶，如皮肤破损、脓疱疮、脐炎、鹅口疮等，促进皮肤病灶早日痊愈，防止感染继续蔓延扩散。

2. 饮食护理　细心喂养，不能进食时可行鼻饲或通过静脉补充能量和水分，必要时输注丙种球蛋白、全血或血浆，以提高机体抵抗力。

3. 症状护理

（1）低体温或发热　维持体温稳定，当体温偏低或不升时，及时予保暖措施。当体温过高时予物理降温及多喂水。

（2）脐炎　①断脐后前 1～3 天脐残端未干燥前，先用 75％乙醇消毒脐根部及残端，再用无菌纱布覆盖。2～3 天后脐残端已干燥时只需用 75％乙醇消毒，每天 1～2 次，不需包扎，但注意保持局部干燥，避免尿液浸湿。②脐部有感染时，局部用 3％过氧化氢清洗，再涂 75％乙醇或 2％碘酊，直致痊愈。

（3）颅内压增高 如患儿出现面色青灰、呕吐、尖叫、双目凝视、前囟饱满等提示颅内压增高。其具体措施详见第二章第四节相关内容。

4. 用药护理 保证抗生素有效地进入体内，注意药物的不良反应，避免使用氨基甙类等肾毒性大、听力影响大的药物。

5. 出院指导 详见本章第二节相关内容。注意保持脐部干燥，避免尿液浸湿。脐部有红肿、脓性分泌物时及时就医。

第七节 新生儿细菌性脑膜炎

新生儿细菌性脑膜炎（Neonatal bacterial miningitis）是新生儿期由细菌引起的最常见的一种颅内感染型疾病，病情凶险，但治疗及时能够见效。早期诊断和及时处理对新生儿细菌性脑膜炎来说十分重要，绝大多数病例与新生儿败血症有关，病原菌绝大多数由血行播散至中枢神经系统，与败血症的细菌相同，近年来，医源性脑膜炎增多，如暖箱内的水槽、雾化器、吸痰器、呼吸机等被水生菌污染并繁殖，可引起新生儿室脑膜炎的流行。

新生儿细菌性脑膜炎的早期症状与败血症相似，表现为精神较差，面色欠佳，体温异常，哭声弱，吸奶减少等。但常更严重，发展更快。由于骨缝及前后囟未闭，颅骨较其他年龄组易于分离，因此前囟饱满或隆起、呕吐等颅内压增高表现出现较晚或不明显。新生儿颈肌发育较差，故颈强直少见。可有眼球震颤或斜视，瞳孔对光反应迟钝或大小不等，可出现惊厥。

【护理评估】

1. 健康史 了解其母孕期有无羊水混浊、胎膜早破、产程过长等生产史。询问患儿起病以来的精神反应情况，有无体温不升或发热、咳嗽、气促、呕吐、腹泻等情况。

2. 身体状况 观察患儿精神状态、体温、心率、哭声、吃奶情况，检查全身皮肤有无黄染、破溃、脓疱疮，脐带有无红肿或脓性分泌物。有无惊厥、神志改变及颅内压增高症状。

3. 辅助检查 脑脊液检查：对任何疑有脑膜炎者，应立即做腰椎穿刺检查，常有压力增高，外观不清或混浊，白细胞总数明显增多、蛋白质明显增高，糖常降低。血培养：阳性率

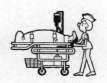

可高达 45%~85%。B 超、CT 或磁共振检查：对确定病变与随访疗效均很有帮助。

4. 心理社会状况 评估患儿家庭卫生习惯，居住环境及经济状况。了解患儿家长对本病病因、性质、预后的认识程度。

【治疗原则】

1. 抗菌治疗 尽早选用大剂量、易进入脑脊液的杀菌药，最好静脉用药，病原菌明确者按药敏用药。

2. 支持治疗 可多次输新鲜血浆，静脉滴注丙种球蛋白，早期常伴有脑水肿，应严格限制输液量，危重患儿可考虑应用肾上腺皮质激素，非低血糖、低血钙、低血钠所致惊厥可用苯巴比妥钠肌内注射或静脉注射，颅压增高者可用甘露醇降颅压。

【常见护理问题】①体温调节无效。②营养失调：低于机体需要量。③皮肤完整性受损。

【护理措施】

1. 一般护理 保持体温稳定，体温过低时予保暖，最好置辐射抢救台，便于保温抢救及观察有无惊厥等表现。体温过高时予物理降温，注意补充水分。消除原发病灶。如脐炎、脓疱疮及皮肤破损等，促进伤口早日愈合，防止感染蔓延扩散。

2. 饮食护理 细心喂养，不能吸乳、吞咽者可用鼻饲或静脉补充营养液。必要时输注丙种球蛋白、鲜血或血浆，提高机体抵抗力。准确记录 24 小时出入水量。

3. 症状护理 详见本章第六节相关内容。

4. 用药护理 保证抗生素有效进入体内，以确保疗效，保证足够的疗程，注意保护血管，最好使用静脉留置针。使用镇静药时应注意观察呼吸情况，以免发生呼吸抑制。静脉滴注 20% 甘露醇注射液时注意勿渗出血管外，以防组织坏死。

5. 出院指导 指导家长正确护理及喂养儿童。定期随访，有后遗症者要及时做好康复指导，以促进神经系统功能恢复。

第八节 新生儿感染性肺炎

新生儿感染性肺炎（Neonatal infectious pneumonia）是新生儿时期的常见病，可发生于产前、产时或产后，分为吸入性肺炎和感染性肺炎两大类。据统计，全世界每年约有 200 万新生儿死于该疾病。

羊水或胎粪吸入性肺炎者多有窒息史，在复苏或出生后出现呼吸急促或呼吸困难伴发绀呻吟、三凹征、口吐泡沫，两肺可闻及干湿性啰音。宫内感染性肺炎发病早，多在 24 小时内发生。产后感染性肺炎发病较晚，多在生后 5～7 天发病。临床症状往往不典型，主要表现为一般情况差：如反应差、哭声弱、拒奶、吐奶、口吐白沫，体温不稳定、呼吸急促、不规则、发绀甚至出现点头样呼吸或呼吸暂停，甚至呼吸衰竭、心力衰竭。肺部体征不明显。

　　【护理评估】

　　1. 健康史　了解母亲产前是否感染，有无胎膜早破，羊水是否混浊。询问患儿有否窒息史，有无吸入胎粪、羊水或乳汁史，患儿有无反应差、吃奶减少、发热、口吐白沫、发绀、呼吸暂停等情况。

　　2. 身体状况　检查患儿精神反应情况，注意有无发热、气促、发绀、吐奶、口吐白沫，听诊双肺呼吸音有否改变。

　　3. 辅助检查　X 线胸片常表现为：两肺广泛点、片状浸润影。血常规白细胞大多正常，做气管内分泌物培养了解病原菌，做血气分析以了解缺氧情况。

　　4. 心理社会状况　了解患儿家长对本病病因、表现、护理治疗知识的认识程度，评估有无焦虑及其程度。

　　【治疗原则】针对病因及早合理应用抗生素；保持呼吸道通畅；对症支持疗法，如保暖、氧疗、合理喂养等。

　　【常见护理问题】①清理呼吸道无效。②气体交换受损。③体温调节无效。④潜在并发症心力衰竭。

　　【护理措施】

　　1. 一般护理　新生儿室需要阳光充足，空气流通，避免对流。室内最好备有空调和空气净化设备。保持室温在 22℃～24℃，相对湿度在 55％～65％。室内采用湿式清扫，每天空气消毒。

　　2. 饮食护理　供给足够的能量与水分，少量多餐，细心喂养，喂奶时防止窒息。重症者给予鼻饲或通过静脉补充能量和水分。

　　3. 症状护理

　　（1）发热　监测体温，体温较高者可予散包、温水浴、冷水袋或调节环境温度来降温，体温低者予保温。

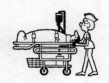

（2）呼吸困难　①及时清理呼吸道分泌物，保持呼吸道通畅。②经常翻身，减少肺淤血，预防肺内分泌物堆积和使受压部位肺不张。③呼吸道分泌物多者，轻拍其胸背部使分泌物松动易于进入较大呼吸道，促进分泌物排出。④分泌物黏稠者应采用雾化吸入以湿化呼吸道，促进分泌物的排出。⑤选择与病情相适应的用氧方式，维持有效吸氧。

（3）心力衰竭　注意观察体温、脉搏、呼吸、发绀情况，如患儿出现烦躁不安、呼吸急促、心率加快、肝脏在短时间内显著增大时，提示合并心力衰竭，应立即予镇静、吸氧、强心、利尿，严格控制补液量及速度等。

（4）气胸　当患儿突然出现气促、呼吸困难、发绀明显加重时，可能合并气胸或纵隔气肿，应做好胸腔闭式引流的术前准备、穿刺配合及术后护理。

4. 用药护理　保证抗生素有效地进入体内，注意药物的不良反应。新生儿由于肾功能不良及肝酶活性不足，一些主要经肝代谢和肾排泄的药物应慎用，必须使用时应减量或进行血药浓度监测。

5. 出院指导　新生儿抵抗力差，避免去公共场所及与有感冒等感染性疾病的人群接触。一旦感冒很容易向下呼吸道蔓延而并发肺炎。指导家属正确护理及喂养儿童。

第九节　新生儿破伤风

新生儿破伤风（Neonatal tetanus）是因破伤风杆菌经脐部侵入引起的一种急性严重感染性疾病，常在生后 7 天左右发病。临床特征为：牙关紧闭、苦笑面容，全身肌肉强直性痉挛，故有"脐风"、"七日风"之称。新中国成立后由于无菌接生的推广和医疗护理质量的提高，本病发病率大大下降，但偏僻地区仍有发病，应引起重视。

本病病原菌是破伤风杆菌。其感染方式为：在接生时用污染了有破伤风杆菌的剪刀断脐，或用未消毒的敷料包扎脐带，破伤风杆菌即可由此侵入。潜伏期大多 4～8 天（2～21 天）。发病越早，出现症状到首次抽搐时间越短，预后越差。病初患儿往往哭吵不安，但神志清醒，首先出现张口困难，随后牙关紧闭、面肌痉挛、呈苦笑面容，双拳紧握，上肢过度屈曲，下肢伸直呈角弓反张状。强直性痉挛阵阵发作，轻微刺激（声、光、轻触、饮水等）常诱发痉挛发作。咽肌痉挛使唾液充满口腔。呼吸肌与喉肌痉挛引起窒息、发绀、呼吸困难。膀胱及直肠括约肌痉挛可导致尿潴留和便秘。患儿早期多不发热，以后发热可因全身肌肉反复强直性痉挛引起，也可因肺炎等继发感染所致。经及时处理若能度过痉挛期，病情逐渐好转，数周后痊愈。否则，可因缺氧窒息继发感染而死亡。

【护理评估】

1. 健康史　询问接生是在医院，还是在家里。接生时是否无菌操作，是否采用新法接生。了解患儿脐带局部有无红肿，脓性分泌物及脱落时间。了解痉挛出现的时间、状况。

2. 身体状况　检查脐部情况。检查痉挛发作时状况，有无苦笑面容、牙关紧闭、角弓反张、窒息。

3. 辅助检查　分析血常规、脐分泌物、血培养结果等。

4. 心理社会状况　评估患儿发作与环境的关系。了解患儿家长对本病病因、性质、预后认识程度。评估患儿居住环境、卫生状况、父母生活习惯等。

【治疗原则】

1. 保证营养　保持室内安静，禁止一切不必要的刺激，病初暂禁食，从静脉供给营养及药物，痉挛减轻后再胃管喂养。

2. 中和毒素　用破伤风抗毒素（TAT）1万～2万U立即肌内注射或静脉滴注。

3. 控制痉挛　是治疗本病的成败关键。首选地西泮，也可用苯巴比妥钠，10%水合氯醛等。各药可以交替、联合应用。

4. 预防感染　选用青霉素或头孢菌素以杀灭破伤风杆菌。

5. 处理脐部　用3%过氧化氢溶液或1∶4000高锰酸钾溶液清洗并涂以碘酊。脐周注射TAT 3000U。

【常见护理问题】①有窒息的危险。②清理呼吸道无效。③吞咽障碍。④营养失调：低于机体需要量。

【护理措施】

1. 一般护理　及时清除鼻咽部分泌物，保持呼吸道通畅。注意做好口腔护理，因患儿唾液未能吞咽而外溢，病情需要处于禁食或鼻饲喂养期，肌肉痉挛产热增加致体温升高，所有这些因素可能使患儿口唇干裂易破，应及时清除分泌物，保持口腔清洁，涂液状石蜡等保持口唇湿润。同时注意做好皮肤护理，由于患儿处于骨骼肌痉挛状态，易发热出汗，因此应适当松包降温、及时擦干汗液，保持患儿皮肤干燥。定时翻身，预防坠积性肺炎。

2. 饮食护理　患儿早期吞咽功能障碍，应予静脉营养以保证热能供给，必要时加用血浆

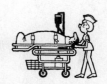

及白蛋白。痉挛减轻后用鼻饲，根据胃的耐受情况逐渐增加喂养量。病情好转后，用奶瓶喂养来训练吸吮及吞咽功能，最后撤离鼻饲管。

3. 症状护理

（1）痉挛 ①遵医嘱应用 TAT、镇静药等，使患儿在强刺激下不发生窒息，轻刺激下不发生痉挛。②尽量采用留置针静脉给药，避免反复穿刺给患儿造成不良刺激，保证止痉药物按时进入体内。③置患儿于安静、光线暗淡的单人房间，专人看护，避免声、光等不必要的刺激，治疗护理操作最好在使用止痉药半小时后有条理地集中完成，以免引起或加重痉挛发作。④有缺氧、发绀者可予氧气吸入，但避免鼻导管给氧，因氧导管的插入和氧气直接刺激鼻黏膜可使患儿不断受到不良刺激，加剧骨骼肌痉挛。建议选用头罩给氧，氧流量至少 5L/min，避免流量过低引起头罩内 CO_2 潴留。缺氧改善后应及时停氧，避免氧疗并发症的发生。⑤密切观察病情变化：除专人守护外，应用监护仪监测体温、心率、呼吸、血氧饱和度等。观察并记录惊厥发作次数，持续时间和间隔时间，有无窒息等。对于喉部痉挛窒息者应做好气管切开的准备，并备好急救药品和器械。

（2）脐炎 ①选用 3％过氧化氢或 1∶4000 高锰酸钾溶液清洗脐部后涂以 2％碘酊，用无菌纱布覆盖。接触脐部的敷料应焚烧。②遵医嘱用 TAT 3000U 做脐周封闭，以中和未进入血液的游离毒素。

4. 用药护理 ①TAT 可中和游离破伤风毒素，愈早用愈好。TAT 1 万～2 万 U 肌内注射或静脉注射。另取 3000U 做脐周封闭。用前需做皮肤过敏试验，皮试阳性者需用脱敏疗法注射。也可用破伤风免疫球蛋白（TIG）500～3000U 肌内注射，TIG 半衰期较 TAT 长，且不会产生血清病等过敏反应，不必做过敏试验。②首选地西泮，控制痉挛。静脉注射地西泮时速度应缓慢，并注意观察呼吸、心率、血压、肌张力，防止发生呼吸抑制、低血压、心动过缓等。

5. 出院指导 对患儿家长讲授有关育儿知识，指导家长做好脐部护理。

第十节 新生儿巨细胞病毒感染

巨细胞病毒感染（Cytomegalovirus infection）是由人类巨细胞病毒（Human cytomegalovirus，HCMV）引起。巨细胞病毒属于疱疹病毒，普遍存在于自然界，孕妇抗体阳性率高达95％左右。母孕期初次感染（原发感染）或再发感染时病毒通过胎盘感染胎儿称先天性感染，再发感染包括母孕期潜伏感染重新激活（复燃）和不同抗原的CMV再感染。新生儿出生时经产道吸入含CMV的分泌物或出生后不久接触母亲含有CMV的唾液、尿液、摄入带病毒的母乳、输血引起的感染称围生期感染。由于母乳中CMV排毒率为20％～70％，因此，摄入带病毒的母乳是出生后感染的重要途径。其临床表现为：①宫内感染的患儿主要表现为早产、宫内发育迟缓、低出生体重、小于胎龄儿、黄疸、肝脾大、肝功能损害、惊厥、皮肤瘀斑、血小板减少、贫血等。②分娩时或出生后感染的患儿在新生儿期主要表现为肝脾大和肺炎，足月儿常呈自限性经过，预后一般良好。早产儿死亡率高达20％。输血传播可引起致命的后果。

【护理评估】

1. 健康史　询问母亲孕前及孕期有无巨细胞病毒感染史，了解患儿有无早产、宫内发育迟缓、黄疸等情况。

2. 身体状况　检查患儿黄疸的程度，检查患儿是否有肝脾大、肝功能损害、惊厥、皮肤瘀斑、血小板减少及贫血等。

3. 辅助检查　①病毒分离：此法最可靠，特异性最强，尿标本中病毒最高，多次尿培养分离可提高阳性率；此外，脑脊液、唾液等也可行病毒分离。②CMV标识物检测。③血清CMV-IgG IgM IgA抗体。

4. 心理社会状况　了解患儿家长对本病病因、性质、预后认识程度。评估患儿居住环境、卫生状况、生活习惯等。

【治疗原则】胎龄＞32周，出生体重＞1200g的新生儿可用阿昔洛韦（无环鸟苷）静脉滴注，疗程6周。其疗效及安全性正在进一步研究中。

【常见护理问题】①潜在并发症：胆红素脑病。②体温过高。

【护理措施】

1. 一般护理　环境温度维持在22℃～24℃，肤温维持在36℃～36.5℃，相对湿度为55％～65％，减少水分的损耗。注意做好血液体液隔离，防止病毒传播。

2. 饮食护理　注意保证患儿营养需求，耐心细致喂养。不能吸乳、吞咽者可用鼻饲或静脉补充营养液。

3. 症状护理

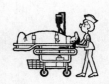

（1）黄疸　①根据患儿皮肤黄染的部位、范围和经皮黄疸仪测量的值估计患儿黄疸程度。②必要时可采取光照疗法：具体护理措施详见第十六章第十三节相关内容。③黄疸明显，有换血指征者要做好换血准备，并按换血护理常规护理。具体护理措施详见第十七章第三节相关内容。④注意观察患儿有无嗜睡、精神状况差、食欲下降、肌张力减低等胆红素脑病的早期表现，以防胆红素脑病的发生。

（2）惊厥　具体护理措施详见第二章第四节相关内容。

4. 用药护理　使用更昔洛韦抗病毒治疗时要严格遵照药物使用间隔时间及总疗程，维持有效血浓度，并密切观察有无白细胞和血小板减少、肝功能损害和脉络膜视网膜炎等不良反应。定时测血常规（<1周），一旦患儿出现白细胞减少，血小板减少等血常规抑制现象要密切监测，必要时停药。避免使用对肝脏有损害的药物。

5. 出院指导

（1）指导家长按规定完成总疗程，定时复诊，有神经系统损害的要指导康复治疗。

（2）由于母乳可间歇性排 CMV 病毒，且是出生后感染的重要途径，因此，出院后建议最好不喂母乳，可予配方奶喂养。

第十一节　新生儿黄疸

新生儿黄疸（Neonatal jaundice）是由于胆红素在体内的积聚引起皮肤或其他器官黄染。胆红素包括结合胆红素和未结合胆红素，临床上新生儿黄疸以未结合胆红素增高多见。部分高未结合胆红素血症可引起胆红素脑病（核黄疸），常留有后遗症，严重者可导致死亡。新生儿血中胆红素超过 5～7mg/dL（成人超过 2mg/dL）可出现肉眼可见的黄疸，其病因复杂，可分为生理性黄疸和病理性黄疸两大类。①生理性黄疸：生后 2～3 天出现，4～5 天达高峰，血清总胆红素足月儿<205 μmol/L（12mg/dL），早产儿<257 μmol/L（15mg/dL），直接胆红素<26 μmol/L（1.5mg/dL），足月儿 14 天内黄疸消退，早产儿 3～4 周消退，一般情况良好。②病理性黄疸：a. 黄疸出现过早，一般在生后 24 小时内发生。b. 进展过快，每天血清胆红素上升超过 85 μmol/L。c. 程度过重，血清总胆红素足月儿>205 μmol/L，早产儿>257 μmol/L，直接胆红素>26 μmol/L。d. 持续时间过长，黄疸消退足月儿超过 14 天，早产儿超过 3～4 周。e. 退而复现。具备其中任何 1 项者即为病理性黄疸。新生儿最常见的病理性黄疸为新生儿溶血病及败血症。

病因：①感染性。a. 新生儿肝炎，大多由于病毒通过胎盘传给胎儿或胎儿出生时被感染，以巨细胞病毒、乙型肝炎病毒为常见。b. 新生儿败血症及其他感染，由于细胞毒素加快红细胞破坏，损害肝细胞所致。②非感染性。a. 新生儿溶血病：详见本章第十二节相关内容。b. 母乳性黄疸，一般于母乳喂养后4～5天出现黄疸，无其他症状，停止喂母乳24～72小时后黄疸即下降，如停喂母乳3天后黄疸降低不明显，可排除母乳性黄疸。c. 胆道闭锁：生后2～3周黄疸进行性加重，大便为灰白色，肝脏进行性增大，可出现营养不良。脂溶性维生素缺乏症，多在3～4个月发展为胆汁性肝硬化。d. 遗传性疾病，如红细胞6-磷酸葡萄糖脱氢酶（G-6PD）缺乏等。e. 胎粪延迟排出。f. 药物性黄疸，由维生素 K_3、维生素 K_4、新生霉素等药物引起。

【护理评估】

1. 健康史　询问家族中有无黄疸患儿，其母有无肝炎病史；询问胎次，了解黄疸出现时间，发展情况；询问患儿有无拒奶、呕吐、发热、皮肤或脐部感染，大便颜色等情况。了解有无使用可能引起黄疸及溶血的药物。

2. 身体状况　观察患儿精神状况，反应情况，黄疸程度及色泽，检查皮肤及脐带有无感染，肌张力有无改变，肝脏大小及硬度。

3. 辅助检查　分析血清胆红素浓度及直接、间接胆红素增高的程度，分析血常规有无感染征象，听力功能检查结果等。也可用经皮黄疸仪动态监测患儿黄疸程度。

4. 心理社会状况　了解患儿家长对本病病因、性质、治疗、预后的认识程度及焦虑程度。

【治疗原则】

1. 找出引起病理性黄疸的原因，并予相应处理。

2. 降低血清胆红素：提早喂养、保持大便通畅、蓝光疗法、换血疗法。

3. 适当用酶诱导剂、输血浆及白蛋白，降低游离胆红素。

4. 纠正缺氧，维持酸碱平衡稳定。

5. 控制感染，保护肝脏，不使用对肝脏有损害及可能引起黄疸及溶血的药物。

【常见护理问题】①潜在并发症：胆红素脑病。②活动无耐力。③知识缺乏。

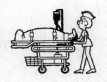

【护理措施】

1. **一般护理**　详见本章第八节相关内容。

2. **饮食护理**　黄疸期间常表现为食欲下降、吸吮无力，应耐心喂养，按需调整喂养方式如少量多餐，间歇喂养等，保证热量摄入。

3. **症状护理**

(1) 黄疸　①根据患儿皮肤黄染的部位、范围和经皮黄疸仪测量的值估计患儿黄疸程度。②找出引起病理性黄疸的原因，采取相应措施。若为母乳性黄疸，暂停母乳喂养 2～3 天，待黄疸明显消退再恢复母乳喂养。③观察大便颜色、性质、量，注意保持大便通畅，减少肠壁对胆红素的再吸收。如胎粪排出延迟，应予灌肠处理，促进胆红素及大便的排出。④观察皮肤有无破损及感染灶，脐部是否有分泌物，如有异常及时处理。⑤光照疗法时，每 2 小时监测体温 1 次，保证营养及水分的供应，观察有无皮疹、腹泻发生，监测黄疸的消退情况。发现体温及呼吸异常时应积极处理。具体措施详见第十六章第十四节相关内容。⑥必要时给予换血治疗：具体措施详见第十七章第三节相关内容。

(2) 胆红素脑病　注意观察神经系统的表现，如患儿出现拒食、嗜睡、肌张力减退等胆红素脑病的早期表现，立即通知医师，做好抢救准备。

4. **用药护理**

(1) 合理安排补液计划，根据不同补液内容调节相应的速度，切忌快速输入高渗性的药物，以免血脑屏障暂时开放，使已与白蛋白联结的胆红素也进入脑组织。

(2) 不使用对肝脏有损害及可能引起黄疸及溶血的药物，如维生素 K_3、维生素 K_4、新生霉素等药物。

(3) 遵医嘱予肝酶诱导剂和白蛋白，前者可诱导肝脏葡萄糖醛酸转移酶的活性，加速未结合胆红素的转化排出，后者能结合游离未结合胆红素而减少其通过血脑屏障的机会，从而降低胆红素脑病的发生。

5. **出院指导**

(1) 指导家长对黄疸患儿密切观察，早发现、早治疗，使家长了解此病一旦发展成胆红素脑病则可造成几乎不可逆转的后遗症。

(2) 红细胞 G-6-PD 缺乏患儿，需忌食蚕豆及其制品，衣物保管时切勿放樟脑丸，并注意药物的选用，以免诱发溶血。

（3）对于新生儿溶血症，做好产前咨询及孕妇预防性服药。

（4）胆红素脑病出现后遗症患儿，及时给予康复治疗及指导出院后的康复护理。

第十二节　新生儿溶血病

新生儿溶血病（Hemoytic disease of the newborn）是指母婴血型不合所引起的新生儿同种免疫性溶血病。目前已知血型抗原有 160 种，但新生儿溶血病以 ABO 血型不合最为常见，其次是 Rh 血型系统不合。主要是因母体存在着与胎儿血型不相容的血型抗体（IgG），这种血型抗体可经胎盘进入胎儿循环后，引起胎儿红细胞破坏，出现溶血。

ABO 溶血病的临床差异很大，Rh 溶血病证状较 ABO 溶血病严重。①黄疸：Rh 溶血病患儿多在生后 24 小时内出现黄疸，黄疸进展迅速；而 ABO 溶血病多在生后 2～3 天出现黄疸，血清胆红素以未结合型为主。②贫血：Rh 溶血者，一般溶血出现早且重，而 ABO 溶血者贫血轻，且出现晚。③肝脾大：多见于 Rh 溶血病患儿。④胎儿水肿：严重者为死胎。⑤胆红素脑病：指由胆红素引起的脑组织病理性损害。一般发生于生后 2～7 天，早产儿易发生，当血清胆红素＞342μmol/L（20mg/dL）易引起胆红素脑病。

【护理评估】

1. 健康史　了解患儿的胎龄、分娩方式、Apgar 评分、母婴血型、体重、喂养及保暖情况；询问患儿体温变化及大便颜色、药物服用情况、有无诱发物接触等。了解黄疸出现时间，发展情况。

2. 身体状况　观察患儿的反应、精神状态、吸吮力、肌张力等情况，监测体温、呼吸、患儿皮肤黄染的部位和范围，皮肤及脐带有无感染，有无抽搐等。

3. 辅助检查　血型检测可见母婴血型不合；红细胞、血红蛋白降低及网织红细胞、有核红细胞增多；血清胆红素增高，3 项试验（改良 Coombs，试验、患儿红细胞抗体释放试验、患儿血清中游离抗体试验）阳性。

4. 心理社会状况　了解患儿家长（尤其是胆红素脑病患儿）心理状况，对本病病因、性质、治疗、护理、预后的认识程度。

【治疗原则】纠正贫血，防治心力衰竭，降低血清胆红素水平，防治胆红素脑病的发生。

1. 产前监测和处理　孕妇产前监测抗体滴度，不断增高者，可采用反复血浆置换、宫内

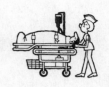

输血和考虑提前分娩等。

2. 产后治疗包括　蓝光疗法、换血疗法、纠正贫血及对症治疗（可输白蛋白、血浆、纠酸、保暖、给氧等）。

【常见护理问题】【护理措施】详见本章第十节相关内容。

第十三节　新生儿寒冷损伤综合征

新生儿寒冷损伤综合征（Neonatal cold injury syndrome）主要是受寒引起的低体温和多器官功能的损害，严重者出现皮肤和皮下脂肪组织水肿与变硬，此时又称新生儿硬肿症（Neonatal scleredema）。主要发生在冬春寒冷季节和低日龄组的新生儿，特别是早产儿，反应低下，严重者表现为"不吃、不哭、不动"。寒冷、早产、严重感染、窒息均为本病的病因。

表 3 - 3　　　　　　　　　　新生儿寒冷损伤综合征的病情分度

分度	体温（℃）		硬肿范围	全身情况及器官功能改变
	肛温	肛-腋温差		
轻度	≥35℃	正值	20%	无明显改变
中度	35℃	0 或负值	25%～50%	反应差，功能明显低
重度	35℃	负值	50%	休克、DIC、肺出血、急性肾衰竭

【护理评估】

1. 健康史　询问患儿胎龄、体重、体温、保暖、喂养及硬肿情况，有否不吃、不哭、少尿等。

2. 身体状况　检查患儿反应情况，评估皮肤颜色、全身硬肿范围及程度。监测体温、呼吸、心率、血压变化，注意有否休克、心力衰竭、DIC、肾衰竭等多器官功能损伤情况。

3. 辅助检查　血小板减少、凝血酶原时间延长、低血糖。心电图可表现为 P - R 及 Q - T 间期延长、低电压等。血气分析可表现为 pH 值下降，PaO_2 降低，$PaCO_2$ 增高。

4. 心理社会状况　了解患儿家长对本病病因、性质、预后知识的了解程度，评估其家庭居住环境及经济状况。

【治疗原则】

1. 复温　逐步复温，循序渐进。

2. 支持疗法　保证能量和液体的供给。

3. 药物治疗　①合理应用抗生素。②应用甲状腺素促进蛋白合成和糖的吸收，提高基础代谢，升高体温。③出血时予止血药。④高凝状态时考虑用肝素，DIC已发生出血时禁用肝素。⑤抗休克，改善微循环，合理应用血管活性药物。

【常见护理问题】①体温过低。②营养失调：低于机体需要量。③有感染的危险。④潜在并发症：DIC。⑤皮肤完整性受损。

【护理措施】

1. 一般护理　加强皮肤护理，保持患儿皮肤完整性。及时更换尿布，保持臀部清洁干燥。会阴及阴囊水肿明显者，可用纱布托起阴囊，以减轻水肿。加强消毒隔离，做好室内暖箱的消毒，工作人员接触患儿前后洗手，严格遵守操作规程。

2. 饮食护理　合理喂养，保证热量供给。病情较轻能吸吮者可经口喂养，吸吮无力者可用鼻饲或静脉营养。如为早产儿，其饮食护理详见本章第一节相关内容。

3. 症状护理

（1）低体温　采取复温的方法提高环境温度，以恢复和保持正常体温。

1）对于肛温大于30℃，肛-腋温为正值的轻-中度患儿，复温方法：足月儿用温暖的包被包裹，置24℃～26℃室温环境中并加用热水袋保暖，体温一般较快恢复正常。早产儿置于30℃的暖箱中，每小时监测体温1次，根据患儿体温恢复情况调节温箱温度，使患儿6～12小时恢复正常体温。当肛温升至35℃～36℃后，暖箱温度调至该患儿的适中温度。

2）对于肛温小30℃，腋-肛温差为负值的重症患儿，先将患儿置于比体温高1℃～2℃的暖箱中开始复温，每小时监测肛温，腋温1次，并提高温箱温度0.5℃～1℃，使患儿于12～24小时恢复正常体温。也可用远红外辐射床复温。方法是：先将床温调至30℃，患儿置于远红外辐射床上并用保温性能好的无色透明塑料薄膜罩好，以减少对流散热。每小时监测肛温1次，随着体温的逐渐升高及时提高床温，每次提高0.5℃～1℃，但床温一般不超过34℃，恢复正常体温后，患儿可置于预热至适中温度的暖箱中。

3）复温无条件者，可采用热水袋保暖，母体怀抱复温等。使用热水袋时注意防烫伤。

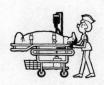

4）复温时应监测：①生命体征：包括血压、心率、呼吸等。②检测肛温、腋温、腹壁皮肤温及环境温度（室温或暖箱温度）。以肛温为体温平衡指标，腋-肛温差为产热指标，皮肤温-环境温差为散热指标。③摄入或输入热量、液量及尿量。

（2）肺出血　密切观察体温、心率、呼吸、硬肿范围及程度、尿量、有无出血症状。如患儿出现面色青灰、呼吸增快、肺部啰音增加，要考虑肺出血。并备好必要的抢救药物和设备（如多巴胺、酚磺乙胺、肝素等药物及复苏囊、吸引器、气管插管用物、呼吸机等仪器），以便于及时有效地组织抢救。

4. 用药护理

（1）静脉滴注多巴胺是治疗新生儿寒冷损伤综合征常用治疗方法之一。但因使用维持时间长，药物对局部血管刺激性强，静脉穿刺局部常出现皮肤苍白，甚至坏死等缺血、缺氧性改变，轻者局部疼痛，重者局部缺血坏死。因此护士应尽量选择粗、直、弹性好和未被反复穿刺过，向心端静脉无瘀斑、破损的静脉进行穿刺。输液过程中应密切巡视注射部位，观察局部皮肤颜色、温度，患儿对局部触摸的反应，在新生儿护理记录单上详细记录泵药的起始时间、局部情况。

（2）抗生素的应用对感染性疾病引起的硬肿症尤为重要，但应慎用对肾脏有毒不良反应的药物。寒冷损伤综合征虽可能发生呼吸道感染，但不宜用广谱抗生素预防。

（3）高凝状态时考虑用肝素治疗，但 DIC 已发生出血时不宜用肝素。使用肝素治疗过程中应注意观察有无出血倾向，定期检查凝血酶原时间和凝血时间。

（4）严格控制输液量及速度，应使用微电脑注射泵输液。以防止输液速度过快引起心力衰竭或肺出血。

5. 出院指导

（1）向患儿家长介绍有关保暖、防感染等育儿知识。

（2）鼓励母乳喂养，母乳不足时适当添加配方奶，以保证热量供给。

（3）预防早产、感染、窒息等新生儿高危因素。

第十四节　新生儿胃食管反流

胃食管反流（Gastroesophageal reflux，GER），是指由于全身或局部原因引起下端食管括约肌（LES）功能障碍和（或）与其功能有关的组织结构异常，以致 LES 压力低下而胃内容物反流入食管的一种临床表现，并可导致严重并发症。胃食管反流在新生儿期，特别是早产儿是十分常见的现象，其发病率高达 80%～85%，是新生儿呕吐最常见的原因。2 周以内的新生儿 LES 压力低，至少生后 6 周才达成人水平，早产儿需 2～3 个月胃食管功能才能较成熟，建立有效抗反流屏障，此外 LES 到咽部距离相对短，卧位时间较长，哭闹时腹压往往升高，均可使胃食管反流，更多见于新生儿期。

【护理评估】

1. 健康史　评估患儿胎龄、日龄、体重，了解患儿喂养方法、体位、呕吐发生时间、频率，有无伴发心脏畸形，唇腭裂，食管气管瘘等。

2. 身体状况　评估患儿体重、营养状况、皮下脂肪厚度、生长发育情况，有无便血、贫血、进食时呛咳、吸入性肺炎等，

3. 辅助检查　食管钡剂造影是检查食管功能最有用的诊断方法，简便易行。必要时，还可以做食管内窥镜检查、食管压力测定、pH 值测定等。

4. 心理社会状况　评估家长育儿知识及对疾病的认识程度和经济承受能力。

【治疗原则】

1. 体位治疗　轻度患儿进食时或进食后 1 小时保持直立位，重症患儿需 24 小时持续体位治疗。

2. 饮食治疗　少食，增加喂奶次数，以减少反流。

3. 药物治疗　可用 H_2 受体拮抗药甲氰咪呱、甲氧氯普胺增加 LES 压力。

4. 外科治疗　保守治疗 6 周无效，有消化道出血、营养不良、生长迟缓等严重并发症，或有呼吸道并发症等为手术指征，可采用 Wissen 胃底折叠术。

【常见护理问题】①营养不良：低于机体需要量。②有感染的危险。③潜在并发症：窒息。④知识缺乏。

【护理措施】

1. 一般护理　详见本章第八节相关内容。

2. 饮食护理　采用正确的喂养方法，保证热量的供给，少食，增加喂养次数，喂以稠厚的乳汁以减少反流，减轻症状。严重者可予静脉营养治疗。

3. 症状护理　呕吐：保持呼吸道通畅，及时清除呼吸道内呕吐物。根据患儿病情采取正

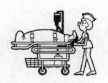

确的体位，以减轻呕吐，防止窒息和继发肺内感染发生。轻症患儿进食时或进食后 1 小时保持直立位。重症患儿需要 24 小时持续体位治疗，可将患儿置于床头抬高 30°的木板上，头偏向一侧取俯卧位，以背带固定，俯卧位可防止反流物的吸入。观察患儿呕吐发生时间、频率，喂养时有无呛咳、发绀、呼吸暂停及窒息发生，并注意患儿体重增长情况。对经保守治疗无效或并发严重并发症等符合手术指征的要配合医师做好手术治疗的准备。

4. 用药护理　禁用降低 LES 压力的药物如普鲁苯辛、阿托品、哌替啶、地西泮等。

5. 出院指导　教会家长对患儿进行体位治疗与饮食治疗的方法，增强战胜疾病的信心。

第十五节　新生儿坏死性小肠结肠炎

新生儿坏死性小肠结肠炎（Neonatal necrotizing enterocolitis，NEC）是以腹胀、呕吐和便血为主要临床表现，肠壁积气为 X 线特征的一种严重疾病，90％发生于早产儿，同时伴有肠壁积气和门静脉积气者死亡率高达 86％。

本病可能与早产儿胃肠道功能不成熟、感染、肠黏膜缺氧缺血、摄入高渗乳及高渗溶液等因素有关。本病好发部位为回肠远端及近端升结肠，重者可累及全肠道。主要改变为肠腔充气，黏膜呈斑片状或大片坏死，肠壁不同程度胀气、出血及坏死。严重时肠壁全层坏死和穿孔。大多于生后 2～12 天发病。初起时常有嗜睡、体温不稳、呼吸暂停、心动过缓等全身表现，同时相继出现不同程度的胃潴留、腹胀、呕吐、腹泻、便血。体格检查可见腹壁发红、腹部压痛、肠型、右下腹包块、肠鸣音减弱或消失。严重者常并发败血症、肠穿孔和腹膜炎等。

【护理评估】

1. 健康史　了解患儿的胎龄、有无围生期缺氧。人工喂养者，尤其早产儿，要了解其奶液配置的方法，是否配置浓度过高。了解患儿近期有无呕吐、腹泻等胃肠道感染征象。

2. 身体状况　评估患儿体重、营养状况，有无嗜睡、体温不稳、呼吸暂停、心动过缓等全身表现，同时或相继出现不同程度的胃潴留、腹胀、呕吐、腹泻及便血、腹壁发红、腹部压痛、肠型、右下腹包块、肠鸣音减弱或消失及有无并发败血症、肠穿孔和腹膜炎等。

3. 辅助检查　腹部 X 线平片。肠壁囊样积气和门静脉充气征为本病的特征性表现。血气分析、大便潜血及培养、血常规及培养以及 DIC 筛查和确诊试验等对病情判定均十分重要。

4. 心理社会状况　评估家长育儿知识及对疾病的认识程度和家庭经济承受能力。

【治疗原则】

1. 一旦确诊立即禁食，同时行胃肠减压。

2. 抗感染　根据细菌培养及药敏试验选择合理的抗生素。

3. 支持疗法和其他治疗　禁食期间予以静脉营养维持能量及水电解质平衡，有凝血机制障碍时可输新鲜冰冻血浆。出现休克时给予抗休克治疗。

4. 外科治疗　明显腹膜炎时可考虑手术，肠穿孔时应立即手术治疗。

【常见护理问题】①体液不足。②营养失调：低于机体需要量。③腹泻。④潜在并发症：肠穿孔、腹膜炎、感染性休克。

【护理措施】

1. 一般护理　保持环境舒适整洁，饥饿性哭吵明显时，可予安抚奶嘴进行安抚。做好皮肤护理，防尿布皮炎的发生，每次大便后用温水抹洗臀部并涂油膏保护皮肤。准确记录出入量。

2. 饮食护理　①禁食：轻者5～7天，重症10～14天。②待临床情况好转、腹胀消失、大便潜血转阴后可逐渐恢复饮食。恢复喂养要从水开始，再喂5%糖水，稀释奶根据病情逐步增加浓度。③遵医嘱静脉补液，保证水电解质平衡及营养需要，禁食者可补充静脉营养。

3. 症状护理

（1）腹胀　①立即禁食：一般7～10天，至腹胀消失，大便隐血转阴，临床症状消失，可逐渐恢复饮食。恢复喂养要从试喂温开水开始，再喂5%糖水，稀奶，逐步过渡到全奶，量由少到多。②腹胀明显者立即行胃肠减压并做好胃肠减压的护理，观察腹胀消退情况及引流物的颜色、性质、量，做好口腔护理。③仔细观察记录大便的次数、颜色、质及量，及时正确采集大便标本送检。④观察患儿腹胀情况，如患儿出现腹胀加重，腹壁皮肤发红，腹部压痛，肠型，且全身情况进一步恶化时要考虑是否出现腹膜炎、肠穿孔，立即与医师联系。如考虑手术者，做好手术前准备及术前宣教。

（2）呕吐　保持呼吸道通畅，及时清除呼吸道内呕吐物。观察呕吐情况，记录呕吐物颜色、性质、量及呕吐发生时间，遵医嘱及时进行胃肠减压，患儿予头高右侧卧位，防呕吐窒息发生。

4. 用药护理

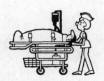

（1）静脉营养液应按照无菌技术在超净台内配制，现用现配，保证24小时内输完。为保证其他治疗药物的应用，应另开一条静脉通道，以免影响静脉营养液的输入。静脉营养液应采用输液泵恒速输注，减少并发症，有利于营养成分的吸收和利用。过快或过慢都可引起患儿血糖水平明显波动及能量利用受到影响。静脉营养输注时间长，对血管和周围组织刺激较大，故应选择较粗直、弹性好、血液回流好的静脉血管进行穿刺，确认穿刺针头在血管内才能输注。不能外漏，否则易引起静脉炎和皮下组织坏死。

（2）根据细菌培养及药敏试验选择合理的抗生素。新生儿由于肾功能不良及肝酶活性不足，一些主要经肝代谢和肾排泄的药物应慎用。

5. 出院指导　指导家长做好喂养及皮肤护理，人工喂养者，尤其早产儿，奶液配置不能过浓，应严格按使用说明配奶，避免肠道渗透压过高，损伤肠黏膜。

第十六节　新生儿低糖血症

新生儿低糖血症（Neonatal hypoglycemia）是指足月儿出生3天内血糖＜1.67mmol/L（30mg/dL），3天后血糖＜2.2mmol/L（40mg/dL）。低体重儿3天内＜1.1mmol/L（20mg/dL），1周后＜2.2mmol/L（40mg/dL）为低血糖。国内目前认为凡全血血糖＜2.2mmol/L（40mg/dL）可诊断为新生儿低糖血症。

其病因为：①糖的摄入减少。②糖的产生过少。③糖的消耗过多。本病无症状或无特异性症状，多出现在生后数小时至1周内，表现为反应差、嗜睡或烦躁、喂养困难、气急、发绀、呼吸暂停、肌张力低、多汗苍白、激惹、惊厥等，经补糖后症状消失，血糖恢复正常。新生儿期一过性低糖血症多见，如反复发作需考虑糖原累积症、先天性垂体功能不全皮质醇缺乏等。

【护理评估】

1. 健康史　了解患儿母亲有无糖尿病等病史、患儿开奶时间、摄入量，是否溶血、缺氧、硬肿、感染等情况。

2. 身体状况　观察患儿有无反应差、嗜睡、面色苍白、喂养困难、气急、发绀、呼吸暂停、震颤、激惹、肌张力低下、多汗等临床表现。经静脉滴注葡萄糖后症状是否明显好转。

3. 辅助检查　血糖测定是确诊和早期发现本症的主要手段。生后1小时内应监测血糖。

诊断不明确者根据需要查血型、血红蛋白、血钙、尿常规与酮体等。

4. 心理社会状况　了解患儿家属对本病病因、性质、预防、护理知识的认识程度。

【治疗原则】

1. 无症状低血糖　可先进食葡萄糖，如无效改为静脉滴注葡萄糖。

2. 有症状低血糖　静脉输注葡萄糖。

3. 持续或反复低血糖者　除静脉输注葡萄糖外，加用氢化可的松静脉滴注或胰高血糖素肌内注射，积极治疗原发病。

4. 早期喂养　对可能发生低糖血症者生后 1 小时即开始喂 10％葡萄糖。

【常见护理问题】①营养失调：低于机体需要量。②活动无耐力。③潜在并发症：呼吸暂停。

【护理措施】

1. 一般护理　新生儿室阳光充足，空气流通，避免对流。室内最好备有空调和空气净化设备。每天给患儿做口腔护理、眼部护理，洗澡、换衣，更换干净的床单、称体重，用 75％乙醇擦拭脐部、颈部、腋下、腹股沟扑爽身粉，臀部扑六合粉或涂鞣酸软膏。

2. 饮食护理　母乳是婴儿最佳营养食品和饮料，应首先母乳喂养，如母亲尚未泌乳，可在生后半小时给予 10％葡萄糖液口服，反复多次直至泌乳后改为母乳喂养。早产儿、低出生体重儿吸吮吞咽功能良好者，可直接哺喂母乳；吸吮吞咽功能差者，可采用鼻胃管喂养；若热能仍不足或存在有不能经胃肠道喂养问题者，采用胃肠道外静脉营养。

3. 症状护理　低血糖：①加强保暖，保持正常体温，减少能量消耗是防治新生儿低血糖的重要措施。新生儿室室温应保持在 24℃～26℃，相对湿度 50％～60％。足月儿体温不稳定时，可加包被或放置热水袋。低体重儿应尽可能置于闭式暖箱中保暖，保证新生儿体温维持在 36℃～37℃。②早期多次足量喂养，是预防和治疗新生儿低糖血症的关键措施。早喂养可促进胃肠激素的分泌，防止低血糖。③密切观察病情变化，及时发现低血糖的早期临床表现，定时监测外周血糖，有利于早期发现低血糖。定时监测体温、心率、脉搏和呼吸，密切观察新生儿的精神状态、哭声、肤色、肌张力、吃奶、大小便和睡眠状况。如发现异常情况及时报告医师，并进行微量血糖测定，尽早采取措施进行处理。④静脉注射适宜浓度和速度的葡萄糖溶液，是治疗新生儿低糖血症的最有效措施。发现有低血糖，无论有无症状都应按医嘱及时补充葡萄糖，尤其是有症状者，更应尽早适量补给。并定期监测血糖。

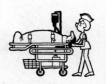

4. 用药护理　静脉输注葡萄糖时应及时调整葡萄糖的输液量和速度，用输液泵控制并每小时观察记录，采用微量血糖仪定期监测血糖，防止治疗中出现医源性高糖血症。

5. 出院指导

（1）指导家长合理喂养，保证糖的摄入量，早产儿喂养困难时，要少量多次喂养，一般每2~3小时喂1次。

（2）指导家长观察新生儿的精神状态、哭声、肤色、肌张力、吃奶、大小便和睡眠状况。及时发现低血糖的早期临床表现，并及时处理。

第十七节　新生儿低钙血症

正常新生儿血清总钙为 2.25~2.27mmol/L（9~11mg/dL），游离钙为 1.5mmol/L（6.0mg/dL）。当血清中总钙<1.8mmol/L（7.0mg/dL）或游离钙<0.9mmol/L（3.5mg/dL）时称之为低钙血症（Hypocalcemia）。新生儿易发生低钙血症。

其病因为：①早期低血钙：发生在生后48小时内，多见于早产、多种难产及颅内出血、窒息、败血症、低血糖等患儿。②晚期低钙血症：发生在出48小时以后。多见于人工喂养的新生儿，因牛乳代乳品及谷类食物中含磷量高，摄入后抑制钙的吸收。③持续性低钙血症：先天性甲状旁腺功能不全者可发生持续性的顽固性的低钙血症。临床症状轻重不一，主要是神经肌肉的兴奋性增高，出现惊跳、手足搐搦、震颤、惊厥等。新生儿抽搐发作时常伴有不同程度的呼吸改变，心率加快，发绀、呕吐、便血等胃肠道症状，严重者因呼吸暂停、喉痉挛，而出现窒息。发作间期一般情况良好。

【护理评估】

1. 健康史　询问母亲孕期是否患有甲状旁腺功能亢进症、糖尿病、妊娠期高血压疾病等。了解患儿出生史、喂养史。

2. 身体状况　观察患儿精神状态，注意有无惊厥，肌张力增高，局部或全身抽搐表现。

3. 辅助检查　血清钙常<1.75mmol/L（7mg/dL），血清游离钙<0.9mmol/L（3.5mg/dL）。血清磷常>2.6mmol/L（8mg/dL），可做尿钙检查，必要时检测母血钙，磷和PTH浓度。

4. 心理社会状况　了解患儿家长对本病的认识程度。

【治疗原则】口服或静脉补钙。晚期低血钙患儿应给予母乳或配方乳，以降低血磷，改善血钙水平。对于血磷持续较高者，可口服 10% 氢氧化铝凝胶，并同时口服钙剂，以阻止肠道对磷的吸收，提高血钙水平。甲状旁腺功能不全者，除补钙外，加服维生素 D。

【常见护理问题】①有窒息的危险。②婴儿行为紊乱。③有皮肤完整性受损的危险。

【护理措施】

1. 一般护理　详见本章第八节相关内容。

2. 饮食护理　提倡母乳喂养或用含钙丰富的配方乳喂养。

3. 症状护理　喉痉挛：①严重低血钙者应保持安静，减少刺激，以防诱发喉痉挛。②遵医嘱静脉注射或静脉滴注 10% 葡萄糖酸钙注射液。③备好吸引器、氧气、气管插管、呼吸机等急救用物，一旦发生喉痉挛等情况，便于立即组织有效的抢救。

4. 用药护理　①10% 葡萄糖酸钙注射液静脉给药时均要用 5% 或 10% 葡萄糖注射液稀释，最好静脉滴注，推注时要缓慢，经稀释后药液推注速度 $\leqslant$ 1mL/min，并专人监护心率，以免推注过快引起呕吐及心搏骤停等毒性反应，如心率 < 80 次/min，立即停用。②静脉用药过程中要严防药物外渗，以免引起组织坏死，一旦发生药物外渗，应立即停止注射，局部用 25%～50% 硫酸镁湿敷。③口服补钙时，应在两次喂奶间给药，禁止与牛奶搅拌一起喂，以免影响钙的吸收。

5. 出院指导　鼓励坚持母乳喂养，坚持每天户外活动，在不允许母乳喂养的情况下，应给予母乳化配方乳喂养，保证钙的摄入，或牛奶喂养期间，加服钙剂和维生素 D。

（吴丽元　姜　玲　李　文　薛志辉）

第 四 章

营养障碍疾病患儿的护理

　　合理营养是满足儿童正常生理需要、保证儿童健康成长的重要因素。营养素分为八大类：能量、蛋白质、脂类、糖类、矿物质、维生素、水和膳食纤维。任何一种营养素过多或不足均可引起营养过剩或营养不良。本章主要介绍：蛋白质-热能营养不良、儿童肥胖症、维生素D缺乏性佝偻病、维生素D缺乏性手足搐搦症、锌缺乏症。

第一节　蛋白质-热能营养不良

　　蛋白质-热能营养不良（Protein-energy malnutrition，PEM）是由于缺乏热能和（或）蛋白质所致的一种营养缺乏症，主要见于3岁以下的婴幼儿。主要表现为体重减轻、皮下脂肪减少和皮下水肿，常伴有各个器官不同程度的功能紊乱。临床上分为3期：以热能供应不足为主的消瘦型。以蛋白质供应不足为主的水肿型。介于两者之间的消瘦-水肿型。其病因为长期摄入不足、消化吸收障碍、需要量增多、消耗量过大。上述因素的单独作用或共同组合均可引起蛋白质-热能营养不良。目前就全世界范围而言，PEM仍是5岁以下儿童发病的主要原因之一，而严重的PEM是其死亡的首要原因。

　　营养不良患儿最早出现的症状是体重不增，随后体重下降，皮下脂肪逐渐减少甚至消失。首先累及腹部，其次为躯干、臀部、四肢，最后为面颊部。病情进一步加剧时体重明显减轻，皮下脂肪消失，额部出现皱纹状如老人，身高明显低于同龄儿，皮肤苍白、干燥、无弹性，肌肉萎缩，精神委靡、反应差，体温偏低，脉细无力，食欲低下，常腹泻、便秘交替，部分儿童可因血浆白蛋白明显下降而出现水肿。营养不良患儿易出现各种并发症，最常见的并发症为营养性贫血、维生素 A 及锌缺乏。可见自发性低血糖和各种感染性疾病，如上呼吸道感染、支气管肺炎、中耳炎、尿路感染、腹泻等。

【护理评估】

1. 健康史　了解患儿的喂养史、饮食习惯以及生长发育情况，注意是否存在母乳不足、喂养不合理以及不良的饮食习惯。有无消化系统解剖或功能上的异常。有无急、慢性疾病史。是否为双胎、早产。

2. 身体状况　测量体重、身高并与同年龄、同性别健康儿童正常标准相比较，了解有无精神改变。判断有无营养不良及其程度。测量皮下脂肪的厚度。检查有无肌张力下降、有无水肿甚至胸腔、腹腔积液。

3. 辅助检查　分析血清总蛋白、白蛋白、血糖浓度有无下降，血清酶的活性、血浆胆固醇水平是否降低，有无维生素及微量元素的缺乏。

4. 心理社会状况　评估患儿家庭经济状况及父母角色是否称职，了解父母对疾病性质、发展、预后以及防治的认识程度。

【治疗原则】尽早发现，早期治疗，采取综合性治疗措施，包括调整饮食和补充营养物质。祛除病因，治疗原发病；控制继发感染；促进消化和改善代谢功能；治疗并发症。

【常见护理问题】①营养失调：低于机体需要量。②有感染的危险。③生长发育改变。④知识缺乏。⑤潜在并发症。

【护理措施】

1. 一般护理　提供舒适的环境，合理安排生活，减少不良刺激，保证患儿精神愉快和充足的睡眠。及时纠正先天畸形，进行适当的户外活动和体格锻炼。重度 PEM 患儿卧床休息。保持皮肤清洁、干燥，防止皮肤破损。做好口腔护理。注意防寒保暖，少去公共场所。做好保护性隔离，防止交叉感染。

2. 饮食护理　根据营养不良的程度、消化吸收能力和病情，逐渐增加饮食，不可急于求成。其调整的原则是：由少到多，由稀到稠，循序渐进，逐渐增加饮食，直至恢复正常。

(1) 轻度营养不良患儿可从每天 250～330kJ（60～80kcal)/kg 开始，较快较早添加含蛋

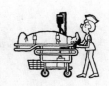

白质和高热量的食物。

（2）中、重度营养不良患儿消化吸收功能紊乱，对食物的耐受差，能量供给应从少量开始，逐渐增加。从每天 167～250kJ/kg（40～60kcal/kg）开始，逐步少量增加。若消化吸收能力较好，可逐渐增加到每天 500～727kJ/kg（120～170kcal/kg），直至体重接近正常再恢复至正常生理需要量。

（3）可给予酪蛋白水解物、氨基酸混合液或要素饮食，以促进体重的恢复。蛋白质摄入量从每天 1.5～2.0g/kg 开始，逐步增加到 3.0～4.5g/kg。如不能耐受肠道喂养或病情严重需禁食时，可考虑采用全静脉营养或部分静脉营养等方式。对重度营养不良患儿可按医嘱输新鲜血浆或白蛋白，以增强机体抵抗力。

（4）各种程度的营养不良均应补充维生素和矿物质，可每天给予蔬菜和水果，注意从少量开始，逐渐增加，以免引起腹泻。

（5）鼓励母乳喂养。无母乳或母乳不足者，可给予稀释的牛奶，少量多次喂哺，若消化吸收好，逐渐增加牛奶的量及浓度。待患儿食欲和消化功能恢复后，再添加适合儿童月龄的高热能、高蛋白食物。

（6）对于食欲很差、吸吮力弱者可用鼻饲管喂养。病情严重或完全不能进食者，遵医嘱选用葡萄糖、氨基酸、脂肪乳剂等静脉输注。低蛋白水肿者可静脉输注白蛋白。

（7）每天记录进食情况及对食物的耐受情况，定期测量体重、身高及皮下脂肪的厚度，以判断治疗效果。

3. 症状护理

（1）自发性低血糖　患儿在夜间或清晨时易发生低血糖，表现为头昏、出冷汗、面色苍白、神志不清等。应立即遵医嘱静脉注射葡萄糖溶液。必要时可用输液泵 24 小时匀速泵入葡萄糖溶液，或夜间加喂 1 次奶，以预防自发性低血糖的发生。

（2）维生素 A 缺乏引起的眼干燥症　可用生理盐水湿润角膜及涂抗生素眼膏。同时口服或注射维生素 A 制剂。

（3）腹泻　严重腹泻易引起酸中毒，表现为呼吸深快、精神委靡、烦躁、昏睡，严重病例可发生低血压、心力衰竭甚至死亡。发现病情变化应及时报告，并做好抢救准备。其具体措施详见第五章第三节相关内容。

4. 用药护理　①遵医嘱给予助消化药物，如胃蛋白酶、胰酶及 B 族维生素等，以促进消

249

化、改善食欲。②苯丙酸诺龙是蛋白同化类固醇制剂，促进机体对蛋白质合成和增进食欲，在供给充足热量和蛋白质的基础上可应用。③肌内注射胰岛素，可降低血糖、增加饥饿感、提高食欲，注射前先服葡萄糖 20～30g。④口服锌剂可提高味觉敏感度，增进食欲。⑤中药如参苓白术散及辅以针灸、推拿等能调理脾胃功能，改善食欲。

5. 心理护理　向家长讲解本病的病因及患儿病情，耐心解释各项检查、治疗、护理措施的意义，关心爱护患儿，争取合作。及时解除患儿的各种不适，增强患儿战胜疾病的信心。

6. 出院指导

（1）向家长介绍营养不良的常见原因及预防方法。特别强调对营养不良患儿饮食调整要从少量开始，循序渐进，同时指导全面补充营养。

（2）向家长讲述婴儿营养需要的知识，示范配乳方法。指导辅食的添加。纠正儿童的不良饮食习惯，避免偏食，更要注意避免强迫儿童进食，以防产生畏食心理。加强儿童体格锻炼，预防感染性疾病。

（3）合理安排生活作息制度，坚持户外活动，保证充足睡眠。按时预防接种。先天畸形患儿应及时手术治疗。做好生长发育的监测。

第二节　儿童肥胖症

肥胖症是由于能量摄入长期超过人体的消耗，导致体内脂肪蓄积过多，体重超过一定范围的一种营养障碍性疾病。由于生活水平提高、膳食结构的改变，儿童肥胖症呈逐步增多的趋势，我国儿童肥胖症的发生率为 3%～5%，大多数为单纯性肥胖症。肥胖不仅影响儿童的健康，还将成为成年期高血压、糖尿病、冠心病、胆石症、痛风等疾病以及猝死的诱因，应引起社会及家庭的重视。

单纯性肥胖症占 95%～97%，其病因为营养素摄入过多、活动量过少、遗传因素、神经精神疾患。继发性肥胖占 3%～5%，继发于各种内分泌代谢病和遗传综合征，他们不仅体脂分布特殊，且常伴有肢体或智能异常。肥胖可发生于任何年龄，但最常见于婴儿期、5～6 岁和青春期。患儿食欲旺盛、喜吃甜食、油炸食物和高脂肪食物。明显肥胖的儿童常有疲劳感，用力时气短或腿痛。极少数严重肥胖者心肺负担加重，且肺换气量减少，造成低氧血症、红细胞增多，心脏扩大或出现充血性心力衰竭，嗜睡甚至死亡，称肥胖-换氧不良综合征。体格

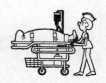

检查可见患儿皮下脂肪丰满，但分布均匀，腹部膨隆下垂，严重肥胖者可胸部、臀部及大腿皮肤出现白纹或紫纹。

儿童体重超过同性别、同身高正常儿均值 20％ 以上者便可诊断为肥胖症。超过均值 20％～29％ 者为轻度肥胖，超过 30％～39％ 者为中度肥胖，超过 40％～59％ 者为重度肥胖，超过 60％ 以上者为极度肥胖。

【护理评估】

1. 健康史　了解患儿的饮食史、锻炼及活动情况。注意患儿是否存在食欲旺盛、喜吃甜食和高脂食物。是否存在活动量过少。有无遗传因素及其他神经精神疾患。

2. 身体状况　测量体重并与同性别、同身高正常儿童体重均值为准进行比较，判断有无肥胖及其程度。测量皮下脂肪的厚度。了解有无疲劳感、用力时气短或腿痛及肥胖-换氧不良综合征。检查有无性发育过早。

3. 辅助检查　血清三酰甘油、胆固醇大多增高，严重肥胖儿血清 β 脂蛋白也增高。常有高胰岛素血症。血生长激素水平减低，生长激素刺激试验峰值较正常儿童低。

4. 心理社会状况　评估患儿及家长对合理选择食物和食物/锻炼计划的知识掌握情况。了解家长对疾病性质、发展、预后以及防治的认识程度。

【治疗原则】采取控制饮食，加强运动，消除心理障碍，配合药物治疗的综合措施。饮食疗法和运动疗法是两项最主要的措施，其目的是减少产能性食物的摄入和增加机体对能量的消耗，使体内过剩的脂肪不断减少，从而使体重不断下降。药物或外科手术治疗均不宜用于儿童。

【常见护理问题】①营养失调：高于机体需要量。②社交障碍。③自我形象紊乱。④知识缺乏。

【护理措施】

1. 一般护理　提供舒适的环境，合理安排生活，减少不良刺激，保证患儿精神愉快。

2. 饮食护理　要使任何肥胖儿体重减轻就必须限制饮食，使患儿每天摄入的能量低于机体消耗总能量。因此饮食管理极为重要。饮食管理的原则如下：

（1）满足基本营养及生长发育的需要。饮食构成以糖类为主的高蛋白、低脂肪食物。其中蛋白质供给能量占 20％～25％，糖类供给能量占 40％～45％。青春期生长发育迅速，此期蛋白质供给能量可增至 50％～60％。每天食物供给总能量的减少量，依其肥胖严重程度而定。严重肥胖者，可按理想体重的需要能量减少30%或更多。

（2）鼓励患儿选择体积大、饱胀感明显而热能低的蔬菜类食品。如青菜、萝卜、黄瓜、番茄、莴苣、苹果、柑橘、竹笋等，其纤维还可减少糖类的吸收和胰岛素的分泌，并能阻止胆盐的肠肝循环，促进胆固醇的排泄，具有一定的通便作用。进餐次数不宜过少，必要时两餐之间可供低热量的点心。每餐进食的量应合理。

（3）食品应以蔬菜、水果为主，加适量的蛋白质如瘦肉、鱼、禽蛋、豆类及其制品，限制脂肪摄入量。注意补充维生素及矿物质。

（4）培养良好的饮食习惯，提倡少量多餐，细嚼慢咽，杜绝过饱，不吃夜宵、甜食和零食等。

（5）体重不宜骤减。最初控制体重增加，以后使体重逐渐下降。当降至该年龄正常值10%左右时，不再严格限制饮食。

（6）必须取得家长的长期合作，鼓励患儿坚持饮食治疗的信心，才能达到满意疗效。

3. 症状护理　肥胖：在限制饮食的同时，增加运动使能量消耗，是减轻肥胖者体重的重要手段之一。但因肥胖儿童运动时气短、运动笨拙而不愿运动。开始应选择容易坚持的运动项目，提高对运动的兴趣。如晨间跑步、散步、踢球、游泳等。每天坚持运动至少30分钟。运动量根据患儿耐受力而定，以运动后轻松愉快、不感疲劳为原则，如剧烈运动后出现疲惫不堪，心慌气促以及食欲大增，提示活动量过度。需要护士、家长、患儿合作，共同制订运动计划。鼓励家庭成员共同参与运动，提高患儿的积极性。

4. 心理护理　肥胖儿童性发育常较早，故最终身高常略低于正常儿童。由于怕被别人讥笑而不愿与其他儿童交往，故常有心理上的障碍，如自卑、胆怯、孤独等。加之有些家长对子女的肥胖过分忧虑，到处求医，对患儿的进食习惯经常指责，干预过甚。这些都可加重患儿的心理负担，甚至产生对抗心理，应注意避免。应正确引导患儿认识自身体态的改变，消除因肥胖带来的自卑心理，鼓励患儿参与正常的社交活动。让患儿共同参与饮食控制和运动计划，提高其坚持控制饮食和运动锻炼的兴趣。

5. 出院指导

（1）向家长讲明过度肥胖即为病态，并与将来成人后冠心病、高血压、糖尿病等有关。

（2）宣传科学的喂养知识，培养儿童良好的饮食习惯，避免营养过剩。创造条件和机会增加患儿的活动量。

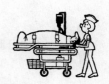

（3）体重减轻需一个较长的过程。肥胖患儿应定期门诊观察，不断鼓励坚持运动、控制饮食才能获得减轻体重的效果。

第三节 维生素 D 缺乏性佝偻病

维生素 D 缺乏性佝偻病（Rickets of vitamin D deficiency）是由于维生素 D 缺乏导致钙、磷代谢失常，从而使正在生长的骨骺端软骨板不能正常钙化、造成以骨骼病变为特征的一种全身慢性营养性疾病。主要见于 2 岁以下的婴幼儿，为我国儿科重点防治的四病之一。本病好发于 3 个月至 2 岁儿童，主要表现为生长中的骨骼改变、肌肉松弛和非特异性神经精神症状。本病在临床上可分为：①初期：多见于 3 个月以内的小婴儿，主要表现为易激惹、烦躁、睡眠不安、夜间啼哭、多汗、枕秃等。②极期：患儿除有上述症状外，主要表现为方颅、佝偻病串珠、鸡胸、漏斗胸、郝氏沟、佝偻病手镯或脚镯、膝内翻（"O"形）或膝外翻（"X"形）畸形。重症患儿脑发育亦受累，表情淡漠，语言发育迟缓，条件反射形成缓慢。免疫力低下，容易感染，贫血常见。③恢复期：患儿经治疗和日光照射后，临床症状和体征会逐渐减轻、消失，精神活泼，肌张力恢复。④后遗症期：多见于 2 岁以后的儿童，临床症状消失，仅留下不同程度的骨骼畸形。

【护理评估】

1. 健康史　了解患儿的喂养情况、平时的饮食习惯及活动情况。注意有无维生素 D 摄入不足和需要量增加。有无围生期维生素 D 不足和日光照射不足。有无影响维生素 D 吸收利用障碍的疾病（如胃肠道、肝、肾疾病等）及药物（如苯妥英钠、苯巴比妥等）。

2. 身体状况　了解患儿有无非特异性神经精神症状，如易激惹、烦躁、睡眠不安、夜间啼哭、多汗、枕秃等。检查患儿有无骨骼改变：如颅骨软化、方颅、鞍状或十字状颅形、佝偻病串珠、鸡胸、漏斗胸、郝氏沟、佝偻病手镯或脚镯、"O"形或"X"形腿、脊柱畸形等。了解有无运动功能发育迟缓及神经、精神发育迟缓。

3. 辅助检查　初期常无骨骼病变，X 线骨片可正常，血清 25 -(OH) D_3 下降 PTH 升高，血钙、血磷降低，碱性磷酸酶增高。激期患儿血清钙稍降低，血磷明显降低，碱性磷酸酶正常或稍高，X 线骨片显示骨骼病变。恢复期血清钙、磷浓度逐渐恢复正常，碱性磷酸酶降至正常水平，X 线骨片逐渐恢复正常。后遗症期血生化正常，其骨骼干骺端活动性病变消失。

4．心理社会状况　了解患儿家庭的经济状况。了解父母的育儿知识水平以及患儿家长对疾病性质、发展、预后以及防治知识的认识程度。

【治疗原则】控制病情活动、防止骨骼畸形。治疗应以口服维生素 D 为主，剂量为每天 $50\sim100\mu g$（$2000\sim4000IU$），或 $1,25(OH)_2D_3$（骨化三醇）$0.5\sim2.0\mu g$，视临床和 X 线骨片改善情况于 1 个月后改为预防量，每天 $10\mu g$（400IU）。对有并发症的佝偻病或无法口服者，1 次肌内注射维生素 D 20 万～30 万 IU，2～3 个月后口服预防量。治疗 1 个月后应复查效果。维生素 D 治疗期间应同时补充钙剂。对已有严重骨骼畸形的后遗症期患儿可考虑外科手术矫治。

【常见护理问题】①营养失调：低于机体需要量。②潜在并发症：骨骼畸形，药物不良反应。③有感染的危险。④知识缺乏。

【护理措施】

1．一般护理　指导家长每天带患儿进行一定时间的户外活动，直接接受阳光照射。夏季于阴凉处，尽量暴露皮肤。紫外线不能通过普通玻璃，冬季室内活动应开窗。保持空气清新，衣物清洁，应避免交叉感染。严重佝偻病患儿肋骨、长骨易发生骨折，护理操作要轻柔，应避免重压和强力牵拉。

2．饮食护理　提倡母乳喂养，指导按时添加辅食，帮助患儿家长选择富含维生素 D、钙、磷和蛋白质的食物。

3．症状护理　骨骼畸形：①预防骨骼畸形：避免早坐、久坐，以防脊柱后凸畸形。避免早站、久站和早行走，以防下肢弯曲形成"O"形或"X"形腿。②加强体格锻炼：对已有的骨骼畸形可采取主动或被动运动的方法矫正。如遗留胸廓畸形，可作俯卧位抬头展胸运动。下肢畸形可行肌肉按摩，"O"形腿按摩外侧肌，"X"形腿按摩内侧肌，以增加肌张力，矫正畸形。对行外科手术矫治者，指导家长正确使用矫形器具。

4．用药护理　遵医嘱补充维生素 D 制剂，观察维生素 D 过量中毒表现，如有过量应立即停用维生素 D 和钙剂，限制钙盐和富含钙的食物。同时可用呋塞米静脉注射，以加速钙的排出。

5．心理护理　告诉家长佝偻病虽然很少直接危及生命，但因发展缓慢容易被忽视，一旦发生明显症状，机体的抵抗力降低，易并发肺炎、腹泻、贫血等其他疾病。应引起家长的重视。

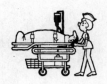

6. 出院指导

（1）鼓励孕妇多户外活动晒太阳，食富含维生素 D、钙、磷和蛋白质的饮食。宣传母乳喂养，鼓励儿童多到户外活动。佝偻病患儿经治疗后，仍应多到户外活动及口服预防剂量的维生素 D。

（2）新生儿在出生 2 周后应每天给予生理量 400～800IU（10～20μg）维生素 D。处于生长发育高峰的婴幼儿更应采取综合性预防措施，即保证一定时间的户外活动和给予预防量的维生素 D 和钙剂，并及时添加辅食。

第四节　维生素 D 缺乏性手足搐搦症

维生素 D 缺乏性手足搐搦症（Tetany of vitamin D deficiency）又称佝偻病性低钙惊厥。冬季发病较多。本病主要是由于维生素 D 缺乏，血钙降低导致神经肌肉兴奋增高，出现惊厥、喉痉挛或手足搐搦等表现。多见于 6 个月以下的小婴儿。目前由于维生素 D 缺乏的预防工作普及，维生素 D 缺乏性手足搐搦症发病率已逐年下降。

【护理评估】

1. 健康史　了解患儿的喂养情况、平时的饮食习惯及活动情况。注意有无维生素 D 摄入不足和需要量增加。有无围生期维生素 D 不足和日光照射不足。有无影响维生素 D 吸收利用障碍的疾病及药物。

2. 身体状况　了解患儿有无神经肌肉兴奋增高的症状，如出现惊厥、喉痉挛或手足搐搦等表现。评估患儿惊厥时有无发热、是否反复发作、发作后是否神志清楚，有无神经系统体征。检查患儿有无面神经征、腓反射、陶氏征阳性。

3. 辅助检查　血清离子钙降低是引起惊厥、喉痉挛、手足搐搦的直接原因。当血总钙浓度低于 1.75～1.88mmol/L（7.0～7.5mg/dL）或血清钙离子浓度降至 1.0mmol/L（4mg/dL）以下时出现症状。

4. 心理社会状况　了解患儿家庭的经济状况及父母角色是否称职。了解父母的育儿知识水平以及患儿家长对疾病性质、发展、预后以及防治知识的认识程度。

【治疗原则】首先应用镇静剂控制惊厥与喉痉挛，同时给予钙剂，使血清钙浓度迅速上升到正常。然后给予维生素 D，使钙磷代谢恢复正常。

预防维生素 D 缺乏是减少本病发生的关键，要多给婴儿晒太阳，及时添加辅食，合理应用维生素 D 制剂，预防血钙浓度降低是防止本症发生的主要环节。

【常见护理问题】①有窒息的危险。②有外伤的危险。③营养失调，低于机体需要量。④知识缺乏。

【护理措施】

1. 一般护理　保持空气清新，衣物清洁，应避免交叉感染。

2. 饮食护理　提倡母乳喂养，指导按时添加辅食，帮助患儿家长选择富含维生素 D、钙、磷和蛋白质的食物。

3. 症状护理　惊厥、喉痉挛：①止惊：遵医嘱应用镇静药、钙剂。可试用指压（针刺）人中、十宣穴的方法来制止惊厥。②保证呼吸道通畅：喉痉挛时，应立即将患儿舌头轻轻拉出口外，同时将患儿的头偏向一侧，及时清除口鼻分泌物，以免吸入窒息。对已出牙的儿童，应在上、下门齿间放置牙垫，避免舌咬伤，并备好气管插管及切开用具，必要时行气管插管或气管切开。③吸氧：惊厥或喉痉挛可引起缺氧、呼吸停止，应立即给氧。无条件时可进行口对口的呼吸。

4. 用药护理　①遵医嘱应用药物控制惊厥或喉痉挛，常用苯巴比妥钠肌内注射，10％水合氯醛溶液保留灌肠或地西泮静脉注射或肌内注射，静脉注射地西泮时速度每分钟不可超过 1mg，以免注射过快抑制呼吸。②钙剂：按医嘱及时补充钙，提高血钙水平，降低神经、肌肉的兴奋性。常用 10％葡萄糖酸钙注射液 5～10mL 加 10％葡萄糖注射液 10～20mL 缓慢静脉注射或静脉滴注，时间不得少于 10 分钟，以防血钙骤升导致心搏骤停。发作停止后可按医嘱改为口服钙剂。静脉使用钙剂时应注意观察，以防液体外渗导致局部组织坏死。

5. 心理护理　向家长介绍本病的原因和预后，减轻家长的心理压力，更好地配合治疗和护理。

6. 出院指导

（1）指导家长合理喂养，合理安排患儿的日常生活，坚持每天带患儿进行一定时间的户外活动，直接接受阳光照射。夏季于阴凉处，尽量暴露皮肤。紫外线不能通过普通玻璃，冬季室内活动应开窗。

（2）指导家长在患儿出院后遵医嘱给儿童补充维生素 D 和钙剂，以预防维生素 D 缺乏性手足搐搦症复发。强调口服钙剂时应与乳类分开，以免影响钙的吸收。

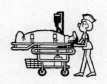

（3）教会家长惊厥、喉痉挛发作时的正确处理方法，如使患儿平卧，松开衣领，颈部伸直，头后仰，以保持呼吸道通畅，同时呼叫医护人员。可试用指压（针刺）人中、十宣穴的方法来制止惊厥。

第五节　锌缺乏症

锌是人体必需的微量元素之一。几乎参与了人体所有的物质代谢和广泛的生化反应。锌缺乏症是指各种原因造成体内缺乏锌所致的疾病。主要表现为食欲减退，生长发育迟缓，免疫功能低下。我国儿童锌缺乏率为30％～60％，新生儿、儿童、孕妇和老年人是锌缺乏的高危人群。胎儿期缺锌可致胎儿畸形，青春期缺锌可致性成熟障碍。其病因为：①摄入不足：动物性食物不仅含锌丰富而且易于吸收，植物性食物含锌少，故素食者容易缺锌。全胃肠道外营养如未加锌可致严重缺锌。②吸收障碍：各种原因所致的腹泻及肠道吸收不良综合征皆可妨碍锌的吸收。③需要量增加：在生长发育迅速阶段的婴儿，或组织修复过程中，或营养不良恢复期等皆可发生锌需要量增多。④丢失增多：烧伤、组织损伤、慢性失血、出汗、糖尿病、肾病及应用金属螯合剂（如青霉胺）等均可导致锌缺乏。

【护理评估】

1. 健康史　了解患儿的喂养情况及平时的饮食习惯，注意有无锌摄入不足，有无需要量增加，有无影响锌吸收障碍的疾病，有无锌丢失过多。

2. 身体状况　评估患儿有无消化功能减退的症状，如食欲不振、厌食、异嗜癖等；评估患儿有无生长发育落后，如生长发育停滞、体格矮小、性发育延迟；了解有无免疫功能降低及智能发育延迟；了解患儿是否有反复口腔溃疡、创伤愈合迟缓及夜盲症。

3. 辅助检查　锌缺乏者空腹血清锌低于 $11.47\mu mol/L$（$75\mu g/dL$）。餐后血清锌浓度反应试验（PICR）大于15％。

4. 心理社会状况　了解患儿家长的育儿知识水平以及锌缺乏的防治知识认识程度。

【治疗原则】针对病因，治疗原发病；给予含锌量较多的食物；常用葡萄糖酸锌，每天剂量为锌元素 0.5～1.0mg/kg（相当于葡萄糖酸锌 3.5～7mg/kg），疗程一般为 2～3 个月。

【常见护理问题】①营养失调：低于机体需要量。②有感染的危险。③生长发育迟缓。④知识缺乏。

【护理措施】

1. 一般护理　缺锌会严重损害细胞免疫功能而容易发生感染。因此应保持室内空气清新，衣物清洁，注意口腔护理，防止交叉感染。

2. 饮食护理　缺锌影响味蕾细胞更新和唾液磷酸酶的活性，使舌黏膜增生、角化不全，以致味觉敏感度下降，发生食欲不振、厌食、异嗜癖等症状。因此应提倡母乳喂养，按时添加辅食，提倡平衡膳食。

（1）提倡母乳喂养　母乳中锌的含量及吸收利用率较高，特别是初乳中净含量约4倍于成熟乳，是初生儿体内锌的主要来源。

（2）按时添加辅食　鼓励多进食富含锌的动物性食物如肝、鱼、瘦肉、禽蛋、牡蛎等。纠正儿童偏食的习惯，除食入动物性食物外，鼓励儿童进食含锌量较丰富的坚果类食品。

（3）提倡平衡膳食　杜绝挑食、偏食、吃零食的习惯。对可能发生缺锌的情况如早产儿、人工喂养者、营养不良儿、长期腹泻、大面积烧伤等，均应适当补锌。

3. 症状护理

（1）生长发育落后　缺锌直接影响核酸和蛋白质合成和细胞分裂，并妨碍生长激素轴功能以及性腺轴的成熟，故生长发育停滞，体格矮小，性发育延迟。因此应注意供给含锌量较多的食物，提倡平衡膳食，促进生长发育。

（2）智能发育延迟　缺锌可使脑 DNA 和蛋白质合成障碍，谷氨酸浓度降低，从而引起智能迟缓。因此应尽早给予康复指导。

4. 用药护理　补充锌制剂：最好于饭前 1～2 小时服用，尚可加服维生素 D，以利吸收。补锌过多能改变脂蛋白的浓度以及微量元素之间的平衡状态，抑制免疫功能。在治疗期间应定期测血清锌、铜值，血清锌应控制在 $19.89\mu mol/L$ 以内，血清锌达 $19.89\sim22.95\mu mol/L$ 时要减量，大于 $22.95\mu mol/L$ 时应停药，锌浓度过高会引起一系列中毒症状，如心动过速、动脉血管破裂、恶心、呕吐和腹泻，胰腺和肝脏的软组织损伤等，同时锌过量可抑制其他微量元素如铜、铁、镁等的吸收。因此不能盲目补锌以免导致中毒。

5. 向家长解释锌是人体必需的微量元素之一，参与调节细胞分化，对生长发育、味觉功能、免疫调节以及生殖功能起重要作用。锌缺乏可导致厌食、味觉减退、异食癖、头发干枯无光泽、复发性口炎、生长发育迟缓、免疫功能低下、反复呼吸道感染。可能还有伤口不易愈合、性发育障碍等。使家长能正确地为患儿补充口服锌剂。

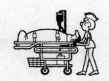

6. 出院指导　①向家长解释锌对人体的重要意义。了解导致缺锌的原因，使家长予以配合治疗。②锌的主要食物来源是海产品（如牡蛎）、肉类和动物内脏。干果类、谷类胚芽、麦麸含锌也较丰富，粗粮如燕麦也是锌的良好来源。一般植物性食物如蔬菜、水果含锌量较低，且加工越细锌损失越多，因此在日常饮食中应注意适当吃粗粮，不要吃过多精制食物。③长期大量补锌时应注意防止过量而出现中毒症状：恶心、呕吐、腹痛、腹泻、贫血、免疫力下降等。

（高红梅　张　娟）

第 五 章
消化系统疾病患儿的护理

消化系统疾病是儿童最常见的疾病之一，此类疾病往往对营养物质的摄取、消化和吸收造成影响。由于儿童消化功能尚不完善，极易发生消化紊乱和水电解质及酸碱平衡紊乱，从而造成慢性营养障碍甚至影响儿童的生长发育，也造成机体抵抗力下降而导致感染，应全面评估消化系统疾病对消化系统功能以及儿童身心方面的影响。本章主要介绍：口炎、胃食管反流、儿童腹泻、急性坏死性肠炎、肠套叠和先天性巨结肠。

第一节 口 炎

口炎（Stomatitis）是指口腔黏膜的炎症。如病变仅局限于舌、齿龈、口角，亦可称为舌炎、齿龈炎或口角炎。大多数由病毒、细菌、真菌或螺旋体引起。常见的口炎有鹅口疮（白假丝酵母菌感染）、疱疹性口炎（单纯疱疹病毒感染）、溃疡性口炎（链球菌、金黄色葡萄球菌感染）。

（1）鹅口疮 多见于新生儿、营养不良、腹泻、长期应用广谱抗生素或激素的患儿。使用污染的奶具、哺乳时奶头不洁均可导致感染，新生儿也可在出生时经产道感染。局部表现为口腔黏膜出现白色或灰白色乳凝块样物质，它略高于黏膜表面，粗糙无光、最常见于颊黏膜，其次是舌、牙龈、上腭，甚至蔓延到咽部。患处不痛、不流涎。轻者无全身症状，严重

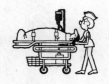

者可累及消化道或呼吸道，引起真菌性肠炎或真菌性肺炎。

（2）疱疹性口炎　全年可发病，1～3 岁儿童多见，传染性强，可在集体托幼机构引起小流行。局部表现为口腔黏膜（牙龈、舌、唇内和颊黏膜等）上可见单个、一簇或几簇小水疱，水疱迅速破裂后形成浅表溃疡，上面覆盖白色膜样渗出物。多个小溃疡可融合成不规则的较大溃疡，周围黏膜充血，有时累及上腭及咽部。全身表现为患儿哭闹、拒食、流涎、烦躁、发热（低热或高热体温达 38℃～40℃），颌下淋巴结肿大。病程较长，发热可持续 5～7 天。溃疡 10～14 天愈合。淋巴结肿大 2～3 周消退。

（3）溃疡性口炎　多见于婴幼儿。常发生于急性感染、长期腹泻等机体抵抗力降低时，口腔不洁更利于细菌繁殖而致病。局部表现为开始时口腔黏膜（各部位均可发生，常见于舌、唇内及颊黏膜处，可蔓延至唇及咽喉部）充血水肿，随后形成大小不等的糜烂或溃疡，局部疼痛。全身表现为患儿哭闹，烦躁、拒食、流涎，常有发热，可达 39℃～40℃，局部淋巴结肿大。

【护理评估】

1. 健康史　了解患儿的喂养方法，是否存在食具消毒不严、口腔不卫生及机体抵抗力下降等情况。注意有无营养不良、腹泻、长期应用广谱抗生素或激素的病史。是否有集体托幼机构引起流行。

2. 身体状况　了解患儿有无哭闹、烦躁、拒食、流涎、发热等症状。检查患儿局部口腔黏膜是否有白色或灰白色乳凝块样物质、水疱、充血水肿、糜烂或溃疡等。询问患儿有无发热。检查患儿有无局部淋巴结肿大。

3. 辅助检查　血常规可有白细胞总数和中性粒细胞增多。

4. 心理社会状况　评估患儿父母角色是否称职，了解父母对疾病性质、发展、预后以及防治的认识程度。

【治疗原则】尽早发现，早期治疗。①鹅口疮：保持口腔清洁，用 2% 碳酸氢钠溶液于哺乳前后清洁口腔。局部涂抹 10 万～20 万 U/mL 制霉菌素溶液。每天 2～3 次。②疱疹性口炎：重视口腔卫生，勤喝水。局部涂锡类散、冰硼散等中药，疼痛重者进食前在局部涂 2% 利多卡因，为预防继发感染可涂 2.5%～5% 金霉素鱼肝油。③溃疡性口炎：做好口腔清洁及局部处理，溃疡面可涂 5% 金霉素鱼肝油、锡类散等。

【常见护理问题】①口腔黏膜改变。②疼痛。③体温过高。④知识缺乏。

【护理措施】

1. 一般护理　提供舒适的环境，合理安排生活，减少不良刺激，保证患儿精神愉快和充足的睡眠。护理人员为患儿做口腔护理前后要洗手，患儿使用的食具、玩具、毛巾等应及时消毒，防止继发感染及交叉感染。哺乳妇女的内衣要每天更换并清洗，疱疹性口炎传染性强，应注意隔离，以防传染。

2. 饮食护理　以高热量、高蛋白、含丰富维生素的温凉流质或半流质为宜，对由于口腔黏膜糜烂、溃疡引起疼痛影响进食者，在进食前用2％利多卡因涂局部。同时避免摄入刺激性食物。对不能进食者，应予肠道外营养，以确保能量与水分供给。

3. 症状护理

(1) 口腔溃疡　①遵医嘱局部涂药。②做好口腔护理：用3％过氧化氢溶液或0.1％依沙吖啶溶液清洗溃疡面，较大儿童可用含漱剂。鼓励多饮水，进食后漱口，保持口腔黏膜湿润和清洁，减少口腔细菌繁殖。③对流涎者，及时清除流出物，保持皮肤干燥、清洁，避免引起皮肤湿疹及糜烂。

(2) 发热　监测体温，体温过高时，给予松解衣服、置冷水袋、冰袋等物理降温，必要时给予药物降温。同时做好皮肤护理。

4. 用药护理　局部涂药时，为了确保局部用药达到目的，涂药前应先将纱布或干棉球放在颊黏膜腮腺管口处或舌系带两侧，以隔断唾液。再用干棉球将病变部黏膜表面吸干净后方能涂药。涂药后嘱患儿闭口10分钟，然后取出隔离唾液的纱布或棉球，并叮嘱患儿不可马上漱口、饮水或进食。

5. 心理护理　告诉家长由于婴幼儿口腔黏膜柔嫩，血管丰富，唾液分泌少，口腔黏膜干燥，有利于微生物的繁殖，因此易患口炎。本病可单独发病亦可继发于急性感染、腹泻、营养不良、久病体弱和维生素B、维生素C缺乏等全身性疾病。预后好。减轻家长及年长儿的心理负担，增加战胜疾病的信心。

6. 出院指导　讲解口腔炎发生的原因、影响因素以及发生后的护理。纠正患儿吮指、不刷牙等不良习惯，年长儿进食后漱口，教育孩子养成良好的卫生习惯。宣传均衡营养对提高机体抵抗力的重要性. 避免偏食、挑食，培养良好的饮食习惯。食具专用，做好清洁消毒工作。

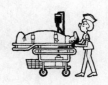

第二节 胃食管反流

胃食管反流（Gastroesophageal reflux，GER）是指胃内容物，包括从十二指肠流入胃的胆盐和胰酶反流入食管。由于小婴儿食管下端括约肌（LES）发育不成熟或神经肌肉协调功能差而出现的反流称为生理性反流，往往出现于日间餐时或餐后，又称"溢乳"。而由于LES的功能障碍和（或）与其功能有关的组织结构异常，以致LES压力低下而出现的反流称为病理性反流，常常发生于睡眠、仰卧位及空腹时，引起一系列临床症状和并发症，即胃食管反流病（GERD）。其病因为：①抗反流屏障功能低下。②食管廓清能力降低。③食管黏膜的屏障功能破坏。④胃、十二指肠功能失常。

【护理评估】

1. 健康史 了解患儿的喂养史，包括喂养方式，人工喂养儿喂何种乳品，冲调浓度、喂养次数及量，添加辅食等情况。是否存在抗反流屏障功能低下、食管廓清能力降低、食管黏膜的屏障功能破坏及胃、十二指肠功能失常等情况。注意患儿是否有脑瘫、21-三体综合征以及其他原因所致的发育迟缓。

2. 身体状况 了解婴幼儿有无反复呕吐、喂奶困难、烦躁、拒食及年长儿有无反胃、反酸、嗳气及诉咽下疼痛等症状。评估患儿是否有呕血、黑便、缺铁性贫血及Barrette食管。评估患儿有无反复呼吸道感染、营养不良、声音嘶哑、中耳炎、鼻窦炎、反复口腔溃疡、龋齿等表现。

3. 辅助检查 ①食管钡餐造影：可判断食管的形态、运动状况、钡剂的反流和食管与胃连接部的组织结构、食管裂孔疝等先天性疾患以及严重病例的食管黏膜炎症改变。②食管pH值动态监测：区分生理性和病理性反流，是目前最可靠的诊断方法。特别用于诊断症状不典型的患儿以及区分碱性GER和十二指肠胃食管反流。③食管动力功能检查、食管内镜检查及黏膜活体组织检查、胃-食管同位素闪烁扫描以及超声学检查。

4. 心理社会状况 了解父母对疾病性质、发展、预后以及防治的认知程度。

【治疗原则】包括体位治疗、饮食治疗、药物治疗和手术治疗。

1. 药物治疗 ①促胃肠动力药：多潘立酮（吗叮啉）、西沙必利（普瑞博思）。②抗酸和抑酸药：西咪替丁、奥美拉唑（洛赛克）、氢氧化铝凝胶。③黏膜保护剂：硫醣铝、硅酸铝

263

盐、磷酸铝等。

2. 手术治疗　其指征为：①内科治疗 6～8 周无效，有严重并发症（消化道出血、营养不良、生长发育迟缓）。②严重食管炎伴溃疡、狭窄或发现有食管裂孔疝者。③有严重的呼吸道并发症，如呼吸道梗阻、反复发作吸入性肺炎或窒息、伴支气管肺发育不良者。④合并严重神经系统疾病。

【常见护理问题】①有窒息的危险。②营养失调：低于机体需要量。③慢性疼痛。④知识缺乏。

【护理措施】

1. 一般护理　保持正确体位，防止窒息。新生儿和小婴儿的体位以前倾俯卧位为最佳，上身抬高 30°。年长儿在清醒状态下最佳体位为直立位和坐位。睡眠时保持右侧卧位，将床头抬高 20～30cm，以促进胃排空，减少反流频率及反流物误吸。

2. 饮食护理　给予合理喂养，促进生长。少量多餐，婴儿增加喂奶次数，人工喂养儿可在牛奶中加入糕干粉、米粉或进食谷类食品。严重反流以及生长发育迟缓患儿可管饲喂养，能减少呕吐和起到持续缓冲胃酸的作用。年长儿以高蛋白低脂肪饮食为主。睡前 2 小时不予进食，保持胃处于非充盈状态，避免食用降低 LES 张力和增加胃酸分泌的食物，如酸性饮料、高脂饮食、巧克力和辛辣食品。

3. 症状护理　呕吐：新生儿和婴幼儿最常见的症状是反复呕吐，呕吐轻重不一，轻者表现为溢乳，严重者呈喷射性呕吐。因此应注意保持呼吸道通畅，患儿取坐位或将头抬高 30°或头偏向一侧，以预防或减轻呕吐症状，防止窒息的发生。如患儿呕吐，应及时清除口鼻腔的呕吐物，减轻误吸的发生。保持皮肤及床单位清洁，记录呕吐的时间，呕吐物的色、质及量。

4. 用药护理　按医嘱给予促胃肠动力药、抗酸和抑酸药、黏膜保护药等治疗。观察药物疗效和不良反应，注意用法用量，不能吞服时应将药片研碎。多潘立酮应饭前半小时及睡前口服。服用西沙必利时，不能同时饮用橘子汁，同时应注意观察心率和心律变化，出现心搏加快或心律不齐时应及时报告医师进行处理。西咪替丁在进餐时与睡前服用效果最好。

5. 手术护理　GER 患儿术前、术后护理与其他腹部手术类似，术前做好各项检查和支持疗法。术后根据手术方式做好术后护理，应保持胃肠减压，做好引流管护理，注意观察有否腹部切口裂开、穿孔、大出血等并发症。

6. 心理护理　告诉家长随着直立体位时间和固体饮食的增多，60% 患儿到 2 岁时症状可

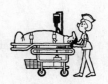

自行缓解，部分患儿症状可持续到 4 岁以后。脑瘫、21 三体综合征以及其他原因所致的发育迟缓患儿，有较高的 GER 发生率。使其了解疾病的相关知识，减轻心理负担。

7. 出院指导　对新生儿和小婴儿，告知家长体位治疗及饮食治疗的方法、重要性和长期性。指导家长辨别患儿有无发绀，评定患儿反应状况和喂养是否耐受，新生儿每天监测体重。带药出院时，详细说明用药方法和注意事项，尤其是用药剂量和用药反应。

第三节　儿童腹泻

儿童腹泻（Infantile diarrhea）或称腹泻病，是由多种病原、多因素引起的以大便次数增多和大便性状改变为特点的一组临床综合征，是儿科常见病。发病年龄以 2 岁以下为主，其中 1 岁以下者约占 50%。一年四季均可发病，但夏秋季发病率最高。严重者可引起脱水和电解质紊乱，并可造成儿童营养不良、生长发育障碍和死亡。

儿童腹泻根据病因分为：①易感因素：婴幼儿消化系统发育不成熟，生长发育快，消化道负担较重；机体防御功能较差；人工喂养者缺乏母乳中很强抗肠道感染作用的成分，加上食物、食具易被污染等因素，其发病率明显高于母乳喂养者。②感染性因素：分为肠道内感染和肠道外感染。肠道内感染以病毒、细菌为多见。秋冬季儿童腹泻以轮状病毒最为常见。细菌以致病性大肠埃希菌为主。肠道外感染的病原体主要是病毒。③非感染性因素：包括饮食性腹泻、过敏性腹泻等。

儿童腹泻根据病程可分急性腹泻（病程在 2 周以内）、迁延性腹泻（病程 2 周至 2 个月）、慢性腹泻（病程超过 2 个月）。表现为食欲不振、腹泻、偶有恶心或呕吐。重症患儿表现为胃肠道症状和水、电解质和酸碱平衡紊乱（脱水、代谢性酸中毒、低钾血症、低钙血症、低镁血症、低磷血症）。

【护理评估】

1. 健康史　详细了解喂养史，包括喂养方式，人工喂养儿喂何种乳品，冲调浓度、喂哺次数及量，添加辅食及断奶情况。注意有无不洁饮食史和食物过敏史。询问患儿腹泻开始时间，大便次数、颜色、性状、量、气味，有无发热、呕吐、腹胀、腹痛、里急后重等不适。既往有无腹泻史，有无其他疾病及长期使用抗生素史。

2. 身体状况　观察患儿生命体征如神志、体温、脉搏、呼吸、皮肤、黏膜情况和营养状态。记录 24 小时出入量，测量患儿体重以及前囟、眼窝、皮肤弹性、循环情况和尿量等，评估脱水的程度和性质。检查肛周皮肤有无发红、发炎和破损。

3. 辅助检查　了解血常规、大便常规及培养和血生化等化验结果。

4. 心理社会状况　了解家长的心理状态及对疾病的认识程度，有无缺乏儿童喂养和卫生知识。评估患儿家庭居住环境条件、经济状况、家长的文化程度。

【治疗原则】

1. 调整饮食。

2. 控制感染　病毒性肠炎以饮食疗法和支持疗法为主，不需应用抗菌药。其他肠炎应对因选药。如大肠埃希菌可选用庆大霉素、硫酸阿米卡星（硫酸丁胺卡那霉素）、黄连素。抗生素诱发性肠炎应停用原来的抗生素，可选用万古霉素等。

3. 纠正水和电解质紊乱：①口服补液。②静脉补液：用于中、重度脱水或吐泻频繁或腹胀的患儿。

4. 对症治疗　腹胀明显者用肛管排气或肌内注射新斯的明。呕吐严重者可针刺足三里、内关或肌内注射氯丙嗪等。

【常见护理问题】①体液不足。②营养失调。③体温过高。④有皮肤完整性受损的危险。⑤潜在并发症。⑥知识缺乏。

【护理措施】

1. 一般护理　观察排便情况，记录大便次数、颜色、气味、性状、量，及时送检，采标本时注意采集黏液脓血部分。做好动态比较，为输液方案和治疗提供可靠依据。正确记录 24 小时出入量，液体入量包括口服液体和胃肠道外补液量，液体出量包括尿、大便和不显性失水。婴幼儿大小便不易收集，可用"称尿布法"计算液体排出量。必须严格消毒隔离，防止感染传播。护理患儿前后要认真洗手，防止交叉感染。

2. 饮食护理　腹泻患儿消化功能紊乱，因此应根据患儿病情，合理安排饮食，减轻胃肠负担，恢复消化功能。除严重呕吐者暂禁食 4～6 小时（不禁水）外，均应继续进食。母乳喂养者继续哺乳，暂停辅食。腹泻次数减少后，给予流质或半流质如粥、面条，少量多餐，随着病情稳定和好转，逐步过渡到正常饮食。双糖酶缺乏者，不宜用蔗糖，并暂停乳类喂养，改为豆制代用品或发酵奶，以减轻腹泻，缩短病程。对少数严重病例口服营养物质不能耐受者，应加强支持疗法，必要时全静脉营养。

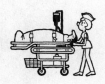

3. 症状护理

（1）尿布皮炎　婴幼儿选用柔软布类尿布，勤更换。每次便后用温水清洗臀部并擦干，局部皮肤发红处涂以 5％鞣酸软膏或 40％氧化锌油并按摩片刻，促进局部血液循环。避免使用不透气塑料布或橡皮布，防止尿布皮炎发生。

（2）脱水　通过观察患儿的神志、精神、皮肤弹性、前囟眼眶有无凹陷、机体温度及尿量等临床表现，估计患儿脱水的程度，同时要动态观察经过补充液体后脱水症状是否得到改善。

（3）低血钾　注意观察患儿面色及肌张力改变，有无心音低钝或心律不齐，有无腹胀，有无腱反射减弱或消失等。补充钾时应按照见尿补钾的原则。严格掌握补钾的浓度和速度。绝不可作静脉注射，以免发生高血钾。

（4）代谢性酸中毒　当患儿出现呼吸深快、精神委靡、口唇樱红、血 pH 值及 CO_2CP 下降时，应及时报告医师并使用碱性药物纠正。注意碱性液体有无漏出血管外，以免引起局部组织坏死。注意酸中毒纠正后，由于血浆稀释、离子钙降低，可出现低钙惊厥。

4. 用药护理

（1）口服补液　用于轻、中度脱水及无呕吐或呕吐不剧烈且能口服的患儿。①ORS 喂服原则为少量多次，每次喂服的量要少，但又要在 4～6 小时内将应喂服的液量按时喂完。②在 ORS 应用过程中不能禁水，应保证按患儿需要自由饮水。③脑、肾、心脏功能不全者慎用。④当脱水得到纠正和腹泻停止后，立即停服，以防发生高钠血症。⑤治疗过程中应密切观察，如果脱水加重或因呕吐频繁不能口服者，应采取静脉输液治疗。

（2）静脉补液　建立静脉通路，保证液体按计划输入，特别是重度脱水者，必须尽快（30 分钟）补充血容量。按照先盐后糖、先浓后淡、先快后慢、见尿补钾原则，补钾浓度应小于 0.3％，每天补钾总量静脉点滴时间不应短于 6～8 小时，严禁直接静脉注射。每小时巡回记录输液量，必须根据病情调整输液速度，了解补液后第 1 次排尿时间，以估计疗效。第 1 天补液：①输液总量：一般轻度脱水为 90～120mL/kg；中度脱水为 120～150mL/kg；重度脱水为 150～180mL/kg。②溶液种类。根据脱水性质而定。等渗性脱水用 1/2 张含钠液（2：3：1 溶液），低渗性脱水用 2/3 张含钠液（4：3：2 溶液），高渗性脱水用 1/3 张含钠液（1：2 溶液）。③输液速度：主要取决于脱水程度和大便量，遵循先快后慢原则。第 2 天及以后的补液：一般可改为口服补液，如腹泻未纠正仍需静脉补液者，依具体情况估算。一般生理需要量为每天 60～80mL/kg。针对病原菌选用抗生素。④纠正低钾血症、低钙血症、低镁血症：补钾一般按每天 3～4mmol/kg（相当于氯化钾 200～300mg/kg）补给，缺钾症状明显者可增至 4～6mmol/kg，轻度脱水时可分次口服，中、重度脱水予静脉滴入。低钙、低镁者可静脉缓注 10％葡萄糖酸钙注射液或深部肌内注射 25％硫酸镁溶液。静脉补钙时防止液体外渗导致局部组织坏死。

5. 心理护理 向家长讲解该病的病因及患儿病情，耐心解释各项检查、治疗、护理措施的意义，关心爱护患儿，争取合作。及时解除患儿的各种不适，如呕吐、厌食、腹泻等，增强患儿战胜疾病的信心。

6. 出院指导

(1) 指导合理喂养 宣传母乳喂养的优点，避免在夏季断奶。按时逐步添加辅食，切忌几种辅食同时添加，防止过食、偏食及饮食结构突然变动。

(2) 注意饮食卫生，培养良好的卫生习惯 注意食物新鲜、清洁和食具消毒，避免肠道内感染。教育儿童饭前便后洗手，勤剪指甲。

(3) 增强体质 发现营养不良、佝偻病时及早治疗，适当户外活动。注意气候变化，防止受凉或过热，冬天注意保暖，夏天多喝水。

(4) 告知家长如何判断"生理性腹泻" 多见于<6个月的婴儿，常虚胖。生后不久即腹泻，但除大便次数增多外，无其他症状。食欲好，不影响生长发育。添加辅食后，大便即逐渐转为正常。

第四节 急性坏死性肠炎

急性坏死性肠炎（Acute necrotizing enteritis）系小肠急性出血性坏死性炎症。以腹痛、腹胀、呕吐、腹泻、便血为主要表现。本病全年均可发生，以春夏季多见，各年龄儿童均可患病，以 3～9 岁儿童发病率最高。病因尚未完全明确，似与肠道非特异性感染及机体过敏反应有关。

【护理评估】

1. 健康史 了解喂养情况，有无喂食高渗溶液（包括高渗乳汁），询问腹痛开始的时间、特点，呕吐发生的时间、呕吐物的次数、性状、颜色，有无腹泻和便血，大便的次数、性状、

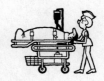

颜色、量、气味，有无发热、腹胀。

2. **身体状况**　观察患儿生命体征如神志、体温、脉搏、呼吸、皮肤、黏膜情况和营养状态；记录 24 小时出入量，评估水电解质紊乱程度和性质，评估有无感染中毒症状。

3. **辅助检查**　了解血常规、大便常规及培养和血生化等化验结果。X 线腹部平片检查早期可发现小肠充气，肠管扩张，肠蠕动减弱。其后肠管僵直，肠壁增厚，肠间隙增宽，可见液平面。

4. **心理社会状况**　评估患儿家庭经济状况及父母角色是否称职，了解父母对疾病性质、发展、预后以及防治的认知程度。

【治疗原则】禁食、胃肠减压，减轻消化道负担并促进其功能恢复。补充液体、维持营养及纠正水、电解质紊乱。如出现完全性肠梗阻、肠穿孔、大量肠出血等，应考虑手术治疗。病程在 48 小时内可用空气灌肠复位法，空气或钡餐灌肠失败或发生肠穿孔、肠套叠超过 48～72 小时，或有肠坏死者需手术治疗。

【常见护理问题】①疼痛。②腹泻。③体液不足。④体温过高。⑤潜在并发症。

【护理措施】

1. **一般护理**　观察、记录大便的次数、性质、颜色及量，了解大便变化过程。及时、正确留取大便标本送检。每次便后用温水洗净臀部涂油膏等，减少大便对皮肤的刺激，保持臀部皮肤的完整性。保持环境安静、舒适，给予抚慰等支持性活动。

2. **饮食护理**　立即禁食，一般 7～14 天，至腹胀消失、大便隐血转阴、临床症状好转后试行喂食。先从流质开始，逐渐过渡到正常饮食。新生儿患儿恢复喂养从水开始，再用稀释奶，逐渐增加奶量和浓度。禁食较久者在控制败血症的基础上，给予静脉高营养液。在调整饮食期间继续观察腹部及大便情况，发现异常立即与医师取得联系。准确记录 24 小时出入量。

3. **症状护理**

(1) 腹胀、腹痛　急性坏死性肠炎常以腹痛为首发，为持续性钝痛伴阵发性加剧，病情严重者出现腹胀、肠鸣音消失。因此腹胀明显者立即行胃肠减压并做好胃肠减压护理，观察腹胀消退情况及引流物色、质、量，胃肠减压期间做好口腔护理。腹痛时遵医嘱给予适当的对症处理及抗生素控制感染。当发现有完全性肠梗阻、肠穿孔、肠出血等，应立即与医师取得联系。考虑手术者，做好术前准备及术前宣教。

（2）呕吐 患儿予以右侧卧位或将其头转向一侧，如患儿呕吐，应及时清除呕吐物，保持皮肤及床单位清洁。记录呕吐的时间，呕吐物的色、质及量。

（3）发热 监测体温，体温过高者给予相应的物理降温或药物降温。做好口腔及皮肤护理。必要时给予静脉补液。

（4）中毒性休克 重症病例可出现水电解质紊乱和中毒性休克，表现为脉搏细数、血压下降、末梢循环衰竭等中毒性休克时，立即通知医师组织抢救。应迅速补充有效循环量，改善微循环，纠正脱水、电解质紊乱及酸中毒，补充热量及营养。

4. 用药护理 禁食期间由静脉补液，建立良好的静脉通路，合理安排药物速度，以保证液体、营养的需要，维持水、电解质平衡。

5. 心理护理 告知家长该病的致病因素主要为肠道内细菌的作用，其次与缺氧缺血、红细胞增多症、喂食高渗溶液（包括高渗乳汁）等所致的肠黏膜损伤，以及与肠道中含有糖类等酶解物产生的发酵、产酸、产气作用等有关。应注意预防。

6. 出院指导 帮助家长掌握有关饮食的控制、皮肤和口腔卫生等的护理知识，并使患儿及家长了解病情，取得他们的理解和配合。

第五节 肠 套 叠

肠套叠（Intussusception）是指部分肠管及其肠系膜套入邻近肠腔内造成的一种绞窄性肠梗阻。60％患儿年龄在1岁以内，80％患儿年龄在2岁以内，但新生儿罕见。男孩女孩发病率之比约为4：1。本病为婴幼儿时期常见的急腹症，应及早诊断，立即处理。

肠套叠病因分为原发性和继发性两种。95％为原发性，多为婴幼儿，5％为继发性，多为年长儿。此外，饮食改变、腹泻及其病毒感染等导致肠蠕动紊乱，从而诱发肠套叠。

肠套叠可分急性肠套叠和慢性肠套叠。2岁以下婴幼儿多为急性发病，主要表现为腹痛、呕吐、血便、腹部包块，病情严重时可出现脱水、高热、昏迷及休克等中毒症状。慢性肠套叠以阵发性腹痛为主要表现，腹痛时上腹或脐周可触及肿块，缓解期腹部平坦柔软无包块，病程有时长达十余天。

【护理评估】

1. 健康史 详细了解喂养史包括喂养方式，有无饮食改变，询问患儿有无腹泻，大便的

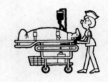

次数、性状、颜色、量、气味，有无呕吐及呕吐物的颜色、性状。

2. 身体状况 观察患儿有无突然发生剧烈的阵发性肠绞痛，哭闹不安，屈膝缩腹，面色苍白，出汗、拒食，了解腹痛持续时间及间断时间，检查右上腹部有无腊肠样肿块、有无腹肌紧张及压痛。

3. 辅助检查 了解血常规、大便常规及隐血、血生化、X 线腹部平片等检查结果。

4. 心理社会状况 了解家长的心理状态及对疾病的认识程度。患儿家属是否因患儿病情紧急、知识缺乏等产生焦虑不安、抱怨的情绪。评估患儿家庭经济状况、家长的文化程度。

【治疗原则】

1. 非手术治疗 灌肠疗法适用于病程在 48 小时以内，全身情况良好，无腹胀、明显脱水及电解质紊乱者。包括 B 超监视下水压灌肠、空气灌肠、钡剂灌肠复位 3 种方法，首先空气灌肠，钡剂灌肠复位目前已很少用。

2. 手术疗法 用于灌肠不能复位的失败病例、肠套叠超过 48～72 小时以及疑有肠坏死的小肠型肠套叠的病例。手术方法包括单纯手法复位、肠切除吻合、肠造瘘等。

【常见护理问题】①疼痛。②体液不足。③营养失调：低于机体需要量。④知识缺乏。

【护理措施】

1. 一般护理 保持环境的温、湿度适宜。准确记录 24 小时出入量，24 小时液体入量包括口服液体和胃肠道外补液量，液体出量包括尿、大便和不显性失水。应迅速补充有效循环量，改善微循环，纠正脱水、电解质紊乱及酸中毒，补充热量及营养。

2. 饮食护理 术前禁食，禁食期间遵医嘱静脉补充水分和电解质，完全胃肠外营养。肛门排气、排便后，遵医嘱进食流质饮食，如无腹胀则逐渐过渡到普食。以少食多餐、细嚼慢咽为宜，有利于肠道吸收。

3. 症状护理

（1）腹痛 密切观察患儿腹痛的性质、程度、时间、发作规律、伴随症状及诱因，呕吐、腹部包块情况。手术前后持续胃肠减压，保持管道通畅，注意引流液的色、质、量。患儿经灌肠复位治疗后症状缓解，常表现为：①患儿安静入睡，不再哭闹，呕吐停止。②腹部肿块消失。③口服药用炭 0.5～1g，6～8 小时后可见大便内炭末排出。④肛门排气以及排出黄色大便，或先有少许血便，继而变为黄色。如患儿仍然烦躁不安，阵发性哭闹，腹部包块仍存，应怀疑是否套叠还未复位或又重新发生套叠，应立即通知医师作进一步处理。

（2）呕吐　患儿予以右侧卧位或将其头转向一侧，如患儿呕吐，应及时清除呕吐物，保持皮肤及床单位清洁。记录呕吐的时间，呕吐物的色、质及量。

（3）脱水　通过观察患儿的神志、精神、皮肤弹性、前囟和眼眶有无凹陷、机体温度及尿量等临床表现，估计患儿脱水的程度，同时要动态观察经过补充液体后脱水症状是否得到改善。

4. 手术护理　术前密切观察生命体征、意识状态，特别注意有无水电解质紊乱、出血及腹膜炎等征象，做好手术前准备。对于手术后患儿，注意维持胃肠减压功能，保持胃肠道通畅，预防感染及吻合口瘘。患儿排气、排便后可拔除胃肠引流管，逐渐恢复由口进食。

5. 心理护理　告知家长肠套叠多为近端肠管套入远端肠腔内，根据套入部分的不同分为回盲型、回结型、回回结型、小肠型、结肠型和多发型。其中回盲型最常见，占总数的50%～60%，其次为回结型，约占30%；回回结型约占10%。多发型为回结肠套叠和小肠套叠合并存在。需手术的患儿应向家长说明选择治疗方法的目的，解除其心理负担，争取对治疗和护理的支持与配合。

6. 出院指导　指导合理喂养：宣传母乳喂养的优点，避免在夏季断奶。按时逐步添加辅食，切忌几种辅食同时添加，防止过食、偏食及饮食结构突然变动。注意饮食卫生，培养良好的卫生习惯；注意食物新鲜、清洁和食具消毒，避免肠道内感染。

第六节　先天性巨结肠

先天性巨结肠（Congenital megacolon）或称赫什朋病（Hirschsprung disease，HD），是由于直肠或结肠远端的肠管持续痉挛，粪便淤滞在近端结肠而使该段肠管肥厚、扩张，是较常见的先天性胃肠道发育畸形。发病率为 1：2000～1：5000，男女比为 3：1～4：1，有遗传倾向。目前认为本病是多基因遗传和环境因素共同作用的结果。根据病变肠管痉挛段的长度，可分为常见型（病变自肛门向上达乙状结肠远端，约占 85%）、短段型（病变局限于直肠下端，约占 10%）、长段型（病变肠段延伸至降结肠以上，约占 4%）、全结肠型（约占 1%）。临床表现胎便排出延迟、顽固性便秘和腹胀、呕吐、营养不良、发育迟缓，常见并发症有小肠结肠炎、肠穿孔及继发感染。

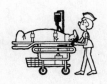

【护理评估】

1. 健康史 了解新生儿期和婴幼儿期一般情况和排便情况。询问患儿有无胎便排出延迟、顽固性便秘和腹胀。有无呕吐及呕吐物的颜色、性状，以上症状的特点及相关性如何。评估有无营养不良、发育迟缓。了解有无家族史。

2. 身体状况 观察患儿生命体征、营养状况及体格情况，检查有无肠型和蠕动波以及腹部肿块。

3. 辅助检查 了解血常规、大便常规及隐血、血生化、X线腹部平片等检查结果。

4. 心理社会状况 了解家长的心理状态及对疾病的认识程度。评估患儿家庭经济状况、家长的文化程度。

【治疗原则】少部分慢性以及轻症患儿可选用灌肠等保守治疗。对于体重大于 3kg、全身情况较好者，尽早施行根治术，即切除无神经节细胞肠段和部分扩张结肠。对于新生儿，年龄稍大及全身情况较差，或并发小肠结肠炎的患儿，先行结肠造瘘术，待全身情况、肠梗阻及小肠结肠炎症状缓解后再行根治手术。

【常见护理问题】①便秘。②营养失调：低于机体需要量。③生长发育改变。④知识缺乏。

【护理措施】

1. 术前护理

（1）清洁肠道、解除便秘 口服缓泻剂、润滑剂，帮助排便。使用开塞露、扩肛等刺激括约肌，诱发排便。部分患儿需用生理盐水进行清洁灌肠，每天 1 次，肛管插入深度要超过狭窄段肠管，忌用清水灌肠，以免发生水中毒。

（2）改善营养 对存在营养不良、低蛋白血症者应加强支持疗法。

（3）观察病情 特别注意有无小肠结肠炎的征象，如高热、腹泻、排出奇臭粪液，伴腹胀、脱水、电解质紊乱等，并做好手术前准备。

（4）做好术前准备 清洁肠道。术前 2～3 天按医嘱口服抗生素，检查脏器功能并作相应处理。

（5）健康教育 向家长说明选择治疗方法的目的，解除其心理负担，争取对治疗和护理的支持与配合。

2. 术后护理

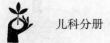

（1）常规护理　禁食至肠蠕动功能恢复，胃肠减压防止腹胀，记尿量，更换伤口敷料以防感染；按医嘱应用抗生素。

（2）观察病情　观察体温、大便情况，如体温升高、大便次数增多，肛门处有脓液流出，直肠指检可扪得吻合口裂隙，表示盆腔感染。如术后仍有腹胀，并且无排气、排便，可能与病变肠段切除不彻底，或吻合口狭窄有关。均应通知医师处理。

（3）健康教育　指导家长加强患儿的排便训练，以改善排便功能。术后 2 周左右开始每天扩肛 1 次，坚持 3～6 个月。定期随诊，确定是否有吻合狭窄。

（谌　静　高红梅）

第 六 章
呼吸系统疾病患儿的护理

呼吸系统疾病是儿童常见病。由于各年龄时期儿童呼吸系统的解剖、生理特点不同，使疾病的发生、发展、预后和护理方面各具特点。一般年龄愈小，病情愈重，并发症愈多，死亡率愈高。本章主要介绍：急性上呼吸道感染、急性感染性喉炎、急性支气管炎、肺炎、支气管哮喘。

第一节　急性上呼吸道感染

急性上呼吸道感染（Acute upper respiratory infection，AURI）简称上感，是儿童最常见的呼吸道疾病，主要指鼻、鼻咽和咽部的急性感染。常诊断为急性鼻咽炎、急性咽炎、急性扁桃体炎等。病毒感染占 90％以上，也可继发细菌感染。营养不良、缺乏锻炼或过度疲劳，因身体防御能力降低容易发生上呼吸道感染。临床表现与年龄、病原体和机体抵抗力不同有关。

婴幼儿局部症状不显著而全身症状重，年长儿症状较轻。轻症主要是鼻咽部症状，多见于年长儿，出现流涕、鼻塞、喷嚏、咽部不适、轻咳与不同程度的发热。重者畏寒、高热、头痛、纳差、乏力。婴幼儿可伴有呕吐、腹泻、腹痛、烦躁，甚至高热惊厥。

【护理评估】

1. 健康史　详细询问发病诱因，注意有无"受凉"史，患儿发热开始的时间、程度、伴随症状、用药情况。有无急性传染病接触史，尤其应询问患儿是否有高热惊厥史。了解患儿有无营养不良、贫血等疾病史。上感为很多急性传染病的早期表现，应评估流行病学情况。

2. 身体状况　观察患儿的精神状态，是否有鼻塞及呼吸困难，新生儿是否有拒乳，观察患儿是否有体温过高，有无皮疹，眼结膜有无充血、咽及口腔黏膜有无充血及疱疹、颈部及耳后淋巴结有无肿大，有无胃肠道伴随症状。

3. 辅助检查　了解血常规结果，其中以白细胞计数和分类最为重要。

4. 心理社会状况　了解患儿及家长的心理状态和对本病病因、预防及护理知识的认识程度。评估患儿家庭环境及经济状况。

【治疗原则】以支持疗法及对症治疗为主，注意预防并发症。病毒性上呼吸道感染为自限性疾病，无须特殊治疗。

1. 一般治疗　休息，多饮水，注意呼吸道隔离。

2. 病因治疗　使用抗病毒药物及清热解表的中药治疗，如病情较重，有继发细菌感染或有并发症者可选用抗生素。

3. 对症治疗　高热时可给予物理降温或药物降温，有高热惊厥者给予镇静、止惊处理。

【常见护理问题】①体温过高。②舒适的改变。③潜在并发症：惊厥。

【护理措施】

1. 一般护理　保持室内空气新鲜，避免空气对流。维持室温 18℃ ～ 22℃，湿度 50％～60％。注意休息，减少活动。保持口腔清洁，及时清除鼻腔及咽喉部分泌物，保持呼吸道通畅。

2. 饮食护理　给予易消化和富含维生素的清淡饮食。有呼吸困难者应少食多餐。婴儿哺乳必须取头高位或抱起来喂食，呛咳重者用滴管或小勺慢慢喂，以免进食用力或呛咳加重病情。因发热、呼吸增快而增加水分消耗，所以要注意常喂水，入量不足者给予静脉补液。

3. 症状护理

（1）高热　密切监测体温变化，体温 38.5℃ 以上时应对症治疗，采用正确、合理的降温措施，如头部冷湿敷、枕冰袋，在颈部、腋下及腹股沟处放置冰袋，或用乙醇擦浴，冷盐水灌肠。高热时遵医嘱用 25％安乃近溶液滴鼻或口服退热药。衣被不可过厚，以免影响机体散热，引起体温进一步升高。为保持皮肤清洁，避免汗腺阻塞，可用温热水擦浴，并及时更换被汗液浸湿的衣被。加强口腔护理。每 4 小时测量体温 1 次，并准确记录，如为超高热或有高热惊厥史者须 1～2 小时测量 1 次。退热处理半小时后复测体温，并随时注意有无新的症状或体征出现，以防惊厥发生或体温骤降。如有虚脱表现，应予保暖，饮热水，严重者给予静脉补液。若婴幼儿虽有发热甚至高热，但精神较好，玩耍如常，在严密观察下暂可不处置。若有高热惊厥史者则应及早给予处置。

（2）鼻塞　婴幼儿鼻腔相对较短，后鼻道狭窄，黏膜柔软，血管丰富，无鼻毛而易受感染，有炎症时易鼻塞而发生呼吸困难，影响吮奶。鼻塞严重时应先清除鼻腔分泌物后用 0.5% 麻黄碱液滴鼻，每天 2～3 次，每次 1～2 滴，对因鼻塞而妨碍吸吮的婴儿，宜在哺乳前 15 分钟滴鼻，使鼻腔通畅，保证吸吮。咽部不适时可雾化吸入，年长儿可给予润喉含片。

4. 用药护理　使用解热药后应注意多饮水，以免大量出汗引起虚脱。高热惊厥的患儿使用镇静药时，应注意观察止惊的效果及药物的不良反应。使用青霉素等抗生素时，应注意观察有无过敏反应的发生。

5. 心理护理　向患儿家长解释本病的病因多为：①婴幼儿鼻腔相对较短，后鼻道狭窄，黏膜柔软，血管丰富，无鼻毛不能有效阻挡灰尘及细菌的进入。②婴幼儿的纤毛运动差，咳嗽反射和呼吸道平滑肌收缩功能亦差，难以有效地清除吸入的尘埃及异物颗粒。③婴幼儿体内分泌型 IgA 低，且肺泡巨噬细胞功能不足，乳清铁蛋白、溶菌酶、干扰素、补体等的数量和活性不足，故儿童易患呼吸道感染。但患儿如能得到及时治疗护理，一般预后好。

6. 出院指导

（1）指导家长掌握上呼吸道感染的预防和护理要点，懂得相应的应对技巧，如加强体格锻炼，多进行户外活动，以增强机体抵抗力，但在呼吸道疾病流行期间避免去人多拥挤的公共场所。

（2）室内空气保持清新，每天定时开窗通风 2～4 次，每次 30～60 分钟。气候变化时及时添加衣服，避免过热或过冷。

（3）鼓励母乳喂养，及时添加辅食，积极防治各种慢性病，如佝偻病、营养不良及贫血等，按时预防接种。

（4）如有上感流行趋势，应早期隔离，室内可采取食醋熏蒸法消毒（每立方米用食醋 5～10mL，加水 1～2 倍，加热熏蒸到全部汽化），或给易感儿服用板蓝根、金银花、连翘等中药汤剂治疗。

（5）反复呼吸道感染者，可考虑接种流感疫苗。

第二节　急性感染性喉炎

急性感染性喉炎（Acute infectious laryngitis）为喉部黏膜急性弥散性炎症。以犬吠样咳嗽、声音嘶哑、喉鸣、吸气性呼吸困难为特征。可发生于任何季节，冬春较多。常见于婴幼儿。

喉炎大多数由病毒或细菌感染引起，为急性上呼吸道感染的一部分。临床表现起病急，症状重，出现不同程度的发热、声音嘶哑、犬吠样咳嗽、吸气性喉鸣和三凹征。重者迅速出现烦躁不安、吸气性呼吸困难、发绀、心率加快等缺氧症状。喉梗阻若不及时抢救，可因吸气困难而窒息死亡。

临床上常按吸气性呼吸困难的轻重将喉梗阻分为Ⅳ度，见表6-1。

表6-1　　　　　　　　　　　　　　喉梗阻分度

分　度	临　床　表　现
Ⅰ	安静时无症状，活动后出现吸气性喉鸣和呼吸困难，听诊肺部呼吸音清晰，心率无改变
Ⅱ	安静时有喉鸣和吸气性呼吸困难，肺部听诊可闻喉传导音和管状呼吸音，心率增快（120～140次/min）
Ⅲ	除上述喉梗阻症状外，有烦躁不安，口唇及指趾发绀，双眼圆睁，惊恐万状，头面出汗，肺部呼吸音明显减弱，心音低钝，心率快（140～160次/min）
Ⅳ	呈衰竭状态，昏睡或昏迷、抽搐、面色苍白，由于无力呼吸，三凹征可不明显，肺部呼吸音几乎消失，仅有气管传导音，心音低钝，心律不齐

【护理评估】

1. 健康史　询问患儿近期是否有发热、咽痛、呼吸道感染等表现。了解近期有无麻疹、百日咳、流感等急性传染病史。

2. 身体状况　观察患儿精神状态、咳嗽、呼吸情况，注意有无声音嘶哑、犬吠样咳嗽、吸气性喉鸣、发绀、三凹征。测量生命体征，注意心率、心律、呼吸变化。听诊肺部呼吸音是否改变。

3. 辅助检查　了解血常规，特别是白细胞计数和分类变化。

4. 心理社会状况　了解患儿及家长的心理状态和对该病病因、预防及护理知识的认识程度。评估患儿家庭环境及经济状况。

【治疗原则】

1. 保持呼吸道通畅　吸氧、雾化吸入，消除黏膜水肿。

2. 控制感染　应用抗生素治疗。

3. 应用肾上腺皮质激素　应用抗生素同时给予肾上腺皮质激素，以减轻喉头水肿，缓解症状。

4. 对症治疗　烦躁不安的患儿给予镇静药。

5. 气管切开术　有严重缺氧征象或有Ⅲ度喉梗阻的患儿及时行气管切开。

【常见护理问题】①低效性呼吸形态。②有窒息的危险。③体温过高。④舒适的改变。

【护理措施】

1. 一般护理　保持室内空气清新，温湿度适宜，以减少对喉部的刺激，减轻呼吸困难。患儿取舒适卧位，多采用颈肩部垫高、头后仰位，使脊背部与头后颈部成 45°～60°。保持患儿安静，治疗护理集中进行，以不打扰患儿休息为宜。保持患儿呼吸道通畅，酌情镇静，及时有效吸氧。

2. 饮食护理　给予易消化和富含维生素的清淡饮食。有呼吸困难者应少食多餐。婴儿哺乳必须取头高位或抱起喂，呛咳重者用滴管或鼻饲管喂养。必要时静脉补充营养和水分，保证患儿摄入充足的水分。适当多吃梨、生萝卜、话梅等水果、干果，以增强咽喉的保养作用。

3. 症状护理

（1）高热　密切监测体温变化，体温 38.5℃以上时应对症治疗，采用正确、合理的降温措施，如头部冷湿敷、枕冰袋，在颈部、腋下及腹股沟处放置冰袋，或用乙醇擦浴，冷盐水灌肠。高热时遵医嘱用 25% 安乃近溶液滴鼻或口服退热剂。注意保证患儿摄入充足的水分，给予易消化高营养饮食，宜少食多餐并经常变换食物种类，必要时静脉补充营养和水分，及时更换汗湿衣服，保持口腔及皮肤清洁。

（2）咳嗽　指导患儿进行有效的咳嗽，当患儿剧烈咳嗽时，可嘱患儿深呼吸以抑制咳嗽，必要时雾化吸入。

（3）呼吸困难　密切观察病情变化，根据患儿三凹征、喉鸣、发绀及烦躁等表现正确判断缺氧的程度，及时抢救喉梗阻，可使用肾上腺皮质激素雾化吸入，以迅速消除喉头水肿，畅通呼吸道。并随时做好气管切开的准备，以免因吸气性呼吸困难而窒息致死。

4. 用药护理　使用肾上腺皮质激素时，评价其效果和不良反应。给予抗生素治疗，注意观察药物疗效，并观察有无过敏反应的发生。对过于烦躁者遵医嘱予异丙嗪镇静，以达到镇静和减轻喉头水肿的目的。但应避免使用氯丙嗪，以免使喉头肌松弛，加重呼吸困难。

5. 心理护理　向家长解释由于儿童喉腔狭小、黏膜血管丰富等解剖特点，因此炎症时较易充血、水肿而出现喉梗阻。急性喉炎虽然发病急、病情重，易危及生命，但如果治疗护理及时，则患儿多痊愈快、预后好，以减轻家长的心理负担，配合治疗护理。

6. 出院指导

（1）指导家长了解急性喉炎的典型症状和危险性，遇有异常应及时到医院救治的重要性。

（2）指导家长保持合适的体位，并告知合适的体位对缓解患儿烦躁和缺氧的必要性。

（3）指导家长正确护理患儿，如加强体格锻炼，多进行户外活动，以增强机体抵抗力，但在呼吸道疾病流行期间避免去人多拥挤的公共场所。

第三节　急性支气管炎

急性支气管炎（Acute bronchitis）是支气管黏膜的急性炎症，常继发于上呼吸道感染后，或为急性传染病的一种临床表现。气管常同时受累，故可称为急性气管支气管炎。凡能引起上呼吸道感染的各种病毒和细菌都可引起支气管炎。婴幼儿免疫功能失调、营养不良、佝偻病、特异性体质、慢性鼻窦炎等都可诱发本病。

临床表现大多有上呼吸道感染症状，咳嗽为主要症状，初为干咳，以后有痰。婴幼儿全身症状较明显，常有发热、纳差、乏力、呕吐、腹胀、腹泻等。婴幼儿可发生一种特殊类型的支气管炎，称为喘息性支气管炎，患儿除有上述临床表现外，主要特点为：①多见于3岁以下，有湿疹或其他过敏史的患儿。②咳嗽频繁，并有呼气性呼吸困难伴喘息，夜间或清晨较重，或在哭闹、活动后加重，肺部叩诊呈鼓音，听诊两肺布满哮鸣音及少量粗湿啰音。③有反复发作倾向，大多数患儿随年龄的增长而发作减少，至4～5岁停止发作，但有40%左右可发展为支气管哮喘。

【护理评估】

1. 健康史　询问发病时间，既往健康情况，有无反复发作、湿疹、过敏史，发病后有无治疗、效果如何。

2. 身体状况　评估患儿有无上呼吸道感染症状，观察有无气促、咳嗽、咳痰，痰液黏稠度。测量生命体征，听诊肺部有无干湿啰音及分布情况。检查有无佝偻病体征、营养不良、胸部畸形。

3. 辅助检查　了解血常规、胸部 X 线、病原学等检查结果。

4. 心理社会状况　了解患儿及家长的心理状态和对本病病因、预防及护理知识的认识程度，是否有焦虑等。评估患儿家庭环境及经济状况。

【治疗原则】

1. 一般治疗　同上呼吸道感染，经常变换体位，多饮水，使呼吸道分泌物易于咳出。

2. 控制感染　由于病原体多为病毒，一般不采用抗生素。考虑有细菌感染时可适当选用抗生素。

3. 对症治疗　一般不用镇咳药或镇静药，以免抑制咳嗽反射，影响黏痰咳出，可给予加压雾化吸入化痰、拍击背部排痰。

【常见护理问题】　①清理呼吸道无效。②体温过高。

【护理措施】

1. 一般护理　保持室内空气清新，温湿度适宜，以减少对支气管黏膜的刺激，利于排痰。保持口腔清洁，婴幼儿可在进食后喂适量温开水，以清洁口腔。年长儿应在晨起、餐后、睡前漱洗口腔。

2. 饮食护理　给予营养丰富易消化的清淡饮食。鼓励患儿多饮水，使痰液稀释易于咳出。鼓励患儿进食，但应少量多餐，以免因咳嗽引起呕吐。

3. 症状护理

（1）高热　详见本章第一节相关内容。

（2）咳嗽　咳嗽为急性支气管炎的主要症状，初为干咳，以后有痰。因此应指导患儿进行有效的咳嗽，当患儿剧烈咳嗽时，可嘱患儿深呼吸以抑制咳嗽，必要时雾化吸入。对于咳嗽无力的患儿宜经常变换体位，可将五指并拢，手向内合掌，由下向上，由外向内的轻拍背部，边拍边鼓励患儿咳嗽，以促使呼吸道分泌物借助重力和震动排出。指导并鼓励较大患儿有效咳嗽的方法，以利于痰液排出，促进炎症消散和引流。

4. 用药护理　使用抗生素类药物如青霉素、头孢类抗生素，注意观察药物的疗效及不良反应。口服止咳糖浆后不要立即喝水，以免影响药物更好地发挥疗效。在患病的早期，对于痰多的患儿，不主张用止咳药，以免影响排痰。痰稠且咳嗽严重者可服用祛痰药。

5. 心理护理　向家长解释此病常继发于上呼吸道感染之后，容易复化。尤其在营养不良、先天性心脏病、佝偻病等患儿中易反复发作，如不经适当治疗可引起肺炎。但如果治疗及时，预后好。减轻家长的心理负担并积极配合治疗。

6. 出院指导

（1）指导家长正确护理患儿，如加强体格锻炼，多进行户外活动，以增强机体抵抗力，但在呼吸道疾病流行期间避免去人多拥挤的公共场所。

（2）室内不吸烟、不摆鲜花，以免刺激呼吸道和引起呼吸道的过敏反应。

（3）向家长演示和训练家长进行拍背时的体位要求和拍背的方法，并告知拍背时的安全知识、如何观察异常情况和异常情况下的紧急处理措施。

（4）根据气温变化增减衣服，避免受凉或过热。

（5）积极预防营养不良、佝偻病、贫血和各种传染病，按时预防接种，增强机体的免疫能力。

第四节　肺　　炎

肺炎（Pneumonia）是不同病原体或其他因素引起的肺部炎症。以发热、咳嗽、气促、呼吸困难及肺部固定湿啰音为共同临床表现。是儿童最常见的疾病，尤多见于婴幼儿，占儿童疾病死亡的第一位。营养不良、佝偻病、贫血和免疫功能低下的患儿，当气候和环境变化时，病原体经呼吸道侵入肺部引起肺组织充血、水肿、炎性浸润，严重者可出现呼吸衰竭，导致机体代谢及器官功能障碍。

目前儿童肺炎的分类方法有 4 种，各类肺炎可单独存在，也可两种同时存在。①按病理分类：可分为支气管肺炎、大叶性肺炎、间质性肺炎等。②按病因分类：可分为感染性肺炎如病毒性肺炎、细菌性肺炎、支原体肺炎、衣原体肺炎、真菌性肺炎、原虫性肺炎；非感染性肺炎如吸入性肺炎、坠积性肺炎等。③按病程分类：可分为急性肺炎（病程<1 个月）、迁延性肺炎（病程 1～3 个月）、慢性肺炎（病程>3 个月）。④按病情分类：可分为轻症肺炎（主要为呼吸系统表现）、重症肺炎（除呼吸系统严重受累外，其他系统也受累，且全身中毒症状明显）。

【护理评估】

1. 健康史　询问发病情况，既往有无反复呼吸道感染现象。了解患儿生长发育情况以及发病前有无原发疾病，如麻疹、百日咳等。询问出生时是否足月平产，有无窒息史。生后是否按时接种疫苗，家庭成员是否有呼吸道疾病病史。

2. 身体状况　评估患儿有无发热、咳嗽、咳痰，体温增高的程度、热型，咳嗽、咳痰的性质。有无呼吸增快、心率增快、肺部啰音。有无气促，端坐呼吸、鼻翼翕动、三凹征及唇周发绀等症状和体征。有无循环、神经、消化系统受累的临床表现。

3. 辅助检查　了解胸部 X 线检查、病原学及外周血常规检查结果。

4. 心理社会状况　评估患儿是否有因发热、缺氧等不适及环境陌生产生的焦虑和恐惧，是否有哭闹、易激惹等表现。患儿家长是否有因患儿住院时间长、知识缺乏等产生的焦虑不安、抱怨的情绪。评估患儿家长对疾病的病因和预防知识的了解程度，评估患儿家庭环境及家庭经济情况。

【治疗原则】主要应采取综合措施，积极控制感染，改善肺的通气功能，防止并发症。

1. 根据不同病原体选用敏感药物积极控制感染，重症宜早期、联合、足量、足疗程、静脉给药。病毒感染尚无特效药物，宜采用对症治疗、中药治疗、支持治疗等综合措施。

2. 若中毒症状明显、严重喘憋、脑水肿、感染性休克、呼吸衰竭等可应用肾上腺皮质激素。

3. 注意纠正酸碱平衡紊乱，改善低氧血症。

4. 防治并发症。

【常见护理问题】①气体交换受损。②清理呼吸道无效。③体温过高。④潜在并发症：心力衰竭、中毒性脑病、中毒性肠麻痹。

【护理措施】

1. 一般护理　保持病室安静、整洁、阳光充足、通风（避免对流风），根据天气情况每天开窗 2～3 次，每次 10～30 分钟；室温保持在 18℃～22℃；因儿童呼吸道黏液腺分泌不足，再加上肺炎患儿呼吸次数增多，呼吸道黏膜比较干燥，所以相对湿度应保持在 50%～60%。不同病原体肺炎患儿应分室居住，以防交叉感染。尽量使患儿安静，以减少氧的消耗。

对重症患儿应精确记录 24 小时出入水量。严格控制静脉点滴速度，最好使用输液泵，保持液体均匀滴入，以免发生心力衰竭。

2. 饮食护理　儿童生长发育旺盛，应给予高热量、高维生素、易消化的流质或半流质食物，鼓励患儿进米汤、果汁等，以补充热量和呼吸道水分的丧失。注意多饮水，摄入足够的水分可保证呼吸道黏膜的湿润与黏膜病变的修复，并增加纤毛运动能力，防止分泌物干结，以利痰液排出，同时可以防止发热导致的脱水。但要适量，避免加重心肺负担。同时酌情补充维生素 C、维生素 A、维生素 D 等，以供给足够的营养，利于疾病的恢复。宜少量多餐，避免给油炸食品及易产气的食物，以免造成腹胀，妨碍呼吸。喂养时应耐心，每次喂食必须将头部抬高或抱起，以免呛入气管发生窒息。进食确有困难的患儿，可静脉补充营养。

3. 症状护理

(1) 高热　发热要采取相应的降温措施（详见本章第一节相关内容）。发热可使机体代谢加快，耗氧量增加，使机体缺氧加重，故应监测体温，警惕高热惊厥的发生。

(2) 咳嗽　详见本章第三节相关内容。

(3) 呼吸困难　①患儿出现喘憋、口唇发绀、面色灰白、低氧血症等情况时应立即给氧。根据血气情况婴幼儿可用面罩法，年长儿可用鼻导管法。若出现呼吸衰竭，则行气管插管实施机械辅助通气。②保持呼吸道通畅，根据病情采取相应的体位，以利于肺的扩张及呼吸道分泌物的排除。指导患儿进行有效的咳嗽，排痰前协助转换体位，帮助清除呼吸道分泌物。病情许可的情况下，可进行体位引流。体位引流的方法是：根据病灶的部位取不同的体位，五指并拢、稍向内合掌呈空心状，由下向上、由外向内的轻拍背部，边拍边鼓励患儿咳嗽，促使肺泡及呼吸道的分泌物借助重力和震动作用排出。必要时，可使用雾化吸入使痰液变稀薄利于咳出。用上述方法不能有效咳出痰液者，可用吸痰器吸出痰液。但吸痰不能过频，否则可刺激黏液产生过多。密切监测生命体征和呼吸窘迫程度以帮助了解疾病的发展情况。

(4) 心力衰竭　当患儿出现烦躁不安、面色苍白、呼吸加快＞60 次/min，且心率＞160～180 次/min、心音低钝、奔马律、肝在短时间内急剧增大时，是心力衰竭的表现，应及时报告医师，并减慢输液速度，准备强心药、利尿药，做好抢救的准备。若患儿咳粉红色泡沫样痰则为肺水肿的表现，可给患儿吸入经 20%～30% 乙醇湿化的氧气，但每次吸入不宜超过 20 分钟。其护理措施详见第二章第三节相关内容。

(5) 颅内高压　密切观察意识、瞳孔及肌张力等变化，若有烦躁或嗜睡、惊厥、昏迷、呼吸不规则、肌张力增高等颅内高压表现时，应立即报告医师，并共同抢救。其护理措施详见第二章第三节相关内容。

（6）中毒性肠麻痹　观察有无腹胀、肠鸣音是否减弱或消失、呕吐的性质、是否有便血等，以便及时发现中毒性肠麻痹及胃肠道出血。如发生立即禁食、胃肠减压。

4. 用药护理　使用解热药后注意多饮水，以免出汗引起虚脱。口服止咳糖浆后不要立即饮水，以使药物更好地发挥疗效。给予抗生素治疗，注意观察药物疗效，用药时间应持续至体温正常后 5～7 天，临床症状消失后 3 天。支原体肺炎至少用药 2～3 周，以免复发。抗生素的用药护理详见第二章第七节相关内容。

5. 心理护理　告知家长肺炎是儿科常见病，多发病，病情发展迅速，如果治疗护理及时，则患儿多痊愈快、预后好。解除其心理负担，争取患儿家长对治疗和护理的支持与配合。

6. 出院指导

（1）向患儿家长讲解疾病的有关知识及护理要点，指导家长合理喂养儿童。

（2）开展户外活动，进行体格锻炼，增强体质。尤其加强呼吸运动锻炼，改善呼吸功能。

（3）易患呼吸道感染的患儿，在寒冷季节或气候骤变外出时，应注意保暖，避免着凉。

（4）教会家长处理呼吸道感染的方法，使患儿在疾病早期能得到及时控制。

（5）定期健康检查，按时预防接种。有营养不良、佝偻病、贫血及先天性心脏病的患儿应积极治疗，增强抵抗力，减少呼吸道感染的发生。

第五节　支气管哮喘

支气管哮喘（Asthma）简称哮喘，是由嗜酸性粒细胞、肥大细胞和 T 淋巴细胞等多种炎性细胞参与的呼吸道慢性变态反应性炎症，使易感者对各种激发因子具有呼吸道高反应性，可引起呼吸道狭窄，是当今世界威胁公共健康最常见的慢性肺部疾病。支气管哮喘可在婴幼儿起病，并以儿童多发，其临床表现为反复发作性咳嗽和带有哮鸣音的呼气性呼吸困难，常在夜间或清晨发作、加剧，可自行缓解或治疗后缓解。

【护理评估】

1. 健康史　询问患儿哮喘的病程有多久，既往发作的情况，用药史。此次发作时的症状，诱发或缓解因素，了解患儿有无变应原接触史。有无家族史。

2. 身体状况　评估患儿的意识、生命体征。注意观察口唇、面颊、耳郭等处皮肤有无发绀，注意呼吸频率、节律、深浅度的改变，有无端坐呼吸、三凹征等。评估痰液的颜色、性状、量及咳嗽的有效性。听诊肺部哮鸣音、呼吸音的改变。

3. 辅助检查　了解患儿肺功能检查、动脉血气分析、胸部X线检查、血液检查、痰液检查、特异性变应原的检测及呼吸道反应性测定的结果。

4. 心理社会状况　评估患儿及家长的情绪，是否有烦躁、焦虑、恐惧等。评估家长对疾病知识的了解程度，对患儿关心程度。评估家庭居住环境、家庭经济情况和社区卫生保健状况。

【治疗原则】去除病因、控制发作、预防复发。坚持长期、持续、规范、个体化的原则。可使用糖皮质激素、支气管扩张药、抗生素等解痉和抗感染治疗，达到控制哮喘发作的目的。吸入治疗是首选的药物治疗方法。应根据病情轻重、病程阶段因人而异地选择适当的防治方案。

【常见护理问题】①低效性呼吸形态。②清理呼吸道无效。③潜在并发症：呼吸衰竭。④焦虑。⑤知识缺乏。

【护理措施】

1. 一般护理　患儿多采取半卧位或坐位，减少活动。为患儿提供一个安静、空气清新、舒适的环境，保持室内空气清新，温湿度适宜，多通风，少开空调。避免有害气体及强光的刺激，以保证患儿的休息。必要时遵医嘱给予镇静药。室内物品应简单、不铺地毯、不放花草、不养宠物。避免使用陈旧被褥及羽绒、丝织品、绒毛玩具等。湿式扫除，最好使用吸尘器，以减少对支气管黏膜的刺激，利于排痰。

2. 饮食护理　给予富含维生素易消化的食物，应尽量避免食用诱发哮喘的食品，如鱼、虾、蛋、奶等含蛋白质丰富的食物。应少食多餐。保证营养均衡搭配，以利病情康复，家长要经常细心观察患儿的饮食，不难找到对哮喘致敏的食品。随着患儿年龄的增长，病情的好转，尤其是机体免疫功能逐渐增强，食物过敏的种类也就随之减少。因此，也要不断地解除某些限吃的食品。保证患儿摄入足够的水分，以降低分泌物的黏稠度，防止痰栓形成。

3. 症状护理

(1) 咳嗽　详见本章第三节相关内容。

(2) 呼吸困难　①协助患儿取坐位或半卧位，以利于呼吸。②给予鼻导管或面罩吸氧，氧浓度以 40% 为宜，定时进行血气分析，及时调整氧流量，保持 PaO_2 在 9.3～12.0kPa（70～90mmHg）。③遵医嘱给予支气管扩张药和糖皮质激素，并评价其效果和不良反应。若有感染，遵医嘱给予抗生素。④给予雾化吸入、胸部叩击或震荡，以促进分泌物的排出。对痰液多而无力咳出者，及时吸痰。⑤教会并鼓励患儿做深而慢的呼吸运动。⑥监测生命体征，注意呼吸困难的表现及病情变化。若出现意识障碍、呼吸衰竭等及时给予机械通气。⑦若患儿出现发绀、大汗淋漓、心率增快、血压下降、呼吸音减弱等表现，应及时报告医师并共同抢救。

4. 用药护理 使用支气管解痉药和肾上腺皮质激素时，应评价其效果和不良反应。给予抗生素治疗，注意观察药物疗效，并观察有无过敏反应的发生。

5. 心理护理 帮助患儿保持愉快的心情，比如给年幼的患儿讲故事、玩玩具、听音乐、分散其注意力，对年长儿要根据其理解能力讲解疾病相关知识，争取患儿的配合，以达到最佳治疗状态。如身体状况许可鼓励患儿在户外活动，加强体育锻炼，增强抗病能力。特别对首次哮喘发作的患儿应耐心解释，通过护理干预缓解患儿的紧张心理。向患儿家长讲解哮喘的诱因、治疗过程及预后，指导他们以正确的态度对待患儿，避免对患儿的厌烦与歧视，但也不能过分宠爱，以免产生依赖心理，充分调动患儿的主观能动性，使其学会自我护理，预防复发。精神紧张是诱发儿童哮喘的因素之一，所以心理护理是儿童支气管哮喘护理中不可忽视的内容之一。

6. 出院指导

（1）加强锻炼，增强机体抗病能力，坚持户外锻炼，如跑步、跳绳等运动，增加肺活量，对预防哮喘的发作具有积极的作用。

（2）部分哮喘患儿可因不适当的饮食而激发或加重哮喘，因此，护理人员应指导患儿找出与哮喘发作有关的食物。饮食要清淡、易于消化。不食具有刺激性的食物及饮料。

（3）指导呼吸运动以加强呼吸肌的功能 在执行呼吸运动前，应先清除患儿鼻通道的分泌物。①腹部呼吸运动方法：平躺，双手平放在身体两侧，膝弯曲，脚平放地板；用鼻连续吸气并放松上腹部，但胸部不扩张；缩紧双唇，慢慢吐气直到吐完；重复以上动作10次。②向前弯曲运动方法：坐在椅上，背伸直，双手放在膝上，头向前向下低至膝部，使腹肌收缩；慢慢上升躯干并由鼻吸气，扩张上腹部；胸部保持直立不动，由口将气慢慢吹出。③侧扩张运动方法：坐在椅上，将手掌放在左右两侧的最下肋骨；吸气，扩张下肋骨，然后由口吐气，收缩上胸部和下胸部；用手掌下压肋骨，可将肺底部的空气排出；重复以上动作10次。

（4）指导患儿及家长识别哮喘发作先兆 如接触变应原后有无鼻痒、打喷嚏、流鼻涕、干咳等症状，运动后有无咳嗽、气促，夜间和晨起有无胸闷等，一旦出现先兆应及时按照自我管理方案用药。必要时及时到医院就诊。

（5）指导患儿及家长了解目前使用药物的主要作用、用药时间和使用方法。

（6）指导患儿及家长正确掌握吸药技术，鼓励并指导患儿在家中坚持每天定时测量峰流速（PEF），监测病情变化，并记录哮喘日记。

（7）定期复诊，2～3个月监测肺功能，以保持病情稳定。

（李爱华　罗立红　秦红文）

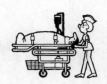

第 七 章

循环系统疾病患儿的护理

　　循环系统疾病包括心脏和血管的疾病，合称心血管病。先天性心脏病是儿童最常见的心血管疾病，严重危害着儿童健康乃至生命，其患病率占儿童心脏病的第一位。本章主要介绍：法洛四联症、室间隔缺损、房间隔缺损、动脉导管未闭、病毒性心肌炎、心内膜弹力纤维增生症。

第一节　法洛四联症

　　法洛四联症是存活婴儿中最常见的发绀型先天性心脏病，其发病率占各类先天性心脏病的 10％～15％。由以下 4 种畸形组成：①肺动脉狭窄：以漏斗部狭窄多见。②室间隔缺损。③主动脉骑跨：主动脉骑跨于室间隔之上。④右心室肥厚。以上 4 种畸形中以肺动脉狭窄最严重。

　　由于肺动脉狭窄，右心室压力增高。狭窄严重时，右心室压力超过左心室，此时为右向左分流，血液大部分进入骑跨的主动脉。由于主动脉骑跨于两心室之上，主动脉除接受左心室的血液外，还直接接受一部分来自右心室的静脉血，因而出现发绀。另外由于肺动脉狭窄，肺循环进行气体交换的血流减少，更加重了发绀的程度（图 7－1）。主要表现为发绀、缺氧发作、蹲踞症状、杵状指（趾）。法洛四联症常见并发症为脑血栓、脑脓肿和亚急性细菌性心内膜炎。

【护理评估】

1. 健康史 了解母亲妊娠史，尤其妊娠初期 2～3 个月内有无感染史、接触放射线、用药史及吸烟、饮酒史；了解母亲是否患有代谢性疾病，家庭中是否有先天性心脏病患儿；了解发现患儿心脏病的时间，详细询问有无发绀及出现发绀的时间。了解儿童发育情况，与同龄儿相比活动耐力是否下降；了解有无喂养困难、声音嘶哑、苍白多汗、反复呼吸道感染的病史；了解是否喜欢蹲踞及有无阵发性呼吸困难或突然昏厥发作现象。

2. 身体状况 评估患儿精神状态、是否有生长发育及智能发育落后情况，评估患儿唇、球结合膜、口腔黏膜、耳垂、指（趾）等毛细血管丰富的部位有无发绀及发绀程度，测量患儿生命体征，评估有无心率加快、呼吸急促、鼻翼翕动，以及有无肺部啰音、肝大等心力衰竭的表现。评估患儿活动后是否出现气急和发绀加重。评估患儿

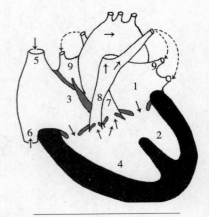

图 7-1 法洛四联症示意图

1. 左心房 2. 左心室 3. 右心房
4. 右心室 5. 上腔静脉 6. 下腔静脉
7. 主动脉 8. 肺动脉 9. 肺静脉

有无因长期缺氧而致杵状指（趾），胸廓有无畸形，有无震颤。听诊心脏有无杂音及杂音位置、性质、时间和强度，注意肺动脉瓣区第二音是增强还是减弱及有无心音分裂。

3. 辅助检查 血液检查周围血红细胞计数增加，血红蛋白和红细胞比容增高。心电图示心电轴右偏，右心室肥大，也可右心房肥大。胸部 X 线典型改变为心影呈靴形，肺门血管影缩小，肺纹理减少，透亮度增加。超声心动图可显示主动脉内经增宽并向右移，右心室内径增大，流出道狭窄，左心室内径缩小。必要时可做心导管和心血管造影检查。

4. 心理社会状况 评估患儿的活动、游戏和学习是否受到疾病的影响，是否因此出现抑郁、焦虑、自卑和恐惧等心理。了解家长是否因疾病的检查和治疗复杂、风险大、预后难以推测、费用较高而出现焦虑和恐惧等。

【治疗原则】

法洛四联症的治疗以根治手术为主。手术年龄一般在 2～3 岁或以上。如肺血管发育较差不宜做根治手术，则以姑息分流手术为主，以增加肺血流量。待年长后一般情况改善时再作

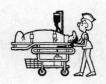

根治术。

【常见护理问题】①活动无耐力。②生长发育迟缓。③有感染的危险。④潜在并发症：脑血栓、脑脓肿和亚急性细菌性心内膜炎。⑤焦虑。

【护理措施】

1. 一般护理　保证睡眠、休息，根据病情安排适当活动量，减少心脏负担。集中护理，避免引起情绪激动和大哭大闹，严重患儿应卧床休息。注意体温变化，按气温改变及时加减衣服，避免受凉引起呼吸系统感染。注意保护性隔离，以免交叉感染。

2. 饮食护理　供给充足能量、蛋白质和维生素，保证营养需要，以增强体质，提高对手术的耐受。进食避免过饱，对喂养困难的儿童要耐心喂养，可少量多餐，避免呛咳和呼吸困难。心功能不全有水钠潴留者，应根据病情，采用无盐饮食或低盐饮食。

3. 症状护理

(1) 呼吸困难　婴儿的呼吸困难常表现为呼吸浅速、吸乳无力、拒乳、有呻吟、鼻翼翕动、肋间凹陷。协助患儿取半卧位或坐位，减少活动量，避免因患儿哭闹而使呼吸困难加重，评估呼吸困难的程度、判断呼吸困难的诱因，监测血气分析和血氧饱和度，根据缺氧程度选择鼻导管、面罩、头罩、CPAP、呼吸机辅助呼吸等方式给氧。

(2) 缺氧发作　法洛四联症的婴幼儿因哭闹、进食、活动、排便、情绪激动、贫血、感染等引起缺氧发作，表现为阵发性呼吸困难、发绀加重，严重者可致抽搐、昏厥，甚至死亡。一旦发生应将儿童置于膝胸卧位，给予吸氧，遵医嘱给予吗啡及普萘洛尔等药物治疗。平时应去除引起缺氧发作的诱因如贫血、感染，尽量保持患儿安静。

(3) 发绀、杵状指（趾）　发绀是由于缺氧致表浅毛细血管内的还原血红蛋白增多而使皮肤和黏膜呈紫色。杵状指（趾）又称鼓槌指，是儿童发绀型先天性心脏病的特征，由于持续性的动脉血氧过低，使指（趾）末端组织缺氧，引起代偿性毛细血管增生，血管襻扩张，导致指（趾）甲基底部软组织增生呈鼓槌样。对发绀患儿注意保暖，根据缺氧情况选择合适的输氧方式和浓度。有杵状指（趾）者，避免指（趾）末端擦伤。

(4) 心力衰竭　观察有无心率增快、吐泡沫样痰、水肿、肝大等的表现，如出现上述表现，立即置患儿于半卧位，给予吸氧，及时与医师取得联系，并按心衰护理（详见第二章第三节相关内容）。

(5) 脑血栓　法洛四联症患儿血液黏稠度高，暑天、发热、多汗、吐泻时体液量减少，加重了血液浓缩，易引起血栓，造成重要器官如脑栓塞的危险，因此要注意供给充足液体，必要时可静脉输液。

4. 用药护理

（1）应用洋地黄制剂应严格按时间、按剂量给药，注意给药方法，给药前先测心率，婴儿＜90次/min，年长儿＜70次/min时需暂停用药并与医师联系。钙剂对洋地黄有协同作用，用洋地黄制剂时应避免用钙剂。注意观察洋地黄毒性反应，肝肾功能障碍、电解质紊乱、低钾、高钙、心肌炎和大剂量利尿后的患儿易发生洋地黄中毒。儿童洋地黄中毒最常见的表现为心律失常，如房室传导阻滞、室性期前收缩和阵发性心动过速等；其次为恶心、呕吐等胃肠道症状，神经系统症状如嗜睡、色视等较少见。

（2）应用利尿药时注意用药时间和剂量、开始利尿的时间和尿量以及患儿的反应等。对年长儿利尿药宜于清晨或上午给药，以免夜间多次排尿影响睡眠。鼓励患儿进食含钾丰富的食物如牛奶、香蕉、柑橘、红枣等以补充钾的丢失，同时应注意观察低钾的表现如四肢无力、腹胀、心音低钝、心律失常等，一旦发现应及时处理。

（3）应用血管扩张药时应密切观察心率和血压的变化，避免血压过度下降。

（4）严格控制输液速度，可应用电脑输液泵进行调节，以避免短时间内输入过多的液体而加重心脏负担。

5. 心理护理　向家长和年长患儿解释病情、检查、治疗及预后，取得他们理解和配合。关心爱护患儿，同时教育患儿对治疗疾病抱有信心，减少悲观恐惧心理。

6. 出院指导

（1）法洛四联症患儿体质弱，易感染疾病，故应仔细护理，随着季节的变换及时增减衣服，如果家中有上呼吸道感染疾病出现，应采取隔离措施，平时尽量少带患儿去公共场所，在传染病好发季节尤其要及早采取预防措施。

（2）安排合理的生活制度，既要增强锻炼、提高机体的抵抗力，又要适当休息，避免劳累过度，以免引起阵发性缺氧发作。如果患儿能够胜任，应尽量和正常儿童一起生活和学习，但应防止剧烈活动。

（3）定期复查，调整心功能到最好状态，使患儿安全到达手术年龄。

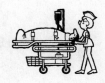

第二节　室间隔缺损

室间隔缺损是最常见的先天性心脏病。其病因尚未完全明确，主要与遗传和环境因素有关。遗传因素主要是染色体异常和多基因突变。环境因素中较为主要的是宫内感染，特别是在妊娠早期 3 个月内孕妇患病毒感染，其他如放射线的接触、药物影响、营养缺乏等均可能与发病有关。根据缺损位置的不同，可分为：①干下型缺损。②室间隔膜部缺损。③室间隔肌部缺损。

由于左心室压力高于右心室，室间隔缺损所引起的分流是自左向右，所以一般无发绀。当肺动脉高压显著，产生自右向左分流时，临床出现持久性发绀，即称艾森曼格综合征（图 7-2）。

临床表现决定于缺损的大小，小型缺损（缺损＜0.5cm）可无明显症状，生长发育不受影响；中型缺损（缺损 0.5～1cm），左向右分流多，患儿呈现发绀，影响生长发育。室间隔缺损易并发支气管炎、支气管肺炎、充血性心力衰竭、肺水肿和亚急性细菌性心内膜炎。膜部和肌部的室间隔缺损有自然闭合的可能（20%～50%），一般发生在 5 岁以下，尤其是 1 岁以内。

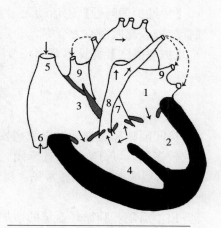

图 7-2　室间隔缺损血循环示意图

1. 左心房　2. 左心室　3. 右心房　4. 右心室　5. 上腔静脉　6. 下腔静脉　7. 主动脉　8. 肺动脉　9. 肺静脉

【护理评估】

1. 健康史　详见本章第一节"法洛四联症"相关内容。

2. 身体状况　评估患儿精神状态、生长发育情况，评估患儿皮肤黏膜有无发绀及发绀程度，测量患儿生命体征，评估有无心率加快、呼吸急促、鼻翼翕动，以及有无肺部啰音、肝大等心力衰竭的表现。胸廓有无畸形，有无收缩期震颤。听诊心脏有无杂音及杂音位置、性质、时间和强度，注意肺动脉瓣区第二音是否增强。

3. 辅助检查　小型室间隔缺损者心电图基本正常，中型缺损者左心室肥大，大型缺损者有左、右心室肥大。胸部 X 线检查时室间隔缺损较小时可无明显改变，中、大型缺损者心脏增大，以左心室增大为主，晚期可出现右心室增大，肺动脉段突出，肺血管影增粗。超声心动图可显示缺损的大小、位置和血流方向。必要时可做心导管和心血管造影检查。

4. 心理社会状况　详见本章第一节"法洛四联症"相关内容。

【治疗原则】室间膈缺损小者不一定需要治疗，但应定期随访。中型缺损临床上有症状者宜于学龄前期在体外循环心内直视下做修补术。大型缺损在 6 个月以内发生难以控制的充血性心力衰竭和反复患肺炎、生长缓慢者应予以手术治疗。6 个月至 2 岁的婴幼儿，虽然心力衰竭能控制，但肺动脉压力持续升高、大于体循环的 1/2，或 2 岁以后肺循环血量与体循环血量的比＞2∶1，亦应及时手术修补缺损。

【常见护理问题】①活动无耐力。②生长发育迟缓。③有感染的危险。④潜在并发症：支气管肺炎、充血性心力衰竭。⑤焦虑。

【护理措施】详见本章第一节"法洛四联症"相关内容。

第三节　房间隔缺损

房间隔缺损占先天性心脏病发病总数的 20%～30%，女性较多见。可分为卵圆孔未闭、第 1 孔未闭型缺损、第 2 孔未闭型缺损，以后者常见。房间隔缺损可合并其他心血管畸形。

出生后随着肺循环血量的增加，左心房压力超过右心房压力，分流自左向右，造成右心房和右心室负荷过重而产生右心房和右心室增大，肺循环血量增多和体循环血量减少。分流量大时可产生肺动脉压力升高，晚期当右心房压力大于左心房压力时，则可产生右向左分流，出现持续性发绀（图 7-3）。

房间隔缺损的症状随缺损的大小而不同。缺损小者可无症状；缺损大者表现为气促、乏力，体格发育落后、消瘦，并可出现暂时性发绀。

体检时可见心前区隆起，心尖搏动弥散，心浊音界扩

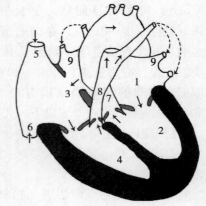

图 7-3　房间隔缺损血液循环示意图

1. 左心房　2. 左心室　3. 右心房　4. 右心室　5. 上腔静脉　6. 下腔静脉　7. 主动脉　8. 肺动脉　9. 肺静脉

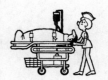

大，胸骨左缘 2~3 肋间可闻及 Ⅱ~Ⅲ级收缩期喷射性杂音，肺动脉瓣区第二音增强或亢进，并呈固定分裂。

【护理评估】

1. 健康史　详见本章第一节"法洛四联症"相关内容。

2. 身体状况　详见本章第二节"室间隔缺损"相关内容。

3. 辅助检查　房间隔缺损典型心电图表现为电轴右偏和不完全性右束支传导阻滞。胸部 X 线表现为肺动脉段突出，肺门血管影增粗，可见肺门"舞蹈"征。超声心动图可显示缺损的大小、位置和血流方向。必要时可做心导管和心血管造影检查。

4. 心理社会状况　详见本章第一节"法洛四联症"相关内容。

【治疗原则】房间隔缺损较大影响生长发育者宜于学龄前做房间隔缺损修补术。亦可通过介入性心导管术，应用双面蘑菇伞关闭缺损。

【常见护理问题】详见本章第二节"室间隔缺损"相关内容。

【护理措施】详见本章第一节"法洛四联症"相关内容。

第四节　动脉导管未闭

动脉导管未闭占先天性心脏病发病总数的 15%~20%。儿童出生后，动脉导管一般于 10~15 小时内在功能上关闭，多数婴儿于生后 3 个月左右解剖上亦完全关闭。若持续开放并出现左向右分流者即为动脉导管未闭。

血液通过动脉导管自主动脉向肺动脉分流，肺循环血量增加，回流到左心房和左心室的血量也增多，出现左心房和左心室扩大，室壁肥厚。分流量大者，长期高压冲击造成肺动脉管壁增厚，肺动脉压力增高，可致右心室肥大和衰竭，当肺动脉压力超过主动脉时，即产生右向左分流，造成下半身发绀，亦称差异性发绀（图 7-4）。

临床症状取决于动脉导管的粗细。导管口径较细者，临床可无症状。导管粗大者，分流量大，表现为气急、咳嗽、乏力、多汗、生长发育落后等。

【护理评估】

1. 健康史　详见本章第一节"法洛四联症"相关内容。

2. 身体状况　详见本章第二节"室间隔缺损"相关内容。注意有无水冲脉、毛细血管搏动和股动脉枪击音等周围血管征。

3. 辅助检查　动脉导管未闭分流较大时，心电图可有左心室肥大和左心房肥大，合并肺动脉高压时右心室肥大。胸部 X 线示肺动脉段突出时，肺门血管影增粗，肺野充血。有肺动脉高压时，右心室亦增大，主动脉弓往往有所增大。必要时可做超声心动图、心导管和心血管造影检查。

4. 心理社会状况　详见本章第一节"法洛四联症"相关内容。

【治疗原则】

动脉导管未闭可手术结扎或切断缝扎导管即可治愈，宜于学龄前施行，必要时任何年龄均可手术，近年来有应用微型弹簧伞堵塞动脉导管以达到治疗目的。

【常见护理问题】详见本章第二节"室间隔缺损"相关内容。

【护理措施】详见本章第一节"法洛四联症"。

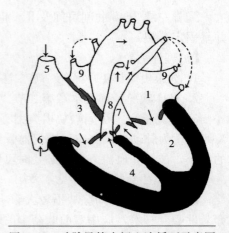

图 7-4　动脉导管未闭血液循环示意图

1. 左心房　2. 左心室　3. 右心房　4. 右心室　5. 上腔静脉　6. 下腔静脉　7. 主动脉　8. 肺动脉　9. 肺静脉

第五节　病毒性心肌炎

病毒性心肌炎是病毒侵犯心脏所致的，以心肌炎性病变为主要表现的疾病，部分病例可伴有心包炎和心内膜炎。任何病毒感染均可能累及心脏。其中以柯萨奇病毒乙组最常见。发病机制不完全清楚，一般认为与病毒及其毒素早期经血液循环直接侵犯心肌细胞有关，另外病毒感染后的变态反应和自身免疫也与发病有关。轻症患儿症状较少，常不被重视。典型病例在起病前数日或 1～3 周常有发热、周身不适、咽痛、肌痛、腹泻和皮疹等前驱症状，心肌受累时患儿常诉疲乏、气促、心悸和心前区不适或腹痛。体检发现心脏扩大、心搏异常，安静时心动过速，第一心音低钝，出现奔马律，伴心包炎者可听到心包摩擦音。严重时甚至血压下降，发展为充血性心力衰竭或心源性休克。

【护理评估】

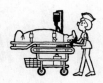

1. 健康史　询问患儿发病前1～4周有无上呼吸道和胃肠道感染史，如发热、咽痛、乏力、恶心、呕吐、腹泻等，了解患儿活动后是否出现心前区不适、胸痛、心悸、食欲不振、长出气。是否伴有多汗、面色苍白、四肢发凉、咳嗽、呼吸急促、发绀等现象。

2. 身体状况　评估患儿有无心动过速、心音减弱，评估有无心力衰竭的表现，如脉搏细弱、血压下降、肺部细湿啰音、呼吸困难、心脏扩大等。

3. 辅助检查　可作病毒学检查和血清心肌酶谱测定。X线检查有心影显著增大、心搏动减弱时提示合并大量心包积液，心功能不全时两肺呈淤血表现。心电图检查常有持续心动过速，多导联ST段偏移和T波低平、双向或倒置、Q-T间期延长、QRS波群低电压。心律失常以期前收缩为多见，尚可见到部分性或完全性窦房、房室或室内传导阻滞。

4. 心理社会状况　评估患儿和家长是否有抑郁、焦虑、自卑和恐惧等心理，了解患儿的活动、游戏和学习是否受到疾病的影响。

【治疗原则】病毒性心肌炎暂无特效治疗，主要是减轻心脏负担，改善心肌代谢和心功能，促进心肌修复。①休息以减轻心脏负担。②应用肾上腺皮质激素。③控制心力衰竭。④给予大剂量维生素C和能量合剂保护心肌。⑤给予1,6-二磷酸果糖，改善心肌代谢。⑥救治心源性休克。

【常见护理问题】①活动无耐力。②舒适的改变：胸闷、心悸。③潜在并发症：心律失常、心力衰竭、心源性休克。

【护理措施】

1. 一般护理　强调卧床休息，保证充足的睡眠，减少心肌耗氧量，促进心肌功能恢复。急性期卧床休息，至热退后3～4周基本恢复正常时逐渐增加活动量。恢复期继续限制活动量，一般总休息时间不少于3～6个月。重症患儿心脏扩大者、有心力衰竭者，应延长卧床时间，待心力衰竭控制、心脏情况好转后再逐渐开始活动。

2. 饮食护理　选择清淡，易于消化，富含维生素的食物，如新鲜果汁、蔬菜、蛋、鲜奶、鱼及肉类、面食、软饭等。少量多餐，逐渐恢复正常的膳食。

3. 症状护理

（1）胸闷、心悸时应休息，必要时给予吸氧。密切观察并记录心率、脉搏的强弱和节律，注意血压、体温、呼吸及精神状态的变化，以便对病情的发展作出正确的估计。

（2）心力衰竭　①患儿有呼吸困难和发绀时应给氧气吸入，有急性肺水肿如吐粉红色泡沫痰时，可将氧气湿化瓶中放入 30％乙醇，间歇吸入，每次 10～20 分钟，间隔 15～30 分钟，重复 1～2 次。因乙醇吸入后可使泡沫表面张力减低而致泡沫破裂，增加气体与肺泡壁的接触，改善气体交换。②患儿烦躁不安时可根据医嘱给予镇静药，置患儿于半卧位，尽量保持其安静，注意控制输液速度，以免加重心脏负担。③注意观察生命体征，脉搏必须数满 1 分钟，必要时监测心率。详细记录出入量，定时测量体重，了解水肿增减情况。④保持大便畅通，避免排便用力。鼓励患儿食用纤维较多的蔬菜、水果等。必要时给予甘油栓或开塞露通便，或每晚睡前服用少量食用油。

（3）心律失常　密切观察和记录患儿精神状态、面色、心率、心律、呼吸、体温和血压变化，有明显心律失常者应进行连续心电监护。发现多源性期前收缩、心动过速、心动过缓、完全性房室传导阻滞或扑动、颤动，需立即通知医师并采取紧急措施。

（4）心源性休克　对心源性休克应积极做好输液准备，及时有效的扩充血容量，改善微循环。

4. 用药护理　①心源性休克使用血管活性药物和扩张血管药时，要准确控制滴速，最好能使用输液泵，以避免血压波动过大。②使用 1,6-二磷酸果糖时宜单独使用，勿混入其他药物，尤忌溶入碱性溶液及钙盐等。禁用于对本品过敏、高磷酸血症及肾衰竭患儿。③应用洋地黄类药物治疗心力衰竭时，应注意由于心肌炎导致对洋地黄制剂较敏感，容易中毒。在用药期间应密切观察心率、心律，若心率过缓或其他不良反应出现时，应及时报告医师妥善处理。

5. 心理护理　对患儿及家长介绍本病的治疗过程和预后，减少患儿和家长的焦虑和恐惧心理。告知患儿及家长治愈此病需要相对长的时间，让其有心理准备，树立战胜疾病的信心。

6. 出院指导　强调休息对心肌炎恢复的重要性，使其能自觉配合治疗。加强锻炼、增强体质，预防呼吸道、消化道等病毒感染，流行期少到公共场所，一旦发病及时就诊治疗。注意营养，严格按心功能状况保证休息。带药出院的患儿，应让患儿及家长了解药物的名称、剂量、用药方法及不良反应。嘱出院后定期到门诊复查。

第六节　心内膜弹力纤维增生症

心内膜弹力纤维增生症是儿童心肌病中较为常见的一种，近些年发病率呈下降趋势。可

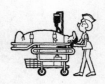

为原发亦可继发于主动脉瓣狭窄和主动脉缩窄，与柯萨奇 B 病毒、腮腺病毒感染、遗传因素、血流动力学的改变有关。心脏扩大、心内膜弥散性增厚，是本病的主要病理特征，主要累及左心室，其次为左心房；主要表现为充血性心力衰竭。有 9% 的病例呈家族性发病，患儿大约 1/3 可完全恢复。1/3 能够存活，但心力衰竭症状持续存在。1/3 病情恶化死于顽固性充血性心力衰竭。6 个月以内的患儿可呈爆发起病致猝死。

【护理评估】

1. 健康史 询问患儿家中是否有先天性心脏病家族史及母亲孕期有无感染史，了解患儿是否常有难愈性的上呼吸道感染及肺炎。

2. 身体评估 观察记录呼吸频率、脉搏，评估有无喂养困难、多汗、肤色苍白、口周发绀，检查有无肝脏肿大，听诊有无奔马律等充血性心力衰竭症状。

3. 辅助检查 评估心脏 X 线检查是否呈球形增大，心电图有无左心室肥厚，超声心动图有无左心室腔明显增大，有无心肌收缩力减弱、射血分数降低。

4. 心理社会状况 了解患儿的活动、游戏和学习是否受到疾病的影响，评估患儿和家长是否有抑郁、焦虑、自卑和恐惧等心理。

【治疗原则】

1. 洋地黄类药物 急性期可静脉给药，尽早控制病情，治疗需长期维持至少 2～3 年，过早停药可导致病情恶化。

2. 应用利尿药。

3. 使用血管扩张药。

4. 控制感染性心内膜炎的发生。

5. 皮质激素等免疫抑制药。

【常见护理问题】①活动无耐力。②有感染的危险。③潜在并发症。

【护理措施】

1. 一般护理 注意休息，根据心力衰竭的不同程度安排不同的休息。心功能不全Ⅰ度，应增加休息时间，但可起床在室内做轻微体力活动。Ⅱ度心功能不全应限制活动，增加卧床时间。Ⅲ度心功能不全应绝对卧床休息，随着心功能的恢复，逐步增加活动量。患儿可取半卧位，以减少静脉回流。集中进行护理，避免引起婴幼儿哭闹，鼓励年长患儿保持稳定情绪。

2. 饮食护理 给予低盐饮食，少食多餐，防止过饱，水肿严重时应限制入量。

3. 症状护理　心力衰竭详见本章第五节相关内容。

4. 用药护理

（1）应用洋地黄类药物护理：每次应用洋地黄前测量脉搏，必要时听心率。婴儿脉率小于 90 次/min，年长儿小于 70 次/min 时需暂停用药，与医师联系考虑是否继续用药。仔细核对，保证洋地黄剂量准确，并单独服用，勿与其他药物混合，如患儿服药后呕吐，要与医师联系，决定补服或用其他途径给药。用药过程中如出现心率过慢、心律失常、恶心呕吐、食欲减退、色视、视力模糊、嗜睡、头晕等毒性反应，应先停服洋地黄，并与医师联系及时采取相应措施。

（2）应用利尿药时注意用药时间和剂量，用药期间应鼓励患儿进食含钾丰富的食物，如牛奶、柑橘、菠菜、豆类等。

（3）应用血管扩张剂时，应密切观察心率和血压的变化，避免血压过度下降，给药时避免药液外渗，以防局部的组织坏死。硝普钠遇光可降解，故使用或保存时应避光（滴瓶和管道要遮光），药要随用随配，变色的溶液应废弃。

5. 心理护理　心内膜弹力纤维增生症是心肌病的一种，1 岁以内多见。临床以反复出现心力衰竭为主要表现，由于大多数家长不了解疾病的知识和护理措施，不能有规律治疗，影响了患儿的正常生长发育及预后。本病如不治疗，大多于 2 岁前死亡。对洋地黄反应良好而又能长期坚持治疗者，预后较好，且有治愈的可能。因此家长应积极配合治疗，争取患儿早日康复。

6. 出院指导　向患儿及家长介绍心力衰竭的病因、诱因及防治措施，指导根据病情制订合理的生活作息制度和饮食方案，避免不良刺激。

（李爱华　段　敏　周乐山）

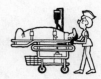

第 八 章
泌尿系统疾病患儿的护理

泌尿系统包括肾脏、输尿管、膀胱和尿道。其中肾脏是人体重要的生命器官，其主要功能是生成尿液，以排泄代谢产物及调节水、电解质和酸碱代谢平衡，维持机体内环境稳定。本章主要介绍：急性肾小球肾炎、肾病综合征、泌尿道感染。

第一节　急性肾小球肾炎

急性肾小球肾炎（Acute glomerulonephritis, AGN）简称急性肾炎，是儿科常见的免疫反应性肾小球疾病。是指一组病因不一，临床表现为急性起病，多有前期感染，以血尿为主，伴不同程度蛋白尿，可有水肿、高血压，或肾功能不全等特点的肾小球疾患。可分为急性链球菌感染后肾小球肾炎和非链球菌感染后肾小球肾炎。本病多见于儿童和青少年，以 5～14 岁多见。2 岁以内少见，男女比例为 2∶1。急性链球菌感染后肾小球肾炎为溶血性链球菌感染后发生，我国以上呼吸道感染或扁桃体炎最常见，占 51%，其次是脓疱疮或皮肤感染、急性咽炎、猩红热等。非链球菌感染后肾小球肾炎为甲型溶血性链球菌、肺炎链球菌、金黄色葡萄球菌、伤寒沙门菌等非链球菌感染后导致。目前认为主要是由于上述感染后机体产生自身抗体和免疫复合物而致病。

【护理评估】

1. 健康史　询问患儿病前 1～4 周有无上呼吸道或皮肤感染史，目前有无发热、乏力、头痛、呕吐及食欲下降等全身症状。若主要症状为水肿或血尿，应了解水肿开始时间、持续时间、发生部位、发展顺序及程度。了解患儿 24 小时排尿次数及尿量、尿色。询问目前药物治疗情况，用药的种类、剂量、疗效及不良反应等。

2. 身体状况　重点评估患儿目前的体征，包括一般状态，如神志、体位、呼吸、脉搏、血压及体重等。检查水肿的部位、程度及指压迹，有无颈静脉怒张及肝大，肺部有无啰音，心率是否增快及有无奔马律等。

3. 辅助检查　注意有无血尿、蛋白尿，有无低补体血症及抗链球菌溶血素"O"增高，血浆尿素氮、肌酐升高等。

4. 心理社会状况　了解患儿及家长的心态及对本病的认识程度。患儿多为年长儿，心理压力来源较多，除因疾病的治疗对活动及饮食严格限制的压力外，还有来自家庭和社会的压力，如不能上学而担心学习成绩下降等，会产生紧张、忧虑、抱怨等心理，表现为情绪低落、烦躁易怒等。家长因缺乏本病的有关知识，担心转为慢性肾炎影响患儿将来的健康，可产生焦虑、失望等心理，渴望寻求治疗方法，愿意接受健康指导并与医务人员合作。学龄期患儿的老师及同学因缺乏本病的相关知识，会表现出过度关心和怜悯，会忽略对患儿的心理支持，使患儿产生自卑心理。

【治疗原则】本病为自限性疾病，主要为对症处理，加强护理。

1. 休息　急性期需卧床休息，直至肉眼血尿消失，水肿消退，血压正常后，开始进行轻微的活动。

2. 饮食　对伴有水肿和高血压患儿应限制盐，食盐以 60mg/(kg·d) 为宜。水肿明显、尿量减少者还应适当限制水分摄入。有氮质血症者应限制蛋白质摄入。补充多种维生素。

3. 抗感染　有感染灶时用青霉素 10～14 天。

4. 利尿　经控制水盐入量仍水肿少尿者可用双氢克尿噻、呋塞米等。

5. 降压　轻型高血压一般经休息、低盐饮食、利尿药等可使血压恢复正常。中度高血压可用硝苯地平、卡托普利等降压药。有高血压脑病需迅速降压时，可用硝普钠。

6. 急性肾衰竭的治疗　详见第二章第四节相关内容。

【常见护理问题】①体液过多。②活动无耐力。③潜在并发症：高血压脑病、严重循环充血、急性肾衰竭。④营养失调：低于机体需要量。⑤知识缺乏。

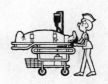

【护理措施】

1. 一般护理　为患儿提供安静、舒适、阳光充足的休养环境。休息可减轻心脏负担，改善心功能，增加心排血量，使肾血流量增加，提高了肾小球滤过率，减少水钠潴留，减少潜在并发症发生。同时又由于静脉压下降，降低了毛细血管血压，而使水肿减轻。要向患儿及家长强调休息的重要性，以取得合作。一般起病 2 周内应卧床休息，待水肿消退、血压降至正常、肉眼血尿消失后，可下床轻微活动或户外散步。1～2 个月内活动量宜加限制，3 个月内避免剧活动。尿内红细胞减少、血沉正常可上学，但需避免体育活动。Addis 计数正常后恢复正常生活。

2. 饮食护理　急性期患儿水肿明显，并有血压高、尿量减少等，应限制钠盐摄入，每天限制在 60～120mg/kg。有氮质血症时应限制蛋白质的入量，每天 0.5g/kg，供给高糖饮食以满足儿童热量的需要。除非严重少尿或循环充血，一般不必严格限水。在尿量增加、水肿消退、血压正常后可恢复正常饮食，以保证儿童生长发育的需要。

3. 症状护理

（1）急性肾衰竭　观察尿量、尿色，准确记录 24 小时出入水量，应用利尿药时每天测体重，每周留尿标本送尿常规检查 2 次。患儿尿量增加，肉眼血尿消失，提示病情好转。如尿量持续减少，出现头晕、恶心、呕吐等，要警惕急性肾衰竭的发生。除限制钠、水入量外，应限制蛋白质及含钾食物的摄入，以免发生氮质血症和高钾血症。要绝对卧床休息以减轻心脏和肾脏的负担，并做好透析前的心理护理。其护理措施详见第二章第四节相关内容。

（2）高血压脑病　观察血压变化，若出现血压突然升高、剧烈头痛、呕吐、眼花等，提示有高血压脑病。除降压外需镇静，脑水肿时给脱水药。

（3）严重的循环充血　观察呼吸、心率、脉搏变化，防止发生严重的循环充血。呼吸轻度增快，肝大见于轻度循环充血。当患儿出现明显气急、端坐呼吸、频繁咳嗽、咯粉红色痰、满肺湿啰音、心率增快等提示严重循环充血。应将患儿安置于半卧位、吸氧，并遵医嘱给予强心药等。

4. 用药护理　为了减轻体内水、钠潴留和循环充血，凡经限制水盐入量后水肿、少尿仍很明显或有高血压、全身循环充血者，遵医嘱给予利尿药、降压药。应用利尿药前后注意观察体重、尿量、水肿的变化并记录，静脉注射呋塞米后注意有无大量利尿、脱水和电解质紊乱现象。使用硝普钠应现配现用，药液滴注过程中，要用避光输液袋和管道或黑纸等将液体覆盖，以免药液遇光分解且使用微电脑输液泵控制输液速度，根据血压下降的情况予以及时调整药物剂量。快速降压时必须严密监测血压、心率和药物不良反应。硝普钠的主要不良反应有恶心、呕吐、情绪不稳、头痛和肌痉挛。

5. 心理护理　向家长及患儿介绍疾病防治知识，各项检查治疗前做好解释工作，使家长及患儿对疾病过程、注意事项、检查治疗的目的、方法等有充分的了解，积极配合治疗护理，促进患儿早日恢复健康。

6. 出院指导　向家长及患儿宣传本病是一种自限性疾病，强调限制患儿活动是控制病情进展的重要措施，尤以前 2 周最为关键，同时告知本病的预后良好，锻炼身体、增强体质、避免或减少呼吸道感染是本病预防的关键，一旦发生上呼吸道或皮肤感染应及早应用抗生素彻底治疗，并在感染后 1～3 周内观察尿常规，以便及早发现和治疗本病。出院后定时到门诊复查。

第二节　肾病综合征

肾病综合征（Nephrotic syndrome，NS）是一组由多种原因引起的肾小球基膜通透性增加，导致血浆内大量蛋白质从尿中丢失的临床综合征。临床有四大特点为：①大量蛋白尿。②低白蛋白血症。③高脂血症。④明显水肿。大量蛋白尿、低白蛋白血症这两项为必备条件。该病发病率仅次于急性肾炎，男女比例 3.7：1，学龄前儿童多发，3～5 岁为发病高峰。临床表现以水肿最常见，开始于眼睑，以后逐渐遍及全身，呈凹陷。未治疗或病程长时可有腹水或胸腔积液。常伴有尿量减少，颜色变深，多数患儿无并发症及肉眼血尿，大多数血压正常。约 30％的患儿有病毒感染或细菌感染发病史，70％肾病复发与病毒感染有关。

【护理评估】

1. 健康史　了解患儿起病的原因，询问饮食情况，水肿的部位及程度，排尿的次数及尿量的改变。

2. 身体状况　检查患儿生命体征，测量血压、腹围、体重。注意水肿的范围及部位，是否为凹陷性。

3. 辅助检查　了解有无尿蛋白定量实验阳性、血浆总蛋白明显降低、血胆固醇明显增高等。

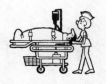

4. 心理社会状况　评估患儿家庭经济状况及父母角色是否称职，了解父母对疾病性质、发展、预后以及防治的认识程度。

【治疗原则】

1. 一般治疗　休息，防止感染。

2. 利尿　水肿较重给利尿药，但应注意防止水、电解质紊乱。

3. 糖皮质激素　治疗肾病较有效的首选药物。

4. 免疫抑制药　常用药物为环磷酰胺。

5. 抗凝治疗　应用肝素、尿激酶、双嘧达莫可防治血栓，减轻尿蛋白。

【常见护理问题】①体液过多。②营养失调：低于机体需要量。③有感染的危险。④有皮肤完整性受损的危险。⑤潜在并发症：药物不良反应。⑥焦虑。

【护理措施】

1. 一般护理　适当休息，一般不需要严格地限制活动，无高度水肿、低血容量及感染的患儿无须卧床休息，严重水肿和高血压时需卧床休息，以减轻心脏和肾脏的负担。卧床休息时应注意在床上经常变换体位，以防血管栓塞等并发症。病情缓解后可逐渐增加活动量，但不要过度劳累，以免病情复发。注意预防感染，肾病患儿免疫力低下易继发感染，感染又可导致病情加重或复发，严重感染甚至危及生命，因此应注意：①做好保护性隔离，肾病患儿与感染性疾病患儿分室收治，病房内要定期消毒，禁止患儿间相互串门，减少探视人数。②护士在做各项护理操作前要洗手，并严格执行各项无菌技术操作规程，防止发生交叉感染。③注意皮肤清洁，勤洗澡、勤换衣服等，床单位保持平整、干燥，防止皮肤损伤。④监测体温、血常规等，及时发现感染灶，并给予抗生素治疗。

2. 饮食护理

（1）一般患儿不需要特别限制饮食，但因消化道黏膜水肿使消化能力减弱，应给予易消化的优质蛋白（乳类、蛋、鱼、家禽等）、少量脂肪、足量糖类及高维生素饮食。患儿长期用肾上腺皮质激素易引起骨质疏松，并常有低钙血症倾向，应每天给予维生素 D 及适量钙剂。

（2）大量蛋白尿期间　蛋白摄入不宜过多，控制在每天 2g/kg 为宜。因摄入过量蛋白致肾小球高滤过，肾小管细胞重吸收蛋白负荷增加，导致细胞功能受损。

（3）蛋白尿消失后长期用糖皮质激素治疗期间应多补充蛋白　因糖皮质激素使机体蛋白分解代谢增强，出现负氮平衡。少食动物脂肪，以植物性脂肪为宜，可增加可溶性纤维的饮食如燕麦、豆类等。

（4）明显水肿和高血压时，适当限制钠、水的入量，给予无盐或低盐饮食（氯化钠每天1～2g），病情缓解后不必长期限制。因本病患儿水肿的原因是血浆渗透压的降低，过分限制易造成电解质紊乱和食欲下降。

3. 症状护理　水肿：由于高度水肿皮肤张力增加，皮肤血液循环不良，加之营养不良及使用激素等因素，使皮肤容易受损及继发感染。应注意保持皮肤清洁、干燥；保持床单位清洁、平整、干燥，被褥松软，经常变换体位。水肿严重时，臀部和四肢受压处予以减压贴保护，或睡气垫床；水肿的阴囊可用棉垫或丁字带托起，皮肤破损处可涂聚维酮碘消毒。严重水肿者避免肌内注射，防药液外渗，导致局部潮湿、糜烂或感染。

4. 用药护理

（1）激素治疗期间注意每天尿量、尿蛋白变化及血浆蛋白恢复情况，注意激素的不良反应，如库欣综合征、高血压、消化道溃疡、骨质疏松等。及时补充维生素D和钙剂，防手足抽搐症。

（2）应用利尿药时注意观察每天尿量，定期抽血测血钾、血钠，遵医嘱补充钾盐等电解质，防止出现低血容量性休克或静脉血栓形成的危险。

（3）使用免疫抑制药治疗时　注意白细胞下降、脱发、胃肠道反应和出血性膀胱炎等，用药期间多饮水、定期复查血常规、尿常规。

（4）抗凝和溶栓疗法可改善肾病的临床症状，改善患儿对激素的效应，从而达到理想的治疗效果。使用肝素时注意监测凝血时间和凝血酶原时间及皮肤黏膜出血征象。

5. 心理护理　关心爱护患儿，多与患儿及其家长交谈，鼓励其说出内心感受（害怕、忧虑等），指导家长多给患儿心理支持，保持良好情绪。恢复期可组织轻松的娱乐活动，适当安排一定的学习，以增强患儿的信心，积极配合治疗。活动时注意安全，避免奔跑、戏弄，防摔伤、骨折。

6. 出院指导

（1）向家长及年长患儿介绍疾病防治知识，各项检查治疗前做好解释工作，使家长及患儿对疾病过程、注意事项、检查治疗的目的、方法等有充分的了解。

（2）讲解激素治疗对本病的重要性，说明使用糖皮质激素的一些不良反应，如柯兴貌等的变化只是暂时性的，使患儿及家长主动配合与坚持按计划用药，指导家长做好出院后的家

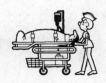

庭护理。

（3）向家长及年长患儿解释感染是本病最常见的合并症及复发的诱因，因此采取有效措施预防感染至关重要。

（4）教会家长或较大儿童学会用试纸监测尿蛋白的变化。

（5）定期到医院门诊复查。发现病情异常变化，及时到医院就诊。

第三节　泌尿道感染

泌尿道感染（Urinary tract infection，UTI）是指病原体直接侵入尿路，在尿液中生长繁殖，并侵犯尿路黏膜或组织而引起损伤。按病原体侵袭的部位不同，分为肾盂肾炎（上尿路感染）、膀胱炎和尿道炎（下尿路感染）。可见于任何年龄和性别。甚至于3个月的婴儿，但以学龄女孩最常见。任何致病菌均可致病，但以革兰阴性杆菌更多见，如大肠埃希菌、副大肠埃希菌、变形杆菌、克雷白杆菌、铜绿假单胞菌。临床表现因年龄不同而不同，新生儿临床症状极不典型，多以全身症状发热或体温不升、苍白、吃奶差、呕吐、腹泻等症状为主，局部排尿刺激症状不明显。婴幼儿临床症状也不典型，局部刺激症状不明显，常以发热为主，拒食、呕吐、腹泻等全身症状较明显，仔细观察排尿时可有哭闹不止，尿布有臭味和顽固性尿布疹。年长儿发热、寒战、腹痛等全身症状明显，伴有腰痛、肾区叩击痛、肋脊角痛，同时尿路刺激症状明显，可出现尿频、尿急、尿痛、尿液浑浊，偶见肉眼血尿。

【护理评估】

1. 健康史　询问患儿有无发热、排尿异常及排尿时哭闹。检查男孩有无包皮过长。了解患儿的卫生习惯。

2. 身体状况　测量体温变化，注意有无发热。检查有无尿路刺激症状等。

3. 辅助检查　尿常规检查及尿白细胞计数白细胞均高于正常。尿细菌培养菌落数 $\geqslant 10^5$/mL 或尿液直接涂片找到细菌等。

4. 心理社会状况　评估患儿家庭经济状况及父母角色是否称职，了解父母对疾病性质、发展、预后以及防治的认识程度。

【治疗原则】

1. 一般治疗　鼓励患儿多饮水，注意外阴的清洁卫生。

2. 对症治疗　口服碳酸氢钠，以碱化尿液。膀胱刺激症状明显者可给予苯巴比妥、地西泮等镇静药，解痉药可用抗胆碱药物如山莨菪碱。

3. 抗菌药物治疗　根据感染部位、感染途径、尿培养及药敏试验结果，选用抗菌能力强、抗菌谱广、对肾脏损害小的药物。

4. 积极矫治尿路畸形。

5. 局部治疗　膀胱内药物灌注治疗，主要治疗顽固性慢性膀胱炎经全身药物治疗无效者。

【常见护理问题】①体温过高。②排尿异常。③焦虑。④知识缺乏。

【护理措施】

1. 一般护理　保持环境清洁。急性期卧床休息，多饮水，勤排尿，减少细菌在膀胱内潴留时间，控制感染。注意外阴的清洁卫生，每天晚间及便后清洗，清洗或擦抹时应从外阴前面向肛门方向，以避免感染。

2. 饮食护理　给予高热量和高维生素、富含营养的食物，以增加机体抵抗力。发热患儿宜给予流质或半流质饮食。鼓励患儿多进食、多饮水，通过增加尿量起到冲洗尿道的作用，减少细菌在尿道的停留时间，促进细菌毒素和炎性分泌物的排泄。多饮水还可降低肾髓质及乳头部组织的渗透压，不利于细菌的生长繁殖。

3. 症状护理

（1）高热　监测体温变化，高热者给予物理或药物降温。鼓励患儿多饮水以保证液体入量，防止出汗多引起虚脱。注意加强皮肤护理。

（2）尿频、尿急、尿痛　注意外阴的清洁卫生，每天晚间及便后清洗，勤换内衣，特别是内裤。遵医嘱口服碳酸氢钠，以碱化尿液，减轻膀胱刺激症状。膀胱刺激症状明显者可给予苯巴比妥、地西泮等镇静药，解痉药可用抗胆碱药物如山莨菪碱。

4. 用药护理　服用磺胺药时为防止磺胺在尿中形成结晶，使用时应加用碱性药物，多喝水，并注意有无血尿、尿少、尿闭等，肾功能不好时慎用。长期服用可引起血小板及白细胞减少，一般用药不超过两周。口服抗菌药物可出现恶心、呕吐、食欲减退等现象，饭后服用可减少胃肠道症状。口服碳酸氢钠，以碱化尿液，减轻膀胱刺激症状和增强氨基糖苷类抗生素、青霉素、红霉素和磺胺类的疗效，但勿与呋喃妥因同用以免降低疗效。

5. 心理护理　向家长及患儿介绍疾病知识，使家长及患儿对疾病过程、检查治疗的目

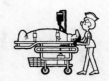

的、方法、所需时间等心中有数，以利于克服焦虑紧张情绪，积极配合治疗护理，安心疗养，促进患儿早日恢复健康。

6. 出院指导

（1）向患儿及家长解释本病的护理要点及预防知识，如幼儿不穿开裆裤，婴儿勤换尿布，便后洗净臀部，保持清洁。女婴清洗外阴时从前向后擦洗，单独使用洁具，防止肠道细菌污染尿道，引起上行性感染。及时发现男孩包茎、女孩处女膜伞、蛲虫前行尿道等情况，并及时处理。

（2）指导按时服药，定期复查，防止复发与再感染。一般急性感染于疗程结束后每个月随访 1 次，除尿常规外，还应做尿中段培养，连续 3 个月，如无复发可认为痊愈，反复发作者每 3～6 个月复查 1 次，共 2 年或更长时间。

（付太青　胡红玲　李爱华）

第 九 章
血液系统疾病患儿的护理

血液系统疾病系指原发或主要累及血液和造血器官的疾病，简称血液病。造血系统由骨髓、肝、脾、淋巴结等造血器官组成。血液病的种类较多，包括各类红细胞疾病、白细胞疾病以及出血性疾病，其共同的特点多表现为外周血中的细胞和血浆成分的病理性改变，机体免疫功能低下及出凝血机制的功能紊乱，还可出现骨髓、脾、淋巴结等造血组织和器官的结构及其功能异常。本章主要介绍：营养性缺铁性贫血、营养性巨幼红细胞贫血、再生障碍性贫血、遗传性球形红细胞增多症、红细胞葡萄糖-6-磷酸脱氢酶缺乏症、特发性血小板减少性紫癜、血友病、急性白血病。

第一节　营养性缺铁性贫血

贫血（Anemia）是指外周血中单位容积内的红细胞计数、血红蛋白量或红细胞比容低于正常。根据世界卫生组织的资料，血红蛋白的低限值在 6 个月至 6 岁者为 110g/L，6～14 岁为 120g/L，海拔每升高 1000 米，血红蛋白上升 4%。低于此值者为贫血。我国儿童血液学组（1989 年）暂定：血红蛋白在新生儿期＜145g/L，1～4 个月时＜90g/L，4～6 个月时＜100g/L 者为贫血。

营养缺铁性贫血（Nutritional iron deficiency anemia，NIDA）是由于体内铁缺乏导致血

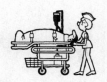

红蛋白合成减少所致。临床上以小细胞低色素性贫血、血清铁蛋白减少和铁剂治疗有效为特点。缺铁性贫血是儿童最常见的一种贫血，以婴幼儿发病率最高，严重危害儿童健康，是我国重点防治的儿童常见病之一。

缺铁性贫血通常由于：①先天储铁不足。②铁摄入不足。③铁的吸收障碍和丢失过多。缺铁性贫血可发生于任何年龄，以 6 个月至 2 岁最多见。临床表现随病情轻重、发病急缓而不同。表现为皮肤黏膜苍白、易疲乏、心悸、气促、头昏、眼花、耳鸣、注意力不集中、情绪易激动、烦躁或感情淡漠等。肝脾大、体格发育迟缓、少数患儿可有异食癖，还有患儿可出现皮肤干皱，指（趾）甲无光泽、脆薄、平甲、反甲等。

【护理评估】

1. 健康史　向家长了解患儿的喂养方法和饮食习惯，是否及时添加辅食，饮食结构是否合理，有无偏食、挑食等；小婴儿还应了解其母孕产史，是否早产、双胎、多胎等；了解有无生长发育过快，有无慢性疾病如慢性腹泻、肠道寄生虫、吸收不良综合征、反复感染等及青春期少女月经量过多等导致铁吸收减少、消耗、丢失过多的因素。

2. 身体状况　评估患儿贫血的程度：①血红蛋白（Hb）从正常下限至 90g/L 者为轻度。②至 60g/L 者为中度。③至 30g/L 者为重度。④＜30g/L 者为极重度。新生儿 Hb 144～120g/L 者为轻度，至 90g/L 者为中度，至 60g/L 者为重度，＜60g/L 者为极重度。检查皮肤黏膜及甲床有无苍白，患儿是否有疲乏、头昏、眼花、心悸、食欲不振。了解患儿有无异食癖、口腔炎、舌炎及生长发育情况，有无肝脾大，有无皮肤干皱，指（趾）甲有无光泽及有无反甲等。贫血严重者要注意有无心率增快、心脏扩大及心力衰竭的表现。

3. 辅助检查　外周血常规血红蛋白降低比红细胞减少明显，呈小细胞低色素性贫血。骨髓象呈增生活跃，以中、晚幼红细胞增生为主。

4. 心理社会状况　评估患儿及家长的心理状态，患儿有无因记忆力减退、成绩下降或智力低于同龄儿而产生自卑、焦虑或恐惧的心理。评估患儿家庭经济状况及父母角色是否称职，了解父母对疾病性质、发展、预后以及防治的认识程度。

【治疗原则】主要原则为去除病因和补充铁剂。

1. 一般治疗　积极预防感染，重度贫血者注意保护心脏功能。

2. 去除病因　纠正不合理的饮食习惯和食物组成，如有慢性失血性疾病、钩虫病、肠道畸形等，应予及时治疗。

3. 铁剂治疗

（1）口服铁剂　常用的有硫酸亚铁、富马酸亚铁、葡萄糖酸亚铁、枸橼酸铁胺、琥珀酸亚铁等。

（2）注射铁剂。

4. 输红细胞　严重贫血，尤其是发生心力衰竭者。合并感染者，急需外科手术者需输红细胞。

【常见护理问题】①活动无耐力。②营养失调：低于机体需要量。③知识缺乏。

【护理措施】

1. 一般护理　为患儿提供安静、舒适、阳光充足、温湿度适宜的休养环境，并注意每天开窗通风。贫血程度较轻者，一般不需卧床休息，但应避免剧烈运动。生活要有规律，做适合自身的运动，活动间歇使患儿充分休息，保证足够的睡眠。贫血严重者，应根据其活动耐力下降情况制订活动强度、持续时间及休息方式，以不感到疲乏为度。

2. 饮食护理　给予高蛋白、富含铁、维生素及易消化食物，纠正患儿的偏食习惯。应增加含铁丰富易吸收的食物如动物血、瘦肉、内脏、鱼类及大豆及其制品；维生素 C、稀盐酸、氨基酸、果糖等有利于铁的吸收，可与铁剂或含铁食品同时进食；茶、咖啡、牛奶、蛋类、麦麸、植物纤维、抗酸药物等可抑制铁的吸收，应避免与含铁食品同食。鲜牛奶必须加热处理后喂养婴儿，以减少因过敏而致肠出血。婴儿提倡母乳喂养，人乳含铁虽少，但吸收率高达 50%，而牛奶中铁的吸收率仅为 10%～25%。婴儿 6 个月后应逐渐减少每天的奶类摄入量，以便增加含铁丰富的固体食物。按时添加含铁丰富的辅食或补充铁强化食品如铁强化奶、铁强化食盐。指导家长对早产儿和低体重儿自 2 个月左右给予铁剂（元素铁不超过每天 2mg/kg，最大不能超过 15mg/d）预防缺铁性贫血。

3. 症状护理

（1）疲乏、头晕　疲乏、困倦、软弱无力是贫血最常见和最早出现的症状，可能与骨骼肌氧供应不足有关。由于脑组织缺血、缺氧，无氧代谢增强，能量合成减少，患儿常出现头晕，严重贫血可出现晕厥。因此患儿应卧床休息以减少身体耗氧量，必要时可给予氧气吸入；做好患儿日常生活护理并注意保护好患儿，防止患儿由于乏力、头晕而受伤；为患儿提供清洁的环境，消毒措施得当，注意患儿个人卫生，避免受凉感冒，以免加重贫血。

（2）口腔炎　患儿出现口腔炎时溃疡处可贴敷溃疡药膜；加强口腔护理，餐前、餐后、

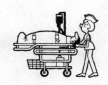

睡觉前及起床后注意漱口，以保持口腔清洁。

4. 用药护理　指导正确应用铁剂，观察疗效与不良反应。

（1）告知家长儿童每天需铁量，让家长掌握服用铁剂的正确剂量和疗程；药物应放在患儿不能触及之处且不能存放过多，以免误服过量中毒。

（2）口服铁剂可致胃肠道反应如恶心、呕吐、腹泻或便秘、厌食、胃部不适及疼痛等。为减少胃肠道的反应，宜从小剂量开始，逐渐加至足量。在两餐之间服用，即可减少对胃肠道的刺激，又有利于吸收。液体铁剂可使牙齿染黑，可用吸管或滴管服之。服用铁剂后，大便变黑或呈柏油样，停药后恢复，应向家长说明原因，消除紧张心理。

（3）铁剂可与维生素 C、果汁等同服，以利于吸收；牛奶、茶、咖啡及抗酸药等与铁剂同服均可影响铁的吸收，故应注意避免。

（4）肌内注射铁剂吸收缓慢易引起疼痛，故应深部肌内注射，并每次更换注射部位，减少局部刺激。注射铁剂易发生不良反应，甚至可发生过敏性反应致死，故应慎用。因此注射铁剂时要备好急救设备和药品，给药过程中要严密观察患儿有无头痛、头晕、恶心、发热、面部潮热、荨麻疹、关节痛、肌肉酸痛、低血压等不良反应，发现异常及时报告和处理。

（5）观察疗效　服用铁剂后 12～24 小时临床症状好转，烦躁等精神症状减轻，食欲增加。36～48 小时后骨髓出现红系增生现象；网织红细胞 2～3 天后升高，5～7 天达高峰，2～3 周后降至正常；血红蛋白 1～2 周后逐渐上升，一般 3～4 周达正常，血红蛋白恢复正常后再继续服用铁剂 6～8 周，以增加铁的储存。

（6）输血时应注意贫血愈严重，每次输注量应愈少，速度应愈慢。以防发生心力衰竭。

5. 心理护理　向家长及年长患儿介绍疾病过程，检查治疗的目的、方法及注意事项，以利家长及患儿克服焦虑紧张情绪，积极配合治疗护理。

6. 出院指导

（1）向家长及年长患儿解释不良饮食习惯会导致本病，协助纠正不良的饮食习惯。

（2）加强营养，改善饮食结构，合理搭配饮食。因母乳中铁的吸收利用率较高，应鼓励母乳喂养，婴幼儿适时添加辅食。

（3）贫血患儿皮肤干皱可涂擦润肤霜等滋润皮肤，以防皮肤皲裂出血。指（趾）甲无光泽、脆薄时应注意保护，勤剪指甲，防止发生断裂损伤或抓伤皮肤。

（4）由于贫血患儿抵抗力低，容易感染疾病，因此患儿尽量少去人多的公共场所，并注意勿与其他患儿接触，以避免交叉感染使贫血加重。室内注意开窗通风，保持空气新鲜，根据季节气温适当增减衣服，预防感冒。定期到医院门诊复查。

第二节　营养性巨幼红细胞贫血

营养性巨幼红细胞贫血（Nutritional megaloblastic anemia）是由于维生素 B_{12} 和（或）叶酸缺乏所致的一种大细胞性贫血。主要临床特点是贫血、神经精神症状、红细胞的胞体变大、骨髓中出现巨幼细胞，用维生素 B_{12} 和（或）叶酸治疗有效。多见于 6 个月至 2 岁，起病缓慢。

维生素 B_{12} 及叶酸缺乏的主要原因：①摄入不足。②吸收不良。③需要量增加。

【护理评估】

1. 健康史　向家长了解患儿的喂养方法和饮食习惯，是否及时添加辅食，饮食结构是否合理，有无偏食、挑食等；小婴儿还应了解其孕母期是否缺乏维生素 B_{12}，了解有无生长发育过快，有无严重的营养不良、慢性腹泻、吸收不良综合征、严重感染等导致维生素 B_{12} 和叶酸吸收减少、消耗增加的因素。

2. 身体状况　评估患儿贫血程度；了解患儿有无肤色蜡黄及睑结膜、口唇、指甲等处苍白；有无疲乏无力；有无毛发色泽改变；有无厌食、恶心、呕吐、腹泻和舌炎等；有无表情呆滞、反应迟钝、智力、动作发育落后甚至退步等情况。检查有无肝脾大。

3. 辅助检查　外周血常规贫血是否呈大细胞性，涂片可见红细胞大小不等，以大细胞为多。骨髓象是否增生活跃，以红细胞系增生为主，粒、红系统均出现巨幼变。巨核细胞的核有过度分叶现象。

4. 心理社会状况　详见本章第一节相关内容。

【治疗原则】

1. 一般治疗　加强护理，预防感染。

2. 去除病因　查找维生素 B_{12} 和叶酸缺乏的原因，及时给予治疗。

3. 维生素 B_{12} 和叶酸治疗　维生素 B_{12} 缺乏者，可口服或肌内注射维生素 B_{12}；叶酸缺乏者，口服叶酸同时口服维生素 C，有助于叶酸的吸收。

【常见护理问题】①活动无耐力。②营养失调：低于机体需要量。③生长发育改变。④知

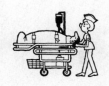

识缺乏。

【护理措施】

1. 一般护理 保持皮肤清洁，防止皮肤损伤。加强口腔护理，有舌炎的患儿，可用口泰漱口，局部疼痛较剧时，可用 1% 普鲁卡因漱口止痛。病情较重，有精神、神经症状者，应限制活动，卧床休息，保证安全，防止跌倒碰伤等。

2. 饮食护理 注意营养，及时添加辅食，合理搭配饮食结构。纠正偏食习惯，为患儿提供富含维生素 B_{12} 和叶酸的食品，如肝脏、瘦肉、鸡蛋、牛肉、豆类、新鲜绿叶蔬菜及水果，纠正不正确的烹调习惯。鼓励多种营养摄入。患儿胃肠道症状明显时，应给予易消化饮食，少量多餐，忌油腻。

3. 症状护理

（1）疲乏、头晕 详见本章第一节相关内容。

（2）智力、运动发育落后 评估患儿的体格、智力、运动发育情况，对发育落后者加强训练和教育（详见第二章第六节相关内容）。

4. 用药护理

（1）应用维生素 B_{12} 治疗时，由于大量红细胞的生成，使细胞外钾迅速进入细胞内，血清钾降低，应根据医嘱补充钾盐。因维生素 B_{12} 治疗可引起血清和尿中的尿酸水平升高以致肾脏损害，因此应随时注意患儿有无肾功能不全的征象。此外，维生素 B_{12} 治疗后血小板骤升，还应注意观察患儿有无发生血栓栓塞，特别是在治疗的第一周。

（2）应用叶酸治疗时，应注意观察有无红斑、皮疹、瘙痒、全身不适、呼吸困难、支气管痉挛等过敏反应。

5. 心理护理 详见本章第一节相关内容。

6. 出院指导

（1）为患儿提供安静、舒适的休养环境。尽量少到公共场所，适当增减衣服，预防感冒。

（2）注意多食含维生素 B_{12} 和叶酸丰富的食物。单纯母乳喂养的婴儿应及时添加辅食。纠正偏食及不正确的烹调习惯，因维生素 B_{12} 在动物性食物中含量丰富而植物性食物中一般不含有，偏食或只进食植物性食物可导致维生素 B_{12} 缺乏，食物过度加热也可使叶酸遭到破坏。

（3）需终生维持治疗的患儿，不可随意停药。出院半年后复查。

第三节　再生障碍性贫血

再生障碍性贫血（Aplastic anemia）是由于各种病因引起的骨髓造血组织明显减少，导致骨髓造血功能衰竭的一类贫血，简称再障。临床分为急性和慢性再障，表现为进行性贫血、出血及感染。血常规表现为红细胞、粒细胞和血小板都明显减少。常见病因有药物（氯霉素、两性霉素B等抗生素，阿司匹林等）、化学毒物（苯、有机磷农药）、感染（肝炎病毒、EB病毒）、电离辐射、免疫因素及遗传因素等。

【护理评估】

1. 健康史　了解患儿起病及进展情况，家族中有无类似病史，了解患儿是否使用过氯霉素、抗癌药物、合霉素、磺胺药、保泰松、苯巴比妥、阿司匹林等药物；是否经常接触苯及其衍生物；是否长期接触各种电离辐射等致病因素。

2. 身体状况　评估患儿有无进行性贫血、出血及易发生感染等情况，评估患儿有无肝脾大。

3. 辅助检查　全血细胞减少，骨髓增生低下。

4 心理社会状况　详见本章第一节相关内容。

【治疗原则】

1. 去除病因　注意避免日常生活中有可能导致骨髓损害的因素。

2. 防治感染　保持环境清洁、整齐、定期消毒，限制探视，防止交叉感染。有目的抗生素预防。及早发现、治疗感染患儿。

3. 防治出血　有严重出血倾向者可输血小板，无条件可输新鲜全血。可应用止血药物、抗纤溶药物或降低毛细血管通透性药物。

4. 纠正贫血　贫血严重者可给予输血治疗，一般以输浓缩红细胞为宜。

5. 刺激骨髓造血功能。

（1）雄激素　慢性再障首选药物。常用的雄激素有：司坦唑醇、丙酸睾酮、十一酸睾酮、苯丙酸诺龙等。

（2）刺激骨髓造血功能的药物　硝酸士的宁、一叶荻碱、碳酸锂、氯化钴、铜蓝蛋白。

6. 免疫抑制药治疗

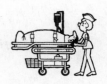

（1）抗淋巴细胞球蛋白（ALG）或抗胸腺细胞球蛋白（ATG）　多用于急性再障治疗，静脉滴注。

（2）环孢素 A　治疗严重型再障的常用药物，可静脉滴注，也可口服用药。

7. 糖皮质激素　常用的有泼尼松和泼尼松龙。

8. 大剂量人血丙种球蛋白的应用。

9. 造血干细胞移植　同基因或同种异基因造血干细胞移植。移植前尽量少输血。移植期间患儿住空气层流洁净病房，常规进行肠道消毒及全身清洁、消毒处理，食用无菌饮食。

【常见护理问题】①出血。②活动无耐力。③潜在并发症：感染。④焦虑。⑤知识缺乏。

【护理措施】

1. 一般护理　急性再障患儿应绝对卧床休息。慢性再障，无严重贫血时可适当活动。保持全身皮肤黏膜清洁，防止皮肤黏膜受损。保持病室环境清洁、整齐、舒适、安静，温湿度适宜。定期消毒，限制探视和陪伴，必要时实行保护性隔离。进行各项治疗护理技术操作时，要严格执行无菌技术操作规程，防止交叉感染和医源性感染。

2. 饮食护理　给予高蛋白、高维生素、易消化清淡饮食，禁辛辣油腻食物。有出血倾向患儿给予无渣、半流质或全流质饮食。有严重消化道出血的患儿禁食，遵医嘱静脉补充营养。

3. 症状护理

（1）出血　①提供安全的环境，病室内物品陈设简单，让患儿远离尖锐的物品及玩具，病床加床栏等，防止患儿受伤。②对浅表创伤，如鼻、齿龈等部位的出血，可用干棉球局部压迫止血，或用吸收性明胶海绵等敷于伤口处止血，局部冷敷。③消化道出血较轻时，不能进食过热食物，出血严重时禁食。④保护皮肤黏膜，穿柔软纯棉内衣，床单位清洁、平整、干燥，经常洗澡换衣服。⑤出血期间应绝对卧床休息。⑥各项穿刺后应延迟压迫止血时间，直至止血。⑦密切观察患儿生命体征、神志状态、皮肤黏膜出血点等，发现异常立即通知医师，及时处理。

（2）发热　密切观察患儿病情变化，协助医师尽快找出感染灶，以便及时进行有效的抗感染治疗。发热时可给予物理降温，以温水擦浴及头部冰袋或冷水毛巾冷敷。此类患儿不宜乙醇擦浴，血小板明显减少时不宜用温水擦浴，还应尽可能的少用退热药，尤其禁用可疑引起再障的药物。出汗较多时，注意及时更换衣服被褥等，并鼓励患儿多饮水，补充丢失的水分，防止虚脱。

4. 用药护理　①儿童患儿服用雄激素后除出现男性化外，还可能出现精神兴奋，不能入睡或阴茎勃起等异常表现，用药前应向家长说明。口服雄激素易引起肝脏损害，应定期检查肝功能。②静脉滴注 ATG 前应做过敏试验，试验阴性方可使用，用药同时使用糖皮质激素及抗组胺类药，预防过敏反应。

5. 心理护理　再障患儿特别是慢性再障患儿病情迁延不愈，而且病情时有反复，家长及患儿容易悲观失望，因此应注意观察患儿心理状态，多与家长及患儿沟通，多给予鼓励，消除不良心理，使之安心坚持治疗。

6. 出院指导

（1）平时注意劳逸结合，并根据季节气候适当增减衣服，预防感冒，以免诱发病情加重。

（2）注意患儿安全，预防外伤。

（3）定期检查血常规，发现病情变化，及时到医院就诊。

第四节　遗传性球形红细胞增多症

遗传性球形红细胞增多症（Hereditary spherocytosis，HS）是一种遗传性溶血性贫血，以不同程度贫血、间发性黄疸、脾大、球形红细胞增多及红细胞渗透脆性增加为特征。本病是由于调控红细胞膜蛋白的基因突变造成红细胞膜缺陷所致。大多数为常染色体显性遗传，少数为常染色体隐性遗传。贫血、黄疸、脾大是本病的三大特征，而且在慢性溶血性贫血的过程中易出现急性溶血发作。发病年龄越小，症状越重。在疾病的慢性过程中，由于感染、劳累或情绪激动等诱因常可引起"溶血危象"，表现为贫血和黄疸突然加重，伴发热、寒战、呕吐，脾大明显且疼痛。病程中还可出现与微小病毒感染有关的"再生障碍危象"，表现为暂时性红系造血抑制，出现严重贫血及不同程度的白细胞和血小板减少。

【护理评估】

1. 健康史　了解患儿起病及进展情况，家族中有无类似病史，该病约半数病例可有阳性家族史，多为常染色体显性遗传。

2. 身体状况　了解患儿有无皮肤黏膜苍白，易疲乏、心悸、气促、头晕等贫血的症状，评估贫血的程度，了解患儿的发病年龄，评估患儿有无黄疸及其程度，检查患儿有无肝、脾大及胆囊结石。了解患儿是否有再障危象或溶血危象。

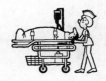

3. 辅助检查 外周血中球形红细胞增多，红细胞渗透脆性试验阳性。

4. 心理社会状况 详见本章第一节相关内容。

【治疗原则】

1. 一般治疗 积极防治感染，注意休息，避免情绪激动。

2. 防治高胆红素血症 输注白蛋白或血浆，口服苯巴比妥等肝酶诱导剂。

3. 输注红细胞 重度贫血或有溶血危象及再障危象时输注红细胞。

4. 脾切除或脾动脉栓塞。

【常见护理问题】①活动无耐力。②潜在并发症：溶血危象或再障危象。③焦虑。④知识缺乏。

【护理措施】

1. 一般护理 为患儿提供清洁、舒适的休养环境，尽量减少对患儿的刺激。

根据病情安排休息和活动，病情较重时，如贫血严重或发生溶血危象和再障危象时要绝对卧床休息。讲究个人卫生，勤换衣服、勤洗澡、修剪指甲，注意口腔卫生，预防感染。

2. 饮食护理 为患儿提供高蛋白、高维生素、清淡易消化食物，忌油腻、刺激性食物。肉、蛋、蔬菜、水果等合理搭配。

3. 症状护理

(1) 疲乏、头晕 详见本章第一节相关内容。

(2) 溶血危象 注意观察患儿有无贫血、黄疸突然加重及发热、寒战、呕吐、脾明显肿大、疼痛等症状体征，发现异常立即报告医师，及时处理。患儿腹痛时要立即报告医师，遵医嘱给药。脾大患儿注意观察腹围变化，并记录。指导家长保证患儿休息，预防感染，避免情绪激动等。

(3) 下肢慢性溃疡 注意保护创面，以无菌敷料包扎，定期换药，并抬高患肢。

4. 用药护理 输注红细胞：贫血轻者无需输红细胞，重度贫血或发生溶血危象时应输红细胞，发生再生障碍危象时除输红细胞外，必要时输血小板。告知患儿及家属患儿血型，输血目的、注意事项等。

5. 心理护理 对患儿及家长态度亲切、和蔼，多给予鼓励和安慰。介绍疾病知识，使患儿及家长了解疾病过程，能自觉预防、避免各种能使疾病加重的因素，增加对治疗的信心。需要手术时，要耐心解释手术治疗的目的、配合方法、注意事项等，使患儿及家长有一定的心理准备，消除患儿及家长的顾虑，以便积极配合治疗和护理。

6. 出院指导

（1）预防感染，注意保持患儿情绪稳定，避免过度劳累。

（2）经过脾切除手术的患儿，虽然临床症状明显好转，甚至接近正常，但并没有完全恢复正常，仍要按医师要求定期去医院复查。

（3）如病情有反复迹象，要及时去医院就诊。

第五节　红细胞葡萄糖-6-磷酸脱氢酶缺乏症

红细胞葡萄糖-6-磷酸脱氢酶（G-6-PD）缺乏症是一种遗传性溶血性疾病。本病遍及世界各地。在我国，此病主要见于长江流域及其以南各省，北方地区较为少见。本病是由于G-6-PD 的基因突变所致。根据诱发溶血的原因不同可分为 5 种临床类型：①药物性溶血：由止痛及退热药、磺胺类、硝基呋喃类、抗疟药、砜类药等引起的溶血，一般于服药 1～3 天后出现急性溶血，表现为头痛、头晕、恶心、呕吐、疲乏、黄疸、血红蛋白尿，溶血严重时可引起急性肾衰竭。但本病的特点是溶血过程呈自限性，溶血持续 1～2 天或 1 周左右，临床症状逐渐改善。②蚕豆病：是因进食蚕豆或蚕豆制品，或母亲食蚕豆后通过母乳使婴儿发病，男孩多见。常发生于蚕豆收获季节。表现为急性血管内溶血，症状同药物性溶血。③新生儿黄疸：在某些地区由红细胞 G-6-PD 缺乏引起的黄疸是常见原因。黄疸大多于出生 2～4 天后达高峰，半数患儿可有肝脾大，贫血为轻度或中度，重者可引起胆红素脑病。④感染诱发的溶血性贫血：细菌、病毒感染后诱发红细胞 G-6-PD 缺乏引起的溶血，一般于感染后数天发病，程度大多较轻。⑤遗传性非球形红细胞溶血性贫血：它是一组因红细胞酶缺陷而引发的溶血性贫血，为慢性溶血，表现为黄疸、贫血、脾大。约有半数病例以新生儿高胆红素血症发病。

【护理评估】

1. 健康史　了解发病史，询问家族史、有无进食蚕豆及其制品、用药史和发病经过等。

2. 身体状况　评估患儿有无黄疸及其程度，评估患儿有无贫血及其程度，检查有无脾大，了解患儿的尿量、尿色有无改变等。

3. 辅助检查　血红蛋白和红细胞均减少，网织红细胞增多。有血红蛋白尿，潜血实验阳

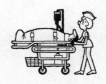

性。黄疸指数升高，凡登白实验呈间接阳性反应。G－6－PD活性测定红细胞空影在80％以上。

4. 心理社会状况 详见本章第一节相关内容。

【治疗原则】对急性溶血者，应去除病因。贫血较轻者，去除诱因后溶血大多于1周内自行停止。贫血较重者可输红细胞。

【常见护理问题】①活动无耐力。②焦虑。③知识缺乏。

【护理措施】

1. 一般护理 病情较轻时，可适当活动。贫血严重或发生溶血危象时要绝对卧床休息。讲究个人卫生，勤换衣服、勤洗澡、修剪指甲，注意口腔卫生，保护皮肤黏膜，防止继发感染。

2. 饮食护理 给予高蛋白、高维生素、易消化食物，避免进食引起溶血的食物（如蚕豆及其制品）和药物等。

3. 症状护理

（1）疲乏、头晕 详见本章第一节相关内容。

（2）黄疸 详见第三章第十一节相关内容。

4. 用药护理 在溶血期应供给患儿足够的水分，注意纠正电解质的失衡。观察尿色、尿量和尿酸碱度的变化，如尿色转深，pH值低于正常时，按医嘱口服碳酸氢钠，使尿液保持碱性，防止血红蛋白在肾小管内沉积。贫血轻者无需输血，贫血较重时，可输给G－6－PD正常的红细胞1～2次，应密切注意肾功能，如出现肾衰竭，应及时采取有效措施。

5. 心理护理 发生急性溶血时，年长患儿及家长容易产生焦虑、恐惧心理，护士要给予鼓励和安慰，使患儿及家长能积极配合治疗和护理。

6. 出院指导

（1）介绍疾病知识，使患儿及家长了解疾病原因、过程等，避免引起急性溶血的诱发因素，如服用某些药物、感染、进食蚕豆及其制品等。

（2）注意观察皮肤巩膜有无黄染，尿色有无异常，如有尿色变深，巩膜黄染等，及时到医院就诊。

第六节　特发性血小板减少性紫癜

特发性血小板减少性紫癜（Idiopathic thrombocytopenic purpura，ITP）又称自身免疫性血小板减少性紫癜，是儿童最常见的出血性疾病。此病可见于儿童各年龄阶段，1～5 岁多见，男女发病无差异，春季发病数较多。根据病程的长短将本症分为两型：≤6 个月为急性型；>6 个月为慢性型。急性型患儿于发病前 1～3 周常有急性病毒感染史。临床主要表现为自发性皮肤和黏膜出血，多为针尖大小皮内或皮下出血点，也可为瘀斑或紫癜。皮疹分布不均，以四肢多见，在易于碰撞的部位更多见。常伴有鼻出血或齿龈出血，偶见肉眼血尿。束臂实验阳性，血小板减少、出血时间延长和血块收缩不良。

【护理评估】

1. 健康史　了解患儿起病及其进展，询问患儿发病前有无急性病毒感染史等，了解患儿有无自发性皮肤和黏膜出血。

2. 身体状况　检查患儿皮肤黏膜有无出血点、瘀斑或紫癜，有无鼻出血、齿龈出血。了解患儿有无血尿。

3. 辅助检查　外周血常规中血小板计数降低、出血时间延长、凝血时间正常。骨髓象巨核细胞数增多或正常，慢性者巨核细胞显著增多。血小板相关抗体（PAIgG）增高，血小板寿命缩短。束臂试验阳性。

4. 心理社会状况　详见本章第一节相关内容。

【治疗原则】

1. 一般治疗　急性出血期应卧床休息，尽量减少活动，避免外伤。并要积极预防和控制感染，避免服用影响血小板功能的药物如阿司匹林。

2. 肾上腺皮质激素　常用的有泼尼松、地塞米松或甲基泼尼松龙。

3. 大剂量静脉滴注丙种球蛋白　可以通过多种途径减少血小板的破坏。

4. 抗-D 免疫球蛋白　又称抗 Rh 球蛋白，其升高血小板的作用较激素和大剂量丙种球蛋白慢，但持续时间长。

5. 脾切除　内科治疗无效者，手术宜在 6 岁以后进行。

6. 部分性脾栓塞术　此手术保留了脾脏的免疫功能，特别适用于儿童期激素治疗无效

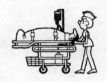

的 ITP。

7. 免疫抑制药　如长春新碱、环磷酰胺和环孢素 A 等。

【常见护理问题】①出血。②有感染的危险。③焦虑。④知识缺乏。

【护理措施】

1. 一般护理　急性期应减少活动，避免创伤，尤其是头部外伤，明显出血时应卧床休息。注意保护皮肤黏膜完整性，加强口腔护理，防止发生继发感染。

2. 饮食护理　给予高蛋白、高维生素、易消化、质软、少渣食物，有消化道出血时需禁食。禁食坚硬、多刺的食物，防止损伤口腔黏膜及牙龈出血。

3. 症状护理　出血：①注意环境安全，尽量避免患儿外伤。②尽量减少肌内注射或深静脉穿刺抽血，必要时应延长压迫时间，以免形成深部血肿。③保持大便通畅，防止用力大便时腹压增高而诱发颅内出血。④口、鼻黏膜出血可用浸有 1‰麻黄碱或 0.1‰肾上腺素的棉球、纱条或吸收性明胶海绵局部压迫止血。必要时用油纱条填塞，48～72 小时更换。⑤遵医嘱给止血药、输同型血小板。严格遵守输血制度，并注意观察疗效及有无输血反应。⑥观察皮肤瘀点、瘀斑变化，监测血小板数量变化，对血小板极低者应严密观察有无其他出血情况发生。⑦密切观察患儿生命体征、神志、瞳孔、面色，记录出血量。如面色苍白加重，呼吸、脉搏增快，出汗、血压下降提示可能有失血性休克；若患儿烦躁、嗜睡、头痛、呕吐，甚至惊厥、昏迷、颈项强直等提示可能有颅内出血；若呼吸变慢或不规则，双侧瞳孔不等大，光反射迟钝或消失提示可能合并脑疝。如有消化道出血常伴腹痛、便血；肾出血伴血尿、腰痛等。一旦发现出血征象立即通知医师给予及时处理。

4. 用药护理　使用肾上腺皮质激素过程中不可随意停药，应遵医嘱按时按量服用。应用免疫抑制药治疗过程中注意观察药物毒性，如骨髓抑制、出血性膀胱炎等。

5. 心理护理　介绍疾病知识，使患儿及家长了解疾病过程等。出血及止血技术操作均可使患儿产生恐惧心理，表现为不合作、烦躁、哭闹等使出血加重。护士要给予鼓励和安慰，向其讲明道理，消除患儿及家长的顾虑，使其积极配合治疗和护理。

6. 出院指导

（1）指导进行自我保护，忌服阿司匹林类或含阿司匹林的药物；服激素期间不与感染患儿接触，去公共场所时戴口罩，平时注意劳逸结合，尽量避免感冒，以防加重病情或复发。养成良好的生活习惯，不挖鼻掏耳，预防便秘。

（2）指导家长提供安全的环境　床头、床栏及家具的尖角用软垫子包扎，忌玩锐利玩具，限制剧烈运动如篮球、足球、爬树等，以免碰伤、刺伤或摔伤出血。

（3）定期到医院复查　一旦发生出血倾向，立即到医院就诊。

第七节　血友病

血友病（Hemophilia）是一种遗传性凝血功能障碍的出血性疾病，包括：①血友病甲，即因子Ⅷ（又称抗血友病球蛋白，AHG）缺乏症。②血友病乙，即因子Ⅸ（又称血浆凝血活酶成分，PTC）缺乏症。③血友病丙，即因子Ⅺ（又称血浆凝血活酶前质，PTA）缺乏症。其发病率为 5～10/10 万人，以血友病甲较为常见，血友病乙次之，血友病丙罕见。其共同特点为终生在轻微损伤后发生长时间出血。血友病甲和血友病乙为 X-连锁隐性遗传，由女性传递，男性发病。血友病丙为常染色体不完全性隐性遗传，男女均可发病或传递疾病。临床主要表现为出血，身体轻微损伤或手术后出血不止。出血部位可有关节出血、肌肉出血和血肿。

【护理评估】

1. 健康史　了解患儿发病经过，了解家族中有无类似病史，了解患儿有无身体轻微损伤或手术后出血不止的病史。

2. 身体状况　了解患儿有无身体轻微损伤或手术（拔牙，扁桃体摘除等）后出血不止；了解患儿有无关节肿胀、疼痛、活动受限。评估患儿有无大关节（膝、踝关节）出血及其程度；评估患儿有无消化道、泌尿道及颅内出血。

3. 辅助检查　凝血时间延长，部分凝血活酶时间延长，凝血酶原消耗不良，凝血活酶生成试验异常。用免疫学方法测定因子Ⅷ、因子Ⅸ的活性，对血友病甲、血友病乙有诊断意义。

4. 心理社会状况　详见本章第一节相关内容。

【治疗原则】

1. 预防出血　自幼加强护理，尽可能避免外伤、肌内注射等创伤性治疗。患外科疾病需要手术时，手术前、中、后应补充所缺乏的凝血因子。

2. 局部治疗　对浅表创伤、鼻、齿龈等部位的出血，可局部压迫止血。患肢夹板固定置于功能位，并局部冷敷弹力绷带包扎。严重关节出血可抽出积血，加压包扎。

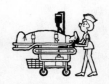

3. 替代治疗　根据血友病分型，通过输新鲜血或血浆、使用冷沉淀物、因子Ⅷ和因子Ⅸ制剂、重组抗血友病因子等。

4. 药物治疗　使用的药物有：凝血酶原复合物、1-脱氧-8-精氨酸加压素、雄性激素达那唑等。

【常见护理问题】①潜在并发症：出血。②组织完整性受损。③疼痛。④躯体活动障碍。⑤焦虑。⑥知识缺乏。

【护理措施】

1. 一般护理　早期关节出血者，应卧床休息。注意防护，避免儿童跌伤，一旦有轻微出血应及时处理。

2. 饮食护理　给予患儿高营养、高维生素、质软少渣、清淡易消化饮食。有上消化道出血的患儿需禁食，禁食期间加强口腔护理，预防口腔溃疡。

3. 症状护理　出血：①尽量避免外伤。②尽量避免肌内注射及深部组织穿刺，必须穿刺时须选用小针头，拔针后延长按压时间，并注意观察穿刺部位，以免出血和形成深部血肿。③尽量避免手术，必须手术时，应在术前、术中、术后补充所缺乏的凝血因子。④口、鼻黏膜出血或表面创伤可局部止血。鼻出血可用0.1%肾上腺素或新鲜血浆的棉球、吸收性明胶海绵压迫，必要时用油纱条填塞。注意保持口鼻黏膜的湿润，48～72小时拔出油纱条。当口腔、鼻腔有结痂时，要待其自行脱落，不能强行擦掉。⑤肌肉、关节出血早期应卧床休息，弹力绷带加压包扎、局部冷敷，抬高患肢并制动。严重关节出血在补足所缺凝血因子和严密消毒后，可抽出积血，加压包扎。⑥遵医嘱尽快输注凝血因子。⑦密切观察生命体征、神志、皮肤黏膜瘀点、瘀斑的增减及血肿消退的情况，记录出血量，及时发现内脏及颅内出血，并及时抢救。

4. 用药护理　①输新鲜全血或血浆　由于库存血中凝血因子Ⅷ经24小时后活性即明显减少，故需输新鲜血（指采血后6小时内的血）。②根据血友病分型，使用冷沉淀物、因子Ⅷ和因子Ⅸ制剂、重组抗血友病因子等。输注前，认真阅读说明书，按要求输注；输注过程中严密观察有无不良反应，有反应者酌情减慢输液速度，严重者应停止输注。并将制品和输液器保留送检。③避免使用影响血小板聚集的药物，如阿司匹林、非类固醇类抗感染药物。

5. 心理护理　介绍疾病知识，使患儿及家长了解疾病过程。发生急性出血时，较大的患儿及家长容易产生焦虑、恐惧心理，护士要给予鼓励和安慰，消除患儿及家长的顾虑，积极配合治疗和护理。特别是初次发病的病例应重视对患儿家长及亲属的宣传教育使其懂得血友病的防治知识，帮助患儿树立自信心，保持健康的心理状态并学会一定的止血方法，使患儿在家发生早期出血时，能得到及时处理。

6. 出院指导

（1）指导家长提供患儿安全的家庭环境及应限制的活动，预防外伤。

（2）教会家长及年长儿必要的应急处理措施如局部止血方法，以便出血时能得到尽快处理。

（3）对家长进行遗传咨询，使其了解本病的遗传规律和筛查基因携带者的重要性。基因携带者的孕妇应行产前基因分析检查，如确定胎儿为血友病患儿，可及时终止妊娠。

（4）发现出血倾向立即到医院就诊。

第八节　急性白血病

白血病（Leukemia）是血液系统的恶性增生性疾病。其特点为造血组织中某一血细胞系统过度增生、进入血流并浸润到各组织和器官，从而引起一系列临床表现。在我国，儿童的恶性肿瘤中以白血病的发病率最高。儿童白血病中 90％以上为急性白血病。根据增生白细胞种类的不同急性白血病分为急性淋巴细胞白血病（ALL）和急性非淋巴细胞白血病（ANLL）。随着治疗的进展，预后较前好转。临床以贫血、出血、发热及全身各器官系统浸润为主要表现。早期为精神不振、疲乏、苍白、鼻出血、齿龈出血，病程中可有不规则发热。随着病情发展，异常白细胞对红细胞和血小板的生成造成干扰，贫血逐渐加重，出血症状更严重。白血病细胞的浸润可引起肝、脾、淋巴结大和压痛。中枢神经系统症状常见颅内压增高，脑膜刺激征，颅神经受损及脑脊液改变。由于化疗药物不能透过血脑屏障，使中枢神经系统成为白血病细胞的"庇护所"，造成中枢神经系统白血病不易缓解，成为导致急性白血病复发的主要原因。睾丸浸润时，引起睾丸白血病，表现为局部肿大、触痛，阴囊皮肤可呈红黑色。由于化疗药物不易进入睾丸，在病情缓解后，该处常成为导致白血病复发的另一重要原因。此外，白血病细胞还可浸润眶骨、颅骨、胸骨、肋骨等在局部形成绿色瘤。还可浸润皮肤、心脏及口腔，引起相应症状体征。

【护理评估】

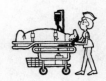

1. 健康史　了解患儿有无病毒感染，有无接触电离辐射、放射、核辐射。有无接触苯及其衍生物、重金属、氯霉素、保泰松和细胞毒药物。询问家族中有无类似病史或家族中有无多发性恶性肿瘤情况。

2. 身体状况　测量患儿的生命体征，注意有无发热；观察贫血及其程度，注意有无紫癜、瘀斑、鼻出血等出血倾向；检查有无肝、脾、淋巴结肿大；询问患儿有无骨痛、关节痛等症状。

3. 辅助检查　了解血常规检查、骨髓检查结果。外周血常规可见红细胞和血红蛋白减少，为正细胞正血色素性贫血。典型的骨髓象可见该类型白血病的原始及幼稚细胞极度增生。

4. 心理社会状况　评估患儿及家长的心理状态，对突发事件的应对能力。了解父母对疾病性质、发展、预后的认识程度和对护理的要求。评估家庭经济状况及其支持系统。

【治疗原则】

1. 对症治疗

（1）感染的防治　化学药物治疗期间，适当使用抗生素预防感染，可减少感染性并发症。当感染发生时，应根据致病菌的不同和药敏试验的结果，使用有针对性的抗生素治疗。

（2）成分输血的应用　贫血严重者可输红细胞。血小板明显减少可输浓缩血小板。有条件的情况下，可给予丙种球蛋白输注。

（3）集落刺激因子　化学药物治疗期间骨髓抑制明显者，可给予非格司亭、沙格司亭等集落刺激因子刺激白细胞的成熟释放。

（4）高尿酸血症的防治　为防治化学药物治疗时大量白血病细胞破坏分解引起高尿酸血症，可口服别嘌呤醇。

2. 化学药物治疗（简称化疗）　化疗目的就是杀灭白血病细胞，缓解白血病细胞浸润症状，使疾病缓解、治愈，治疗按型选方案，采用早期连续适度化疗和分阶段长期规范治疗。

（1）ALL　治疗程序依次是诱导缓解治疗、巩固治疗、髓外白血病预防性治疗、早期强化治疗、维持治疗和维持治疗期间的强化治疗。目前常用的诱导方案是 VDLP 方案，诱导缓解后，定期予强化治疗，于诱导治疗的第 3 天开始，需进行中枢神经系统白血病（CNSL）预防性治疗，一般采用鞘内注射甲氨蝶呤或加阿糖胞苷、地塞米松，必要时也可鞘内注射加头颅放射治疗。

（2）ANLL 化疗　DA 或 HA 诱导方案是目前国内外标准方案。在 DA 或 HA 方案的基础上加入不同的药物可以组成不同的方案。ANLL（也称急性髓细胞白血病，AML 或急性粒细胞白血病，简称急粒）缓解后仍采用联合化疗巩固和强化治疗。

3. 骨髓外白血病防治

（1）中枢神经系统白血病（CNSL）的防治　可采用化学药物治疗法和颅脑放射治疗（简称放疗）。

（2）睾丸白血病（TL）的治疗　先诱导治疗到完全缓解，双侧 TL 者做双侧放疗。单侧者可做切除术或单侧放疗。同时继续进行巩固、髓外白血病防治和早期强化治疗。

4. 造血干细胞移植　对低危型儿童急性淋巴细胞白血病以外的各类急性白血病，异体造血干细胞移植最好用于第一次完全缓解期或复发早期。低危型儿童急性淋巴细胞白血病单独用化疗治愈率高，造血干细胞移植可作为二线治疗手段。

【常见护理问题】①活动无耐力。②体温过高。③有感染的危险。④潜在并发症：出血、药物不良反应。⑤营养失调：低于机体需要量。⑥疼痛。⑦预感性悲哀。

【护理措施】

1. 一般护理　患儿需卧床休息，但一般不需绝对卧床。有严重贫血、感染或急性出血时，应绝对卧床休息，病情稳定后可适当增加活动。长期卧床者，应常更换体位，预防压疮。保持舒适体位，环境安静、整洁、阳光充足。

2. 饮食护理　给予高蛋白、高热量、富含维生素易消化饮食，以增加患儿对化疗的耐受性。注意饮食卫生，食物应清洁、卫生，食具应消毒。化疗期间，患儿食欲不振，应尽量改善食物的色、香、味，鼓励患儿多进食。口腔溃疡影响进食时，可先给局部麻醉药漱口止痛。如有消化道出血应暂时禁食，可从静脉补充营养。

3. 症状护理

（1）出血　详见本章第六节相关内容。

（2）发热　注意观察体温变化，当体温＞38.5℃时，可遵医嘱使用退热药，但应忌用安乃近，以免降低白细胞；不宜采用乙醇擦浴，以免增加出血倾向。并督促患儿适当增加饮水，保证液体输入，防止因出汗引起虚脱。如因感染引起发热，应遵医嘱及时给予抗生素治疗。

（3）疼痛　提高诊疗技术，尽量减少因治疗、护理而带来的痛苦。运用适当的非药物性止痛技术或遵医嘱用止痛药，以减轻疼痛。监测患儿生命体征，注意有无烦躁、易激惹等症状，及时发现镇痛需要及评价止痛效果。

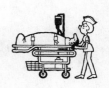

4. 预防感染

（1）保护性隔离　与其他病种患儿分室居住，防止交叉感染。粒细胞数极低和免疫功能明显低下者应住单间，有条件者住空气层流室或无菌单人层流床。房间每天消毒。限制探视者人数和探视次数，感染者禁止探视。接触患儿前认真洗手，必要时以消毒液洗手。

（2）注意个人卫生　教会家长及年长儿正确的洗手方法；保持口腔清洁，口腔与外界相通，特别是在化疗后口腔及胃肠道黏膜易发生溃疡，容易引起革兰阴性细菌及真菌感染，故进食前后应漱口。可用生理盐水、复方硼砂液、4％碳酸氢钠交替漱口。口腔血疱、牙龈渗血时，可用冷盐水含漱。宜用软毛牙刷或海绵清洁牙齿，以免损伤口腔黏膜及牙龈，导致出血和继发感染；有黏膜真菌感染者，可用氟康唑或依曲康唑涂擦患处。保持大便通畅，便后用温开水或盐水清洁肛周，以防肛周脓肿；肛周溃烂者，每天坐盆。保持皮肤清洁，勤洗澡、勤换衣服，以利于汗液排泄及减少毛囊炎和皮肤疖肿的发生。

（3）避免预防接种　免疫功能低下者，避免用麻疹、风疹、水痘、流行性腮腺炎等减毒活疫苗和脊髓灰质炎糖丸预防接种，以防发病。

（4）观察感染早期征象　监测生命体征，观察有无牙龈肿痛，咽红、咽痛，皮肤有无破损、红肿、肛周、外阴有无异常。发现感染先兆，及时处理，遵医嘱应用抗生素。监测血常规结果，中性粒细胞很低者，遵医嘱皮下注射集落刺激因子（CSF），使中性粒细胞合成增加，增强机体抵抗力。

5. 用药护理

（1）熟悉各种化疗治疗药物的药理作用和特性，常用剂量及可能发生的不良反应，了解化疗方案及给药途径，正确给药：①化疗药物多为静脉给药，且有较强的刺激性；药液渗漏可到局部疼痛、红肿、甚至坏死。注射前应确认静脉通畅，输液中应密切观察，发现渗漏，立即停止输液，局部用地塞米松或奴夫卡因封闭。②某些药（如 ASP）可致过敏反应，用药前应询问用药史及过敏史，用药过程中要观察有无过敏反应。③光照可使某些药（VP－16，VM－26）分解，静脉滴注时应避光。④鞘内注射时，浓度不宜过大，药量不宜过多，缓慢推入，术后应平卧 4～6 小时。⑤操作中护士要注意自我保护。

（2）观察及处理药物毒性作用　①绝大多数化疗药物均可致骨髓抑制，应监测血常规，及时防治感染；观察有无出血倾向和贫血表现。②恶心、呕吐严重者，用药前半小时给止吐药。③加强口腔护理。有溃疡者，宜给清淡、易消化的流质或半流质饮食；疼痛明显者，进食前可给局部麻醉药或敷以溃疡膜、溃疡糊剂。④环磷酰胺可致出血膀胱炎，应保证液量摄入。⑤可能致脱发者应先告知家长及年长儿，脱发后可戴假发或帽子。⑥糖皮质激素应用可出现满月脸及情绪改变等，应告知家长及年长儿停药后会消失，应多关心患儿，勿嘲笑或讥讽患儿。

6. 心理护理

（1）热情帮助、关心患儿，让年长儿和家长认识本病及了解国内外的治疗进展，让他们树立战胜疾病的信心。

（2）进行各项诊疗、护理操作前，应告知家长及年长儿其意义、操作过程、如何配合及可能出现的不适，以减轻或消除其恐惧心理。

（3）强调化疗是白血病治疗的重要手段，让家长了解所用的化疗方案、药物剂量、不良反应及可能出现的不良反应。明确定期化验（血常规、骨髓、肝、肾功能、脑脊液等检查）的必要性，详细记录每次治疗情况，使治疗方案具有连续性。

（4）为新老患儿及家长提供相互交流的机会，如定期召开家长座谈会或病友联谊会，让患儿、家长相互交流成功护理经验和教训，采取积极的应对措施，从而提高自护和应对能力，增加治愈的信心。

7. 出院指导　讲解白血病的有关知识，化疗药的作用和毒副作用。教会家长如何预防感染和观察感染及出血征象，出现异常如发热、心率呼吸加快、鼻出血或其他出血征象，及时就诊。让家长及年长儿明确坚持定期化疗的重要性。化疗间歇期可酌情参加学校学习，以利其生长发育。鼓励患儿参与体格锻炼，增强抗病能力。定期随访，监测治疗方案执行情况。重视患儿的心理状况，正确引导，使患儿在治疗疾病的同时，心理社会及智力也得以正常发展。

（付太青　罗新华　周　艳）

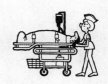

第 十 章
神经系统疾病患儿的护理

　　儿童神经系统疾病种类繁多，其中以感染引起的各种脑膜炎、脑炎多见。随着医学科学的进步，一些损害神经系统的非感染性疾病如脑性瘫痪在临床也能够得到及时的诊治。在护理中应密切观察、早期发现疾病的特征，同时加强神经系统功能的恢复训练，使神经系统疾病患儿尽早康复。

第一节　化脓性脑膜炎

　　化脓性脑膜炎（Purulent meningitis）是由各种化脓性细菌的感染引起的脑膜炎症，是儿童、尤其是婴幼儿时期常见的中枢神经系统感染性疾病。临床以急性发热、惊厥、意识障碍、颅内压增高和脑膜刺激征，以及脑脊液脓性改变为特征。

　　本病约 80％由肺炎链球菌、流感嗜血杆菌、脑膜炎奈瑟菌引起。致病菌可通过多种途径侵入脑膜，最常见的是通过呼吸道侵入血流，新生儿皮肤黏膜、胃肠道黏膜、脐部也是感染侵入门户。少数因邻近组织器官感染或直接蔓延到脑膜所致。

　　主要病变为脑膜表面血管极度充血，蛛网膜及软脑膜发炎，大量的脓性渗出物覆盖在大脑顶部，颅底及脊髓，并可发生脑室膜炎，导致硬脑膜下积液和（或）积脓，脑积水。

　　【护理评估】

1. 健康史　评估患儿病前有无呼吸道、消化道或皮肤感染史，新生儿应了解生产史及有无脐带感染。

2. 身体状况　测量生命体征，检查患儿有无发热、头痛、呕吐、惊厥、嗜睡及昏迷。注意精神状态、面色、囟门是否隆起或紧张，有无脑膜刺激征。评估有无化脓性脑膜炎的典型表现：①感染中毒及急性脑功能障碍症状：发热、烦躁不安、进行性加重的意识障碍。②颅内压增高表现：头痛、呕吐，婴儿有前囟饱满与张力增高、头围增大。③脑膜刺激征：颈项强直最常见。婴儿颅缝和囟门可以缓解颅内压，所以脑膜刺激征可能不明显或出现较晚。但应注意评估有无下列不典型表现：体温或高或低，或不发热，甚至体温不升；仅有吐奶、尖叫、颅缝开裂。

3. 辅助检查　脑脊液检查为重要检查之一，典型者压力增高，外观混浊甚至呈脓性。白细胞数显著增多，常$>1000\times10^{6}/L$，分类以中性粒细胞为主。蛋白明显增高，糖和氯化物含量显著减少。涂片找菌可快速报告阳性结果，可作为早期选用抗生素的依据，在用抗生素之前腰穿采集脑脊液，可使其阳性率明显提高。脑脊液培养及药敏试验亦应同时进行。周围血常有白细胞数增高、分类中性增高。

4. 心理社会状况　应注意评估家长对疾病的了解程度、护理知识的掌握程度，是否有焦虑或恐惧。评估家庭中人力、物力和心理方面的支持情况。

【治疗原则】

1. 病原治疗　应及早选择对致病菌敏感、且能较高浓度透过血脑屏障的抗生素。应用抗生素时要做到静脉用药，用药早，剂量足，疗程够。

2. 对症及支持疗法　①维持水、电解质平衡。②处理高热，控制惊厥和感染性休克。③降低颅内压。④处理并发症。

【常见护理问题】①体温过高。②营养失调，低于机体需要量。③有窒息的危险。④有受伤的危险。⑤焦虑（家长）。

【护理措施】

1. 一般护理　保持呼吸道通畅，患儿侧卧位或头偏一侧，及时清理患儿呕吐物和分泌物，防止窒息。患儿如有昏迷或长期卧床，易引起局部血液循环障碍，因此要定期给患儿翻身，保持皮肤清洁干燥，预防压疮的发生。

2. 饮食护理　给予高热量、高蛋白、高维生素、易消化的流质或半流质饮食。少量多

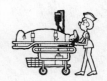

餐，以减轻胃的饱胀感，并防止呕吐的发生。频繁呕吐不能进食者，应注意观察呕吐情况并静脉输液，以保持水电解质的平衡。昏迷患儿不能进食者，可鼻饲流质，注意口腔护理。

3. 症状护理

（1）高热　保持病室的温度在18℃～22℃，绝对卧床休息，鼓励患儿多饮水。体温高于38.5℃时，及时给予物理或药物降温，以减少大脑氧的消耗，防止惊厥。出汗后及时更衣。降温后30分钟复测体温并记录。

（2）颅压增高　详见第二章第八节相关内容。

（3）惊厥　详见第二章第八节相关内容。

4. 用药护理　了解各种药物的配伍禁忌、使用要求及不良反应。如脱水药应在30分钟内用完，以迅速提高血浆渗透压，降低颅内压力，但要注意防止渗漏，以免引起组织坏死。抗生素应按血药浓度周期给药，保持血浆中药物的浓度，减少细菌耐药性的产生。静脉输液的速度不能太快，以免加重脑水肿。

5. 心理护理　给予患儿和家长安慰与关心，帮助树立战胜疾病的信心，根据患儿及家长接受的程度，介绍病情，解释治疗护理的目的、方法使其主动配合。

6. 出院指导　加强卫生知识的宣传力度，预防化脓性脑膜炎。预防上呼吸道感染，按时接种各种疫苗。对恢复期和有神经系统后遗症的患儿，应进行功能训练，指导家长根据不同情况给予相应护理，争取最大限度的康复，减少后遗症的发生。

第二节　急性病毒性脑炎

急性病毒性脑炎（Acute viral encephalitis）80％由肠道病毒（如柯萨奇病毒、埃可病毒）引起，其次为虫媒病毒、腺病毒、单纯疱疹病毒、腮腺炎病毒和其他病毒引起。临床表现多种多样，且轻重不一。轻者可1～2周康复。危重者可致残甚至致死。但一般先有全身感染症状，而后出现神经系统症状和体征。

病毒经肠道或呼吸道侵入人体后，在淋巴系统内繁殖后经血循环到达各脏器，出现发热等病毒血症的全身症状。病毒进一步繁殖，通过血脑屏障侵犯脑膜及脑实质，造成脑或脑膜感染的相应症状。另一种途径为直接侵犯中枢神经系统，导致神经系统的炎症。

【护理评估】

1. 健康史　了解患儿病前有无呼吸道、消化道感染史及昆虫叮咬史。

2. 身体状况　评估患儿有无发热、头痛、呕吐、惊厥、嗜睡及昏迷。注意精神状态、面色、囟门是否隆起或紧张，有无脑膜刺激征。有无颅内压增高的表现：

头痛、呕吐、抽搐及小婴儿前囟饱满甚至隆起等。有无意识障碍的表现：轻者表情淡漠、嗜睡，重者可有意识模糊、嗜睡、昏睡甚至昏迷。

3. 辅助检查　脑脊液压力正常或增高，外观清亮，细胞数大多在 $10×10^6/L～500×10^6/L$，早期以中性粒细胞为主，后期以淋巴细胞为主；蛋白轻度增高，糖和氯化物一般在正常范围内。血清学检查双份滴定度呈 4 倍增高有诊断价值。

4. 心理社会状况　了解患儿及家长对疾病的了解程度、护理知识的掌握程度，是否有焦虑或恐惧。

【治疗原则】

1. 维持水、电解质平衡及供给合理营养。

2. 控制脑水肿和颅内高压。

3. 控制惊厥发作及严重精神行为异常。

4. 抗病毒治疗　阿昔洛韦为高效广谱抗病毒药。

【常见护理问题】①体温过高。②急性意识障碍。③躯体移动障碍。④潜在并发症：颅内压增高。

【护理措施】

1. 一般护理　保持呼吸道通畅，患儿侧卧位或头偏一侧，及时清理患儿呕吐物和分泌物，防止窒息。抬高床头 $20°～30°$，利于静脉回流，降低脑静脉窦压力，利于降颅压。卧床期间协助患儿洗漱、进食、大小便及个人卫生，保持皮肤清洁干燥。

2. 饮食护理　给予高热量、高蛋白、清淡、易消化的饮食，昏迷或吞咽困难的患儿，应尽早给予鼻饲，保证热卡的供应。

3. 症状护理

(1) 高热　监测体温，高于 38.5℃ 给予物理或药物降温，以减少大脑耗氧。出汗后及时更换衣服，鼓励患儿多饮水，必要时静脉补液。

(2) 颅内高压　密切观察体温、脉搏、呼吸、血压、神志、瞳孔的变化，如血压增高伴头痛，喷射性呕吐，多为颅内高压，应即刻通知医师，降低颅内压。如患儿出现抽搐，应立

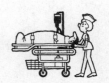

即给予镇静药，并保护肢体及口唇、舌头，观察瞳孔及呼吸，以防因肢体移位致脑疝形成和呼吸骤停。如喉中痰响明显或出现面色发绀，立即吸痰以保持呼吸道通畅，必要时气管切开或使用人工呼吸机。

（3）意识障碍　去除影响患儿情绪的不良因素，创造良好的环境，恢复脑功能。针对患儿存在的幻觉、定向力错误的现象采取适当措施，提供保护性照顾。昏迷患儿取侧卧位或平卧位，头偏一侧，以保持呼吸道通畅。定时翻身及按摩皮肤，以促进血液循环，必要时使用气圈和气垫床，预防压疮的形成。轻拍患儿背部，促进其痰液排出，减少坠积性肺炎的发生。

（4）肢体功能障碍　保持肢体呈功能位置，病情稳定后及早帮助患儿逐渐进行肢体的被动或主动锻炼，注意循序渐进，采取保护措施，尽快恢复肢体功能。

4. 用药护理　了解各种药物的配伍禁忌、使用要求及不良反应。如脱水药应在 30 分钟内用完，以迅速提高血浆渗透压，降低颅内压力，但要注意防止渗漏，以免引起组织坏死。静脉输液的速度不能太快，以免加重脑水肿。阿昔洛韦为高效广谱抗病毒药，只能缓慢滴注，不可快速推注，不可用于肌内注射和皮下注射。不良反应有一时性血清肌酐升高、皮疹、荨麻疹，尚有出汗、血尿、低血压、头痛、恶心等。静脉给药者可有静脉炎。

5. 心理护理　给予患儿和家长安慰与关心，帮助树立战胜疾病的信心，根据患儿及家长接受的程度，介绍病情，解释治疗护理的目的、方法使其主动配合。

6. 出院指导　向家长提供保护性看护和日常护理的知识，指导并鼓励家长坚持对患儿进行智力训练和瘫痪肢体的功能训练。有继发癫痫者指导长期正规服用抗癫痫药物。

第三节　格林-巴利综合征

格林-巴利综合征（Guillain-barre syndrome，GBS）又称急性感染性多发性神经根神经炎（Acute infectious polyradiculoneuritis），主要侵犯脊神经，脊神经根和颅神经等周围神经，偶尔也可侵犯脊髓和脑的一种疾病。该病是进展迅速而又大多可以恢复的一运动神经受累为主的周围神经病，多见于儿童，夏秋季好发，男多于女，其主要临床特征为急性进行性对称性弛缓性麻痹，多为上行性进展，常有脑神经受累，严重者可出现呼吸肌麻痹甚至危及生命。脑脊液呈现蛋白-细胞分离现象。

近年来研究证实，急性感染性多发性神经根神经炎的发病与空肠弯曲菌感染有关。主要病理改变为受累神经发生水肿、神经内膜淋巴细胞浸润、节段性髓鞘脱失。

【护理评估】

1. 健康史　询问患儿发病前有无上呼吸道、胃肠道或其他部位的感染史。有无鼻塞、流涕、发热、关节痛、肌痛、腹泻、恶心、呕吐及咽喉炎、支气管炎等表现。询问发病前有无手术史或免疫接种史。

2. 身体状况　评估患儿是否有肌肉不适及疼痛。评估是否呈对称性、迟缓性瘫痪。评估有无手套、袜套样痛触觉减退的表现。检查是否有颅神经特别是面神经受累的表现。检查各种反射是否存在。评估有无自主神经功能障碍及中枢神经损伤的表现。

3. 辅助检查　脑脊液检查中90%的患儿病后1周内出现蛋白增高，3周达高峰，持续相当长的一段时间。细胞数多正常，呈明显的蛋白-细胞分离现象；约半数患儿脑脊液中 IgM、IgA 和 IgG 增高。电生理检查可有神经传导速度明显减慢。血液检查急性期有淋巴细胞增加，肌酸激酶轻度升高，1/4 的患儿血中 IgM、IgA 和 IgG 增高。

4. 心理社会状况　了解患儿及家长对疾病的了解程度、护理知识的掌握程度，是否有焦虑或恐惧。

【治疗原则】

血浆置换和静脉滴注大剂量免疫球蛋白能明显缩短病程，改善预后。糖皮质激素对危重患儿的短期应用有不同意见，同时应做好呼吸肌麻痹的处理和对症治疗。

【常见护理问题】①躯体移动障碍。②低效型呼吸形态。③有误吸的危险。④有皮肤完整性受损的危险。⑤恐惧。

【护理措施】

1. 一般护理　保持呼吸道通畅，患儿侧卧位或头偏一侧，及时清理患儿呕吐物和分泌物，防止窒息。保持床单整洁、干燥。保持皮肤清洁，尤其是臀部皮肤的清洁。患儿如有昏迷或长期卧床，易引起局部血循环障碍，因此要定期给患儿翻身，按摩受压部位，翻身时避免推、拉、拖的动作，以免擦破皮肤。对长期卧床的患儿可使用气圈和气垫床等保护措施，预防压疮的发生。

2. 饮食护理　给予高蛋白、高热量、高维生素易消化的饮食，以增强机体的抵抗力。因患儿肌肉麻痹，吞咽和咀嚼能力减退，可将食物制成流质或半流质，少量多餐，耐心喂养，喂养过程中要防止食物吸入气管。对于吞咽和咀嚼能力丧失的患儿，可给予鼻饲喂养，注意

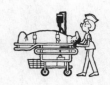

口腔护理。

3. 症状护理

(1) 呼吸困难 改善呼吸功能：①抬高床头，利于呼吸，鼓励患儿咳嗽、深呼吸，必要时吸痰，及时清除呼吸道分泌物。②衣着宽松柔软，以免影响呼吸，呼吸困难者给予低流量氧气吸入。③观察患儿呼吸频率、节律和深度，如有呼吸费力、呼吸浅慢、咳嗽无力、吞咽困难时应做好气管插管、机械通气的准备，配合做好呼吸衰竭的抢救。④对已采取机械通气的患儿，要定时拍背、吸痰、雾化吸入，做好呼吸道管理。气管切开伤口周围的皮肤要严格消毒，及时更换伤口纱布，预防感染。⑤定时检测血气分析，观察缺氧症状是否得到改善。⑥防止误吸：协助患儿进食，如发现患儿有吞咽困难、饮水呛咳，应及早鼻饲。备好吸引器，做好误吸窒息的抢救。如误吸并发肺部感染，遵医嘱使用有效抗生素。

(2) 肢体功能障碍 促进肢体功能恢复：①评估患儿肢体活动能力，与患儿共同制订护理计划。②保持肢体于功能位，防止足下垂，爪形手等后遗症。③指导并督促患儿进行功能锻炼，根据病情按床上被动运动—床上主动运动—床边活动—下床活动的顺序进行，做到强度适中，循序渐进，持之以恒。被动运动的幅度由小到大，由大关节到小关节。按摩手法轻柔缓慢。活动时需有人陪护，防止受伤。④配合针灸、理疗等，促进肢体功能恢复。⑤做好生活护理，鼓励年长患儿进行生活自理，以适应回家和回归社会后的需要。

4. 用药护理 了解各种药物的配伍禁忌、使用要求及不良反应。如脱水药应在 30 分钟内用完，以迅速提高血浆渗透压，降低颅内压力，但要注意防止渗漏，以免引起组织坏死。静脉输液的速度不能太快，以免加重脑水肿。

5. 心理护理 给予患儿和家长安慰与关心，根据患儿及家长接受的程度，耐心解释疾病的过程、治疗和预后，以取得家长和患儿的密切配合，并树立起战胜疾病的信心。在配合医师行气管切开术前，给患儿做好解释工作，消除患儿的恐慌与害怕心理，指导患儿使用的放松技术，如缓慢的深呼吸，全身肌肉放松，听轻音乐等。尽量避免患儿接触抢救或危重患儿。家庭成员参与共同努力缓解患儿的恐惧心情，如陪伴，转移注意力的交谈，适当的按摩等。对患儿的进步及时给予肯定的鼓励。

6. 出院指导 指导家长为患儿进行肢体的被动运动，并指导患儿坚持瘫痪肢体的主动运动，维持手、足功能位。指导出院患儿合理用药、预防感冒等，定期门诊复查。

第四节　儿童癫痫

癫痫（Epilepsy）是由于多种原因引起的一种脑部慢性疾患，其特征是脑内神经元群反复发作性过度放电引起突发性、暂时性的脑功能失常，临床出现意识、运动、感觉、精神或自主神经功能障碍。癫痫发作的表现与放电的部位、范围及强度有关，因而表现十分复杂。每次发作均起病突然，持续短暂，恢复较快，但有时可呈持续状态。

癫痫按病因分为原发性癫痫、症状性癫痫和隐源性癫痫。根据发作时的临床表现及脑电图改变分为全身性发作和部分性发作，部分性发作又称局限性发作。

【护理评估】

1. 健康史　了解患儿发作前有无诱因及前驱症状。询问发作的频率、时间等，询问家庭中有无类似患儿。

2. 身体状况　评估发作时有无意识改变、有无尖叫、头及眼转动位置，有无摔倒、有无口腔分泌物，有无大小便失禁及有无发绀等。

3. 辅助检查　脑电图是主要的检查项目。凡癫痫为部分性发作、有局灶性神经系统体征、生后不久就有惊厥、脑电图有局限性异常慢波、用抗癫痫药物治疗不佳者，还应做神经影像学检查。

4. 心理社会状况　了解患儿及家长对疾病的了解程度、护理知识的掌握程度，是否有焦虑或恐惧。

【治疗原则】

1. 病因治疗　症状性癫痫需去除病因才能控制发作，如颅内占位性病变、代谢性病变及代谢异常等。

2. 药物治疗　一旦确诊，根据发作类型合理选药，尽早治疗。

3. 癫痫持续状态的治疗　包括应用控制惊厥的药物，维持正常生命功能，病因治疗，发作停止后立即开始长期抗癫痫治疗。

【常见护理问题】①有窒息的危险。②有受伤的危险。③潜在并发症。④知识缺乏。

【护理措施】

1. 一般护理　做好患儿的日常生活护理，按时休息，保证充足的睡眠，避免情绪紧张、

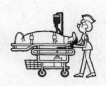

受凉和感染，保持良好的心态。

2. 饮食护理　给予高蛋白、高热量、高维生素饮食。饮食清淡，少量多餐，耐心喂养，避免暴饮暴食，喂养过程中要防止食物吸入气管。昏迷患儿不能进食者，可鼻饲流质，注意口腔护理。

3. 症状护理　惊厥：①维持呼吸道通畅：发作时取平卧位，头偏向一侧，松解衣领，开放呼吸道。如有舌后坠，可托起下颌或用舌钳将舌拉出，防呼吸道堵塞。必要时用吸引器清除痰液，或气管切开。②吸氧：癫痫发作时常有意识障碍，口唇发绀，甚至呼吸暂停，需给予持续低流量吸氧。③保护患儿安全：患儿如有前驱症状时立即平卧，或迅速让患儿就地平卧，防止摔伤。抽搐时有专人守护，用牙垫或厚纱布包裹的压舌板置于上、下臼齿防舌咬伤。保护抽动的肢体，防止骨折或脱臼。移开一切可导致患儿受伤的物品。④密切观察病情变化：密切观察抽搐患儿意识状态、瞳孔大小和对光反射、动脉血气分析。观察患儿的呼吸形态，观察有无发绀，注意有无呼吸循环衰竭的征象，备好各种抢救药品和器械。观察癫痫发作的类型，发作时的伴随症状和持续时间。

4. 用药护理　①抗癫痫药应从小剂量开始，根据患儿年龄和个体差异，及时调整药物用量，直到完全控制发作。②疗程要长，停药过程要慢。一般在发作停止后，再用药2～4年，然后再经过1～2年的减药过程，最后停药。③服药有规律，以保证有效药物浓度。④密切观察药物的毒副作用，托吡酯为广谱的抗癫痫药，服药过程中注意有无少汗、食欲不振、体重不增或降低、思维慢、找词困难等不良反应；服用拉莫三嗪时应注意有无皮疹、困倦、共济失调、胃肠道反应等不良反应；服用氨己烯酸应注意有无视野缺失、嗜睡、精神不振等不良反应。

5. 心理护理　对癫痫患儿应给予更多的关心、爱护，不能歧视。癫痫患儿多有不同程度的心理行为障碍，如自卑、退缩、孤独等，应针对发作的特点，配合家长对患儿进行鼓励、疏导，解除患儿的精神负担，克服自卑的心理。向家长和患儿解释脑电图等检查的注意事项，使其消除顾虑配合检查。告知年长儿及家长癫痫经正规治疗，约80％的患儿可获完全控制，其中大部分能正常生活和学习。让其树立起战胜疾病的信心。

6. 出院指导

（1）加强围生期保健，防止各种可导致癫痫的致病因素。加强安全教育，避免各种可导致脑损伤的意外因素。积极治疗和预防可导致癫痫的原发病，做好优生优育。

（2）避免各种诱因，防止癫痫发作：生活要有规律，按时休息，保证充足的睡眠，避免过度劳累和剧烈运动。饮食清淡，避免暴饮暴食。避免情绪紧张、受凉和感染。鼓励患儿从事适当的活动，保持良好的心态。

（3）注意安全，缓解期可自由活动，不单独外出。禁止各种危险活动，如游泳、登高等。一旦出现先兆，立即平卧，防止摔伤。

（4）指导家长在患儿癫痫发作时的紧急护理措施。

（5）指导家长正确用药，了解药物的毒副作用。定期带患儿来院复查。

第五节　注意力缺陷多动症

注意力缺陷多动症（Attention-deficit hyperactivity disorder，ADHD）是指智力正常或基本正常的儿童，表现出与年龄不相称的注意力不集中、不分场合的过度活动，情绪冲动并可有认知障碍和学习困难的一组症候群。ADHD 的患病率为 3%～5%，男孩比女孩多，男女比为（4～9）：1。多动症的症状大多在学龄前出现，但 9 岁左右是症状最突出的年龄。

本病与遗传因素、妊娠及分娩期脑轻微损伤、精神发育损害或延迟、神经递质及有关酶改变、中枢神经系统的病毒感染、营养不良及不良社会与家庭环境、其他心理障碍有关。

【护理评估】

1. 健康史　询问家庭中有无类似患儿。有无妊娠及分娩期脑轻微损伤，有无精神发育损害或延迟，有无中枢神经系统的病毒感染。

2. 身体状况　评估有无注意力缺陷的表现：如注意力短暂、易随环境转移、玩和学习时心不在焉、做事有始无终、听课不专心等。评估有无活动过度的症状：如兴奋好动、好跑动、爬高或爬低、不得安宁、上课时小动作不停、摇椅转身、离位走动、叫喊讲话、扰乱课堂秩序、干扰别人的活动等。评估患儿有无任性冲动、情绪不稳、缺乏克制力的现象。评估是否伴有学习困难及神经发育障碍或延迟的表现。

3. 心理社会状况　了解患儿是否有不良社会与家庭环境的影响。了解患儿有无其他心理障碍。了解患儿及家长对疾病的认识程度、护理知识的掌握程度，评估患儿及家长焦虑或恐惧的程度。

【治疗原则】

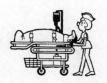

主要为心理治疗和教育，药物治疗为神经兴奋药，如哌甲酯、苯丙胺、匹莫林等，用药从小剂量开始，白天早餐后顿服，节假日停药，6 岁以下及青春期以后原则上不用药。

【常见护理问题】①思维过程改变。②焦虑（家长）。

【护理措施】

1. 一般护理　做好患儿的日常生活护理，按时休息，保证充足的睡眠，避免情绪紧张、受凉和感染，保持良好的心态。

2. 饮食护理　近年来，研究表明，大量进食含有酪氨酸、水杨酸盐的食物以及进食加入调味品、人工色素和受铅污染的食物，均可使具有发生多动症遗传素质的儿童发生多动症，或者使多动症状加重。因此，多动症患儿的饮食，应注意以下几点：

（1）应少食含酪氨酸的食物　如挂面、糕点等。少食含甲基水杨酸的食物，如西红柿、苹果、橘子等。饮食中不要加入辛辣的调味品，如胡椒之类，也不宜食用酒石黄色素，如贝类、皮蛋、橄榄等食物。

（2）应少食含铅食物　因为铅可使孩子视觉运动、记忆感觉、形象思维、行为等发生改变，出现多动，所以多动症患儿应少食含铅的皮蛋、贝类等食品。

（3）应多食含锌丰富的食物　因为锌是人体内的微量元素，与人体的生长发育密切有关。所以常吃含锌丰富的食物，如蛋类、肝脏、豆类、花生等对提高智力有一定帮助。

（4）应多食含铁丰富的食物　因为铁是造血的原料，缺铁会使大脑的功能紊乱，影响儿童的情绪，加重多动症状。因此应多食含铁丰富的食物，如肝脏、禽血、猪血等。

3. 症状护理　活动过多：注意力缺陷多动症属于行为上的障碍，应采取行为疗法。行为疗法是利用学习原理来纠正孩子的不适宜行为的一种方法。当他们在学习中出现适宜行为时，就及时给予奖励，以鼓励他们继续改进，并求巩固；而当有些不适宜行为出现时，就要加以漠视或暂时剥夺他们的一些权利，这样就会促使这些行为逐渐消失。如教师把患儿在上课时间内屁股扭动的次数记下来，倘使减少了，就加以表扬，并且每天给家长带一份报告去，扭动次数减少了，家长就根据报告给予奖励。而奖励的办法可根据各家的具体条件确定，如准许其晚上看电视，或假日去动物园，或奖励给玩具等。

4. 用药护理　对需要用药物治疗的患儿，指导好用药的方法、疗效及不良反应的观察。神经兴奋药仅能改善患儿注意力，而对多动、冲动等无多大影响。该类药物有引起淡漠、社会退缩、刻板动作、食欲减退、影响发育等不良反应，用药中应予注意。因中枢兴奋剂可诱发原有癫痫病患儿的癫痫发作，因此，癫痫患儿禁用。6 岁以下儿童使用可能会影响生长发育，16 岁以上青少年使用易造成药物依赖，因此，6 岁以下和 16 岁以上者慎用。抗精神病药、安眠药对本症无效，有时还会使症状恶化，不宜应用。

5. 心理护理　需家长、教师、医务人员密切配合进行。针对患儿临床表现特点，尽可能地寻觅、除去致病诱因，减少对患儿的不良刺激（打骂、歧视），发现优点予以表扬以提高自尊心。鼓励患儿积极参加文娱、体育活动，使其过多的精力得以释放，并可培养其注意力。为患儿制订简单可行的规矩，培养一心不二用，如吃饭时不看书，做作业时不玩玩具等。对于一些攻击和破坏性行为不可袒护，要严加制止，但应注意方法。加强家庭与学校的联系，共同教育，持之以恒。

6. 出院指导

（1）家长应了解多动症的特点，对于多动儿童的要求，不能像对待正常孩子那样严格，只要求他们的多动行为能控制在一个不太过分的范围内就可以了。

（2）对于活动力过多的儿童要进行正面的引导，使他们的过多的精力能发挥出来。家长和老师要组织他们多参加多种体育活动，如跑步、打球、爬山、跳远等，如有条件，应安排他们做一些室外内活动，使他们过多的精力能释放出来。但是，在安排他们进行活动时，应注意安全，避免危险。

（3）对于注意力不集中儿童应逐步培养其静坐集中注意力的习惯。可以从看图书、听故事做起，逐渐延长其集中注意力的时间。也可把他们安排在教室的第一排座位上，以便在上课时能随时得到老师的监督和指导。如果儿童在集中注意力方面有所进步，应及时表扬、鼓励，以利于强化。

（4）培养有规律的生活习惯。对这类儿童应从小培养其有规律的生活习惯。要按时饮食起居，有充足的睡眠时间。不应迁就儿童的兴趣而让他们看电影、电视至深夜，以致影响睡眠。

第六节　脑性瘫痪

脑性瘫痪（Cerebral palsy）简称脑瘫，是指从出生前到出生后 1 个月内脑发育早期，有多种原因引起的非进行性的脑损害及发育缺陷所致的中枢性运动障碍和姿势异常，并可伴有

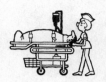

智力低下、癫痫、感知觉障碍、语言及精神行为异常等。是引起儿童机体运动障碍的主要疾病之一。

脑性瘫痪可多种原因引起，一般包括：①出生前因素：各种原因所致的胚胎早期发育异常，如胎儿期的感染、缺血、缺氧和发育畸形，母亲妊娠高血压疾病、糖尿病、接触放射线。②出生时因素：羊水或胎粪吸入，脐带绕颈所致的窒息，难产，产钳所致的产伤，颅内出血及缺氧。早产儿患本病的多。③出生后因素：胆红素脑病，严重感染及外伤。

【护理评估】

1. 健康史　询问母孕情况、生产方式、出生体重、有无产伤或窒息及出生时评分等。

2. 身体状况　评估患儿生长发育情况，评估有无抬头、翻身、坐和四肢运动等发育落后或脱漏现象。评估有无自主运动困难、运动僵硬及不协调和不对称等。评估有无肌张力和姿态异常。评估患儿有无智能落后。有无视力、听力及语言障碍。评估有无癫痫发作或情绪、行为障碍。

3. 辅助检查　脑电图及影像学检查常可明确部位、范围，以及有无先天畸形或合并癫痫等。

4. 心理社会状况　了解患儿及家长对疾病的了解程度、护理知识的掌握程度，评估家长焦虑或恐惧的程度。

【治疗原则】

1. 早期发现和早期治疗。

2. 促进正常运动发育，抑制异常运动和姿势。

3. 采取综合治疗手段，防止脑损伤的加重。

【常见护理问题】①生长发育改变。②有废用综合征的危险。③有皮肤完整性受损的危险。

【护理措施】

1. 一般护理　做好日常生活护理，特别注意皮肤护理。病情严重和不能保持坐位的脑瘫患儿往往长时间卧床，护理人员要常帮助患儿翻身，白天尽量减少卧床时间，及时清理大小便，保持皮肤清洁，防止压疮发生或继发其他感染。

2. 饮食护理　克服进食困难，保证营养供应：①供给高热量、高蛋白及富有维生素、易消化的食物，根据患儿年龄及进食困难的程度将食物制成流质或半流质。②对独立进食困难的患儿应进行饮食训练，喂食时使患儿脊柱伸直，头肩稍前倾，收下颌使其贴近胸部，尽量抑制异常姿势，避免头后仰导致异物吸入。③桌椅高度要合适，使患儿双足能着地，以增加稳定性。餐具要有把手，勺面尽量浅平，勺柄要长。④进食前先用手在患儿面部两侧咬肌处轻轻按摩或热敷，帮助咀嚼肌松弛以便于进食。⑤在患儿牙齿紧咬时切勿用匙强行喂食，以防损伤牙齿。⑥训练和协助患儿进食要耐心，如实在无法进食，应进行鼻饲。

3. 症状护理　运动障碍：①坚持功能训练，训练的重点是教给患儿身体活动的方法，使患儿掌握正常运动功能，训练过程中注意从易到难，从简单到复杂。②保持患儿肢体的功能位置，帮助患儿进行被动和主动的肢体锻炼，以促进肌肉、关节活动和改善肌张力。③下颌运动控制不良常导致患儿口唇难以闭合而流涎，可进行口唇闭合锻炼以提高下颌随意运动，如口、唇、舌用冰块冷刺激，促进闭合动作。还可定时做舌的上下左右运动，以减少不随意运动，逐渐形成自我控制能力。④采取综合性康复训练，包括神经发育治疗和功能训练，如躯体训练、技能训练、语言训练、智力训练等。配合物理疗法如针灸、推拿、按摩、水疗、电疗运动疗法等，高压氧疗法，以纠正异常姿势，平衡肌张力。但应注意合理安排每天的治疗项目，以免患儿过度疲劳。严重肢体畸形者5岁后可考虑手术矫形。

4. 心理护理　脑瘫患儿往往存在多方面的能力缺陷，家庭应给予更多的关爱与照顾，耐心指导，积极鼓励，注意挖掘其自身潜力，使患儿有成就感并不断进步，且不可歧视或过于偏爱，以免造成性格缺陷。鼓励患儿与正常儿童一起参加集体活动，多表扬患儿的进步，调动其积极性，防止发生孤独、自卑心理，促进健康成长。

5. 出院指导

（1）做好产前保健：在妊娠早期预防感染性疾病，如风疹、弓形虫等感染。避免外伤和难产，预防胎儿受损。避免早产，因为体重过低是脑性瘫痪的一个重要因素。

（2）做好新生儿期的预防：主要是预防新生儿呼吸暂停、低血糖、胆红素脑病及颅内感染等疾病。

（3）需对其父母及家人进行护理方法的指导。根据患儿年龄进行日常生活能力的训练，以逐渐培养其自理能力，以增强患儿对社会生活的适应能力。如婴儿期主要促进正常发育，幼儿期防治各种畸形，随年龄增长可结合功能训练并配备必要的工具。

（4）做好脑性瘫痪儿的特殊教育：脑瘫儿存在不同程度的生活困难，且常常影响到他们的情绪和精神发育，为此，对他们应进行一些特殊的教育和职业训练，培养其克服困难的

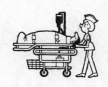

信心。

第七节 重症肌无力

重症肌无力（Myasthenia gravis，MS）属于自身免疫性疾病，主要累及神经肌肉接头处突出后膜上乙酰胆碱受体，从而导致神经肌肉接头处传导障碍。临床上表现为骨骼肌无力，其特点是疲劳时加重，休息或用胆碱酯酶抑制药后症状减轻。

重症肌无力患儿体内存在乙酰胆碱受体的抗体，在抗体的参与下和乙酯胆碱受体发生免疫应答反应，破坏了大量的乙酰胆碱受体，引起突触后膜传递障碍而产生肌无力。

儿童期重症肌无力大多在婴幼儿发病，2～3岁时发病高峰，女孩多见。临床主要表现3种类型：①眼肌型：最多见。②脑干型：吞咽或构音困难及声音嘶哑等。③全身性：四肢及躯干肌肉疲劳无力。重症肌无力患儿可突然出现重症肌无力危象和胆碱能危象。

【护理评估】

1. 健康史　询问患儿发病的年龄、部位及发作时间，有无伴随症状及发作加重的诱因。询问有无吞咽困难及声音嘶哑等，询问家族中有无类似疾病。

2. 身体状况　评估患儿的眼球运动及瞳孔对光反射有无异常，评估患儿有无咽喉肌受累的表现，评估患儿有无四肢及躯干肌肉疲劳无力的表现，评估患儿有无呼吸运动障碍的表现。

3. 辅助检查　药物诊断试验、肌电图检查及血清中乙酰胆碱受体抗体的检查有助重症肌无力的诊断。

4. 心理社会状况　评估患儿家长对本病的了解程度，评估患儿及家长有无焦虑和担忧等心理问题，评估患儿有无自卑情绪。

【治疗原则】

1. 胆碱酯酶抑制药　是多数患儿的主要治疗药物，首选药物为溴吡斯的明。

2. 糖皮质激素　长期规则应用可降低复发率，首选药物为泼尼松。

3. 胸腺切除术　对于药物难控制病例可考虑胸腺切除术。

4. 大剂量静脉注射丙种球蛋白和血浆置换疗法　主要试用于难治性重症肌无力或重症肌无力的抢救。

5. 肌无力危象的抢救

（1）重症肌无力危象　因治疗延误或措施不当使病情加重，可因呼吸肌无力呼吸无力致呼吸衰竭。注射新斯的明能使症状改善。

（2）胆碱能危象　因胆碱酯酶抑制药过量引起，除明显肌无力外，还有严重毒蕈碱样症状，可采用依酚氯铵肌内注射。

【常见护理问题】①低效型呼吸形态。②潜在并发症。③营养失调。

【护理措施】

1. 一般护理　做好日常生活护理，特别注意皮肤护理。对病情严重需长时间卧床的患儿，护理人员要常帮助患儿翻身、拍背、按摩，及时清理大小便，保持皮肤清洁，防止压疮发生或继发其他感染。

2. 饮食护理　重症肌无力患儿应多食富含高蛋白、高维生素清淡易消化的食物，如鸡、鸭、鱼、瘦肉、蛋类、豆制品及新鲜蔬菜、水果。忌食生、冷、辛、辣以及烟酒等食物。服药期间禁食绿豆。多食健脾补肾的食品以增强机体的免疫功能，如多食排骨汤、蛋类、栗子、核桃仁等。注意不能过饥或过饱，同时各种营养要调配恰当，不能偏食。重症肌无力患儿常有吞咽困难而致营养不足，因此应耐心喂养，少量多餐。无吞咽动作者应给予鼻饲流质，必要时可给予静脉营养。

3. 症状护理　呼吸困难：①患儿出现呼吸困难时，应保持呼吸道通畅，及时进行人工呼吸。必要时输氧，备好气管切开包及呼吸机。②密切观察病情变化，尤其是呼吸情况，发现呼吸困难者，立即通知医师，配合抢救。

4. 用药护理　①抗胆碱酯酶药物：抗胆碱酯酶药物必须按时服用，咀嚼和吞咽无力者应在餐前半小时给药。若患儿出现呕吐、腹泻、腹痛、出汗等不良反应时，可用阿托品拮抗。②皮质激素：大剂量使用时应严密观察病情尤其是呼吸变化，预防出现呼吸肌瘫痪，做好呼吸机及气管切开的准备。长期应用者应严密观察有无消化道出血、骨质疏松、股骨头坏死等并发症。用药期间应遵医嘱补充钾盐，症状缓解后按医嘱逐渐减量至最小剂量以维持治疗。

5. 心理护理　本病的特点是病程长且病情容易复发，感冒或劳累后加重，所以年长儿及家长在治疗中首先要有战胜疾病的信心，积极配合医师治疗，平时保持乐观的生活态度。

6. 出院指导　重症肌无力患儿应保持情绪稳定，避免过度活动，遵医嘱按时服药，避免受感冒及各种感染。

（1）生活有规律，安排好一日生活秩序，按时睡眠，按时起床，不要熬夜，要劳逸结合。

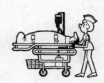

（2）注意预防感染，重症肌无力患儿一般抵抗力较差，在日常生活中要注意气候的变化，以防疾病加重。如感冒了要及时治疗，避免重症肌无力危象的发生，尤其在流感流行季节，要远离公共场所，以防传染，感染不仅会促使疾病复发或加重，还会进一步降低机体对疾病的抵抗力。

（3）适量运动，锻炼身体，增强体质，但不能运动过量，特别是重症肌无力患儿运动过量会加重症状，所以要根据患儿的情况选择一些有助于恢复健康的运动，增强体质，提高机体的免疫功能。病情较重或长期卧床不起的患儿，应给予适当的按摩防止压疮的产生。

（周乐山　罗向梅　龙燕琼）

第 十 一 章
内分泌系统疾病患儿的护理

　　内分泌系统由丘脑下部、垂体、松果体、甲状腺、甲状旁腺、肾上腺、性腺、胸腺、胰腺的胰岛等内分泌腺体和分散存在于某些脏器的内分泌细胞组成。内分泌腺体和内分泌细胞合成的各种激素大都以内分泌方式释放入血液循环，并转运至相应的靶细胞发挥其作用。也有的是由细胞分泌后直接弥散到邻近细胞的邻分泌方式，或对分泌细胞自身发生效应的自分泌方式对机体发挥作用。后两者对胚胎和胎儿的生长发育和性器官的分化至关重要。在正常生理状态下，各种激素凭借下丘脑-垂体-靶腺轴的各种反馈机制及其相互之间的调节作用处于动态平衡状态。由于内分泌功能与生长发育密切相关，其功能障碍常导致生长迟缓、性分化异常和激素功能障碍，严重影响儿童智能和体格发育，造成残废甚至夭折。因此，对儿童内分泌疾病应给予及早的关注。

第一节　先天性甲状腺功能减低症

　　先天性甲状腺功能减低症（Congenital hypothyroidism）简称甲低。根据病因可分为散发性和地方性。散发性甲低是由于先天性甲状腺发育不良、异位或甲状腺激素合成途径缺陷所致的内分泌疾病。临床较常见，发生率为 1/7000～1/5000；地方性甲低多见于甲状腺肿流行的地区，系由于地区性水、土和食物中碘缺乏所致。先天性甲低可以通过新生儿筛查获得早

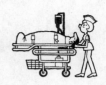

期诊断和治疗，并可获得良好的预后。其主要临床特征为生长发育落后、智力低下和基础代谢率降低。本病预后与治疗的年龄有关，有报道生后 3 个月内治疗，74% 的智商在 90 分以上，生后 4～6 个月治疗，33% 的智商在 90 分以上。

其典型表现为：①特殊面容：头大，颈短，皮肤苍黄、眼睑水肿，眼距宽，眼裂小，鼻梁宽平，舌大而宽厚、常伸出口外。②生长发育落后：身材矮小，躯干长而四肢短，囟门关闭迟，出牙迟。③生理功能低下："四少五慢六低"即少食、少哭、少动、少汗，呼吸慢、脉搏慢、反应慢、肠蠕动慢、生长慢，体温低、血压低、肌张力低、哭声低、心音低、心电压低。④智力低下：动作发育迟缓，智力低下，表情呆板、淡漠等。新生儿表现为生理性黄疸时间延长达 2 周以上，同时伴有反应迟钝、喂养困难、哭声低、腹胀、便秘、声音嘶哑、脐疝。患儿体温低、末梢循环差、四肢凉、皮肤出现斑纹或硬肿现象等。

【护理评估】

1. 健康史　了解患儿母亲妊娠 2～3 个月前有无病毒或细菌感染，有无服用治疗甲状腺功能亢进药物及其他用药史。胎儿时期胎动情况，患儿是否为过期产。了解家族中是否有类似患儿。新生儿出生后有无不明原因的病理性黄疸。有无哭声低哑、喂养困难及安静少动等现象。

2. 身体状况　评估患儿智力发育水平，语言能力及思维判断能力。评估患儿有无生理功能低下的表现："四少五慢六低"。评估患儿体格发育是否正常，身体躯干与四肢的比例是否正常。评价患儿对外界刺激的反应情况，与同年龄儿童比较是否有明显差异。观察患儿有无特殊面容及性发育情况。评估新生儿出生后黄疸的出现及维持时间，黄疸程度，是否伴有神经系统的症状和体征。评估新生儿出生后有无哭声低哑、喂养困难及安静少动等现象。

3. 辅助检查　手和腕部 X 线片可见骨龄落后。血清 T_4、T_3 降低，TSH 增高。甲状腺扫描可见甲状腺先天缺位或异位。基础代谢率低下。新生儿筛查：采用出生后 2 天的新生儿干血滴纸片法检查 TSH 浓度作为初筛，结果 >20mU/L 时，再抽血检测血清 T_4 和 TSH 以确诊。

4. 心理社会状况　甲低是儿童最常见的内分泌疾病，严重影响患儿的生长发育，尤其是智力的发育。要能做到早治，除广泛开展新生儿筛查外，还应有家长对疾病的正确认识，早期就诊。严防因知识缺乏而忽视病情，延误治疗或不能坚持终生治疗等。了解家长是否掌握本病有关的知识，家庭经济及环境状况。父母角色是否称职。了解父母的心理状况。

【治疗原则】

1. 无论何种原因引起者，都需用甲状腺片终生治疗，以维持正常生理功能。

2. 开始剂量应根据病情轻重及年龄大小而不同，并随患儿发育情况，随时调整剂量。疗效取决于治疗开始的早晚。

【常见护理问题】①体温过低。②营养失调。③便秘。④成长发展改变。⑤知识缺乏。

【护理措施】

1. 一般护理　患儿因基础代谢低下，活动量少致体温低而怕冷，易患感染性疾病，应注意室内温度，适时增减衣服，避免受凉。勤洗澡，勤换衣，防止皮肤感染，避免与感染性或传染性疾病患儿接触，尽量避免带患儿去公共场所。

2. 饮食护理　对吸吮困难、吞咽缓慢者要耐心喂养，提供充足的进餐时间，必要时用滴管喂奶或鼻饲。经病因治疗后，患儿代谢增强，生长发育加速，故必须供给高蛋白、高维生素、富含钙及铁剂的易消化食物，保证生长发育需要。

3. 症状护理　便秘：向家长解释预防和处理便秘的必要措施，如为患儿提供充足液体量。早餐前半小时喝 1 杯热开水，可刺激排便。每天顺肠蠕动方向按摩腹部数次，增加肠蠕动。适当引导患儿增加活动量，促进肠蠕动。养成定时排便的习惯，必要时使用大便软化剂、缓泻剂或灌肠。

4. 用药护理　一般选用左甲状腺素钠，用药 1 周左右方达最佳效果，应仔细观察用药后的疗效，服药后要密切观察患儿食欲、活动量及排便情况，定期测体温、脉搏、体重及身高。如患儿出现体重增加、活泼好动、便秘减轻或消失、对外界反应较治疗前敏感，表明剂量恰当。当患儿出现烦躁、多汗、腹泻、腹痛、消瘦、心悸，甚至出现呕吐、恶心、性格暴躁、头痛等症状时，表明药物过量，应及时报告医师，采取相应的处理措施。用药后症状未见明显改善，表明甲状腺素用量不足，应遵医嘱及时调整剂量。发生药物不良反应时，轻者发热、多汗、体重减轻、神经兴奋性增高。重者呕吐、腹泻、脱水、高热、脉速，甚至痉挛及心力衰竭。此时应立即报告医师并及时酌情减量，给予退热、镇静、供氧、保护心功能等急救护理。

5. 心理护理　先天性甲状腺功能减低症的患儿病程长、需终生服药，家长长期照顾患儿感到身心疲惫、焦虑，护士应帮助患儿及家长消除不良心理，对患儿多鼓励，不应歧视，增强战胜疾病的信心。

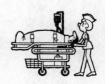

6. 出院指导

（1）向家长介绍病情，指导喂养方法。

（2）坚持终生服药，注意观察药物的反应。对家长和患儿进行指导，使其了解终生用药的必要性。

（3）教给患儿及家长有关本病的知识，以取得合作，因患儿智力发育差，缺乏生活自理能力，所以指导家长加强患儿日常生活护理，防止意外伤害发生。并指导家长通过各种方法加强智力、体力训练，以促进生长发育，使其掌握基本生活技能。

（4）定期随访，观察骨龄、智商及生长曲线，并遵医嘱随时检测血液的 T_4、T_3 和 TSH 的变化，调整剂量。随访时间为：开始治疗时间每 2 周 1 次，T_4、T_3 和 TSH 正常后每 3 个月 1 次，1～2 年后每半年 1 次。

第二节　先天性肾上腺皮质增生症

先天性肾上腺皮质增生症（Congenital adrenal hyperplasia，CAH）是一组常染色体隐性遗传性疾病，其病因在于类固醇激素生物合成过程中某种酶的先天性缺乏，引起肾上腺皮质合成皮质醇不足，经下丘脑-垂体-肾上腺轴反馈调节，促肾上腺皮质激素释放激素（CRH）、促肾上腺皮质激素（ACTH）分泌增加，导致肾上腺皮质增生。临床主要特点为肾上腺皮质功能不全、性腺发育异常及伴（或不伴）水盐代谢失调。CAH 主要包括 21-羟化酶缺乏症、11β-羟化酶缺乏症、3β-羟类固醇脱氢酶缺乏症、17α-羟化酶缺乏症、类脂性肾上腺增生症等类型。临床上较多见的为 21-羟化酶缺乏症（约占患儿总数的 90％左右），此型分为单纯男性化型、失盐型和非典型型。

【护理评估】

1. 健康史　询问家族中是否有类似患儿。了解患儿是否很早即出现阴毛，皮肤生痤疮，有喉结，声音变低沉，肌肉发达，体格发育过快，身长超过同年龄儿童，骨骺生长亦远远超过年龄，患儿是否皮肤黏膜色素增深，在新生儿乳晕发黑，外生殖器较黑。

2. 身体状况　询问家长女孩是否出生时有阴蒂肥大，以后逐渐增大似男孩阴茎，但比同年龄男孩的阴茎更粗大，大阴唇似男孩阴囊，男孩出生时是否阴茎即较正常稍大，半岁以后逐渐出现性早熟症状，至 4～5 岁时阴茎迅速增大，阴囊及前列腺增大，但睾丸大小与年龄相称等现象的出现。患儿是否于出生后不久即开始发生呕吐、厌食、不安，体重不增及严重脱水等表现。

3. 辅助检查　生化检测可检测尿液的 17-羟类固醇、17-酮类固醇和孕三醇。其中 17-酮类固醇是反映肾上腺皮质分泌雄激素的重要指标，对本病的诊断优于 17-羟类固醇。肾上腺皮质增生症患儿 17-酮类固醇明显增高。血液 17-羟孕酮基础值升高是 21-羟化酶缺乏的特异性指标，它还可用于监测药物剂量和疗效。失盐型可有低钠血症、高钾血症。外生殖器严重畸形时，可做染色体核型分析，以鉴别性别。拍摄左手腕掌指骨正位 X 线片，判断骨龄，患儿骨龄超过年龄。B 超或 CT 检查可发现双侧肾上腺增大。基因诊断可发现相关基因突变或缺损。

4. 心理社会状况　要评估家长对本病的了解程度和对长期替代治疗的认识及所持态度。

【治疗原则】

1. 及时纠正水、电解质紊乱，针对失盐型患儿。

2. 长期治疗　使用糖皮质激素和盐皮质激素替代治疗。

3. 手术治疗　男性患儿无须手术治疗。女性假两性畸形患儿宜在 6 个月～1 岁行阴蒂部分切除术或矫形术。

【常见护理问题】①体液不足。②成长发展改变。③潜在并发症：肾上腺危象。④知识缺乏。

【护理措施】

1. 一般护理　监测身高和体重，以了解患儿的身高及体重增长情况。观察患儿的第二性征发育情况及皮肤黏膜色素有无增多。留 24 小时尿做 17-酮类固醇的测定。

2. 饮食护理　失盐型患儿出现血清钠、氯、血糖降低、血钾增高，所以应给予高钠、高氯、高糖、低钾、易消化的高蛋白高维生素饮食。为了纠正低钠血症，每天需要口服大量糖盐水，每天按医嘱配制，将每日量均分为若干次，按时等量服用。

3. 症状护理

(1) 呕吐　详见第二章第三节相关内容。

(2) 腹泻　详见第五章第三节相关内容。

4. 用药护理　应用糖皮质激素治疗时要监测血糖、电解质、血压及胃肠道出血等不良反应，如出现呕血、便血等应激性溃疡时，及时通知医师。另外糖皮质激素对免疫系统产生抑

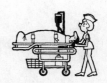

制，患儿的抵抗力下降，因此要保持病室通风换气，防止感染。糖皮质激素还可引起骨质疏松，要防止骨折。遵医嘱及时补充维生素 D 及钙剂，以免发生手足抽搐。在皮质激素治疗的过程中，应注意监测血 17 -羟孕酮或尿 17 -酮类固醇，失盐型还应该监测血钾、钠、氯等，以调节激素用量。对失盐型患儿纠正水、电解质紊乱时，静脉补液可用生理盐水，有代谢性酸中毒则用 0.45％氯化钠和碳酸氢钠溶液，忌用含钾溶液。重症失盐型需静脉滴注氢化可的松，若低钠和脱水不易纠正，则可肌内注射醋酸去氧皮质酮或口服氟氢可的松。脱水纠正后，糖皮质激素改为口服，并长期维持，同时口服氯化钠，其量可根据病情适当调整。

5. 心理护理　向家长讲解此病发病机制、患儿病情、耐心解释各项检查、治疗、护理措施的意义，关心爱护患儿。及时解除患儿的各种不适，如呕吐、厌食、腹泻等，增强患儿战胜疾病的信心。

6. 出院指导

（1）告知家长患儿应坚持终生服药，在应激情况下如青春期、感染、过度疲劳，糖皮质激素的剂量应比平时增加 1.5～2 倍，必要时及时到医院就诊。

（2）应告诉家长此病为遗传性疾病，再生育时该病的发生率为 25％。如果再生育应做新生儿筛查、产前诊断。

（3）把本病的知识教给患儿及家长，教会家长掌握药物的用量、使用方法和药物不良反应的观察。在治疗过程中需定期随访。

第三节　生长激素缺乏症

生长激素缺乏症（Growth hormone deficiency，GHD）又称垂体性侏儒症（Pituitary dwarfism）。是由于垂体前叶合成和（或）分泌生长激素不足而导致的生长发育障碍，致使儿童身高低于正常健康儿童两个标准差（－2SD）或在同龄健康儿童生长曲线第 3 百分位数以下。治疗年龄愈小，疗效愈好，合并有脑发育严重缺陷者常在早年夭折。该病以男孩多见。患儿出生时身长可正常，但多有胎位不正等难产史，可有新生儿窒息史。可表现为生长缓慢，肢体匀称，面容幼稚（娃娃脸），脂肪堆积，骨成熟延迟及青春发育推迟。但患儿智力正常。

【护理评估】

1. 健康史　详细询问发现身高落后的时间。尽量了解每年身高增长的速度。有无难产史、头颅放射照射史。父母及家庭其他成员有无生长发育迟缓史等。

2. 身体状况　测量患儿身体上、下部量的比例，身高（脱鞋）要求在上午同一时间测量3次，观察患儿有无生长缓慢，身体各部比例是否正常，体型是否匀称。观察其外观年龄是否明显小于实际年龄。观察患儿有无青春发育推迟。观察患儿有无出牙及囟门闭合延迟、骨化中心发育迟缓等骨成熟延迟的表现。观察患儿皮下脂肪的分布情况（典型病例常有胸、腹部脂肪堆积）及有无其他畸形体征。

3. 辅助检查　生长激素分泌功能的生理性试验（运动试验、睡眠试验）用作对可疑患儿的筛查，生长激素分泌功能的药物刺激试验（胰岛素、精氨酸、可乐定、左旋多巴）有两项不正常者可确诊。经临床和内分泌检查诊断为生长激素缺乏症之后，宜作头颅侧位摄片，检查有无蝶鞍钙化或其他异常，或选作 CT 扫描、MRI 位查，这对诊断继发性者有帮助。

4. 心理社会评估　目前由于生活水平和质量的提高，又多是独生子女，因而家长对儿童的生长发育情况特别重视，一旦发现儿童身高不如其他同年龄儿童，往往引起家长的严重焦虑。患儿也随年龄的增长对自身的疾病，尤其是自身形象的改变产生自卑感，自卑心理会影响患儿适应日常生活、社会活动和人际交往，护士对患儿进行身体评估的同时，不能忽视对其进行心理社会因素的评估。

【治疗原则】

用生长激素替代治疗，治疗时年龄越小，效果越好，治疗应持续至骨骺愈合为止。因各种原因不能应用替代疗法时，可选用促合成代谢激素。伴其他垂体激素缺乏者，作相应治疗。

【常见护理问题】①成长发展改变。②自我形象紊乱。

【护理措施】

1. 一般护理　监测患儿身高及体重，依据不同年龄做智力测定，评价智能发育是否正常，观察外生殖器及第二性征的发育状况。内分泌疾病实验室检查方法相对复杂，护理人员要了解检查的种类、主要方法及检测目的，给予患儿或家长必要的解释和帮助，配合医师做好诊断。

2. 饮食护理　基因重组人生长激素的治疗使患儿生长发育速度加快、食欲增加，因此应注意及时补充足够的营养物质及维生素，特别注意维生素 D 及铁剂的补充。

3. 症状护理

（1）儿童颅内高压　继发性生长激素缺乏患儿如出现头痛、呕吐、视野缺损及视神经受

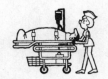

压迫的颅内肿瘤的症状时，按儿童颅内高压紧急处理。其护理措施见第二章第四节相关内容。

（2）低血糖　详见本章第五节相关内容。

4. 用药护理　①基因重组人生长激素（rhGH）及其他激素的治疗于晚上睡前皮下注射，在用 rhGH 治疗过程中可出现甲状腺素缺乏，故须监测甲状腺功能，若有缺乏适当加用甲状腺素同时治疗。应用 rhGH 治疗不良反应较少，主要有：注射局部红肿，与 rhGH 制剂纯度不够以及个体反应有关，停药后可消失。少数注射后数月会产生抗体，但对促生长疗效无显著影响。较少见的不良反应有暂时性视盘水肿、颅内高压等。此外研究发现有增加股骨头骺部滑出和坏死的发生率，但危险性相当低。恶性肿瘤或潜在肿瘤恶变者、严重糖尿病患儿禁用 rhGH。②生长激素替代疗法在骨骺愈合以前均有效，应掌握药物的用量。若使用促合成代谢激素时，应注意其毒副作用，此类药物有一定的肝毒性和雄激素作用，有促使骨骺提前愈合而使身高过矮的可能，因此须定期复查肝功能，严密随访骨龄发育情况。

5. 心理护理　与患儿沟通，建立信任的护患关系，鼓励患儿表达自己的感情和对自己的看法，特别是看待自我形象的感受，开导患儿克服因身材矮小而出现的自卑心态。鼓励患儿多与他人和社会进行交往，多参与集体活动，尤其是能展现自己长处的活动，以帮助其适应日常生活、社会活动和人际交往，促使患儿能正确对待自己的形象改变。

6. 出院指导　患儿确诊后不久即可回家继续应用生长激素替代疗法，出院前应对家长做用药指导。教会家长掌握药物的用量、使用方法和药物不良反应的观察。在治疗过程中需定期随访，每 3 个月测量身高、体重 1 次，并记录在生长发育曲线上，以观察疗效。用药后患儿生长加速、食欲增加、肌肉容量增加、脂肪减少、体能和认识能力会有所改善。在开始治疗的 1～2 年身高增长很快（为 8～12cm/年），以后减速。治疗后能否达到正常成人的高度，与开始治疗的年龄有关。应明确告诉家长替代疗法一旦停药，生长发育就会减慢、体型恢复原状，但只要坚持用药仍十分有效。

第四节　尿　崩　症

尿崩症（Diabetes insipidus, DI）是儿童较常见的内分泌疾病，尿崩症可分为垂体性和肾性两大类，前者因垂体后叶分泌抗利尿激素（Antidiuretic hormone, ADH）不足引起，后者因 ADH 的效应器——肾小管上皮细胞缺陷，对 ADH 缺乏效应引起，为性联隐性遗传病。

其特点是多饮、多尿、烦渴、低相对密度尿和低渗尿。本病需终生用垂体抗利尿激素替代治疗。垂体性尿崩症可分为继发性及原发性两类：①继发性（器质性）：任何侵及下丘脑、垂体柄或垂体后叶的病变都可引起尿崩症状，常见有颅内肿瘤、颅脑外伤、手术、放射治疗、中枢神经系统感染、组织细胞增生、白血病时的细胞浸润等。②原发性（特发性）：原因不明，可能系控制 ADH 合成的基因有缺陷。多数为散发，部分患儿与自身免疫有关。

本病可发生于任何年龄，男孩多见。主要表现为多尿、多饮和烦渴。患儿每天尿量常在 4L 以上，严重者可达 10L。饮水量与尿量相称，每天可达数暖水瓶。夜尿多，遗尿可为首发症状。患儿出汗甚少，皮肤常干燥苍白，精神不振、食欲低下。由于长期多饮、多尿，影响日常活动和睡眠，可引起营养不良，生长发育障碍。如供水不足则可出现烦渴、不安、疲倦、头晕、发热，严重者可引起脑细胞脱水，而发生惊厥、昏迷，造成不可逆的损害。

【护理评估】

1. 健康史　询问家族中是否有人患尿崩症。询问婴幼儿期是否有不明原因的发热，增加饮水或补液后热退的特点。同时要注意询问生长发育史，有无生长激素缺乏症同时存在。

2. 身体状况　询问发病的时间，注意有无夜尿增多和晨尿清长的症状，询问每天的入水量和尿量。测量患儿的身高、体重，观察患儿有无发热、烦渴、体重下降、皮肤弹性下降、高渗性脱水等表现。

3. 辅助检查　尿液检查：包括尿色、尿量、尿相对密度、尿渗透压，禁水试验主要用于鉴别尿崩症与精神性烦渴。加压素试验用于鉴别中枢性尿崩症与肾性尿崩症，血浆 AVP 测定为尿崩症鉴别诊断提供了新途径。头颅 X 线、CT 及 MRI 检查可发现颅骨及颅内等肿瘤性或其他病变，有利于选择治疗措施和判断预后。

4. 心理社会评估　因尿崩症患儿多饮、烦渴、多尿会影响患儿及家长睡眠而引起疲劳以及精神焦虑，另外也有精神因素引起多饮、多尿症状，所以护士应细心观察、认真评估患儿的心理问题。

【治疗原则】特发性用垂体加压素替代治疗，常用鞣酸加压素混悬液、去氨加压素。器质性尿崩症患儿需治疗原发病，如切除肿瘤等。

【常见护理问题】①排尿异常。②体液不足。③焦虑。

【护理措施】

1. 一般护理　患儿夜间多尿，白天容易疲倦，要注意保持安静舒适的环境，有利于患儿

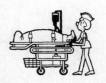

休息。详细记录患儿的排尿次数、尿量及 24 小时入量，注意每天的出入量是否平衡，每天测量体重 1 次。

2. 症状护理

（1）多尿 多尿常影响患儿睡眠而软弱无力，须防止跌伤。夜间每 2～3 小时唤醒患儿排尿，以避免尿床。床垫及床单要保持清洁和干燥，预防尿频引起的臀部皮肤糜烂。

（2）脱水（高渗） 准确记录出入水量，监测尿相对密度变化、血清钠与钾的水平。观察患儿口渴情况、神志是否清醒，并每天测量体重，以便发现有无体液丢失。为患儿提供充足的饮水，保持床旁有饮料可供随时饮用，注意水的总入量应与尿量相等。如患儿出现意识障碍等高渗脱水表现时，遵医嘱及时给予胃肠外补液或抗利尿激素和相应的护理。

3. 饮食护理 给予患儿营养丰富的低盐饮食，饭前少饮水，以营养丰富的菜汤或饮料代替饮水，但要注意避免少饮水引起的脱水。

4. 用药护理 向家长及患儿介绍治疗尿崩症的主要药物及各种药物的特点、用药的注意事项、药物的毒副作用、用药过量或剂量不足的危害，并指导使用的具体方法。鞣酸加压素混悬剂是治疗尿崩症的常用药物，用前应稍加温并摇匀（其有效成分在棕色沉淀物中），用 1mL 注射器抽取药物，剂量要准确，宜深部肌内注射，要注意每次更换注射部位，以防止皮下硬结形成，发生硬块时给予热敷。同时，用药期间注意观察有无面色苍白、腹痛、恶心等不良反应，一旦出现应立即报告医师。药物 1-脱氧-8-D-精氨酸加压素滴鼻剂，抗利尿作用甚强，效果持久，加压作用弱，为目前首选药物，在应用中应防止水中毒，该药偶可见头痛、血压增高等不良反应。氯磺丙脲、卡马西平、氯贝丁酯等药物有食欲不振、恶心、呕吐、肝功能损坏等不良反应，应注意观察。

5. 心理护理 尿崩症患儿多饮、烦渴、多尿，易产生疲劳以及精神焦虑，同时要终生用药，对患儿及家长心理造成不良影响，对控制病情不利，护士应了解患儿及家长的心理状态，及时发现问题，并根据患儿病情、性格特点及个人需求爱好采取针对性措施，帮助他们消除不良心理，增强战胜疾病的信心。

6. 出院指导

（1）向家长及患儿解释尿崩症的治疗措施，教给家长本病的护理方法及注意事项，强调遵医嘱终生用药，要求患儿随身携带病历卡及现用治疗药物，以备紧急状态下使用。

（2）患儿由于多尿、多饮，要嘱家长在患儿身边备足温开水。

（3）注意预防感染，尽量休息，适当活动。

（4）门诊定期随访，每6个月进行1次头颅CT检查，以便早期发现颅内占位性病变。

第五节　儿童糖尿病

糖尿病（Diabetes mellitus）是由于胰岛素绝对或相对缺乏引起的糖、脂肪、蛋白质代谢紊乱，致使血糖增高、尿糖增加的一种病证。糖尿病可分为原发性和继发性两类，以原发性占绝大多数。原发性又分两型：胰岛素依赖型（IDDM，即Ⅰ型）和非胰岛素依赖型（NIDDM，即Ⅱ型）。儿童糖尿病绝大多数为Ⅰ型。病情多较成人重，易引起酮症酸中毒。早期血糖控制不满意的患儿，可于1～2年内发生白内障。晚期患儿因微血管病变导致视网膜病变及肾功能损害，出现蛋白尿、高血压等糖尿病肾病表现。一部分控制不良的患儿可发生生长发育落后、智力落后等糖尿病侏儒症（Mauriac综合征）。儿童糖尿病的发病年龄一般多见于10～14岁，婴幼儿糖尿病较少，秋、冬季节相对高发。随着我国社会经济发展和生活方式的改变，儿童糖尿病亦有逐年增高的趋势。糖尿病的发生与种族、地理环境、生活方式、饮食、感染等有关。近年研究有表明Ⅰ型糖尿病的发生与胰岛自身免疫、遗传易感性及环境因素密切相关。但确切的病因仍不清楚。

Ⅰ型糖尿病起病较急，多数患儿表现为多尿、多饮、多食和体重下降，称"三多一少"。婴幼儿可有遗尿或夜尿增多。部分患儿起病缓慢，表现为精神不振、疲乏无力、体重逐渐减轻等。约有40%患儿首次就诊即表现为糖尿病酮症酸中毒，常由于急性感染、过食、诊断延误或突然中断胰岛素治疗等而诱发，且年龄越小者发生率越高。此时除多尿、多饮、体重减少外，还有恶心、呕吐、腹痛、食欲不振，并迅速出现脱水和酸中毒征象，皮肤黏膜干燥，呼吸深长、呼气中有酮味，脉搏细速，血压下降，随即可出现嗜睡、昏迷甚至死亡。

【护理评估】

1. 健康史　询问家族中是否有人患有糖尿病。询问患儿是否经常发生皮肤疮疖及遗尿现象，是否进行过糖尿病治疗及用药情况。

2. 身体状况　询问起病之前有无急性感染史，是否有恶心、呕吐、食欲不振、精神呆滞、软弱无力等情况。了解有无多尿、多饮、多食、体重下降等症状，评估患儿有无呼吸深长、呼吸中有无酮味等糖尿病酮症酸中毒的表现，是否有无皮肤弹性差，眼窝凹陷等脱水

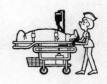

体征。

3. 辅助检查　①尿液检查：尿糖阳性，其呈色强度可粗略估计血糖水平。餐前半小时内的尿糖定性更有助于胰岛素剂量的调整。尿酮体阳性提示有酮症酸中毒。尿蛋白阳性提示可能有肾脏的继发损害。②血糖：空腹全血或血浆血糖分别≥6.7mmol/L、≥7.8mmol/L。每日内任意时刻（非空腹）血糖≥11.1mmol/L。③葡萄糖耐量试验：仅用于无明显临床症状、尿糖偶尔阳性而血糖正常或稍增高的患儿。通常采用口服葡萄糖法：试验当日自0时起禁食，在清晨按1.75g/kg口服葡萄糖，最大量不超过75g，每克加水2.5mL，于3～15分钟服完，在口服前（0分钟）和口服后60分钟、120分钟和180分钟，各采静脉血测定血糖和胰岛素含量。正常人0分钟血糖<6.2mmol/L，口服葡萄糖后60分钟和120分钟时血糖分别低于10.0mmol/L和7.8mmol/L，糖尿病患儿的120分钟血糖值>11mmol/L，且血清胰岛素峰值低下。④糖化血红蛋白（HbA_{1c}）检测：明显高于正常（正常人<7％）。⑤血气分析：酮症酸中毒时，pH值<7.30，HCO_3^-<15mmol/L时即证实有代谢性酸中毒存在。⑥其他：胆固醇、三酰甘油及游离脂肪酸均增高，胰岛细胞抗体可呈阳性。

4. 心理社会评估　评估患儿及家长是否了解本病治疗的长期性、艰巨性，及家长是否因担心疾病预后、学习生活、经济情况等问题而有焦虑情绪。评估患儿及家长对糖尿病的认识程度和所持态度。

【治疗原则】①饮食控制与运动锻炼相结合。②防治低血糖和酮症酸中毒。③胰岛素替代疗法。

【常见护理问题】①营养失调。②排尿异常。③有感染的危险。④知识缺乏。⑤潜在并发症：酮症酸中毒、低血糖或低血糖昏迷。

【护理措施】

1. 一般护理　患儿因免疫功能低下易发生感染，特别是皮肤感染。应经常洗头、洗澡，保持皮肤清洁。勤剪指甲，避免皮肤抓伤、刺伤和其他损伤。如有毛囊炎或皮肤受伤时应及时治疗。做好会阴部护理，防止泌尿道感染。如发生感染，需用抗生素治疗，以免加重感染或酮症酸中毒发生。每周测体重1次，待病情稳定后，根据患儿年龄定期测体重与身长，因生长速度可作为儿童糖尿病代谢障碍得到控制的1个指标。

2. 饮食护理　遵医嘱给低糖饮食或按营养师要求提供饮食。营养需要量与相同年龄、性别、体重及活动量的健康儿相似。控制饮食是护理工作的重要环节，用易懂的语言向患儿及家属讲解其重要性与具体做法，使之自觉遵守。每天所需总热量（kcal）＝1000＋（年龄×70～100）。食物的成分为：糖类占50%～55%，蛋白质占20%～20%，脂肪占30%。全日热量分三大餐和三次点心，早、中、晚分别占2/10、3/10、3/10，上午和下午的餐间点心各0.5/10，睡前点心为1/10。每当游戏运动多时给少量加餐或减少胰岛素用量。食物应富含蛋白质和纤维素，限制纯糖和饱和脂肪酸。饮食需定时定量，并督促患儿吃完每餐所给食物，勿吃额外食品。详细记录进食情况。饮食控制以能保持正常体重，减少血糖波动，维持血脂正常为原则。

3. 症状护理

（1）多尿与烦渴　患儿多尿与烦渴由高渗利尿引起，需详细记录出入水量。对多尿患儿应及时提供便盆并协助排尿，对遗尿儿童夜间定时唤醒排尿。尿糖刺激会阴部可引起瘙痒，需每天清洗局部2次，婴儿需及时更换尿布。对烦渴儿童提供足够的饮用水，防止脱水发生。

（2）酮症酸中毒　①立即建立2条静脉通路，一条为纠正脱水酸中毒快速输液用，常用生理盐水20mL/kg，在半小时至1小时输入，随后根据患儿脱水程度继续输液。另一条静脉通路输入小剂量胰岛素降血糖，最好采用微量输液泵调整滴速，保证胰岛素匀速滴入。②密切观察并详细记录体温、脉搏、呼吸、血压、神志、瞳孔、脱水体征、尿量等。③及时遵医嘱抽血化验血糖、二氧化碳结合力、尿素氮、血钠血钾、血气分析。每次排尿均应查尿糖及尿酮。

（3）低血糖　当注射胰岛素过量或注射后进食过少可引起低血糖。表现为突发饥饿感、心慌、软弱、脉速、多汗。严重者出现惊厥、昏迷、休克甚至死亡。低血糖多发生于胰岛素作用最强时，有时可出现苏木杰现象（即午夜至凌晨出现低血糖而清晨血糖又增高）。应教会患儿及家长识别低血糖反应，一旦发生立即平卧，进食糖水或糖块，必要时静脉注射50%葡萄糖注射液。

4. 用药护理　根据血糖、尿糖监测结果，每2～3天调整胰岛素剂量1次，直至尿糖呈色试验不超过"＋＋"。糖尿病患儿每次注射胰岛素时尽量用同一型号的1mL注射器以保证剂量绝对准确。按照先正规胰岛素（RI）、后珠蛋白胰岛素（NPH）顺序抽取药物，混匀后注射。注射部位可选用股前部、腹壁、上臂外侧、臀部，每次注射须更换部位，注射点之间至少相隔1～2cm，1个月内不要在同一部位注射2次，以免局部皮下脂肪萎缩硬化。注射后应及时进食防止低血糖反应。

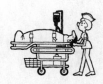

5. 心理护理　糖尿病需终生用药、行为干预与饮食管理，给患儿及家长带来很大的精神负担。能否坚持并正确执行治疗方案，是治疗成败的关键。护士应耐心介绍疾病有关知识，针对患儿不同年龄发展阶段的特征，提供长期的心理支持，帮助患儿保持良好的营养状态、适度的运动、并建立良好的人际关系以减轻心理压力。指导家长避免过于溺爱或干涉患儿的行为。应帮助患儿逐渐学会自我护理，以增加其战胜疾病的信心。

6. 出院指导

（1）出院后严格遵守饮食控制。解释每天活动锻炼对降低血糖水平、增加胰岛素分泌、降低血脂的重要性。

（2）教会正确抽吸和注射胰岛素的方法，并定期随访以便调整胰岛素用量。

（3）鼓励和指导患儿及家属独立进行血糖和尿糖的检测，教会患儿或家长用纸片法检测末梢血糖值，用班氏试剂或试纸法做尿糖监测。

（4）教育患儿随身携带糖块及卡片，写上姓名住址、病名、膳食治疗量、胰岛素注射量、医院名称及负责医师，以便任何时候发生并发症可立即救治。

第六节　儿童性早熟

任何性发育特征初显年龄较正常儿童平均年龄提前 2 个标准差以上，即儿童性发育启动年龄显著提前者称为性早熟。目前普遍认为，女孩在 8 岁、男孩在 9 岁以前出现第二性征者临床可判断为性早熟。本病女孩较多见，男女之比约为 1∶4。性早熟按下丘脑-垂体-性腺轴功能是否提前发动，分为中枢性（真性）和外周性（假性）两类。①中枢性性早熟又称真性性早熟，由于下丘脑-垂体-性腺轴功能过早启动，促性腺激素释放激素脉冲分泌，患儿除有第二性征的发育外，还有卵巢或睾丸的发育。性发育的过程和正常青春发育的顺序一致，只是年龄提前。②外周性性早熟，亦称假性性早熟，是非受控于下丘脑-垂体-性腺轴功能所引起的性早熟，有第二性征发育，有性激素水平升高，但下丘脑-垂体-性腺轴不成熟，无性腺的发育。

中枢性性早熟的临床特征是提前出现的性征发育与正常青春期发育程序相似，女孩首先表现为乳房发育，男孩首先表现为睾丸增大。在性发育的过程中，男孩和女孩都有骨骼生长加速和骨龄提前，儿童早期身高虽较同龄儿高，但成年后反而较矮小。而外周性性早熟的发育过程与上述规律迥异。男孩性早熟应注意睾丸的大小，若睾丸容积＞3mL，提示中枢性性早熟。如果睾丸未增大，但男性化进行性发展，则提示外周性性早熟，其雄性激素可能来自肾上腺。颅内肿瘤所致者在病程中早期常仅有性早熟表现，后期始见颅压增高、视野缺损等定位征象，需加以警惕。

【护理评估】

1. 健康史　询问女孩阴道出血的时间、出血量、颜色及持续时间等情况，有无服用内分泌药物等。男孩有无声音变低沉、阴茎增长、增粗等。患儿是否有身高、体重增长过快。

2. 身体状况　观察患儿乳房、睾丸、阴囊、腋毛、阴毛等发育情况，女孩有无乳房发育，男孩睾丸容积是否增大，阴囊皮肤是否变红变薄。观察患儿的身高及体重增长情况。观察患儿是否伴有头痛、呕吐、视野缺损等颅内压增高的症状和体征。

3. 辅助检查　①骨龄测定：可摄左手和腕部 X 线正位片，判断骨骼发育是否超前。②B超检查，检查女孩卵巢及子宫发育情况，男孩睾丸和肾上腺皮质等部位。③若疑有脑肿瘤或肾上腺皮质瘤病变，可做头颅或腹部 CT 或 MRI 检查。④血清、尿液激素的测定，睾酮和雌二醇浓度增高可见于性腺肿瘤，先天性肾上腺皮质增生患儿，血清 17-羟孕酮含量和尿液17-酮类固醇排出量增高。⑤做促性腺释放激素刺激试验，对诊断体内原性性早熟诊断有帮助。

4. 心理社会评估　由于性早熟，身体已经发育到成年了，而思维方式、心理状态、社会经验、生活能力还是个孩子，如 8 岁的孩子来月经，自己却不会处理，更不知如何保护自己，给孩子以后的正常生活带来很多麻烦，另外性成熟发生早恋机会多，所以性早熟儿童的心理社会评估尤为重要。

【治疗原则】性早熟确诊后有因可查的，可作病因治疗。对肿瘤患儿，应争取早期诊断和手术治疗。甲状腺功能减退用甲状腺激素治疗，先天性肾上腺皮质增生用皮质醇类激素治疗。

【常见护理问题】①生长发育改变。②自我概念紊乱。③知识缺乏。

【护理措施】

1. 一般护理　指导患儿及家属积极配合，做好各项检查前的准备。由专人定期用同一标尺对患儿进行身高测量，以保证其准确性。做好阴部护理，若外阴有炎症表现，用高锰酸钾溶液坐浴及抗感染治疗。

2. 饮食护理　避免给孩子购买含有激素的各种保健药和补药，如花粉、蜂王浆、人参、

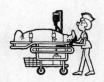

鸡粉、牛初乳，同时，要注意孩子营养均衡，注意反季节蔬菜和水果、人工养殖的虾多是快速催熟的，不宜给孩子吃。油炸类食品，特别是炸鸡、炸薯条和炸薯片也不宜给孩子吃。

3. 症状护理　颅内压增高，详见第二章第四节相关内容。

4. 用药护理　促性腺激素释放激素类似物达菲林为白色混悬液，注射前轻轻摇动药瓶，抽吸时不要丢失药液以保证剂量，注射时宜选用较大针头并经常更换注射部位，现配现用。本药不良反应主要有少量阴道出血、皮肤过敏、肝功能异常、白细胞和血小板减少及疲劳、倦怠感等，注射部位出现疼痛、硬结、发红；重复注射可能引起第二性征及阴道出血暂时性加重。因此在治疗过程中，严密观察患儿用药反应，定期进行 GnRH 刺激试验，测定 LH 和 FSH，以便根据个体变化及时调整用药剂量。

5. 心理护理　由于本病的外在表现与患儿的实际年龄不相符，使患儿的心理压力过大，造成患儿孤独、抑郁、自责、焦虑，甚至产生攻击性或破坏性行为，因此对患儿和家属做好心理护理尤为重要。告知本病的有关知识，并在治疗过程中多鼓励，帮助其处理好心理上的矛盾，增强其信心，解除思想顾虑，积极配合治疗。本病治疗时间较长，应持之以恒，不要半途而废；在患儿性发育阶段，告知家属注意保护患儿，避免遭受凌辱，造成心身创伤，并防止产生攻击或破坏性行为。

6. 出院指导

(1) 告诫家长不能过早让孩子服用滋补品，以及性激素类物质的意外侵蚀，杜绝人为因素给儿童带来的伤害，有效控制性早熟。

(2) 随着性发育征象的出现，患儿的身心将有许多变化，因此，要根据患儿的年龄及所处的文化背景，进行适时、适量、适度的性教育，包括生理特点和性卫生保健知识的宣教，使他们能正确对待自身变化，了解、掌握月经期的保健知识。

(3) 由于性早熟的发生，孩子早恋提前了。因此，要提早教育孩子正确处理和应对早恋。

（叶政居　周金艳）

第 十 二 章
免疫性疾病患儿的护理

　　免疫（Immunity）是机体的一种生理性保护机制，其本质为识别自身，排除异己，人类免疫系统是由细胞和体液成分协同构成的动态网络。它具有三种基本功能：抵防病原微生物及毒素的侵袭；清除衰老、损伤或死亡的细胞组织，稳定机体内环境；免疫监视，识别和清除自身突变细胞和外源性非自身异质性细胞。免疫功能失调或紊乱，可致异常免疫反应，如免疫反应过低，可发生反复感染和免疫缺陷病；异常过高的免疫反应，可引起变态反应或自身免疫性疾病。在儿童时期发生的自身免疫性疾病种类较多，本章主要介绍：原发性免疫缺陷病、风湿热、幼年类风湿关节炎、过敏性紫癜和皮肤黏膜淋巴结综合征。

第一节　原发性免疫缺陷病

　　原发性免疫缺陷病（Primary immunodeficiency disease，PID）是免疫系统先天性发育不良而导致机体免疫功能低下的一组临床综合征。多发生于婴幼儿，临床上以免疫功能低下，易发生反复而严重的感染，同时伴有免疫稳定和免疫监视功能异常为特征。按免疫缺陷性质的不同，可分为抗体免疫缺陷病、T细胞免疫缺陷病、联合免疫缺陷病、补体缺陷及吞噬细胞缺陷。临床以体液免疫缺陷和联合免疫缺陷常见，其次为细胞免疫缺陷，其余较少见。

　　原发性免疫缺陷病的病因目前不清楚，可能与遗传因素、宫内感染或多种因素导致的免

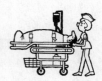

疫系统先天发育缺陷，如抗体缺陷（体液免疫缺陷）、细胞免疫缺陷、联合免疫缺陷有关。其共同的临床表现为反复和慢性感染，自身免疫性疾病和肿瘤。但不同的免疫缺陷有不同的临床特征。如胸腺发育不全表现为难以控制的低钙抽搐、先天性心脏病、特殊面容（眼距宽，人中短，小下颌，低位耳伴切迹）。联合免疫缺陷病多于 1 岁左右死亡，先天性胸腺发育不全症多数患儿因严重低钙抽搐于生后 1 周死亡。

【护理评估】

1. 健康史 了解有无感染、免疫缺陷、自身免疫和恶性肿瘤的家族史。了解患儿家族中是否有因感染致早年死亡的成员及家族中有无阳性家族史。如无阳性家族史，应了解有无过敏性疾病、自身免疫性疾病和肿瘤病。评估患儿脐带是否有延迟脱落的现象，有无严重麻疹或水痘病史，有无输血、血液制品和移植物抗宿主反应史，有无脊髓灰质炎活疫苗接种后麻痹现象的发生。

2. 身体状况 了解患儿是否有反复感染（细菌，病毒和真菌）、肢体协调动作差、动作不稳、眼球震颤、语言不清等情况。评估患儿有无体重下降、发育滞后、营养不良、贫血、肝脾大。是否存在皮肤疖肿、口腔炎、牙周炎和鹅口疮等感染现象。有无特殊面容如人中短、眼距宽、下颌骨发育不良、耳郭低位并有切迹等。检查有无淋巴组织发育不良和扁桃体不发育或缺如的情况。

3. 辅助检查 ①体液免疫功能测定：免疫球蛋白测定：IgG 在 2.5g/L 以下，IgA 和 IgM 各在 0.1g/L 以下可认为是缺乏。②细胞免疫功能测定：外周血淋巴细胞计数少于 1.2×10^9/L 提示细胞免疫缺陷。

4. 心理社会状况 了解患儿家庭的经济状况及父母角色是否称职。了解患儿家长对疾病性质、发展、预后以及防治知识的认识程度。评估患儿家长焦虑或恐惧的程度。

【治疗原则】

1. 使用抗生素以清除或预防细菌、真菌等感染。

2. 对患儿实行保护性隔离，尽量减少与感染源的接触。

3. 静脉注射丙种球蛋白等进行替代治疗。

4. 通过骨髓移植、胎肝移植、胎儿胸腺移植、脐血干细胞移植等免疫重建与基因治疗以恢复免疫功能。

【常见护理问题】①有感染的危险。②焦虑。

【护理措施】

1. 一般护理　患儿应给予保护性隔离，不与感染性疾病患儿接触。病室空气新鲜，避免着凉、感冒。医护人员操作前应严格消毒、戴口罩，并做好患儿口腔及皮肤的护理。

2. 饮食护理　选择易消化、富营养、有足够热量、蛋白质和维生素的饮食。因母乳中含有抗感染因子及各种适合婴儿的营养素，应鼓励小婴儿采用母乳喂养。所用食具定期消毒。

3. 症状护理　密切观察患儿的体温变化，注意有无感染迹象，如出现发热、咳嗽、腹泻、鹅口疮、皮肤感染等情况，及时按医嘱给予抗生素。

4. 用药护理　有细胞免疫缺陷的患儿应禁种活疫苗或菌苗，以防发生严重感染。T 细胞免疫缺陷的患儿不宜输新鲜血制品，以防发生移植物抗宿主反应。患儿一般不作扁桃体和淋巴结切除术，脾切除术为禁忌，糖皮质激素类药物应慎用。在使用免疫球蛋白等血液制品时，应注意观察有无过敏反应，防止发生意外。

5. 心理护理　年长儿因反复感染、自幼多病，易产生焦虑、孤独、沮丧、恐惧心理，应经常和患儿及家长交谈，了解患儿心理活动，及时给予心理支持，帮助其树立战胜疾病的信心。

6. 出院指导

(1) 向患儿家长介绍预防感染的护理知识，强调其重要性。观察患儿健康状况，发现有感染迹象时应及时就诊。

(2) 指导合理喂养，以提高机体抵抗力。

(3) 教育患儿以一个相对正常的方式生活，如与其他健康儿童一起玩耍、上学。

(4) 对于家族成员中有遗传免疫缺陷患儿的家庭。建议进行遗传学咨询；对曾生育过免疫缺陷患儿的孕妇，指导其早期进行基因诊断。

第二节　风　湿　热

风湿热（Rheumatic fever）是一种与 A 组乙型溶血性链球菌感染密切相关免疫性炎性疾病。特征是累及心脏、关节、中枢神经系统、皮肤及皮下组织等器官，其中以心脏非化脓性炎症最为常见和严重。急性重症风湿热可导致患儿死亡，慢性反复发作可形成风湿性心脏瓣膜病变。风湿热目前仍为儿童获得性心脏病最重要的病因之一。发病年龄以 5～15 岁多见，

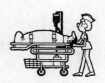

冬春季节和潮湿、寒冷地区发病率高。风湿热预后主要取决于心肌炎的严重程度，心肌炎者易于复发，预后较差。

风湿热的发病与 A 组乙型溶血性链球菌的特殊结构成分和细胞外的产物有关。其基本病变为炎症和具特征性的"风湿小体"（Aschoff 小体）。其主要表现为：①心肌炎：心肌、心内膜、心包均可受累。可出现心动过速、心音减弱、心脏扩大及心律失常。严重病例出现心力衰竭。②关节炎为游走性、多发性的大关节受损，局部有红、肿、热、痛，预后不留畸形。③舞蹈病：以 8～14 岁女性患儿多见，其特征为面部及四肢肌肉不自主、无目的的快速运动，兴奋及注意力集中时加剧，入睡后消失。④皮下结节：好发于肘、腕、膝、踝等关节伸侧。质硬、无痛，可活动、2～4 周可自行消退。⑤环形红斑：常见于躯干及四肢屈侧，呈环形或半环形，色淡或暗红，边缘稍隆起，环内肤色正常。

【护理评估】

1. 健康史　询问患儿病前有无上呼吸道感染的病史。了解家庭居住的气候、环境条件等。既往有无心脏病或关节炎病史。家族成员中有无类似病史。

2. 身体状况　了解患儿有无发热及关节痛；有无面部及四肢肌肉不自主、无目的的快速运动；检查四肢大、小关节有无红、肿、热、痛及活动受限。有无皮疹，尤其躯干及四肢伸侧。听诊有无心音减弱、奔马律及心脏杂音。评估心率加速与体温升高是否成比例。

3. 辅助检查　血沉增快、C-反应蛋白阳性、白细胞计数和中性粒细胞增高、心电图 P-R 间期延长。同时伴有链球菌感染证据，如抗链球菌溶血素"O"、抗链球菌激酶、抗透明质酸酶增高。这些抗体在链球菌感染 1 周后升高，维持 2 个月至数月。

4. 心理社会状况　因风湿热易复发，产生心脏损害，导致慢性风湿性心脏病，严重影响到患儿的生命质量。所以应评估家长有无焦虑，对该病的预后、疾病的护理方法、药物的不良反应、复发的预防等方面的认识程度。对年长儿还需注意评估有无因长期休学带来的担忧，由于舞蹈症带来的自卑等。

【治疗原则】

1. 一般治疗　卧床休息，加强营养，补充维生素 A、维生素 C。

2. 清除链球菌感染　大剂量青霉素静脉滴注，持续 2～3 周。青霉素过敏者可改用红霉素。

3. 抗风湿热治疗　心肌炎时宜早期应用糖皮质激素治疗，总疗程 8～12 周。无心肌炎者可用阿司匹林，总疗程 4～8 周。

4. 舞蹈病的治疗　药物疗效不佳，一般采用支持和对症疗法。可用苯巴比妥、氟哌啶醇、苯海索（安坦）药物治疗。

【常见护理问题】①心输出量减少。②疼痛。③体温过高。④焦虑。

【护理措施】

1. 一般护理　休息可以减轻心脏负担，对已有病变的心脏尤为重要。急性期绝对卧床休息，无心肌炎者 2 周，有心肌炎时轻者 4 周，重者 6～12 周，至急性症状完全消失，血沉接近正常时方可逐渐下床活动，伴心力衰竭者待心功能恢复后再卧床 3～4 周，活动量应根据心率、心音、呼吸、有无疲劳而调节。一般恢复至正常活动量所需时间是，无心脏受累者 1 个月，轻度心脏受累者 2～3 个月，严重心肌炎伴心力衰竭者 6 个月。

2. 饮食护理　应给予易消化、营养丰富的食物。应少量多餐，防止进食过多致胃膨胀压迫心脏而增加心脏的负担。有心力衰竭者适当限制盐和水，详细记录出入水量，并保持大便通畅。

3. 症状护理

（1）心力衰竭　详见第二章第四节相关内容。

（2）关节肿痛　关节肿痛时应注意卧床休息，待肿胀消退，疼痛缓解后逐渐下床活动。关节肿胀疼痛较剧者，抬高患肢，可令其保持舒适的体位，移动肢体时动作轻柔，避免痛肢受压。利用枕头或毛毯支持疼痛部位，以使肌肉放松。指导患儿使用放松技术，如缓慢的深呼吸、全身肌肉放松、看电视、听音乐等。遵医嘱用止痛药或给热敷、按摩、擦浴以减轻局部疼痛。协助患儿洗漱、进食、大小便及个人卫生等活动，满足其基本需要。

4. 用药护理　抗风湿治疗疗程较长，服药期间应注意不良反应。阿司匹林可引起胃肠道反应、肝功能损害和出血。饭后服用或同服氢氧化铝可减少对胃的刺激。加用维生素 K 防止出血。阿司匹林引起多汗时应及时更衣防受凉。泼尼松可引起满月脸、肥胖、消化道溃疡、肾上腺皮质功能不全、精神症状、血压增高、电解质紊乱、抑制免疫等，应密切观察，避免交叉感染及骨折。心力衰竭患儿应用洋地黄制剂治疗，因心肌炎时对洋地黄敏感易出现中毒，每次服用洋地黄前测量脉搏或心率，剂量应为一般剂量的 1/3～1/2，并应注意补钾。婴儿脉率＜90 次/min，年长儿＜70 次/min 时应暂停给药。注意有无恶心、呕吐、心律不齐、心动过缓等不良反应，出现上述症状应通知医师停药，并及时处理。

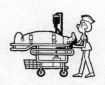

5. 心理护理 关心爱护患儿，耐心解释各项检查、治疗、护理措施的意义，争取合作。及时解除患儿的各种不适感，如发热、出汗、疼痛等，增强患儿战胜疾病的信心。对患有舞蹈病的患儿应做好安全防护，克服自卑心理。只要能坚持治疗和预防，就能改善疾病的预后。

6. 出院指导

（1）指导家长学会病情观察，对患有舞蹈病的患儿应做好安全防护，防止跌伤。做好患儿日常生活安排、饮食、用药、活动量及上学等事项的具体安排。

（2）定期门诊复查，及时发现复发，及时治疗，改善疾病的预后。详细向家长交代预防风湿热复发的重要性及具体做法，如坚持每月肌内注射长效青霉素120万U进行"继发性预防"，对青霉素过敏者可口服红霉素。预防时间最少不短于5年或至25岁。有风湿性心脏病者宜做终生药物预防。

（3）改善居住条件，避免寒冷潮湿，及时控制各种链球菌感染，恢复期不要参加剧烈的活动以免过劳。

（4）风湿热或风湿性心脏病患儿，当拔牙或行其他手术时，术前、术后应用抗生素以预防感染性心内膜炎。

第三节 幼年类风湿关节炎

幼年类风湿关节炎（Juvenile rheumatoid arthritis，JRA）是儿童时期常见的结缔组织病，以慢性关节炎为主要特征。除关节炎症和畸形外，常有不规则的发热、皮疹、肝脾及淋巴结肿大、胸膜炎及心包炎等全身症状和内脏损害。多数预后良好，少数可导致关节永久性损害和慢性虹膜睫状体炎，是造成儿童致残的首要原因。年龄越小，全身症状越重，年长儿以关节症状为主。

根据关节症状与全身症状分为3型：①全身型：约占20%。多见于2～4岁的儿童，弛张型高热是此型的特征，体温高达40℃以上，患儿发热时呈重病容，热退后玩耍如常，发热持续数周至数月。约95%的患儿出现皮疹，呈淡红色斑点或环形红斑，见于身体任何部位，可有瘙痒。皮疹于高热时出现，热退后消失，不留痕迹。②多关节炎型：5个或5个以上关节受累，女性多见，先累及大关节如踝、膝、肘、腕，常为对称性。表现为关节肿、痛、而不发红。早晨起床时关节僵硬（晨僵）是其特点。随病情进展逐渐累及指、趾等小关节。疾病晚期受累关节最终发生强直变形，关节附近肌肉萎缩、运动功能遭受损坏。③少关节炎型：受累关节≤4个者，称为少关节炎型。常侵犯大关节，为非对称性，多无严重的关节活动障碍。

【护理评估】

1. 健康史　了解患儿家族中是否有类似病史。询问患儿发病的时间，有无食欲不振、乏力等不适，是否在寒冷、潮湿等气候时关节肿胀、疼痛加重。

2. 身体状况　询问患儿发热的热程、热型，有无伴发皮疹及发热与皮疹的关系，皮疹的形态与分布。检查有无关节受累，了解受累关节的部位、数目及有无活动受限。评估关节肿胀疼痛及活动受限的程度。了解患儿是否有晨僵现象，是否伴有肢端或指（趾）发冷和麻木感。

3. 辅助检查　①血液检查：白细胞增高，血沉加快，C-反应蛋白增高。②免疫学检测：IgG、IgM、IgA均增高，部分病例类风湿因子和抗核抗体可为阳性。③X线检查：早期可见关节附近软组织肿胀。晚期可见骨质稀疏和破坏，关节腔变窄，关节面融合，骨膜反应和关节半脱位。

4. 心理社会状况　因幼年类风湿关节炎病程长、活动受限，甚至有可能残废，所以应评估患儿及家长有无自卑、恐惧心理，评估患儿及家长对幼年类风湿关节炎了解的程度，了解患儿家庭经济条件，了解家长对患儿的健康状态有何要求。

【治疗原则】

1. 一般治疗　除急性发热外，应适当运动，可采用医疗体育，理疗、热敷、红外线照射、按摩减轻关节强直和软组织挛缩。遗留关节畸形影响功能者可考虑手术治疗。

2. 药物治疗　可选用非类固醇抗炎药，有抗感染、止痛、消肿、改善晨僵和解热作用，为各型类风湿关节炎的首选药物，常用的药物有萘普生、布洛芬、吡罗昔康（炎痛喜康）、吲哚美辛（消炎痛）。无效时加用羟氯喹、青霉胺等。肾上腺皮质激素多用于心肌和眼部病变者，或作为局部用药治疗（如滴眼、关节腔内注射等）。

【常见护理问题】①体温过高。②疼痛。③躯体移动障碍。④焦虑。

【护理措施】

1. 一般护理　急性期卧床休息，防止炎症恶化。急性期过后尽早开始关节的康复护理。口腔溃疡者可用生理盐水清洁口腔，每天2次。被动体位者，应勤翻身、拍背、按摩，防止

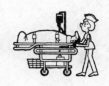

压疮的发生。

2. 饮食护理　JRA 为一种慢性疾病，患儿常关节疼痛、活动减少及常年服药等因素影响食欲与消化功能。应指导患儿家长选择高蛋白、高维生素、高热量食物，多食青菜、水果、香菇、黑木耳等食品，满足人体对维生素、微量元素和纤维素的需求。不宜过多地吃高脂肪食物、动物内脏和海产品，也不宜过多地摄入糖分，因其中含较高的嘌呤，可能会使关节症状加重。患儿长期服药，对胃肠道有很强的刺激性，因而要少量多餐，不宜过多摄入过酸、过辣和过咸的食物，切忌暴饮暴食，以免损伤脾胃的消化吸收功能。

3. 症状护理

（1）发热　密切监测体温变化，注意热型，高热时采用物理或药物降温法，有皮疹者忌用乙醇擦浴。嘱患儿多饮温开水，可补充由高热丢失的水分，维持体液平衡，若患儿出汗多时及时擦干汗液，更换衣服，保持皮肤的清洁，注意勿受凉。

（2）关节肿痛　观察有无晨僵、疼痛、肿胀、热感、运动障碍及畸形。急性期应卧床休息，利用夹板、沙袋等减轻关节疼痛。教给患儿用放松、分散注意力的方法控制疼痛或局部热敷止痛。急性期过后尽早开始关节的康复治疗，康复训练的主要内容是按摩和适当的床上被动或主动锻炼。早期运动有利于保持关节活动功能，促进血液循环，改善关节组织营养。为增加功能锻炼效果，可进行温水浴、热敷及理疗等，这样能增加血液循环，使肌肉松弛，减轻疼痛，便于伸展，促进病变关节充血和水肿液的吸收。因儿童不同于成人，自制力差，要根据患儿的临床症状及年龄，规定每天功能锻炼的时间、次数、数量及关节活动幅度。指导患儿在坐、立、行或卧位时保持正确的体位及姿势，协助患儿做上、下肢吊环、下蹲、折纸、剪纸等。活动锻炼应循序渐进，避免过度疲劳而加重关节疼痛。如运动后关节疼痛肿胀加重可暂时终止运动。对关节畸形的患儿，注意防止外伤。

4. 用药护理　有规律、有周期、按时、足够量的给药疗法是 JRA 综合治疗的重要措施，因此应告知患儿及家长正确遵医嘱用药的重要性。非类固醇抗炎药常见不良反应为胃肠道反应，对凝血功能、肝、肾、中枢神经系统也有影响。长期用药者应每 2～3 个月检查一次血常规和肝、肾功能。应用激素时要告知患儿及家长注意个人卫生，预防感冒及泌尿道感染。

5. 心理护理　患儿高热或关节疼痛，活动受限，家长及患儿精神压力很大，所以应做好家长的心理安慰，配合医护的治疗护理工作，年龄稍大的患儿思想负担重，常出现焦虑、抑郁、恐惧等不良心理状态。护理人员要把 JRA 的发病原因、治疗方法、影响因素、致残情况如实向患儿及家长介绍，使患儿主动地配合治疗护理，树立战胜疾病的信心。帮助患儿克服因慢性病或致残造成的自卑心理，鼓励他们参加正常活动和学习，使其身心得到健康发展。

6. 出院指导　向家长和患儿交代服药的种类、方法、剂量及不良反应的观察，使其配合，自觉坚持长期治疗；向患儿及家长强调不能随便停药、换药、减药；指导家长帮助患儿做被动关节运动和按摩；注意保暖、防冻、防潮并预防感冒；定时门诊复查。

第四节　过敏性紫癜

过敏性紫癜（Anaphylactoid purpura）又称亨-舒综合征（Henoch-schonlein purpura, HSP），是一种以小血管炎为主要病变的血管炎综合征。临床特点为血小板不减少性紫癜，常伴有关节肿痛、腹痛、便血、血尿和蛋白尿。多见于学龄前和学龄期儿童，男孩多于女孩。一年四季均有发病，以冬、春季多见。本病预后一般良好，除少数重症患儿可死于肠出血、肠套叠、肠坏死或神经系统损害外，大多痊愈。肾脏病变常较迁延，可持续数月或数年，约1‰的病例发展为持续性肾脏疾病，大约0.1‰的病例发生肾功能不全。

本病病因尚未明确，可能与食物过敏、药物、微生物、疫苗接种、麻醉、恶性病变有关。近年来，A组溶血性链球菌感染诱发过敏性紫癜的报道较多。其临床表现为：①皮肤紫癜：常为首发症状，常见于下肢和臀部，以下肢伸面为多，对称分布，初起呈紫红色斑丘疹，高出皮肤，继而呈棕褐色而消退。可反复分批出现。②消化道症状：半数以上患儿出现反复的阵发性腹痛，位于脐周或下腹部，疼痛剧烈，可伴呕吐或便血，偶尔发生肠套叠、肠梗阻、肠穿孔。此型临床称为"腹型"。③关节疼痛及肿胀：多累及膝、踝、肘等关节，呈游走性，一般无红、热，有积液，不遗留关节畸形。此型临床称"关节型"。④肾脏症状：约半数患儿有肾脏损害的临床表现，从轻度肾炎到严重的肾衰竭。此型临床称为"肾型"。⑤其他：偶可发生颅内出血，导致失语、瘫痪、昏迷、惊厥，以及肢体麻痹。

【护理评估】

1. 健康史　询问病前是否接触过敏源（如各种感染、食物、药物、预防接种、昆虫叮咬等），既往有无类似发作。

2. 身体状况　观察皮疹的分布、颜色，出疹及消退时间；询问患儿有无腹痛、便血及腹痛程度；询问患儿有无膝、踝、肘等关节疼痛及肿胀；了解患儿大小便的颜色和性状，有无

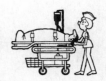

水肿、血压增高等情况。

3. 辅助检查 ①血常规：白细胞正常或增加，中性和嗜酸粒细胞可增高，血小板计数正常甚至升高，出血和凝血时间正常，血块退缩试验正常，部分患儿毛细血管脆性试验阳性。②尿常规：可有红细胞、蛋白、管型，重症有肉眼血尿。③大便隐血实验阳性。④血沉轻度增快。

4. 心理社会状况 因过敏性紫癜可反复发作和并发肾损害，给患儿及家长带来不安和痛苦，故应注意评估父母及患儿心理状况，是否有焦虑存在，评估父母对本病的预后、疾病的护理方法、药物的不良反应、复发的预防等方面的认识程度。对年长儿还需注意评估有无因影响学业带来的担忧。

【治疗原则】主要采取对症和支持疗法，控制感染，去除病因。用安络血、维生素 C 止血，用抗组胺药及钙剂脱敏。急性发作症状严重，如腹型紫癜和合并严重肾脏受损者，可用肾上腺皮质激素，该药能有效地控制症状，但不能防止复发。并发肾炎激素治疗无效者，可试用环磷酰胺。

【常见护理问题】①皮肤受损。②舒适的改变：与关节肿痛、腹痛有关。③排尿异常。④有感染的危险。⑤有出血的危险。

【护理措施】

1. 一般护理 急性期应让患儿绝对卧床休息，避免跌倒或撞击身体引起外伤出血，特别是注意保护头部以免引起颅内出血。病情好转后也要限制活动，以免过劳后导致紫癜加重或重新出现。保持皮肤清洁、干燥，防抓伤、擦伤。衣着宽松、柔软、保持清洁干燥，避免穿化纤类衣服，以减少对皮肤的刺激。

2. 饮食护理 发病初期以素食为主，如小米粥、面片汤等，忌食动物性食物和刺激性食物，如蛋、奶、海鲜类食物及调味品如生葱、干姜、胡椒等。鼓励孩子多食新鲜蔬菜和水果，有消化道出血时，给予无渣流质，出血量多时禁食。

3. 症状护理

（1）关节肿痛 详见本章第二节相关内容。

（2）腹痛 腹痛时卧床休息，尽量有人守护在床边。观察有无腹部绞痛、呕吐、血便。注意大便性状，有时外观正常但潜血阳性。有血便者应详细记录大便次数及性状，留取大便标本，及时送检。注意腹部保暖，避免受凉。腹痛者禁止腹部热敷，以防加重肠出血。遵医嘱给予解痉止痛药。必要时配血，并做好输血准备。

（3）出血　密切观察患儿出血部位、出血量。鼻出血时可用 0.1‰肾上腺素浸润棉球或吸收性明胶海绵填塞。注意观察有无腹痛、呕吐、便血，并及时报告医师。发现患儿烦躁不安、头痛、呕吐时应警惕颅内出血。指导年长儿应用软毛牙刷刷牙，以免损伤牙龈导致出血。

（4）水肿　急性期绝对卧床休息，一般为 1～2 周。待水肿消退，血压正常、肉眼血尿消失后，方可下床轻微活动。详细记录 24 小时出入水量。每天定时测量患儿体重。遵医嘱给予利尿药，并注意观察电解质变化。水肿严重的患儿尽量避免肌内注射或皮下注射，必须注射时要严格无菌技术操作，注射后按压针孔至无渗液为止。

4. 用药护理　使用免疫抑制剂治疗时，注意有无白细胞数下降、脱发、胃肠道反应及出血性膀胱炎等，用药期间要多饮水和定期查血常规。使用肝素过程中注意监测凝血时间及凝血酶原时间。应用糖皮质激素和阿司匹林时应注意观察其不良反应。

5. 心理护理　过敏性紫癜可反复发作和并发肾损害，给患儿及家长带来不安和痛苦，对年长儿可影响到学业，故应针对具体情况予以解释，帮助其树立战胜疾病的信心。急性期出血多时应耐心与患儿解释，消除其恐惧心理。

6. 出院指导

（1）经过治疗紫癜消失 1 个月后，方可恢复动物蛋白饮食。恢复的原则是：含动物蛋白的饮食逐步添加，3 天加一种，吃后无致敏因素过敏反应再加第 2、第 3 种，这样既保证了安全，也有利于发现过敏源为何种动物蛋白，鼓励孩子多食新鲜蔬菜和水果。

（2）注意气候变化，及时为患儿增减衣服，注意保暖，预防感冒。治疗期间不要带患儿到冷空气或人群密集的环境中去，避免剧烈运动，防止过度疲劳，减少感染机会。病情好转后也要限制活动，以免过劳导致紫癜加重或紫癜重新出现。鼓励孩子适当锻炼身体，增加抵抗力，避免感冒等感染性疾病。

（3）家长要督促患儿按时服药，遵医嘱定期复查，注意检查尿常规及肾功能，以便及时治疗可能出现的肾损害。

（4）在病情未痊愈之前，不要接种各种预防疫苗，痊愈 3～6 个月后，才能进行预防接种，否则可能导致此病的复发。

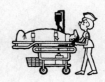

第五节　川　崎　病

川崎病（Kawasaki disease）又名皮肤黏膜淋巴结综合征（Mucocutaneous lymphnode syndrome），是一种以全身性中、小动脉炎性病变为主要病理改变的急性发热性出疹性疾病。发病年龄以婴幼儿多见，80％在5岁以下，其临床特点为急性发热、皮肤黏膜病损和淋巴结肿大。可以引起冠状动脉病变，为儿童后天获得性心脏病的最重要的原因之一；心肌梗死是主要死因。

其主要临床表现为：①发热：发热持续5天以上，呈稽留热或弛张热，抗生素治疗无效。②皮疹：躯干部出现多形性荨麻疹、红斑或猩红热样皮疹，无水疱或结痂。③肢端变化：早期手足硬性水肿，继之手掌和脚底出现红斑。体温下降时，指、趾端出现膜状脱皮，此为本病特征。④黏膜表现：双眼球结膜充血，口唇干燥潮红、皲裂、杨梅舌。⑤淋巴结肿大：单侧颈部淋巴结非化脓性肿大。

【护理评估】

1. 健康史　询问患儿近期有无细菌及病毒感染病史。了解出疹时间、形态和分布。

2. 身体状况　询问发热程度及热程，判断热型。检查有无皮疹、手足硬肿指、趾端膜状脱皮、双眼球结膜充血、口腔咽部黏膜充血、唇红干燥皲裂及淋巴结肿大。评估有无心脏、肝脏受累的症状和体征。

3. 辅助检查　①血液检查：轻度贫血，白细胞计数升高，血沉增快，C-反应蛋白增高，免疫球蛋白增高，为炎症活动指标。②心血管系统检查：有心脏受损者可见心电图和超声心动图改变。二维超声心动图是诊断及随访冠状动脉病变的最佳方法。③脑脊液白细胞增高，以淋巴细胞增高为主。④尿沉渣中白细胞数增多，轻度蛋白尿。

4. 心理社会状况　了解父母对本病的预后、疾病的护理方法、药物的不良反应、复发的预防等方面的认识程度。对年长儿还需注意评估有无因不能参加剧烈体育运动带来的担忧。评估家长是否焦虑或焦虑的程度。

【治疗原则】除对症支持疗法外，主要是减轻血管炎症和对抗血小板凝集，并预防冠状动脉瘤及动脉栓塞。常用大剂量丙种球蛋白和阿司匹林治疗。

【常见护理问题】①体温过高。②口腔黏膜的改变。③皮肤完整性受损。④潜在并发症。

【护理措施】

1. 一般护理　急性期患儿应卧床休息，保持皮肤清洁干燥，防止受凉。每天开窗通风2～3次，维持室温为20℃～22℃，湿度为50%～60%。保持室内空气新鲜，安静、舒适。

2. 饮食护理　由于患儿发热、口腔黏膜充血、糜烂影响其食欲，甚至不肯进食，为保证机体需要，增强机体抵抗力，应给予富含各种营养素易消化的半流质饮食，避免摄入过热、过硬、辛辣等刺激性食物，食物宜温凉。不能自己进食的患儿给予耐心喂食，必要时给予静脉营养，尚未断奶的患儿则要求其母亲多进食营养丰富的食品，特别要增加每天所进液体量（肉汤、鸡汤、鱼汤等），以求增加奶量和提高奶的质量。患儿体温恢复正常后，则给予高蛋白、高热量、高维生素饮食，有利于机体迅速康复。

3. 密切观察病情变化

（1）发热　监测体温，观察热型及伴随症状，高热时以物理降温为主，可使用冰袋降温、温水擦浴，同时鼓励患儿多喝开水，静脉补充液体。及时记录体温变化，必要时遵医嘱使用药物降温。退热期间及时擦干汗液，及时更换衣服，防止受凉。

（2）皮肤黏膜病损　观察口腔黏膜有无糜烂、溃疡，每天口腔护理2～3次，晨起、睡前、餐前、餐后漱口，以保持口腔清洁，防止继发感染与增进食欲，口腔溃疡涂碘甘油以消炎止痛，口唇干裂时涂护唇油。患儿出现红色荨麻疹，多形性红斑，四肢出现硬性水肿时，应保持皮肤清洁，患儿衣服要求柔软、干净，同时保持床单干燥平整。勤剪指甲，防止抓伤、擦伤皮肤。当出现指（趾）端膜状脱皮时，要反复告诉患儿及家长，指端脱屑时应让其自然脱落，不要人为撕拉、啃咬手指，以免引起出血及感染。

（3）冠状动脉病变　密切监测患儿有无心血管损害的症状，观察患儿的精神状态、心电图改变、心率、心律、心音强弱、面色变化，每4小时测量1次，如心率加快、心律不齐、心音遥远、心尖部闻及收缩期杂音，提示冠状动脉损害。需卧床休息，心电监护，做好抢救药物和物品的准备。输液过程中护理人员加强巡视，严格控制输液速度和输液量，以免发生心功能不全。

4. 用药护理　丙种球蛋白可明显减少冠状动脉病变发生，丙种球蛋白是一种异性蛋白，容易引起过敏反应，开始速度宜慢，无不良反应可加快速度，输液过程中严密观察面色、神志、体温、皮疹等，如有异常立即处理。避免与头孢哌酮钠、哌拉西林同一条静脉输入，因为两者可产生配伍禁忌引起凝结，尽量单一静脉输入。阿司匹林具有抗炎、抗凝作用，是治

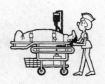

疗川崎病的主要药物，应保证准确及时给药。阿司匹林胃肠道反应较大，易引起恶心、呕吐，长期使用可诱发溃疡病甚至出血，可同服氢氧化铝，以减少对胃的刺激，加用维生素 K 防止出血。肠溶阿司匹林应在餐后服用，减少对胃肠道刺激，如有呕吐应准确估算药量，重新补吃，保证药物剂量。同时，阿司匹林可引起肝功能损害，应定期复查肝功能。阿司匹林引起多汗时应及时更换衣物，防止受凉。

5. 心理护理　冠状动脉瘤是川崎病最严重的并发症，家长往往表现为焦虑、恐惧。因此，应根据家长的文化程度，耐心解释川崎病的临床特点、疾病病程、治疗效果和预后，使家长和患儿消除焦虑情绪，做到与医护人员密切配合。丙种球蛋白价格昂贵，应向家长说明此药的重要性，尽早使用，以减少冠状动脉损害。

6. 出院指导

（1）向家长说明必须遵医嘱服用阿司匹林，避免漏服，观察药物不良反应。

（2）注意休息，避免剧烈活动。多吃新鲜蔬菜、水果，多饮水，保持大便通畅。

（3）定期复查血小板、血沉，并强调按期复查的重要性。无冠状动脉病变患儿于出院后1、3、6 个月及 1～2 年进行一次全面检查（包括体检、心电图、超声心动图）。对所有残留有冠状动脉病变的患儿密切随访，每隔 6～12 个月复查一次。

（4）应用丙种球蛋白的患儿 11 个月内不宜进行麻疹、风疹、腮腺炎等疫苗的预防注射。

（刘珍如　欧阳剑波）

第 十 三 章
遗传代谢性疾病患儿的护理

遗传性疾病是人体由于遗传物质结构或功能改变所导致的疾病，简称遗传病（Genetic disease）。遗传病可分为染色体病（21－三体综合征）、基因病（苯丙酮尿症、糖原累积病）及体细胞遗传病（肿瘤）3 类。遗传代谢性疾病是由于维持机体正常代谢所必需的某些由蛋白或多肽组成的酶、受体、载体及膜泵生物合成发生遗传缺陷，即编码这类多肽的基因发生突变而致病。大多为单基因病，属常染色体隐性遗传。近年来，随着重组 DNA 技术的问世和人类基因组计划的实施，医学遗传学取得了突飞猛进的发展，人们对遗传性疾病的认识已从细胞水平进入分子水平，由于分子生物学技术的飞速发展，使人们对众多疾病的发病机制有了新的认识，并在诊断、治疗和预防方面开拓了新途径。目前已知的遗传代谢性疾病已超过 4000 余种，本章主要介绍：21－三体综合征、苯丙酮尿症、糖原累积病。

第一节　21－三体综合征

21－三体综合征（21－Trisomy syndrome）又名先天愚型或 Down 综合征（简称 DS）。它是人类最早发现，最为常见的染色体畸变疾病，占儿童染色体病的 70%～80%。本病的细胞遗传学特征是 21 号常染色体呈三体征。在我国活产婴儿中的发病率为 0.5‰～0.6‰，男性多于女性（1.65：1）。本病发病率随孕妇年龄增高而增加。临床主要特征为智能障碍。

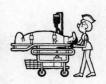

21-三体的形成是由于在亲代之一的配子形成时或在妊娠初期受精卵卵裂时出现染色体不分离，使一个配子含多余染色体，另一个配子染色体有缺失，受精后形成异常的三体型或单体型子代细胞。由于单体型患儿多不能存活，故一般只能出生三体型后代。本病根据染色体核型可分为三型：①标准型；②嵌合型；③易位型。本病在自然流产中较常见，75%的患儿可能在胎儿早期夭折死亡，多见于孕3个月内，仅20%～25%的DS胎儿能怀孕至出生。出生后患儿抵抗力低下，易感染，如伴有其他先天畸形则死亡率较高，目前统计DS平均寿命可达50岁。

【护理评估】

1. 健康史　了解家庭中是否有类似病史。询问父母是否近亲结婚。母亲妊娠年龄，母孕期是否接触放射线，化学药物及患感染性疾病。患儿是否有智力低下及体格发育较同龄儿落后。

2. 身体状况　观察患儿出生时是否有明显的特殊面容：头颅小而圆、颅缝宽、前囟大，新生儿时可见第三囟门，头发细软而较少，眼距宽，眼裂小，内眦赘皮，外眼角上翘，斜视及常见晶状体混浊，鼻梁低平，外耳小，耳位低，耳郭畸形，硬腭窄小，唇厚舌大，常张口伸舌，流涎多，颈短、颈蹼，通贯手。评估患儿是否有智力低下，测量身高体重，检查患儿是否体格发育迟缓，检查患儿是否有心脏杂音及是否伴有其他器官畸形。

3. 辅助检查

（1）染色体核型检查　外周血细胞染色体检查可见第21号常染色体比正常人多一条，即第21号染色体三体，使细胞染色体总数为47条。

（2）分子细胞遗传学检查（Fish技术）：细胞中呈现三个21号染色体的荧光信号。

4. 心理社会状况　注意了解患儿家长是否掌握有关遗传病的知识，有无焦虑、自责。父母角色是否称职，家庭经济及环境状况如何等。

【治疗原则】目前无特殊治疗方法，可对本病患儿：①体能训练。②促进智能发育，目前无特殊药物，可试用γ-氨酪酸，谷氨酸、维生素B_6、叶酸等，以促进儿童精神活动，改善智商。

【常见护理问题】①生长发育改变。②自理缺陷。③焦虑（家长）。④知识缺乏。

【护理措施】

1. 一般护理　加强生活护理，培养自理能力。①保持皮肤清洁干燥，患儿长期流涎，应及时擦干。保持下颌及颈部清洁，用面油保持皮肤的润滑，以免皮肤溃烂。②细心照顾患儿，协助吃饭、穿衣、定期洗澡，并防止意外事故。③保持温度适宜，空气流通，穿着衣服冷热适中，防止受凉，预防感染。

2. 饮食护理　给予易消化、高热量、高蛋白质、高维生素饮食。合并贫血者，饮食中补充含铁丰富的食物。先天愚型婴幼儿肌张力低，吸吮无力易疲劳，应选用合适的奶嘴，注意防止误吸。哺乳时间较长时，可中途休息片刻后，再慢慢进行喂哺，以免过度疲劳而致误吸。必要时鼻饲，以免加重活动耐力或引起呛咳而加重病情。年长儿制订教育训练方案，使患儿通过训练慢慢自己进食，逐步生活自理。

3. 症状护理

（1）咳嗽　先天愚型患儿抵抗力低下，易患各种感染。有呼吸道感染的患儿，应保持呼吸道通畅，及时清除呼吸道分泌物。分泌物黏稠者应用超声雾化，雾化后给予拍背吸痰。根据不同情况选用给氧方式，改善低氧血症。

（2）心力衰竭　先天愚型患儿常合并先天性心脏病，易出现心力衰竭。因此应保证睡眠休息，根据患儿病情安排适当活动，避免情绪波动和剧烈哭闹，以免加重心脏负担。监测心率、心律、脉搏、呼吸、血压、血氧饱和度的变化；如患儿出现心率增快，节律改变，面色苍白，烦躁不安，呼吸困难等心力衰竭表现时，置患儿半卧位，给予吸氧，遵医嘱用药，输液泵控制输液速度，限制入水量。记录 24 小时出入水量。心功能改善后，预防感染，调整心功能到最好状态，使患儿能安全达到适合手术的年龄。

4. 心理护理　患儿家长知道孩子患有先天愚型时，常有难以接受并表现出忧伤，自责，应理解他们的心情并予以耐心开导，提供有关孩子养育，家庭照顾的知识，使他们尽快适应疾病的影响。对患儿要耐心开导，加以鼓励，使之抛开自卑情绪，积极配合训练，逐步达到力所能及的自理程度。

5. 出院指导

（1）帮助家长制订教育、训练方案，并进行示范，使患儿通过训练能逐步生活自理，从事简单劳动。

（2）保持空气清新，避免接触感染者，注意个人卫生，保持口腔、鼻腔清洁，勤洗手，有呼吸道感染者接触患儿需戴口罩。

（3）35 岁以上妇女，孕早、中期筛查相关血清标记物。①三联筛查：即甲胎蛋白

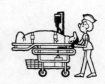

（AFP），雌三醇（FE₃）和绒毛膜促性腺激素（HCG）。②单联筛查：即二聚体抑制素 A。凡 30 岁以下的母亲，子代有先天愚型者，或姨表姐妹中有此型者，应及早检查亲代染色体核型。孕期避免接触 X 线照射，避免接触致畸诱变物质，勿滥用药物，预防病毒感染。

第二节　苯丙酮尿症

苯丙酮尿症（Phenylketonuria，PKU）又称高苯丙氨酸血症，是一种较常见的遗传性氨基酸代谢病。主要由于肝脏苯丙氨酸羟化酶（PAH）或合成辅酶四氢生物蝶呤（BH₄）的相关酶缺乏或活性低下，导致苯丙氨酸代谢障碍苯丙氨酸及其酮酸蓄积并从尿中大量排出而得名。PKU 是一种单基因遗传病，遗传模式为常染色体隐性遗传。临床主要特征为智能低下，癫痫发作和色素减少。本病按酶缺陷不同可大致分为典型型和 BH₄ 缺乏型两种。绝大多数本病患儿为 PKU 病例，仅 1‰ 左右为 BH₄ 缺乏型。本病发病率具有种族和地域差异，我国目前统计约为 1：11000，且北方高于南方。本病是少数可治疗性遗传代谢性病之一，因而出生后早发现、早治疗预后较好，以避免神经系统的不可逆损伤。

【护理评估】

1. 健康史　了解家庭中是否有类似疾病，患儿是否智力低下。了解患儿喂养情况，饮食结构，小便气味等。

2. 身体状况　评估患儿有无智能发育落后及其程度，是否伴有癫痫发作及脑电图异常。有无肌张力增高，步态异常，腱反射亢进，手部细微震颤，肢体重复动作等。患儿是否有肌张力减低，软弱无力，抬头困难，嗜睡和难以控制的惊厥。观察患儿皮肤、毛发和虹膜色泽是否变浅，是否有湿疹，观察患儿尿和汗液是否有特殊的鼠尿样气味。

3. 辅助检查

（1）典型 PKU。①尿三氯化铁试验：用于较大婴儿的筛查。如尿中苯丙氨酸（phe）浓度增高，出现阳性反应。②血 phe 和酪氨酸生化定量：正常人 phe 浓度为 0.06～0.18mmol/L（每天 1～3mg）。典型 PKU 患儿出生后经乳类喂养数天后，血 phe 水平持续在 1.22mmol/L（每天 20mg）以上，而血氨酪酸为正常或稍降低。③DNA 分析：用于 PKU 诊断，杂合子检出和产前诊断。

（2）BH₄ 缺乏症。①尿蝶呤分析：测定尿液中新蝶呤和生物蝶呤的含量，可鉴别各型

PKU。②BH$_4$负荷试验：BH$_4$缺乏症患儿在 72 小时负荷期间，血中 phe 浓度可见明显下降。

（3）影像学检查。在典型 PKU 及 BH$_4$ 缺乏症患儿中，CT 和 MRI 检查可见弥漫性脑皮质萎缩，脑白质病变等。

4. 心理社会状况　评估患儿家长是否掌握与本病有关的知识，特别是饮食治疗的方法，家庭经济和环境状况，父母角色是否称职，家长是否有心理焦虑。

【治疗原则】一旦确诊即应予以积极治疗，因为开始治疗年龄越小疗效越佳，故目前主要以饮食疗法为主。给予低苯丙氨酸饮食，以避免神经系统的不可逆损害。对 BH$_4$ 缺乏型病除饮食控制外，应给予 BH$_4$、5-羟色胺酸和 L-DOPA 等药物治疗。

【常见护理问题】①生长发育改变。②知识缺乏。③焦虑。

【护理措施】

1. 一般护理　做好皮肤护理，穿棉质宽松内衣，勤换尿布，保持皮肤干燥，对皮肤皱褶处特别是腋下、腹股沟应保持清洁。出现湿疹时洗浴不可用过热的水，避免进食刺激性食物。注意培养患儿生活自理能力，以增强患儿对社会生活的适应能力。及时收集新生儿筛查的血标本送检。如发现新生儿尿有鼠尿样味，及时送检。

2. 饮食护理　控制饮食，指导患儿及家长完全掌握饮食要素并切实按照不同年龄段的饮食要素要求严格实行治疗饮食。给予低苯丙氨酸饮食，其原则是摄入苯丙氨酸的量既能保证生长发育和体内代谢的最低需要量又能使血中苯丙氨酸浓度维持在 0.12～0.6mmol/L（每天 2～10mg）。由于母乳内苯丙氨酸的含量仅是牛乳中的 1/3，故对轻症婴儿期患儿应首选母乳喂养。另可喂给特制的低苯丙氨酸奶粉（占患儿饮食的 80%），在幼儿期添加辅食应以淀粉类、蔬菜和水果等低蛋白食物为主。忌用肉、蛋、豆类等高蛋白的食物。由于苯丙氨酸是合成蛋白质的必需氨基酸，缺乏时亦会导致神经系统损害，甚至死亡，故应注意不要极度限制苯丙氨酸的摄入，一般在出生后 2 个月以内需 50～70mg/(kg·d)，3～6 个月为 40mg/(kg·d)，2 岁为 25～30mg/(kg·d)，4 岁以上为 10～30mg/(kg·d)，应以能维持血中苯丙氨酸浓度在 0.12～0.6mmol/L 为宜。饮食治疗应有周密计划，治疗中应定期检测苯丙氨酸浓度，以便调整饮食。饮食控制至少持续到青春期后。

3. 症状的护理　有癫痫发作的患儿，发作时迅速解开衣领、衣扣，头偏向一侧，保持呼吸道通畅，及时给氧。尽快将裹着纱布的压舌板或筷子等置于上、下臼齿之间，以防咬伤舌和颊部，对抽搐肢体不能用力按压，以防受伤。

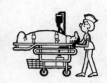

4. 用药的护理 使用 BH$_4$ 和 5-羟色氨酸期间应检测苯丙氨酸浓度。使用 L-DOPA 时应注意观察有无口干、便秘、尿潴留、视物模糊、幻觉、妄想、水肿、药效减退等不良反应，发现异常及时报告医师。

5. 心理的护理 患儿家长一旦知道孩子患遗传代谢病，需要长期治疗，而且可能造成患儿智力低下，常难以接受并表现出忧伤、自责，应理解他们的心情并予以耐心开导，告诉家长及早饮食治疗可减少对脑组织的损害，使之能坚持饮食治疗。主动关爱患儿，并鼓励患儿多与正常儿童接触，融入正常的学习和生活。

6. 出院指导

（1）向患儿家长讲述疾病的有关知识，强调饮食控制与患儿智力和体格发育的关系，协助制订饮食治疗方案。

（2）治疗期间不要过度限制蛋白质摄入，若出现贫血、低血糖应及时就医。

（3）对有智力低下的患儿应教会其父母功能训练方法和日常活动训练方法。

（4）提供遗传咨询，对有本病家庭史的父母应采用 DNA 分析或羊水检测对胎儿进行产前诊断。

第三节 糖原累积病

糖原累积病（Glycogen storage disease，GSD）是一大类遗传性糖代谢障碍疾病，主要病因为先天性糖代谢酶缺陷所造成的糖原代谢障碍。美欧的发病率为 1/25000～1/20000。由于酶缺陷的种类不同，临床表现多种多样。根据临床表现和生化特征，共分为 13 型，临床以Ⅰ型糖原累积病最多见，且Ⅰ、Ⅲ、Ⅵ、Ⅸ型以肝脏病变为主，Ⅱ、Ⅴ、Ⅶ型以肌肉组织受损为主。本病未经正确治疗者可因低血糖和酸中毒发作频繁而致体格和智能发育障碍，伴有高尿酸血症患儿常在青春期并发痛风，成年期患儿患心血管疾病、胰腺炎和肝脏腺瘤（或腺癌）的风险明显高于正常人群，少数患儿可并发进行性肾上腺硬化症。经正规饮食疗法者已有不少患儿在长期治疗后获得正常的生长发育，即使在成年后停止治疗亦不再发生低血糖等症状，但仍需进一步追踪随访。

【护理评估】

1. 健康史 了解家庭中是否有类似疾病。患儿是否智力低下及体格发育较同龄儿落后。

了解患儿喂养情况及患儿有无低血糖。

2. 身体状况　评估患儿是否有生长发育迟缓，身材矮小，面容丰满，向心性肥胖，肌肉松弛无力，易疲劳，不爱活动等情况；检查患儿有无智力障碍。患儿清晨饥饿时是否易出现低血糖现象及严重时出现惊厥；患儿是否易患感染性疾病且易发生酸中毒；患儿是否易出现鼻出血或拔牙后出血不止，或出血时间延长。检查患儿是否有肝脾大，肝硬化。

3. 辅助检查　①生化检查：Ⅰ型患儿空腹血糖降低至 $2.24\sim2.36$mmol/L，血乳酸及糖原含量增高，血脂酸，尿酸值升高。②糖代谢功能试验：肾上腺素耐量试验：胰高血糖素试验、果糖或半乳糖变为葡萄糖试验、糖耐量试验等检查对本病诊断分型有所帮助。③肌肉组织或肝组织活检：活检组织做糖原定量和酶活性测定，可作为确诊的依据。④分子生物学检测能鉴定患儿携带的突变等位基因，亦可用于携带者的检出和产前诊断。

4. 心理社会状况　评估患儿家长是否掌握与本病有关的知识，特别是饮食治疗的方法，家庭经济和环境状况，父母角色是否称职，家长是否有心理焦虑。

【治疗原则】本病治疗首先应维持正常的血糖水平，以阻断这种异常的生化过程，从而减轻临床症状。采用适时全静脉营养（TPN）疗法可纠正本病的异常生化改变和改善临床症状，即使用日间少量进食和夜间持续点滴高糖类的治疗方案，以维持血糖 $4\sim5$mmol/L。疗效评价为餐前血糖 $\geqslant3.9$mmol/L（每天 70mg）血乳酸降至 $2.0\sim5.0$mmol/L（每天 $18\sim45$mg），夜间 12 小时尿乳酸应 $\leqslant0.6$mmol/L（每天 5.4mg）。这种治疗措施不仅可以消除临床症状，并且还可使患儿获得正常的生长发育。有合并症时对症治疗。

【常见护理问题】①活动无耐力。②生长发育改变。③有感染的危险。④有受伤的危险。

【护理措施】

1. 一般护理　患儿应置于安全环境中，避免坠床，会行走患儿应避免跑动、摔跤，以免骨折，避免各种创伤引起的出血。

2. 饮食护理　合理饮食，防止低血糖。给予高蛋白，低脂肪，丰富维生素和无机盐，但总热量不宜过高的食物。各种谷类，瘦肉，鸡蛋，蔬菜等为常选食物。乳类应根据年龄和病情灵活掌握。果糖、甜点等含糖高的食品应忌食。平时少食多餐，在两餐之间和夜间应加 $1\sim2$ 次淀粉类食物，根据不同年龄和血糖浓度及时调整食物种类，保证必需的营养物质供给。对于小婴儿可日间少量多次哺乳，夜间以胃管持续滴入葡萄糖液，一岁以后可以改用生玉米淀粉混悬液，具体剂量为 1.6g/（kg·次），4 小时一次。随年龄增长，剂量增至

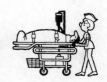

1.75~2.5g/(kg·次)，6小时1次，在正餐中间服用，服用生玉米粉时以1:2比例与凉开水混合（不要用开水冲服），不宜加葡萄糖。

3. 症状护理

（1）低血糖　具体护理措施参见饮食护理。

（2）酸中毒　低脂肪饮食可减少酮体与血脂的产生，防治酸中毒的发生，因患儿有高乳酸血症，应用碳酸氢钠纠正酸中毒，禁用乳酸钠，用药时应注意防止药液外漏，以免引起组织坏死。

4. 用药护理　①若患儿合并蛋白尿可使用血管紧张素转换酶抑制剂（ACEI）类药，应注意有无低血压及刺激性咳嗽等不良反应，一旦发生及时处理。②用别嘌呤醇治疗血尿酸过高，应注意观察有无恶心、呕吐、腹痛、腹泻、白细胞或血小板减少等不良反应，一旦发生，应立即报告医师。

5. 心理护理　患儿家长得知孩子患了遗传代谢病，常难以接受并表现出忧伤、自责，应理解他们的心情并给予耐心开导，告诉家长及早长期正规饮食治疗患儿可获得正常生长发育。对年长患儿要耐心开导，加以鼓励，使之抛开自卑情绪，增强其心理承受能力，正确对待生长发育的改变。

6. 出院指导

（1）指导家长给予患儿适度锻炼，增强患儿体质。避免患儿与感染者接触，一旦发现患儿有感染迹象时应及时给予治疗，以免诱发低血糖和酸中毒。

（2）向患儿家长讲述疾病的有关知识，强调长期饮食治疗的重要性，协助制订饮食治疗方案。

（3）患儿如出现以下情况应及时就医　①心悸、出汗、饥饿感、头晕等低血糖现象。②鼻出血。③外伤出血不止。

（李　波　高红梅）

第 十 四 章
急性传染病患儿的护理

随着免疫接种的问世，儿童时期常见的传染病发病率已显著降低。但由于儿童免疫功能低下，传染病的发病率比成人高，且起病急、症状重、病情复杂多变、容易发生并发症。因此，护士必须熟悉传染病的有关知识，以采取适当的防治措施控制传染病。本章主要介绍：麻疹、水痘、流行性腮腺炎、脊髓灰质炎、流行性乙型脑炎、中毒性细菌性痢疾、手足口病、原发性肺结核、结核性脑膜炎。

第一节 麻 疹

麻疹（Measles）是由麻疹病毒引起的一种传染性较强的急性呼吸道传染病。临床以发热、咳嗽、流涕、眼结膜充血、麻疹黏膜斑及全身斑丘疹为特征。患儿是唯一传染源，自发病前2天（潜伏期末）至出疹后5天内，眼结膜分泌物、鼻、口咽、气管的分泌物中都含有病毒，具有传染性。主要经空气飞沫传播，未患过麻疹者均易感，病后可获得持久免疫力。发病以冬春季多见，好发于6个月至5岁的儿童。目前认为麻疹的发病机制是一种全身性迟发型超敏性细胞免疫反应，主要病理变化为全身淋巴组织有单核细胞浸润及多核巨细胞形成。麻疹黏膜斑及皮疹由浆液性渗出和内皮细胞增生所致。患儿多于发热第3～第4天开始出现皮疹，从耳后、发际开始，渐及额、面、颈，自上而下蔓延到胸、背、腹及四肢，最后达手

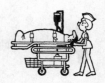

掌与足底，3～5 天出齐。出疹期呼吸道症状和体温达高峰，最容易出现并发症。麻疹常见的并发症有支气管肺炎、喉炎、心肌炎、脑炎等。

【护理评估】

1. 健康史　了解患儿有无麻疹接触史、麻疹疫苗接种史。有无发热、咳嗽、流涕、流泪等病史。

2. 身体状况　观察口腔有无麻疹黏膜斑，检查皮疹的形态、出疹的顺序，了解皮疹与发热的关系，疹退后有无色素沉着等。

3. 辅助检查　血白细胞总数减少，淋巴细胞相对增多。若中性粒细胞增多提示继发感染。如淋巴细胞严重减少，常提示预后不良。从呼吸道分泌物中分离出麻疹病毒，或检测到麻疹病毒均可作为特异性诊断。血清学检查出特异性 IgM 抗体，有早期诊断价值。

4. 心理社会状况　了解患儿及父母对疾病的性质、发展以及预防知识的了解程度，评估患儿家长的护理能力。

【治疗原则】无特殊治疗方法，主要为对症治疗、加强护理和防治并发症。

【常见护理问题】①体温过高。②皮肤完整性受损。③有传播感染的危险。④潜在并发症：肺炎、喉炎、心肌炎、脑炎。

【护理措施】

1. 一般护理　卧床休息至皮疹消退、体温正常。保持室内空气新鲜，每天通风至少 2 次。维持室温 18℃～22℃，湿度为 50％～60％。避免对流风，防止受凉。如患儿有畏光，室内光线宜柔和。保持被褥干燥，清洁，盖被应轻软，衣着柔软，宽松，勤换洗，切忌"捂汗发疹"。

2. 饮食护理　发热期间给予清淡易消化的软食或流质食物，如牛奶、豆浆、蒸蛋等，避免生冷、干硬、油腻及含刺激性调料品，少食多餐。多喂开水及热汤，利于排毒、退热、透疹。恢复期应添加高蛋白、高维生素的食物，无需忌口。

3. 症状护理

(1) 发热　发热期间应每 4 小时测量体温 1 次。在前驱期尤其是出疹期，如体温未超过 39℃一般不予处理，因体温太低影响发疹。若持续高热，不但使患儿体内的营养物质和氧消耗过多，还有可能引起惊厥。可采用温水擦浴或按医嘱服用小剂量退热药，使体温略降为宜。禁用醇浴、冷敷或大剂量药物降温，以免刺激皮肤影响皮疹透发及体温骤降引起末梢循环障碍，而增加并发症的发生概率。衣被穿盖适宜，勿捂汗，出汗后及时擦干，更换衣被。

（2）皮疹　患儿多于发热第3～第4天开始出现皮疹，从耳后、发际开始，渐及额、面、颈，自上而下蔓延到胸、背、腹及四肢，最后达手掌与足底，3～5天出齐。因此应及时评估出疹的情况，如出疹不畅，可用中药或鲜芫荽煎水服用并抹身，以促进血液循环和透疹，注意防止烫伤。勤剪指甲，避免患儿抓伤皮肤引起继发感染保持床单和皮肤清洁干燥，衣着宜宽松柔软，忌穿绒布或化纤类内衣裤，每天沐浴更衣（忌用肥皂）。由于麻疹病毒侵入人体后，不但皮肤出疹子，同时眼结膜、口腔黏膜、鼻黏膜充血水肿，产生较多分泌物，分泌物中含有大量病毒，如不及时清洗，则给病毒入侵和其他致病菌的生长繁殖创造了良好的条件。因此，做好患儿的五官护理十分重要。每天用生理盐水或朵贝液清洗口腔2～3次，每次进食后用温开水或盐水漱口或擦拭口腔，多喂白开水，以保持口腔黏膜清洁、舒适。每天用生理盐水清洗双眼2～3次，清洗后滴入眼药水或涂眼膏，以预防继发细菌感染。防止呕吐物或眼泪流入外耳道发生中耳炎。及时清除鼻腔分泌物，保持呼吸道通畅。

（3）肺炎　出疹期如透疹不畅、疹色暗紫、持续高热、咳嗽加剧、鼻翕、喘憋、发绀、肺部啰音增多，为并发肺炎的表现，重症肺炎尚可致心力衰竭。护理措施详见第六章第四节相关内容。

（4）喉炎　患儿出现频咳、声嘶，甚至哮吼样咳嗽、吸气性呼吸困难，三凹征，为并发喉炎表现。护理措施参见第六章第二节相关内容。

（5）心肌炎　患儿出现心音低钝、心率增快、一过性心电图改变，重者可出现心力衰竭，甚至心源性休克，为并发心肌炎的表现。护理措施详见第七章第五节相关内容。

4. 心理护理　患儿及家属对疾病缺乏认识，易产生恐惧、紧张心理，故应耐心地向家长解释本病的特点和发生、发展趋势，生活上主动关心患儿，及时满足患儿的基本生活需求，向年长患儿和家属介绍有关麻疹的流行病知识、临床经过及常见并发症，使其对所患疾病有所了解，减轻恐惧心理，以最佳心理状态积极配合治疗和护理。

5. 出院指导

（1）隔离传染源　对患儿采取呼吸道隔离至出疹后5天，有并发症者延长至出疹后10天。接触麻疹的易感儿医学观察3周，若曾进行被动免疫注射者应延长至4周。

（2）切断传播途径　病室每天通风换气，并行空气消毒。患儿的衣服、玩具曝晒2小时。减少不必要的探视，流行期间易感儿尽量少去公共场所或探亲访友。

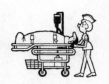

（3）保护易感者 ①被动免疫：年幼、体弱多病的易感儿接触麻疹后，可采用被动免疫。在接触麻疹患儿后 5 天内肌内注射人血丙种球蛋白，可预防发病。在接触患儿 6 天后注射，可减轻症状。免疫有效期为 3～8 周。②主动免疫：对 8 个月以上未患过麻疹的儿童接种麻疹减毒活疫苗，可有效预防麻疹。4～6 岁时应接种第 2 次麻疹疫苗，进入大学的年轻人要再次进行麻疹免疫。活动性结核患儿需接种麻疹疫苗应同时行抗结核治疗。

第二节 风 疹

风疹（Rubella，German measles）是由风疹病毒引起的一种急性呼吸道传染病，临床以低热、皮疹及耳后、枕部淋巴结肿大和全身症状轻微为特征。患儿是唯一的传染源，出疹前后传染性最强。主要通过空气飞沫经呼吸道传播。冬春季节发病较多，以 1～5 岁儿童多见。病后有较持久的免疫力。孕妇在妊娠早期感染风疹病毒后，可通过胎盘传递给胎儿，造成胎儿发育迟缓和畸形等严重后果。

风疹病毒主要侵犯上呼吸道黏膜、颈淋巴结，并可发展为病毒血症，出现全身浅表淋巴结肿大及皮疹。风疹皮疹是由于病毒直接损害真皮层毛细血管内皮细胞而引起。患儿于发热 1～2 天出皮疹，多见于面部和躯干，<24 小时波及全身。皮疹为弥漫性红色斑丘疹，大多持续 2～3 天，退疹时体温恢复正常。发热即出疹，热退疹也退，为风疹皮疹的临床特征。风疹并发症少，偶见扁桃体炎、支气管炎、肺炎和脑炎。

【护理评估】

1. 健康史 了解患儿有无风疹接触史，风疹疫苗接种史，有无发热、咽痛、咳嗽、流涕等症状，有无皮疹出现。

2. 身体状况 观察出疹与退疹时间，皮疹的特点，发热与皮疹的关系。有无浅表淋巴结肿大。

3. 辅助检查 白细胞总数正常或稍偏低，病原学及血清学检测特异性抗风疹抗体。

4. 心理社会状况 详见本章第一节相关内容。

【治疗原则】目前无特效的抗风疹病毒药物，主要为对症和支持治疗。先天性风疹患儿可长期带病毒，影响其生长发育，应早期检测视、听力损害，给予特殊教育与治疗，以提高其生活质量。

【常见护理问题】　①皮肤完整性受损。②体温过高。③潜在并发症：肺炎、脑炎。

【护理措施】

1. 一般护理　保持室内环境干净清洁，空气新鲜，每天通风至少 2 次。维持室温 18℃～22℃，湿度为 50%～60%。发热期间卧床休息。

2. 饮食护理　供给充足的营养，有利于疾病的恢复。根据患儿的饮食习惯，合理调配饮食，可给予患儿清淡易消化富含营养的流质或半流质饮食，即牛奶、稀粥、蛋羹等，做到少量多餐，尽可能保证热量的摄入。鼓励患儿多饮水，维持水、电解质平衡和促进体内毒素的排泄。

3. 症状护理

（1）发热　高热增加氧耗量，还可使患儿产生抽搐，因而做好高热护理极为重要。按时测量和记录体温，高热时应及时采取适当降温措施，高热伴循环不良时，禁用冰水擦浴或醇浴，以免加重循环障碍，出现虚脱。降温伴大汗亦应注意防止虚脱的发生。

（2）皮疹　保持床单和皮肤清洁干燥，衣着宜宽松柔软，忌穿绒布或化纤类内衣裤，每天沐浴更衣（忌用肥皂）。及时评估出疹的情况。皮肤瘙痒可涂炉甘石洗剂，勤剪指甲，防止搔抓皮肤而引起继发感染。注意皮疹情况及体温变化。由于风疹偶可并发扁桃体炎、气管炎、肺炎及脑炎，应密切观察，及时发现并发症，并及时处理。

4. 心理护理　患儿及家属对疾病缺乏认识，易产生恐惧、紧张心理，故应耐心地向年长患儿和家属介绍有关风疹的流行病知识、临床经过及常见并发症，使其对所患疾病有所了解，减轻恐惧心理，积极配合治疗和护理。

5. 出院指导　患儿采取呼吸道隔离至出疹后 5 天，妊娠早期孕妇避免与风疹患儿接触，防止胎儿畸形。为预防先天性风疹综合征，可给育龄妇女接种风疹疫苗。因疫苗本身可引起胎儿畸形，所以至少应在怀孕半年前接种，不能在孕期注射。

第三节　水　痘

水痘（Varicella，Chickenpox）是由水痘-带状疱疹病毒引起的儿童常见的急性出疹性传染病。临床特征为分批出现的皮肤黏膜斑疹、丘疹、疱疹和结痂并存，全身症状轻微。患儿是唯一的传染源，出疹前 1 天到疱疹全部结痂时均具有极强的传染性。主要通过空气飞沫经

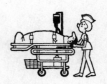

呼吸道传播，也可通过疱疹浆液污染手或生活用品，直接或间接传播。易感者为 1～6 岁儿童，病后多可获得持久免疫，但以后可发生带状疱疹。一年四季皆可发病，以冬春季多见。

病毒首先在上呼吸道内增殖，然后进入血流产生病毒血症。病毒随血流侵入网状内皮系统组织，在细胞内增殖，再次入血，出现第 2 次病毒血症，并侵犯皮肤引起皮疹。分批出现的皮疹与病毒间歇性播散有关。水痘皮疹呈向心性分布，以躯干为主，以后至面部、头皮、颈部，四肢较少。如无合并感染，预后不留瘢痕。水痘患儿可出现皮肤继发感染、肺炎、心肌炎和脑炎等并发症。

【护理评估】

1. 健康史　了解患儿有无水痘接触史，有无应用糖皮质激素及免疫抑制剂，有无发热、不适、厌食等前驱症状。

2. 身体状况　了解年长患儿有无畏寒、低热、头痛、乏力及咽痛等表现，了解皮疹出现的时间及出疹的顺序。检查皮疹的形态、分布部位，询问疱疹出现的时间，检查疱疹的形态、分布部位。了解有无丘疹、疱疹、痂疹同时存在。

3. 辅助检查　白细胞总数正常或稍偏低，疱疹刮片检查可快速诊断，补体结合抗体高滴度或双份血清抗体滴度升高 4 倍以上可明确病原。

4. 心理社会状况　了解患儿及父母对水痘的性质及预防知识的了解程度，评估其对水痘的护理和消毒隔离的知识水平。

【治疗原则】主要是对症治疗。及早使用抗病毒药物，如阿昔洛韦以减轻病损。给予止痒镇静药等减轻痒感。高热者给非阿司匹林类退热剂。继发细菌感染时应用抗生素治疗。

【常见护理问题】①皮肤完整性受损。②体温过高。③不舒适。④有传播感染的可能。⑤潜在并发症：肺炎、心肌炎、脑炎。

【护理措施】

1. 一般护理　室内经常通风，保持空气新鲜，温、湿度适宜，避免潮湿。保持口腔清洁，多喝开水，补充足够的水分。嘱患儿多休息，发热期卧床休息。衣服宜宽松柔软，勤换洗。被褥洁净不宜过厚，以免造成患儿不适，增加痒感。

2. 饮食护理　给予清淡、富含营养、易消化的流质或半流质食物，适当补充维生素。忌食鱼虾、海鲜等易致过敏食物，忌食辛辣刺激性食物。如有口腔疱疹溃疡影响进食，应给予补液。

3. 症状护理

（1）皮疹　详见本章第二节相关内容。重症水痘多发生于使用大剂量激素、恶性病或免疫功能受损的患儿，高热持续不退，皮疹密布全身，时有出血性疱疹，可发生暴发性紫癜。注意观察有无弥散性血管内凝血的早期征兆。在短期内递减肾上腺皮质激素类药物过程中，严密观察药物的反应。

（2）疱疹　保持皮肤和手的清洁，剪短指甲，嘱咐患儿不要用手抓破疱疹，以免发生皮肤继发感染或留下瘢痕。可为婴幼儿戴软的并指棉手套，并要经常清洗更换。有口腔黏膜疱疹时用碳酸氢钠溶液或盐水清洗口腔或漱口。设法分散患儿的注意力，用温水洗浴，局部涂炉甘石洗剂或碳酸氢钠溶液，也可遵医嘱口服抗组胺药物，以减少患儿皮肤瘙痒。继发感染者局部用抗生素软膏，或遵医嘱应用抗生素控制感染。但应避免使用肾上腺皮质激素类药物，因激素可使病毒在体内增殖或扩散，而加重病情，使病情恶化。有报道用周林频谱仪照射皮疹，有止痒、防止继发感染、加速疱疹干涸及结痂脱落的效果。

（3）肺炎、脑炎　患儿如高热持续不退并伴咳嗽、气急、发绀者应考虑并发肺炎。患儿如呕吐、头痛、烦躁不安、嗜睡、抽搐、昏迷者应考虑并发脑炎。积极配合医师进行救治并密切观察病情变化。

4. 心理护理　由于疾病本身的痛苦，担心疾病预后及治疗费用，对医院环境及医护人员的陌生，患儿及家属均存在不同程度的恐惧和焦虑，应及时给予心理疏导。安慰和鼓励患儿及家长，使其保持情绪稳定。护士应动作轻柔，态度和蔼，经常与患儿交流，以缓解患儿的紧张恐惧心理，使患儿心有所依，积极配合治疗。

5. 出院指导

（1）隔离传染源　对患儿采取呼吸道和接触隔离至疱疹全部结痂为止。对有接触的易感儿，应医学观察3周。

（2）保护易感者　保持室内空气新鲜，进行空气消毒。尽量避免易感儿、尤其接受激素治疗的患儿接触水痘患儿。接触患儿的家长不应立即接触易感儿童，应在室外流动空气中自然消毒20～30分钟，不能再传播感染。对于体弱或长期使用激素治疗的易感儿，应在接触水痘后72小时内肌内注射水痘-带状疱疹免疫球蛋白或人血丙种球蛋白，可起到预防或减轻症状的作用。

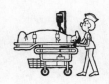

第四节　脊髓灰质炎

脊髓灰质炎（Poliomyelitis）亦称儿童麻痹症，是由脊髓灰质炎病毒引起的儿童消化道急性传染病。临床表现为发热、咽痛和肢体疼痛，少数病例出现肢体弛缓性瘫痪。患儿、隐性感染者和无症状病毒携带者都是传染源，整个病程均具有传染性，以潜伏期末和瘫痪前期传染性最强。患儿鼻咽部分泌物和粪便中均可排出病毒，故主要通过粪-口途径传播，也可以飞沫方式通过呼吸道传播。人群普遍易感，多见于 5 岁以下儿童，感染后可获得同型持久免疫力。终年均有发病，以夏、秋季多见。

病毒通过口咽部进入人体，在肠黏膜上皮细胞和局部淋巴组织中增殖，进入血流，导致病毒血症，如果体内抗体能中和病毒，则不侵犯神经组织，仅出现发热等症状，为顿挫型。病毒大量繁殖再次入血，侵犯中枢神经系统，引起无瘫痪型或瘫痪型。病理变化以脊髓的损害为主，被病毒侵袭的神经发生溶解变性，炎性细胞浸润，尤其是运动神经细胞坏死而致瘫痪。

【护理评估】

1. 健康史　了解患儿有无脊髓灰质炎接触史及服用脊髓灰质炎减毒活疫苗，有无发热、咽痛、纳差等前驱症状，有无外伤史。

2. 身体状况　了解患儿有无烦躁、嗜睡、头痛、呕吐，有无肌肉疼痛、肌张力减退、肌震颤、肌痉挛，有无瘫痪、肢体感觉过敏及运动受限，有无呼吸困难、吞咽困难、发音困难，检查患儿有无三脚架征、吻膝试验阳性及头下垂征。

3. 辅助检查　急性期血沉加快，瘫痪前期脑脊液出现异常，压力增高，白细胞多在（50~500）×10^6/L，早期中性粒细胞增多，但蛋白增加不明显，呈蛋白质-细胞分离现象。热退后白细胞恢复正常，但蛋白增高，且持续时间可长达 4~6 周。血及脑脊液中特异性 IGM 抗体第 1~第 2 周即可出现阳性，有利于早期诊断。

4. 心理社会状况　评估患儿及家长的心理状态，患儿有无因肢体瘫痪而产生自卑、焦虑或恐惧的心理。评估患儿家庭经济状况及父母角色是否称职，了解父母对脊髓灰质炎的性质、发展、预后以及防治的认知程度。评估患儿家长的护理能力。

【治疗原则】目前无特效治疗。处理原则是减轻不适，减少骨骼畸形，预防和处理并发症，康复治疗。

【常见护理问题】①体温过高。②疼痛。③躯体移动障碍。④清理呼吸道无效。⑤焦虑。

【护理措施】

1. 一般护理　绝对卧床休息直至热退、瘫痪停止进展为止。保持环境安静、空气新鲜、避免强光刺激。长期卧床者，保持皮肤清洁，勤换体位，防止压疮、坠积性肺炎的发生。避免劳累、剧烈运动、受凉等瘫痪高危因素。

2. 饮食护理　发热期间给予营养丰富、清淡可口、富含维生素的流质或半流质，供给足够的水分，热退后改为普食。饮食中含有适量的钠盐和钾盐，有助于维持神经和肌肉的兴奋性。吞咽困难者给予鼻饲，待吞咽功能恢复时，应先试喂少量开水，再慢慢增加食品数量及种类，以训练患儿的吞咽功能。饮食中应供给适量的纤维蔬菜，以保持大便的通畅。

3. 症状护理

（1）疼痛　发生瘫痪前受累的肌肉常有疼痛和痉挛，可用热湿敷，有助于改善局部循环，减轻疼痛。一般每次 20～30 分钟，2～4 次/d。湿敷前皮肤应涂凡士林，注意温度适宜，防烫伤患儿。治疗护理尽量集中进行，避免不必要的刺激，如肌内注射、反复体格检查等，防止促发或加重瘫痪。减少对已瘫痪肢体的刺激与受压，床勿太软（褥下可垫木板）。遵医嘱应用镇静药和解热镇痛药，以保证休息和舒适。

（2）便秘、尿潴留　观察患儿大小便情况。若腹部肌肉和膈肌受累，腹腔压力降低，易发生便秘，可在晚间用缓泻药或开塞露通便。若有尿潴留时可定时压迫膀胱或以流水声协助排尿。保持会阴部清洁干燥。

（3）瘫痪　瘫痪肢体应避免长时间受压，每 2 小时更换 1 次体位，更换体位时，先将患儿的头部轻轻扭向移位侧，将其上臂放在胸前，垫高髋部，双手分别托住患儿的肩和髋部，轻轻翻转。不要用力紧握肢体肌肉或牵拉关节。注意保持关节处于功能位置，防止足下垂或外翻。受压部位及骨突处应用 50％乙醇每天按摩 2 次，改善局部血循环，必要时用气圈或海绵垫，防止压疮发生。疼痛消失后，协助患儿做主动或被动活动、按摩肢体，配合针灸理疗等治疗方法，以促进神经功能最大限度地恢复，防止肌肉萎缩或挛缩畸形。患儿多汗，活动少，需保持皮肤清洁干燥。

（4）呼吸肌麻痹　注意观察有无呼吸肌麻痹表现，如有无痰液聚积、咳嗽无力、呼吸急促、说话困难、烦躁不安，吸气时上腹内凹的反常现象等。床旁备好抢救用物以便急用。注意保持呼吸道通畅，翻身拍背促痰排出或抬高床脚及侧卧进行体位引流。指导患儿咳嗽排痰或使用吸引器清除患儿口咽部分泌物，给予氧气吸入，必要时气管插管、气管切开或人工辅助呼吸等。注意有无吞咽困难，及时将咽喉分泌物吸出，防止窒息和坠积性肺炎。密切注意血气变化和电解质紊乱。

（5）发热　注意观察生命体征：持续的发热会有瘫痪的可能，应监测体温，观察热型，若高热按医嘱及时处理。脉搏、呼吸及血压的改变常为延髓受累的表现，发现异常应立即报告医师。

4. 心理护理　热情对待患儿，及时解除不适，尽可能满足患儿的合理需求，鼓励患儿树立战胜疾病的信心。耐心指导家长协助患儿进行瘫痪肢体的功能锻炼，教会家长有关疾病的一般护理知识。

5. 出院指导

（1）管理传染源　因在发病早期，咽部分泌物中含有的病毒能从呼吸道排出，故发病第1周需对患儿采用呼吸道和消化道隔离，＞1周按消化道隔离。从发病起总隔离日应≥40天。在流行期间，不要到人群聚集的场所去。对密切接触者应进行医学观察20天。

（2）切断传播途径　患儿的分泌物、排泄物用漂白粉消毒，用具及地面用含氯消毒液随时消毒，食具、奶具定期煮沸消毒，被褥日光曝晒。

（3）保护易感者　①被动免疫：对密切接触患儿的易感儿可肌内注射丙种球蛋白，以防止发病或减轻症状。②主动免疫：对易感儿在非流行期间口服脊髓灰质炎减毒活疫苗，接种程序为2、3、4月龄各服1次，4岁时加服1次。服用时冷开水送服，服用后2小时内不能喝热开水和饮料，以免灭活病毒而降低免疫效果。

第五节　流行性腮腺炎

流行性腮腺炎（Mumps，Epidemic parotitis）是由腮腺炎病毒引起的急性呼吸道传染病，以腮腺的非化脓性肿胀和疼痛为特征，并可累及其他腺体组织或脏器。传染源为早期患儿及隐性感染者，自腮腺肿大前1天到消肿后3天均有传染性。主要通过飞沫传播，也可经唾液污染食具、玩具等途径传播。好发于儿童及青少年，主要是学龄儿童，感染后可获得终生免疫。全年均可发病，但以冬春季为主。

腮腺炎病毒存在于唾液、鼻咽分泌物中，对腺体和神经组织有亲和性。当病毒侵入人体后，在局部黏膜上皮细胞和淋巴结中复制，引起局部炎症和免疫反应。病毒在局部复制后进入血流，先后播散至腮腺等腺体和中枢神经系统，引起炎症。其病理变化以腮腺的非化脓性炎症为特征。常见并发症有脑炎、睾丸炎和胰腺炎。

　　【护理评估】

　　1. 健康史　了解患儿有无流行性腮腺炎密切接触史，既往有无腮腺炎史。

　　2. 身体状况　了解患儿有无腮腺部位的肿胀、疼痛。检查腮腺肿大程度、腮腺管口有无红肿。了解疼痛与张口、进食的关系。检查其他腺体如颌下腺、睾丸等有无肿大。询问有无发热、头痛、恶心、呕吐、意识改变及抽搐等中枢神经系统受累的表现。

　　3. 外周血白细胞总数正常或稍低、淋巴细胞相对增高。90％患儿血清和尿淀粉酶增高，并与腮腺肿胀平行。血清特异性 IgM 抗体阳性提示近期感染。患儿唾液、脑脊液、尿或血中可分离出病毒。

　　4. 心理社会状况　详见本章第四节相关内容。

　　【治疗原则】本病为一种自限性疾病，无特效治疗药物，主要是抗病毒治疗、对症治疗和防治并发症。

　　【常见护理问题】①疼痛。②体温过高。③潜在并发症：脑膜脑炎、睾丸炎、胰腺炎。

　　【护理措施】

　　1. 一般护理　患儿因高热，精神及体力较差，应卧床休息以减少体力消耗，有利于康复，并可减少并发症的发生。保持口腔清洁，嘱患儿勤刷牙，每餐后用温开水或生理盐水漱口或清洗口腔，鼓励患儿多饮水，以减少口腔内残留食物，防止继发感染。

　　2. 饮食护理　患儿因张嘴和咀嚼食物而使疼痛加剧，因此，应根据患儿的咀嚼能力给予富有营养、清淡易消化的流质、半流质或软食。忌酸、辣、干、硬等刺激性食物，以免因唾液分泌及咀嚼使肿痛加剧。要多给患儿喝水，这样有利于退热及毒素的排出。

　　3. 症状护理

　　(1) 疼痛　腮腺局部冷敷，使血管收缩，以减轻炎症充血程度及疼痛。可用茶水或食醋将如意金黄散或青黛调成糊状敷于患处，注意保持药物湿润以发挥药效，防止干裂引起疼痛。此外氦氖激光局部照射治疗腮腺炎，对止痛、消肿有一定的疗效。密切观察体温、脉搏、腮腺肿痛的表现及程度、口腔是否清洁、腮腺导管开口有无红肿及脓性分泌物。其他器官与腺

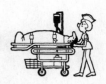

体有无受累表现，特别是当体温恢复过程中又升高时更应注意，及早发现并处理并发症。

（2）发热 ①监测体温变化，高热者可采用头部冷敷、温水擦浴或服退热药等方法退热，并协助患儿多饮水，以利汗液蒸发散热。②卧床休息至热退，因此病可累及其他腺体及中枢神经系统，卧床休息可减少并发症的发生。③注意保持大便通畅，临床观察通便与退热有密切关系，无论是自行排便还是药物排便，只要通便后，体温即随之下降，精神、食欲也随之好转。

（3）脑膜脑炎 多于腮腺肿大后 1 周左右发生，应密切观察有无持续高热、剧烈头痛、呕吐、颈项强直、嗜睡或烦躁、惊厥、昏迷等症状。遵医嘱予以脱水治疗。

（4）睾丸炎 多发生在腮腺肿胀后 3～13 天，应注意观察睾丸有无肿大、疼痛，有无睾丸鞘膜积液和阴囊皮肤水肿。可用棉花垫和丁字带托起阴囊消肿，局部冷敷以减轻肿胀及疼痛。

（5）急性胰腺炎 多发生于腮腺肿胀后 3～7 天，应注意观察有无体温骤升、恶心、呕吐、上腹部疼痛及压痛等，必要时予以禁食，遵医嘱静脉补充液体和营养。

4. 心理护理 患儿及家属对疾病缺乏认识，易产生恐惧、紧张心理，故应耐心地向患儿和家属介绍有关腮腺炎的流行病知识、临床经过及常见并发症，使其对所患疾病有所了解，减轻恐惧心理，积极配合治疗和护理。

5. 出院指导

（1）管理传染源 对患儿采取呼吸道隔离至腮腺肿胀完全消退。对有接触的易感儿，应进行医学观察 3 周。

（2）保护易感者 对易感儿进行主动免疫，在接种腮腺炎减毒活疫苗后，有 90％可产生抗体，预防发病。流行期间不串门，不到公共场所去。

第六节 猩红热

猩红热（Scarlet fever）是一种由 A 组 β 型溶血性链球菌引起的急性呼吸道传染病。临床以发热、咽峡炎、全身弥漫性鲜红色皮疹及疹后脱屑为特征。少数患儿病后可出现变态反应性心、肾、关节并发症。传染源为患儿及带菌者，主要经空气飞沫传播，也可通过伤口或产道感染。人群普遍易感，5～15 岁为好发年龄。感染后可产生稳定的免疫力。全年均可发病，冬春季节多见。

一般在发热第 2 天出现皮疹，始于耳后、颈及上胸部，24 小时迅速蔓及全身。常见化脓性炎症并发症有中耳炎、淋巴结炎、蜂窝织炎、肺炎等。变态反应并发症有急性肾小球肾炎、风湿性关节炎等，多在病程第 2～第 3 周发生。

【护理评估】

1. 健康史　了解患儿有无猩红热密切接触史，有无发热、咽痛、扁桃体肿大等前驱症状。

2. 身体状况　测量生命体征，观察有无杨梅舌、口周苍白圈，检查皮疹的形态、出疹的顺序，了解皮疹与发热的关系，疹退后有无脱屑等。

3. 辅助检查　患儿白细胞总数增高，为 $(10～20)×10^9/L$，严重者可出现中毒颗粒。可用免疫荧光法检测咽拭子涂片进行快速诊断，也可从鼻咽拭子或其他病灶内取标本做细菌培养。

4. 心理社会状况　评估患儿父母对疾病的性质及预防知识的了解程度。了解有无猩红热流行。

【治疗原则】

1. 病原治疗　首选青霉素治疗。青霉素过敏者可用红霉素或头孢类抗生素。

2. 对症治疗及并发症治疗。

【常见护理问题】①体温过高。②皮肤完整性受损。③潜在并发症：风湿性关节炎、急性肾小球肾炎。

【护理措施】

1. 一般护理　由于乙型溶血性链球菌产生的外毒素可直接损害心、肝、肾等脏器，因此不但急性期必须卧床休息，而且恢复期仍要注意休息，防止并发症的发生。做好呼吸道隔离，保持皮肤清洁，防止继发感染。

2. 饮食护理　给予营养丰富、富含维生素的流质或半流质食物。咽痛时，应吃些稀饭、少油的食物，如粥、面汤、蛋汤、牛奶、碎菜等。在发热出疹时应鼓励患儿多喝水，不能进食者静脉补充热量和液体，保证足够的水分，有利于散热及排出毒素。

3. 症状护理

(1) 皮疹　观察皮疹及脱皮情况，保持床单和皮肤清洁干燥，每天沐浴更衣（忌用肥

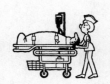

皂）。衣着宜宽松、柔软，忌穿绒布或化纤类内衣裤，以免加重痒感；勤剪指甲，以防抓伤皮肤致继发感染；有大片脱皮时用消毒剪刀及时剪掉，嘱患儿不要强行剥离，以免引起皮肤出血或继发感染；皮肤瘙痒者应避免搔抓，必要时涂炉甘石洗剂止痒。

（2）咽痛 因细菌多集中在咽部，因此应做好口腔护理。在高热出疹期注意口腔清洁，每天用生理盐水或朵贝液清洗口腔 2～3 次，每次进食后用温开水或生理盐水漱口或擦拭口腔，多喂白开水，以保持口腔黏膜清洁、舒适，防止咽峡部炎症向周围组织扩散，减少并发症的发生。

（3）化脓性并发症 一般发生在发病的第 1 周内，因病原菌直接侵袭附近组织器官，可引起化脓性中耳炎、淋巴结炎、颈部软组织炎等。患儿高热持续不退，局部可有红、肿、热、痛及脓性分泌物，如并发肺炎有咳嗽、呼吸急促等表现。发现以上情况应及时处理。

（4）风湿性关节炎 关节炎常发生在发病 2 周后，患儿应卧床休息至症状消失，防止关节受压，治疗护理时动作要轻柔。

（5）急性肾小球肾炎 急性肾小球肾炎多发生在病后第 3 周，注意观察尿色、尿量、血压变化及有无眼睑水肿等。及时准确留取尿标本，以便及时发现肾损害。

4. 心理护理 由于患儿及家长缺乏相关的疾病知识，易产生恐惧、焦虑心理。护理人员应向患儿及家属讲解猩红热的相关知识及护理要点，并给予正确的卫生指导，减轻其恐惧心理，同时在生活上、情感上给予关心，取得患儿的信任，配合治疗促进疾病治愈。

5. 出院指导 对患儿实行呼吸道隔离至用药治疗后 7 天，待症状完全消失，咽拭子连续培养 3 次阴性，无并发症即可解除隔离。对密切接触者应进行医学观察 7～12 天，并可用苄星青霉素 120 万 U 肌内注射 1 次进行预防。室内加强通风换气，进行空气消毒。患儿分泌物及污染物品随时消毒，如食具、玩具、书籍、衣服、被褥等分别采用消毒液浸泡、擦拭、蒸煮或日光曝晒等。流行期间应避免到人群密集的公共场所。

第七节 中毒性细菌性痢疾

中毒性细菌性痢疾（Bacillary dysentery, Toxic type）是急性细菌性痢疾的危重型。起病急骤，临床以高热、嗜睡、惊厥、昏迷、休克和（或）呼吸衰竭为主要特征。多见于 2～7 岁体质较好的儿童，病死率较高。必须积极抢救。

临床上按其主要表现分为 3 型：①休克型：由于呕吐、腹泻使大量水、电解质丢失而引起明显脱水，以循环衰竭为主要表现。患儿精神委靡、面色苍白或青灰、四肢厥冷、脉搏细数、呼吸加快、血压下降等。可伴有心、肺、肾和脑等多器官功能紊乱。②脑型：以惊厥、昏迷为主要表现。因脑缺氧、水肿而发生反复惊厥、昏迷和呼吸衰竭。早期表现为嗜睡、呕吐、头痛、反复惊厥、血压偏高、心率相对缓慢等，随病情进展可出现脑疝症状，如呼吸不规则、瞳孔不等大、意识改变甚至昏迷。③混合型：同时具有以上两种表现，病情最为严重。

【护理评估】

1. 健康史　了解患儿平时健康状况，有无不洁饮食史、痢疾患儿接触史，有无腹泻及大便的次数、性质，有无高热、惊厥表现。

2. 身体状况　观察大便性状、颜色和量，重点检查儿童神志、肤色、皮肤温度及弹性、瞳孔、呼吸节律和血压情况，评估患儿有无精神委靡、面色苍白或青灰、四肢厥冷、脉搏细数、呼吸加快、血压下降等循环衰竭的表现，评估患儿有无惊厥、昏迷的表现。

3. 辅助检查　血常规白细胞总数与中性粒细胞增高。大便常规镜检可见大量的脓细胞、红细胞和巨噬细胞。大便培养可分离出志贺菌属。免疫学检查有助于早期诊断。

4. 心理社会状况　了解患儿家庭居住条件、卫生习惯及经济状况，评估患儿及家长对疾病的认知程度及心理状况。

【治疗原则】对细菌性痢疾的患儿首先纠正水、电解质平衡紊乱和酸中毒。综合应用各种物理或药物降温，控制惊厥。防止脑水肿和呼吸衰竭。以及应用抗生素。

【常见护理问题】①体温过高。②组织灌注量改变。③潜在并发症：脑水肿、呼吸衰竭。④有受伤的危险。⑤腹泻。⑥知识缺乏。

【护理措施】

1. 一般护理　保持室内空气流通，温湿度适宜。急性期患儿应绝对卧床休息，症状减轻后方可逐渐起床活动。卧床休息不仅能消除患儿的疲劳，而且能缩短病程，减少并发症的发生。

2. 饮食护理　给予营养丰富、易消化的流质或半流质饮食，如稀饭、面条等，禁食易引起胀气、多渣等刺激性食物。多饮水，促进毒素的排出，保证输液通畅和药物输入。

3. 症状护理

（1）发热　绝对卧床休息，监测体温，综合使用物理降温、药物降温甚至亚冬眠疗法，

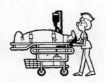

争取在短时间内将体温维持在 36℃～37℃，防止高热惊厥致脑缺氧、脑水肿加重。①物理降温可用温水浴、醇浴、冰袋、冷盐水灌肠等方法降温；也可采取回流灌肠（需作大便培养者，在灌肠前取大便培养），取生理盐水 2000～5000mL，用较粗的肛管插入肠道内，彻底清除肠道内容物，直至肠道洗出液清洁为止，既能降温又能清除毒素。②药物降温可用美林、泰诺口服液、柴胡注射液或 25％安乃近滴鼻。③对高热持续不退甚至惊厥不止者可采用亚冬眠疗法，于头额部放置冰袋，争取在 2～3 小时内将体温降至 38℃左右。采取亚冬眠疗法应注意：患儿去枕平卧，避免搬动，防止直立性低血压。每 30～60 分钟测量并记录体温、脉搏、呼吸、血压 1 次。体温（肛表温度）一般维持在 36℃～37℃。如体温低于 35℃应撤去冰枕，以免因体温过低引起不良后果。保持呼吸道通畅，及时清除分泌物。每隔 2 小时翻身 1 次，以防压疮或肺炎。每天生理盐水清洁口腔 2～3 次。有尿潴留时，可轻轻按压膀胱区以助排尿。④加强皮肤护理。防冻伤。

（2）惊厥　控制惊厥，降低颅内压。①设专人守护，密切观察神志、瞳孔、血压、脉搏、呼吸节律变化和抽搐情况。②保持室内安静，护理操作尽量集中进行，减少对患儿的刺激。③抽搐间歇期于口腔磨牙之间置牙垫或压舌板，四肢约束固定，及时吸净呼吸道分泌物，离开患儿要及时拉起并扣紧床栏，防咬破舌头、摔伤、碰伤。④遵医嘱及时准确使用镇静药、脱水药、利尿药等，并观察用药后肌张力是否下降，呼吸及意识的变化。⑤做好人工呼吸、气管插管及各种抢救器械和药品的准备工作。

（3）呼吸衰竭　因脑循环障碍、脑水肿、缺氧，可引起中枢性呼吸衰竭，表现为面色灰暗，憋气，呼吸不规则，应立即给氧并通知医师，必要时用呼吸机辅助呼吸。如呼吸深而快，应考虑有酸中毒的可能，及时抽血查电解质和血气分析。

（4）休克　维持有效的血液循环。①患儿取平卧位或休克体位，氧气吸入，适当保暖，改善微循环。②迅速建立并维持静脉通道，保证输液通畅和药物的供给，遵医嘱进行抗休克治疗。③注意调节好输液速度，速度过慢则休克难纠正，过快导致心力衰竭、肺水肿。可加用毛花苷 C 以维持正常心功能。④每 15～30 分钟监测生命体征 1 次，密切观察神志、面色、肢端颜色和温度、尿量，准确记录 24 小时出入水量。严重休克应留置尿管，每小时放尿 1 次，测尿相对密度及尿量。如每小时尿量在 25mL 以下，尿相对密度正常或稍低，为休克致肾血流量减少。若相对密度高于 1.020，则说明少尿是由于血容量不足所致，可适当加快输液速度。如尿量少，相对密度又低于 1.016，则可能为肾衰竭，应立即减慢输液速度，并立即通知医师。

（5）腹泻　控制腹泻。①观察并记录大便次数、颜色、性状、量及气味，正确估计水分丢失量以作为补液依据。②评估有无呕吐、腹痛、腹胀、里急后重、肠鸣音亢进等。③勤换尿片，便后及时清洗，防臀红发生。④及时采集大便标本送检，注意应采取黏液脓血部分化验以提高阳性率。必要时用直肠拭子采取标本。大便次数多时或病初水样泻时防止脱水的发生。遵医嘱给予抗生素。

4. 心理护理　患儿及家属对疾病缺乏认识，易产生恐惧、紧张心理，故应耐心地向患儿和家属介绍有关中毒性细菌性痢疾的流行病知识、临床经过及常见并发症，使其对所患疾病有所了解。减轻恐惧心理，积极配合治疗和护理。

5. 出院指导　对患儿采取消化道隔离至大便培养 3 次阴性或临床症状消失后 1 周。加强患儿大便、便器及尿布的消毒处理。指导患儿和家长养成良好的卫生习惯，如饭前便后洗手、不喝生水、不吃变质不洁食品等。向家长解释消毒隔离的重要性，指导具体消毒方法。在细菌性痢疾流行期间，易感者口服多价痢疾减毒活菌苗，如依链株活菌苗，保护可达 85%～100%，免疫期维持 6～12 个月。

第八节　手足口病

手足口病（Hand-foot-mouth disease，HFMD）是由多种肠道病毒引起的常见传染病，其型别甚多，主要以柯萨奇病毒 A16 及肠道病毒 71 型最为常见。以发热和手、足、口腔等部位的皮疹或疱疹为主要特征。少数患儿可并发无菌性脑膜炎、脑炎、急性弛缓性麻痹、呼吸道感染和心肌炎等，病情进展快，易发生死亡。患儿和隐性感染者为本病的传染源。主要经粪-口和（或）呼吸道飞沫传播，亦可经接触患儿皮肤、黏膜疱疹液而感染。人群普遍易感，但以≤3 岁年龄组发病率最高。本病一年四季均可发病，以夏秋季多见。传染性强、传播途径复杂、传播速度快，在短时间内可造成较大范围的流行。

其症状为患儿口腔内颊部、舌、软腭、硬腭、口唇内侧、手足心、肘、膝、臀部和前阴等部位，出现小米粒或绿豆大小、周围发红的灰白色小疱疹或红色丘疹。疹子不像蚊虫咬、不像药物疹、不像口唇牙龈疱疹、不像水痘，所以又称"四不像"；而临床上更有不痛、不痒、不结痂、不结疤的"四不"特征。手、足、口病损在同一患儿不一定全部出现。水疱及

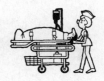

皮疹通常会在 1 周内消退。

【护理评估】

1. 健康史 了解患儿在 1 周内是否接触过类似病例。了解其食具、奶具、玩具等是否经常消毒。

2. 身体状况 检查患儿手心、足、口腔、臀部是否均有皮疹或疱疹，是否有破溃、化脓等；检查患儿肢体活动、皮肤温度、汗液分泌情况，了解患儿睡眠状况。评估患儿意识、神志，是否有神志淡漠、颅高压；颈部是否存在抵抗感，是否有躁动不安。评估心率、节律，判断是否有心肌炎、心律失常。评估呼吸频率、节律，了解是否有血氧饱和度、氧分压下降等呼吸功能障碍；是否有咳嗽、咳痰，痰液性状，肺部啰音等肺部感染。

3. 辅助检查 了解患儿咽拭子或咽喉洗液、粪便或肛拭子、脑脊液或疱疹液，以及脑、肺、脾、淋巴结等组织标本中是否分离到肠道病毒及检测到病原核酸。了解患儿血清中特异性 IgM 抗体是否阳性，或急性期与恢复期血清 IgG 抗体升高程度。了解胸片是否有双肺纹理增多、快速进展的大片阴影，评估血气结果是否有酸碱失衡、呼吸衰竭。了解心肌酶学结果。脑电图是否有弥漫性慢波表现。

4. 心理社会状况 了解患儿家长心理状况，对本病病因、性质、治疗、护理、预后的认知程度及参与防治疾病的态度，帮助其掌握对疾病的正确应对方式。

【治疗原则】本病无特效治疗药物，主要为对症处理。

1. 对症治疗 如降温、镇静、止惊厥（地西泮、苯巴比妥、水合氯醛等）。

2. 神经系统受累患儿给予甘露醇控制颅内高压，必要时加用呋塞米及糖皮质激素治疗。

3. 呼吸功能障碍时，及时气管插管使用正压机械通气。

【常见护理问题】①皮肤完整性受损。②体温过高。③有传播感染的可能。④潜在并发症：脑炎、肺水肿、心肌炎。

【护理措施】

1. 一般护理 患儿 1 周内应卧床休息，多饮温开水。保持室内空气流通。患儿居室内应空气新鲜，温度适宜，定期开窗通风，每天可用乳酸熏蒸进行空气消毒。乳酸的用量，按每 $10m^2$ 的房间 2mL 计算，加入适量水中，加热蒸发，使乳酸细雾散于空气中。居室内应避免人员过多，禁止吸烟，防止空气污浊，避免继发感染。

2. 饮食护理 嘱患儿进高蛋白、高维生素、营养丰富、易消化的流质或半流质饮食，如牛奶、鸡蛋汤、菜粥等。饮食不能过热、过咸，避免辛辣，以减少对口腔溃疡的刺激。每次进食前后，嘱患儿饮用少量温开水，保持口腔清洁，促进创面愈合，吃饭要定时定量，少吃零食，因吃零食会加重口腔黏膜的刺激，减少唾液分泌。对于因口腔溃疡疼痛拒食、拒水而造成脱水、酸中毒的患儿，要给予补液，及时纠正电解质紊乱。

3. 症状护理

（1）发热　儿童手足口病一般为低热或中等度热，无需特殊处理，可让患儿多饮水，对于体温在 37.5℃～38.5℃的患儿，给予散热、多喝温水、洗温水浴等物理降温。如体温超过 38.5℃，可在医师指导下服用退热药。

（2）疱疹　①保持皮肤清洁，洗澡时不用肥皂、沐浴露等刺激性的化学用品，用温水即可，且水温不易过高，以免加重皮肤损伤。患儿衣服、被褥要清洁，衣着应宽大、柔软，经常更换。床铺应平整干燥。剪短患儿指甲，必要时包裹患儿双手，防止抓破皮肤和水疱引起疼痛和继发感染。臀部有皮疹的患儿，应随时清理患儿的大小便，保持臀部清洁干燥。疱疹破裂者，局部可涂擦 1%甲紫、安尔碘或抗生素软膏。②患儿因口腔疱疹、溃疡疼痛、张口困难而拒食、流涎、哭闹，应注意保持患儿口腔清洁，饭前、饭后用生理盐水漱口，不会漱口的患儿可用棉棒蘸生理盐水轻轻地清洁口腔，以免感染，也可将维生素 B_2 粉剂直接涂于口腔糜烂部位，或涂 0.2%冰硼甘油、鱼肝油，对疼痛明显的患儿可涂丁卡因甲紫。口腔涂药后不可马上漱口及饮水、进食，以保证疗效。亦可口服维生素 B_2、维生素 C，辅以超声雾化吸入，以减轻疼痛，促使糜烂早日愈合，预防细菌继发感染。

（3）脑炎　脑炎患儿常出现呕吐，应密切观察并记录呕吐次数、呕吐物性状及量，定时监测患儿的意识、瞳孔、生命体征和颅内压（儿童正常为 0.5～1.0kPa）、颈部抵抗程度等。呕吐时将头偏向一侧，保持呼吸道通畅，及时清除口腔内分泌物，防止误吸。应遵医嘱应用糖皮质激素或 20%甘露醇注射液等，以减轻脑水肿，降低颅内压，酌情应用镇静药，使脑细胞得到休息，促进恢复。

（4）肺水肿　因患儿不能描述胸闷、心悸、憋气等自觉症状，护士应注意观察患儿口周皮肤黏膜颜色，有无呼吸急促、咳嗽、喘憋，痰液性状，若出现红色泡沫样痰，立即通知医师，指导患儿采取端坐位以减少静脉回流，给予高流量吸氧，同时遵医嘱应用止血、镇静、脱水、利尿等药物，控制输液速度，备好急救用品。机械通气患儿做好相应护理。

（5）心肌炎　暴发性心肌炎常表现为突发抽搐、心力衰竭或血压突发性降低出现心源性

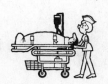

休克。密切观察患儿有无气短乏力、面色苍白；心电图有无心律不齐、ST 段改变及病理性 Q 波等。若出现体温升高与心动过速不成比例，提示并发心肌炎的可能。出现心律失常时须立即报告医师，及时处理，并遵医嘱给予适当镇静药，降低心肌耗氧量。

4. 心理护理　患儿因手足口部疱疹，感到难堪，加之疼痛不能张口，使之产生忧虑、烦躁不安等情绪。家长因担心疾病的预后亦可产生焦虑、恐惧心理。因此，护理人员应关爱患儿，对患儿进行抚慰、关怀和照顾，以亲切的语言、和蔼的态度耐心解释，让年长儿及家属了解所患疾病的病因、治疗、预防及预后等，使其消除紧张、焦虑、烦躁等情绪，并积极配合治疗和护理。

5. 出院指导　自 2008 年 5 月 2 日起，手足口病纳入丙类传染病管理。实施呼吸道、接触隔离。本病传播途径多，婴幼儿和儿童普遍易感。做好儿童个人卫生及消毒隔离是预防本病感染的关键。

（1）饭前便后、外出后要用肥皂或洗手液等给儿童洗手，不要让儿童喝生水、吃生冷食物，以防感染。

（2）本病流行期间不宜带儿童到人群聚集、空气流通差的公共场所，注意保持家庭环境卫生，居室要经常通风，勤晒衣被。

（3）轻症患儿不必住院，宜居家治疗、休息，以减少交叉感染。儿童出现相关症状要及时到医疗机构就诊。居家治疗的儿童，不要接触其他儿童，父母要及时对患儿的衣物进行晾晒或消毒，对患儿粪便及时进行消毒处理。

（4）将患儿与健康儿隔离。患儿应留在家中，直到热度、皮疹消退及水疱结痂。

（5）一般需隔离 2 周。患儿居室内应定期开窗通风，保持空气新鲜，流通，温度适宜，有条件的家庭每天可用醋熏蒸进行空气消毒。

（6）患儿用过的玩具、餐具或其他用品应彻底消毒。一般常用含氯的消毒液浸泡及煮沸消毒。不宜蒸煮或浸泡的物品可置于日光下曝晒。患儿的粪便需经含氯的消毒剂消毒 2 小时后倾倒。

第九节　原发型肺结核

结核病（Tuberculosis）是由结核分枝杆菌引起的慢性感染性疾病。全身各个脏器均可受累，以原发型肺结核最常见。原发型肺结核（Primary pulmonary tuberculosis）为结核分枝杆菌初次侵入肺部后发生的原发感染，是儿童肺结核的主要类型，包括原发复合征与支气管淋巴结结核。起病缓慢，婴幼儿可表现为骤起高热，干咳和轻度呼吸困难。2～3 周后转为低热，并伴有纳差、疲乏、盗汗等结核中毒症状。可表现为体重不增或生长发育障碍。若胸内淋巴结高度肿大可产生压迫症状，出现百日咳样痉挛性咳嗽、声音嘶哑等。

【护理评估】

1. 健康史　询问卡介苗接种史、结核病接触史，特别注意家族中有无结核病患儿或经常往来的人员中有无结核病患儿，了解患儿发病前有无急性传染病，如麻疹、百日咳等。

2. 身体状况　观察患儿有无低热、盗汗、咳嗽、乏力，有无营养不良，检查有无周围淋巴结肿大，肺部有无阳性体征，双上臂有无卡介苗接种痕迹。

3. 辅助检查

（1）结核菌素试验　可测定受试者是否感染过结核分枝杆菌。

1）试验方法。于前臂内侧中下 1/3 交界处皮内注射 0.1mL（含结核菌素 5U）结核菌纯蛋白衍生物（PPD），使之形成直径 6～10mm 的皮丘，48～72 小时观察反应结果。

2）结果判断。测定硬结的大小，取横径和纵径的平均值来判定反应的强弱。标准如下：硬结直径不足 5mm 为"－"，5～9mm 为"＋"，10～19mm 为"＋＋"，≥20mm 为"＋＋＋"，除硬结>20mm 外，还可见水疱及局部坏死者为"＋＋＋＋"；后两者为强阳性反应。记录时应标记实际毫米数而不以符号表示。

3）临床意义。阳性反应：①曾接种过卡介苗。②年长儿无明显症状而呈阳性反应，表示感染过结核。③3 岁以下，尤其 1 岁内婴儿未接种过卡介苗的阳性反应多表示体内有新的结核病灶，年龄愈小，活动性结核可能性愈大。④强阳性反应表示体内有活动性结核病。⑤2 年内由阴转阳，或反应强度从原来的<10mm 增至>10mm，且增幅>6mm 以上者，表示有新近感染。阴性反应：①未受过结核感染。②初次感染后 4～8 周内。③机体免疫反应受抑制而呈假阴性，如疾病（麻疹、水痘、百日咳、重症结核病）和治疗（激素治疗和免疫抑制药治疗）。④技术误差或结核菌素效价不足。

（2）实验室检查

1）结核分枝杆菌的检查。从痰液、胃液、支气管洗涤液、脑脊液、病变局部穿刺液中找到结核分枝杆菌即可诊断。

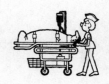

2）免疫学诊断及分子生物学诊断。检测结核分枝杆菌特异性抗体。

3）血沉检查。血沉增快为结核病活动型指标之一，但无特异性。

（3）影像学检查　胸部 X 线检查是筛查儿童结核病重要手段之一。必要时可做高分辨 CT 扫描。

（4）其他检查　纤维支气管镜检，周围淋巴结穿刺检查，肺穿刺活体组织检查。

4. 心理社会状况　评估患儿家长对疾病的病因、性质、治疗、预后、隔离方法、服药等知识的了解程度。评估家长的护理能力。

【治疗原则】主要是抗结核治疗。用药原则是：早期、联合、适量、规律、全程。疗程 6～12 个月，常用的抗结核药有：

1. 杀菌药　①异烟肼（INH）：为首选和必选药。②利福平（RFP）。

2. 半杀菌药　①链霉素（SM）。②吡嗪酰胺（PZA）：目前在国外已成为短程化疗的主要药物之一，对预防结核复发有特殊作用。

3. 抑菌药　乙胺丁醇（EMB）。

【常见护理问题】①营养失调：低于机体需要量。②活动无耐力。③知识缺乏。

【护理措施】

1. 一般护理　保证休息，建立合理的生活制度，注意保持室内空气新鲜、阳光充足，适当进行户外活动，以活动后患儿不感疲乏为度。有发热和中毒症状的患儿应卧床休息，保证足够的睡眠，减少体力消耗，促进体力恢复。患儿因出汗多，应勤洗澡，勤换衣，防止受凉。

2. 饮食护理　结核病为慢性消耗性疾病，加强饮食护理特别重要，应给予高热量、高蛋白、高维生素、富含钙质、易消化的食物，如牛奶、鸡蛋、瘦肉、鱼、豆制品、新鲜水果、蔬菜。特别注意补充维生素 A 和维生素 C，以增强抵抗力，促进机体修复能力，使病灶愈合。指导家长为患儿选择每天的食物种类和量，尽量提供患儿喜爱的食品，注意食物的多样化及色香味，以增加食欲。

3. 症状护理

（1）发热　监测体温变化，体温 38.5℃ 以上时应对症治疗，采用正确合理的降温措施，如头部冷湿敷、枕冰袋、在颈部、腋下及腹股沟处放置冰袋，或用乙醇擦浴，冷盐水灌肠。高热时遵医嘱用 25% 安乃近溶液滴鼻或口服退热药。高热进行降温处理后 30 分钟复测体温。注意保证患儿摄入充足的水分，必要时静脉补充营养和水分，及时更换汗湿衣服，保持口腔及皮肤清洁。

（2）呼吸困难　注意观察有无气管压迫症状及气管瘘发生。有呼吸困难的患儿取半卧位，必要时吸氧。护理措施详见第二章第三节相关内容。

4. 用药护理　抗结核药物一般于清晨空腹顿服，应注意按时准确给药，未经医师同意不可随意停药或自行更改方案，以免产生耐药性，并且应密切观察药物疗效和不良反应。由于抗结核药物大多有胃肠道反应及肝、肾功能损害，因此使用抗结核药物应注意患儿食欲的变化，定期检查尿常规、肝功能。如异烟肼大剂量使用时可能出现神经兴奋、外周神经炎。若同时应用维生素 B_6 可预防外周神经炎；利福平服用时眼泪及尿液成粉红色，属正常现象，其不良反应为肝功能损害、胃肠道不适、血小板减少，应注意定期检查肝功能及血常规；链霉素可致听神经损害和肾毒性，因此使用链霉素时应注意患儿有无发呆、抓耳挠腮等听神经损害的现象；乙胺丁醇的不良反应为球后神经炎，应注意有无视力减退、视野缺损及不能辨别红绿色等，发现异常及时与医师联系，以决定是否停药。切忌自行停药。

5. 心理护理　结核病系慢性病，治疗用药时间长。护士应多与患儿及家长沟通，了解心理状态，提供心理支持，指导如何做到让患儿得到安全、有效的治疗和护理，使其消除顾虑，树立战胜疾病的信心。

6. 出院指导

（1）预防感染的传播　对活动性原发型肺结核患儿应采取呼吸道隔离。患儿食具专用，每餐用后煮沸消毒 30～60 分钟。痰液吐在盛有 0.5％过氧乙酸的痰杯中。避免继续与开放性结核患儿接触，以免重复感染。积极防治各种急性传染病，如麻疹、百日咳等，防止结核病情恶化。对与患儿接触者进行评估，检查有无潜在感染，是否需要治疗。

（2）向家长和患儿介绍肺结核的病因、传播途径及消毒隔离措施。指导家长对居室、痰液、痰杯、食具、便盆等进行消毒处理。

（3）告诉家长应用抗结核药物是治愈肺结核的关键，治疗期间应坚持全程正规服药。积极防治各种急性传染病、营养不良、佝偻病等，以免加重病情。指导家长密切观察抗结核药物的不良反应，特别是治疗时间较长的患儿，如发现变化应及时就诊。

（4）指导家长做好患儿的日常生活护理和饮食护理，注意定期复查，以了解治疗效果和药物使用情况，便于根据病情调整治疗方案。

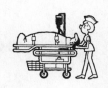

第十节　结核性脑膜炎

结核性脑膜炎（Tuberculous meningitis）简称结脑，是由结核分枝杆菌侵犯脑膜引起的非化脓性炎症，常为血行播散所致的全身性粟粒性结核病的一部分，是儿童结核病中最严重的一型。常在结核原发感染后 1 年内发生，尤其是 3～6 个月内发病率最高。多见于<3 岁婴幼儿。四季均可发生，但冬春季为多。常因诊断或治疗不及时而危及生命或留下严重后遗症。

典型临床表现可分 3 期：①早期（前驱期）：主要症状为儿童性格改变。②中期（脑膜刺激期）：因颅内压增高致剧烈头痛、喷射性呕吐、嗜睡或惊厥。脑膜刺激征是此期的主要体征。③晚期（昏迷期）：症状逐渐加重，频繁惊厥，意识模糊，甚至昏迷。患儿极度消瘦，伴有水电解质紊乱。明显颅高压、脑水肿、脑积水时可因脑疝死亡。

【护理评估】

1. 健康史　询问患儿的预防接种史、结核接触史、近期急性传染病史、既往结核病史、尤其近 1 年内是否发现有结核病，是否进行过治疗。询问患儿有无早期性格改变、呕吐、消瘦等表现。

2. 身体状况　检查患儿生命体征、神志、囟门张力、有无脑膜刺激征及脑神经受损与瘫痪表现。

3. 辅助检查　详见本章第八节相关内容。脑脊液压力增高，外观透明或呈毛玻璃样；白细胞增高，以淋巴细胞为主；蛋白定量增加；糖和氯化物均降低。

4. 心理社会状况　评估患儿及家长的心理状态，家长及年长患儿有无因病情严重或预后差而产生焦虑或恐惧的心理。评估患儿家庭经济状况及父母角色是否称职，了解父母对结核性脑膜炎的性质、发展、预后以及防治的认知程度。评估患儿家长的护理能力及对护理的要求。

【治疗原则】抗结核药物治疗，肾上腺皮质激素的应用，控制颅内压治疗及对症治疗。

【常见护理问题】①潜在并发症：颅内高压症。②营养失调：低于机体需要量。③有皮肤完整性受损的危险。④有感染的危险。

【护理措施】

1. 一般护理　详见本章第九节相关内容。

2. 饮食护理　评估患儿的进食及营养状况，为患儿提供足够的热能、蛋白质及维生素，以增强机体抵抗力。进食宜少量多餐，耐心喂养。对昏迷不能吞咽者，可行鼻饲和静脉营养支持，维持水、电解质平衡。鼻饲时速度不能过快，以免呕吐。若发生呕吐，应将患儿头偏向一侧，以免呕吐物呛入气管，并及时清理呕吐物。病情好转，患儿能自行吞咽时，及时停止鼻饲。

3. 症状护理

（1）惊厥　惊厥发作时立即按压人中，齿间置牙垫，防舌咬伤。清除口、鼻腔分泌物，保持呼吸道通畅，防止窒息。给氧，防止抽搐时脑组织缺氧，加重脑水肿。必要时用吸引器或进行人工辅助呼吸。

（2）颅内高压　观察体温、脉搏、呼吸、血压、神志、瞳孔、前囟、肌张力、头痛及呕吐情况，如出现瞳孔大小不等、对光反射减弱或消失、意识障碍加重、血压进行性升高、脉搏先快后慢而有力、呼吸先快后慢而深、呕吐频繁、剧烈头痛，常提示颅内压增高，有发生脑疝的危险。应注意保持头部稳定，避免不必要的搬动。绝对卧床休息，保持室内安静，光线柔和，空气新鲜。各项治疗护理尽量集中进行，限制探陪人员，以减少对患儿的刺激。保持呼吸道通畅，防止痰液阻塞，避免剧烈咳嗽、哭闹不安、用力大便。必要时配合医师进行腰穿或侧脑室引流以减低颅内压，腰穿术后去枕平卧 6～8 小时。

（3）昏迷　①保持床单位整洁，大小便后及时更换尿布，清洗臀部、会阴部，呕吐后及时清除颈部、耳部残留物。②昏迷或瘫痪患儿，每 1～2 小时翻身、拍背 1 次，骨突处垫气垫或软垫，以防长期固定体位和局部循环不良产生压疮和坠积性肺炎。③昏迷不能闭眼者，涂眼膏并用纱布覆盖，保护角膜。④每天清洁口腔 2～3 次，防止口腔溃疡的发生。

4. 用药护理　抗结核药物护理详见本章第九节相关内容。早期使用糖皮质激素可减轻炎症反应，降低颅内压，并可减少粘连，防止或减少脑积水的发生，但应注意观察其不良反应，不可突然停药，应逐渐减量直至停药。使用脱水药、利尿药时亦应观察疗效和不良反应。

5. 心理护理　结脑病情重、病程长，疾病和治疗给患儿带来不少痛苦。护理人员应关怀体贴患儿及家长，及时解决患儿的不适，满足日常生活需要。耐心解释病情，提供心理支持，减轻焦虑情绪。

6. 出院指导

（1）教育患儿家长坚持全程、合理用药，定期门诊复查。

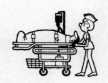

（2）为患儿建立良好的生活制度，保证患儿的休息和营养，适当进行户外活动。

（3）避免继续与开放性结核患儿接触，以防重复感染。积极预防和治疗各种传染病，防止疾病复发。

（4）对留有后遗症的患儿，指导家长对瘫痪肢体进行被动运动等功能锻炼，帮助肢体功能恢复，防止肌挛缩。对失语和智力低下者，应进行语言训练和适当教育。

（陈杏芳　李枝国　高红梅　谢镒辉）

第 十 五 章

寄生虫病患儿的护理

寄生虫病（Parasitic disease）是儿童时期的常见病。由于寄生虫对人体的机械性、化学性损伤和夺取营养，感染轻者可致消化紊乱和营养障碍，重者则在全身或某些重要器官造成严重的病理损害，甚至致残或致命。1992～1998 年我国首次寄生虫病流行病学调查显示：我国寄生虫平均感染率为 62.5%，0～15 岁儿童寄生虫感染率为 55.3%～73.3%，因此应重视寄生虫病的防治。

第一节 蛔 虫 病

蛔虫病（Ascariasis）是儿童时期最常见的一种肠道寄生虫病，系由人蛔虫寄生人体所致。临床表现可分为幼虫移行引起的症状，表现为咳嗽、胸闷、血丝痰等。成虫引起的症状，表现为食欲不振或多食易饥、异食癖、脐周痛等。成虫引起的并发症，如蛔虫性肠梗阻、胆道蛔虫症、肠穿孔及腹膜炎等，轻者可无症状，严重者不仅影响儿童食欲、肠道功能和生长发育，而且并发症多，甚至可危及生命。蛔虫病患儿是主要的传染源。感染性虫卵污染食物或手经口吞入是主要的传染途径。虫卵也可随飞扬的灰尘被吸入而咽下。人蛔虫病是世界上流行最广的人类蠕虫病，儿童特别是学龄前儿童感染率最高，且感染率农村高于城市，儿童高于成人，近年来由于在全国学校贯彻肠道感染综合防治方案，感染率逐渐下降。

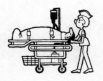

【护理评估】

1. 健康史　询问患儿及家长有无反复脐周痛及吐虫排虫史，有无异食癖，是否进行过驱虫治疗。询问其个人卫生、饮食卫生习惯及环境卫生状况。

2. 身体状况　观察患儿有无面色苍白、发热、呕吐、腹痛等症状，特别要注意评估腹痛的特征、性质、部位及伴随症状，注意有无压痛和肌紧张。检查有无体格消瘦和生长发育迟缓等体征。

3. 辅助检查　大便查蛔虫卵，必要时检查血常规、胸部或腹部 X 线平片等。

4. 心理社会状况　了解患儿和家长对疾病的认识程度及预防知识的了解程度。

【治疗原则】

1. 驱虫治疗　可选用甲苯咪唑（安乐士）、枸橼酸哌嗪（驱蛔灵）、左旋咪唑等驱虫药。

2. 并发症的治疗　不完全性肠梗阻可先予内科治疗，予以禁食、胃肠减压、解痉止痛，腹痛缓解后再驱虫治疗。完全性肠梗阻、蛔虫性阑尾炎、肠穿孔等应及时手术治疗。胆道蛔虫症的治疗原则为解痉止痛、驱虫、控制感染，若内科治疗无缓解或蛔虫性肝脓肿时考虑手术治疗。

【常见护理问题】①疼痛。②营养失调：低于机体需要量。③潜在并发症：胆道蛔虫症、蛔虫性肠梗阻、肠穿孔及腹膜炎。④知识缺乏。

【护理措施】

1. 一般护理　保持室内空气新鲜，安静、舒适。急性期患儿应绝对卧床休息，保持病室适宜的温湿度。

2. 饮食护理　供给高热量、高蛋白质、富含维生素且易消化的食物，如牛奶、鸡蛋、瘦肉、鱼、豆制品、新鲜水果、蔬菜等。并注意变换食物的种类，以增进患儿食欲，改善营养。

3. 症状护理　腹痛：腹痛时注意观察腹痛的性质、发作时间、程度、部位及伴随症状，有无压痛、肌紧张。①在没有急腹症表现时，局部按摩或俯卧位用软枕垫压腹部，也可用热水袋热敷。遵医嘱给予解痉止痛药及驱虫治疗，并注意观察药物不良反应及服药后有无虫体排出。②如患儿出现脐周剧痛、腹胀、恶心、呕吐，并吐出食物、胆汁甚至蛔虫时，应及时报告医师予以禁食，胃肠减压，遵医嘱输液、解痉、止痛等处理。③如患儿突发阵发性右上腹剧烈绞痛，哭叫翻滚、屈体弯腰、面色苍白、呕吐等提示并发胆道蛔虫症，及时遵医嘱解痉止痛、驱虫，控制感染，并做好术前准备。

4. 用药护理

（1）甲苯咪唑为广谱驱虫药，可抑制虫体对葡萄糖的摄入，进而导致 ATP 生成减少，使虫体无法生存，在杀灭幼虫、抑制虫卵发育方面起作用。使用该药时应注意观察有无胃肠不适，腹泻、呕吐、头痛、头昏、皮疹、发热等症状。

（2）枸橼酸哌吡嗪可阻断虫体神经肌肉接头冲动传递，使虫体不能吸附在肠壁而随粪便排出体外，麻痹前不兴奋虫体，适用于有并发症的患儿。使用时偶有恶心、呕吐、腹痛、共济失调等，应注意观察。肠梗阻时最好不用，以免引起虫体骚动。肝肾功能不良及癫痫患儿禁用。

（3）左旋咪唑为广谱驱肠虫药，可选择性抑制虫体肌肉中琥珀酸脱氢酶，抑制无氧代谢，减少能量产生，使虫体肌肉麻痹随粪便排出。其不良反应有头痛、呕吐、恶心、腹痛，偶有白细胞减少、肝功能损害、皮疹等，肝肾功能不良者慎用。

（4）某些驱虫药物应空服或睡前服用，应向患儿及家属交代清楚，并注意观察药物不良反应及服药后有无虫体排出。

5. 心理护理　多与患儿及家属沟通，告知患儿及家属此病可以完全治愈，使其解除思想顾虑，积极配合治疗和护理。

6. 出院指导

（1）向患儿及家属讲解疾病的防治知识，指导家长搞好饮食及环境卫生，培养儿童良好的卫生习惯，不随地大小便，饭前便后洗手，不吮指头，不饮生水，不生食未洗净的瓜果、蔬菜。

（2）督促家属改掉患儿异食癖坏习惯，增进食欲，加强营养。

（3）消灭苍蝇，加强粪便管理，减少感染机会。

（4）指导家属按医嘱定期驱虫治疗，并注意观察药物不良反应，定期儿科门诊随诊。

第二节　蛲　虫　病

蛲虫病（Enterobiasis）是幼儿时期的常见病。系由蛲虫寄生于人体所致。临床以肛门、会阴部瘙痒及睡眠不安为特征。全身症状有胃肠激惹现象，如恶心、呕吐、腹痛、腹泻、食欲不振，还可见不安、夜惊、易激动和其他精神症状。患儿局部皮肤可因瘙痒而发生皮炎和

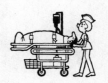

局部感染。患儿是唯一的传染源，传播方式主要是通过肛门-手-口途径直接传播和人群之间传播。常在集体儿童机构和家庭中传播流行。

【护理评估】

1. 健康史　了解患儿有无肛门及会阴瘙痒，有无尿频、尿急或不洁生活习惯。

2. 身体状况　注意观察患儿有无轻度消瘦、睡眠不安、夜惊，肛门及会阴奇痒等情况。

3. 晚上可检查有无细线样白色小虫爬至肛门口。棉签拭子法采取虫卵镜检，偶尔在粪便中找到成虫。

4. 心理社会状况　评估本病在家庭和集体机构流行情况，了解患儿及家属对本病防治知识的认知程度。

【治疗原则】　蛲虫的寿命一般为 20～30 天，如能避免重复感染，即使不治疗也能痊愈，因此宜采用综合措施，防止相互感染和自身反复感染。在治疗同时应积极进行预防以达根治。

1. 内服药　驱虫治疗可用恩波吡维铵、噻嘧啶、甲苯咪唑等。

2. 外用药　每晚睡前清洗会阴和肛周，局部涂擦 10％氧化锌油膏或蛲虫软膏，杀虫止痒；或用噻嘧啶栓剂塞肛。

【常见护理问题】①舒适的改变。②知识缺乏。

【护理措施】

1. 一般护理　保持室内空气新鲜，安静、舒适。急性期患儿应绝对卧床休息，保持病室适宜的温、湿度。

2. 饮食护理　供给高热量、高蛋白质、富含维生素且易消化的饮食，增进患儿食欲，改善营养。

3. 症状护理　瘙痒　①每晚睡前用温水清洗肛门及会阴后，局部涂蛲虫膏或用噻嘧啶栓剂塞肛，也可用此药的软膏剂涂肛周，以减轻或消除肛周及会阴部瘙痒。②遵医嘱给予驱虫剂，观察驱虫效果。③判断驱蛲效果可每天早晨用透明胶纸或棉拭子从肛门周围采集标本检查虫卵，直至虫卵消失后再连查 7 天。

4. 用药护理　扑蛲灵不良反应有恶心、呕吐、腹痛和感觉过敏，且服后 1～2 天内大便、呕吐物可染成红色，应事先告知患儿及家长。

5. 心理护理　多与患儿及家属沟通，告知患儿家属此病可以痊愈，使其解除思想顾虑，积极配合治疗和护理。

6. 出院指导

（1）指导家长检查成虫和收集虫卵的方法：检查成虫可在夜间患儿入睡后1～3小时，观察肛周及会阴部皮肤皱褶处有无乳白色小线虫。收集虫卵时可用市售透明胶纸，在清晨于肛周皮肤皱褶处粘取虫卵，也可用蘸过生理盐水的棉签在肛门及会阴部轻擦获取虫卵。

（2）强调预防工作。宣传个人卫生、饮食、环境卫生与蛲虫感染的关系及蛲虫的传播方式，养成良好的卫生习惯，如饭前便后洗手，勤剪指甲、不吮指头，勤换内衣，尽量穿满裆裤等。

（3）防止自身感染。患儿睡觉时应穿睡裤、戴手套，换下的衣服不得抖动，床单和睡裤应煮沸消毒。玩具、图书、用品等用紫外线消毒或在阳光下曝晒6～8小时。

（4）集体、儿童机构应定期普查、普治，家庭中所有患儿应同时治疗。

（5）指导家属按医嘱定期驱虫治疗，并注意观察药物不良反应，定期儿科门诊随诊。

（乔　芳　向蔡方）

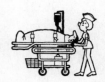

第 十 六 章
儿科常用护理技术

　　儿科护理技术具有很强的技术性、专业性、科学性。常用的有更换尿布法、婴儿盆浴法、约束法、婴幼儿灌肠法、颈外静脉穿刺法、股静脉穿刺法、桡动脉采血法、头皮静脉输液法、静脉导管针留置法、经外周插管的中心静脉导管留置法、注射泵、输液泵、温箱使用法及光照疗法等。在此介绍其适应证、操作前准备、操作步骤及注意事项，以达到规范操作流程，减轻患儿痛苦，提高儿科护士实际操作水平的目的。

第一节　更换尿布法

　　更换尿布是为了保持患儿臀部皮肤的清洁、干燥、舒适，预防尿布皮炎发生或使原有的尿布皮炎逐步愈合。

【适应证】新生儿、婴幼儿，特别是红臀、尿布皮炎及腹泻患儿。

【操作前准备】

1. 患儿准备　使患儿家属了解更换尿布的重要性，积极配合操作过程。

2. 操作者准备　了解患儿诊断，臀部皮肤情况，评估常见的护理问题。着装规范、操作前洗手。

3. 用物准备　尿布，尿布带，尿布桶，小盆及温水（有尿布皮炎时备 1：5000 高锰酸钾溶液），小毛巾，按臀部皮肤情况准备治疗药物（如油类、软膏、抗生素）及烤灯等。

4. 环境准备　温暖、舒适、光线明亮，避免对流风。

【操作步骤】

1. 将用物携至床旁，核对床号、姓名，放下床栏，揭开盖被，解开尿布带，露出臀部，以原尿布上端两角洁净处轻拭会阴部及臀部，并以此盖上污湿部分垫在臀部下面。

2. 如有大便，用温水洗净，轻轻擦干。

3. 用一手轻轻提起双足，使臀部略抬高，另一手取下污湿尿布，再将清洁尿布垫于腰下，放下双足，尿布的底边两角折到腹部，双腿中的一角上拉，系好尿布带，结带松紧适宜，拉平衣服，盖好被子，整理床单位。

4. 打开污湿尿布，观察大便性质（必要时留取标本送检）后放入尿布桶内。

5. 操作结束后洗手，做好记录。

【护理注意事项】

1. 应选择质地柔软、透气性好、吸水性强的棉质尿布或一次性尿布，以减少对臀部皮肤的刺激。

2. 操作熟练、敏捷，避免过多暴露患儿。

3. 尿布包扎应松紧合适，防止因过紧而影响患儿活动或过松造成大便外溢。

4. 若为腹泻患儿，更需勤换尿布，注意及时清洁臀部，并涂鞣酸软膏保护皮肤。若有尿布皮炎，可采用暴露法、灯光照射法，使局部皮肤干燥，再涂以硼酸软膏、鱼肝油软膏或氧化锌软膏等。严重者可给予抗菌药物，以防感染。

第二节　婴儿盆浴法

婴儿盆浴是为了保持婴儿皮肤清洁，协助皮肤排泄和散热，预防皮肤感染。同时也能活动其肢体，促进血液循环，并可观察全身皮肤情况。

【适应证】病情允许的婴儿。

【操作前准备】

1. 患儿准备　应在喂奶前或喂奶后 1 小时进行，以防止呕吐或溢奶。向患儿家属做好解释工作，使其积极配合。

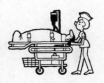

2. 操作人员准备　了解患儿诊断、病情、体温、全身皮肤情况、睡眠及上次哺乳时间，估计患儿常见的护理问题。着装规范、操作前洗手。

3. 用物准备　浴盆、水温计、热水、沐浴液（婴儿皂）、大毛巾、小面巾、浴巾、清洁衣服、尿布、包布及系带、液状石蜡、爽身粉、鞣酸软膏、2%碘酊，75%乙醇、小剪刀、棉签及皮肤护理用物等，必要时备婴儿秤。

4. 环境准备　温暖、舒适，调节室温于 25℃～28℃为宜，关闭门窗，但采光要好，以利对患儿的观察。

【操作步骤】

1. 将浴盆放在床旁凳上或操纵台上，内盛 2/3 盆热水（水温在冬季为 38℃～39℃，夏季为 37℃～38℃，备水时水温稍高 2℃～3℃），可以用手腕试温。

2. 核对床号、姓名、脱去患儿衣裤，保留尿布，用大毛巾包裹患儿全身。按护理常规要求测体重并记录。

3. 擦洗面部。用小面巾从内眦向外眦擦拭眼睛，然后擦耳，最后擦面部（额部→鼻翼→面部→下颏），擦时禁用肥皂。注意清洁鼻孔。

4. 擦洗头部（图 16-1）。抱起患儿，用左手托住头颈部，拇指与中指分别将患儿双耳郭向前折，堵住外耳道口，左臂及腋下夹住患儿臀部及下肢。右手搓皂洗头，清水冲洗干净，并用大毛巾擦干头发。

5. 解开大毛巾，去掉尿布，左手握住患儿左肩及腋窝处，使其头颈部枕于操作者前臂。右手握住患儿左腿靠近腹股沟处，使其臀部位于操作者手掌上，轻轻放入水中（图 16-2）。

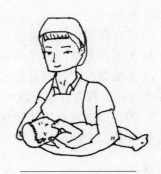

图 16-1　婴儿洗头法

6. 松开右手，用浴巾淋湿患儿全身，涂沐浴液擦洗，边洗边冲干净，顺序依次为颈下、胸、腹、腋下、臂、手、会阴、臀部、腿、脚。

7. 以右手从儿童前方握住儿童左肩及腋窝处，使其头颈部俯于操作者右前臂，左手涂沐浴液清洗儿童后颈及背部（图 16-3），以水冲净。

8. 洗毕，迅速将患儿依照放入水中的方法抱出，用大毛巾包裹全身并将水分擦干。

9. 穿好衣服，兜好尿布，视需要修剪指甲，必要时更换床单。操作后洗手，做好记录。

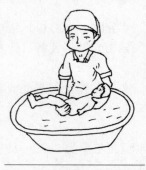

图 16-2　婴儿出入浴盆法

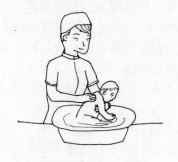

图 16-3　婴儿盆浴洗背法

【护理注意事项】

1. 操作熟练，顺序正确，擦洗动作要轻柔，注意力度，避免损伤。耳、眼内不得有水或沐浴露进入。

2. 注意保温，避免受凉，水温应略高。

3. 不可用力清洗患儿头顶部的皮脂结痂，可涂液状石蜡浸润，待次日予以清洗。

4. 沐浴全过程注意观察患儿哭声、四肢活动情况、脐带、皮肤颜色及皮肤有无红肿、糜烂等感染灶。若有异常应及时报告并处理。

5. 颅内出血及其他病情危重患儿禁忌沐浴，以防加重病情。可采用床上擦浴法。

6. 加强安全防护，沐浴过程中始终将患儿握牢，防止在盆内滑倒。

第三节　约　束　法

约束是为了防止因患儿不合作而导致的碰伤、抓伤或坠床等意外，保证患儿的安全及治疗护理操作的顺利进行。

【适应证】神志不清、躁动、抽搐及不合作患儿。

【操作前准备】

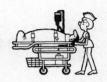

1. 患儿准备　做好患儿及家属的解释说服工作，避免引起患儿情绪不安，使患儿及家属了解约束的重要性，积极配合操作过程。

2. 操作人员准备　了解患儿的诊断、约束的目的及家长的心理，估计常见的护理问题。着装规范、操作前洗手。

3. 用物准备　根据患儿约束的部位准备物品。

（1）全身约束　凡能包裹患儿全身的物品皆可使用，如床单、大毛巾、小毛毯等。

（2）手或足约束　手足约束带或用棉垫与绷带。

（3）肘部约束　肘部约束带，压舌板 4～5 支。

（4）手部约束　布质并指手套。

（5）沙袋约束　2.5kg 沙袋（用便于消毒的橡皮布缝制）、布套。

【操作步骤】

1. 全身约束法

（1）方法一（图 16 - 4）　①折叠大毛巾（或床单）达到能盖住患儿由肩至脚根部的宽度。②放患儿于大毛巾中间，将大毛巾一边紧裹儿童一侧上肢、躯干和下肢，经胸、腹部至对侧腋窝处，再将大毛巾整齐地压于儿童身下。③大毛巾另一边紧裹儿童另一侧手臂，经胸压于背下，如儿童活动剧烈，可用布带围绕双臂打活结系好。

（2）方法二（图 16 - 5）　①折叠大毛巾（或床单）使宽度能盖住患儿由肩至脚根部。②将患儿放在大毛巾中央，将大毛巾一边紧紧包裹患儿手臂并从腋

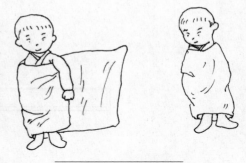

图 16 - 4　全身约束法一

下经后背到达对侧腋下拉出，再包裹对侧手臂，多余部分压至身下。③大毛巾另一边包裹患儿，经胸压于背下。

2. 手或足约束法　①置患儿手或足于约束带（图 16 - 6）甲端中间，将乙丙两端绕手腕或踝部对折后系好，松紧度以手或足不易脱出且不影响血液循环为宜。②将丁端系于床缘上。

3. 肘部约束法　将压舌板放于肘部约束带的间隔内，约束带的顶端覆盖于装压舌板的开口处。脱去患儿外衣，整理内衣袖子，将约束带开口端朝向手部平放在肘部，包裹肘部，系

421

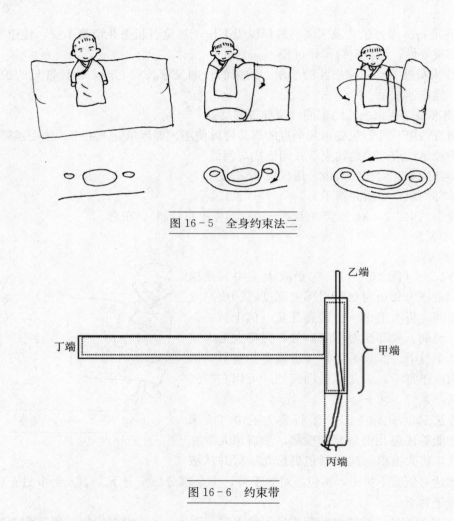

图 16-5　全身约束法二

图 16-6　约束带

好带子，不要过紧，注意防止上下滑动，以免摩擦患儿腋窝及腕部。

　　4. 沙袋约束法　根据需约束固定的部位不同，决定沙袋的摆放位置。①需固定头部、防止其转动时，用两个沙袋呈"人"字形摆放在头部两侧。②需保暖、防止患儿将被子踢开，

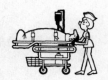

可将两个沙袋分别放在患儿两肩旁，压在棉被上。③需侧卧、避免其翻身时，将沙袋放于患儿背后。

【护理注意事项】

1. 约束时向家长解释约束的目的，安抚患儿，减少患儿的恐惧不安。

2. 结扎或包裹松紧适宜，避免过紧损伤患儿皮肤、影响血运，而过松则失去约束意义。

3. 保持患儿姿势舒适，约束带捆扎松紧要适宜，定时松解并经常改变姿势。局部约束时仍需满足其他部位肢体的活动。

4. 约束期间，随时注意观察约束部位皮肤颜色、温度，掌握血液循环情况。

第四节　婴幼儿灌肠法

婴幼儿灌肠法是将一定量的溶液通过肛管，由肛门经直肠灌入结肠，以帮助患儿排便、排气或接输入的药物，达到治疗的目的。

【适应证】

①常用于患儿镇静、催眠及应用肠道杀菌药等。②软化粪便，为患儿解除便秘。③为腹部手术后肠胀气患儿排除肠道积存气体，减轻腹胀。④清洁肠道，为手术和检查作准备。⑤为高热患儿降温。

【操作前准备】

1. 患儿准备　做好患儿及家属解释工作，使其了解灌肠的目的，并积极配合操作过程，灌肠前嘱患儿排空大小便。

2. 操作人员准备　了解患儿诊断、病情和灌肠的目的及家长的心理，观察肛周皮肤情况，估计患儿常见的护理问题。着装规范、操作前洗手。

3. 用物准备　治疗盘内备灌肠筒一套，水温计、肛管、弯盘、量杯、止血钳、液状石蜡、棉签、卫生纸、橡胶布和治疗巾（或一次性中单）、一次性手套、尿布、便盆、输液架、冬季备毛毯。灌肠溶液常用生理盐水或 0.1％～0.2％肥皂水，镇静时可用 10％水合氯醛，治疗肠道感染用 2％黄连素及其他抗生素，溶液温度为 39℃～41℃，用于降温时为 28℃～32℃。

4. 环境准备　关闭门窗，屏风遮挡，调节室温。

【操作步骤】

1. 备齐用物携至床旁，核对床号、姓名，向患儿家属做好解释，嘱患儿排尿排便。挂灌肠筒于输液架上，液面距床褥 30～40cm。

2. 将枕头竖放，使其厚度与便盆高度相等，下端放便盆。

3. 将橡胶布和治疗巾上端盖于枕头上，下端放于便盆之下，防止污染枕头及床单。

4. 用大毛巾包裹约束患儿双臂后使其仰卧于枕头上，臀部放在便盆宽边上。解开尿布，如无大小便则用尿布垫在臀部与便盆之间，两腿各包裹 1 块尿布分别放在便盆两侧。

5. 连接肛管并润滑其前端，排尽管内气体，用止血钳夹紧橡胶管，左手持卫生纸分开患儿臀部，显露肛门，右手轻轻将肛管插入直肠，婴儿为 2.5～4cm，儿童为 5～7.5cm，然后固定肛管，再用 1 块尿布覆盖在会阴部之上，以免床单污染。

6. 松开止血钳使溶液缓缓流入，一手固定肛管并同时观察患儿情况及液面下降速度。如溶液流入受阻，可稍移动肛管，必要时检查有无粪块阻塞。若患儿有便意，应将灌肠筒适当放低，减慢流速。

7. 灌肠毕夹紧肛管，用卫生纸包裹后轻轻拔出，放入弯盘内，若需保留灌肠液，轻轻夹紧患儿臀部保留数分钟。

8. 协助患儿排便，擦净肛门，取走便盆，为患儿穿好裤子或系好尿布并包裹，取舒适体位。整理用物、洗手。

9. 观察大便情况，必要时留取标本送检。并在当天体温单的大便栏内记录。

【护理注意事项】

1. 掌握灌肠液的温度、浓度、流速和压力，均遵医嘱执行。

2. 根据儿童年龄选用合适的肛管和决定灌肠液量。常见灌肠液量见表 16-1。

表 16-1　　　　　　　　　　　　　　不同年龄患儿灌肠液量

年　龄	灌肠溶液量	年　龄	灌肠溶液量
6 个月以下	50mL	1～2 岁	200mL
6 个月～1 岁	100mL	2～3 岁	300mL

3. 灌肠前嘱患儿先排尿排便，灌肠毕不要立即排便，分散患儿注意力，尽量延长保留时间。降温灌肠保留 30 分钟后再排出，排便后隔半小时再测量体温并记录。

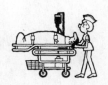

4. 灌肠过程中尽量少暴露患儿，防止受凉，液体流入速度要慢，并注意观察患儿的反应，如儿童疲乏，可暂停片刻后再继续，以免儿童虚脱；若出现面色苍白、出冷汗、剧烈腹痛、突然剧烈哭吵，应立即停止灌肠，通知医师进行处理。

5. 操作熟练、动作轻柔，尽量一次插入成功，以免造成患儿恐惧感。肛门、直肠、结肠等手术后患儿，排便失禁者均不宜作灌肠。

第五节　颈外静脉穿刺法

颈外静脉属于颈部最大的浅静脉，位于颈外侧皮下，位置较固定，易于穿刺。穿刺部位：锁骨中点上缘与下颌角连线的上 1/3 处，颈外静脉外侧缘（图 16 - 7）。

【适应证】3 岁以下婴幼儿或肥胖儿童外周静脉无法采血者。

【操作前准备】

1. 患儿准备　做好患儿及家属的解释工作，使其积极配合操作。

2. 操作人员准备　了解患儿病情、诊断，血液化验的项目及目的。估计患儿常见的护理问题。着装规范、操作前洗手。

3. 用物准备　治疗盘、一次性 5mL 或 10mL 注射器、一次性无菌手套、无菌棉签或棉球、胶布、真空采血管、皮肤消毒剂、做血培养应备乙醇灯、火柴。

4. 环境准备　温暖、清洁、舒适、安全。

【操作步骤】

1. 备齐用物携至床旁，核对床号、姓名，向患儿家属解释，取得合作。

2. 患儿平卧，头部转向一侧，肩下垫沙袋或软枕，助手（或家属）两前臂约束患儿躯干及上肢，两手分别按其面额及枕部（切勿捂住其口鼻），使患儿肩部与台边或床沿平齐，头部垂于治疗台边或床沿下，露出颈外静脉（图 16 - 8）。

穿刺点

胸锁乳突肌

颈外静脉

颈内静脉

锁骨

肋骨下静脉

图 16 - 7　颈外静脉穿刺点解剖示意图

3. 操作者立于患儿头端，常规消毒皮肤后，戴手套，左手拇指绷紧皮肤，右手持注射器由静脉近心端1cm处刺入皮肤，当患儿啼哭（年长儿嘱其发音）颈静脉怒张时刺入血管，见回血时固定针栓，取血至所需量。如无回血可边退边抽，至有回血时即固定针头抽取血液。

4. 抽血完毕，用无菌干棉球按压穿刺处，拔出针头并扶患儿至坐位，以减低颈静脉压力，穿刺点应继续按压2～3分钟。

5. 按检验目的将血液注入真空采血管内，整理用物、洗手，将化验单包裹血标本一并送检。

【护理注意事项】

1. 严重心肺疾病、呼吸衰竭、病情危重以及出血性疾病患儿禁用此法。惊厥、低钙抽搐者慎用。新生儿因颈项短小，操作困难，不宜选用此法。

2. 选用短而锐利的针头，并检查注射器是否漏气，争取穿刺一次成功。

3. 操作时要充分暴露颈外静脉，针尖进入皮肤后不可刺入过深，动作应轻巧，以免损伤颈部组织、血管、气管等发生意外。

4. 整个操作过程力求安全、准确、快速，应随时观察患儿面色及呼吸情况，发现异常，立即停止操作。

5. 穿刺后出现血肿，不宜揉挤，应保持局部清洁干燥，预防感染，待其慢慢吸收，也可局部热敷、理疗或磁疗等加速血肿吸收。

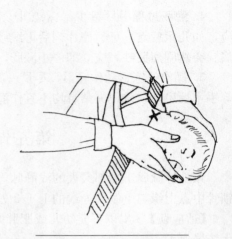

图16-8 颈外静脉穿刺方法

第六节 股静脉穿刺法

股静脉穿刺是儿科常用的护理技术之一。股静脉在股三角区，位于股鞘内，在腹股沟韧带下方紧靠股动脉内侧（图16-9）。

【适应证】危重及不宜翻身的婴幼儿采血。

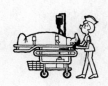

【操作前准备】

1. 患儿准备　做好患儿家属的解释工作，使其积极配合操作过程。将患儿腹股沟及会阴部洗净，更换清洁尿布。

2. 操作人员准备　了解患儿病情、诊断，血化验的项目及目的。评估患儿腹股沟皮肤情况。估计患儿常见的护理问题。着装规范、操作前洗手。

3. 用物准备　治疗盘、一次性 5mL 或 10mL 注射器、一次性无菌手套、无菌棉签或棉球、胶布、真空采血管、2%碘酊、75%乙醇、做血培养应备乙醇灯、火柴。

4. 环境准备　温暖、清洁、舒适、安全。

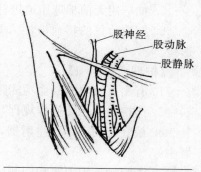

图 16-9　股静脉穿刺点解剖示意图

【操作步骤】

1. 备齐用物携带至床旁，核对床号、姓名、手腕带，向患儿家属做好解释，排空大小便。

2. 患儿取仰卧位，垫高穿刺侧臀部，用尿布包裹好会阴部，以免排尿时污染穿刺点。

3. 由助手（或家属）固定，使穿刺侧大腿外展并屈膝约90°，操作者站在患儿足端或穿刺侧，在腹股沟中内 1/3 交界处摸到股动脉搏动点（图 16-10），用碘酊、乙醇消毒穿刺部位皮肤，戴手套。

4. 继续用左手示指摸股动脉搏动点，右手持注射器，沿股动脉内侧刺入股静脉，根据操作者习惯可选择直刺或斜刺法。

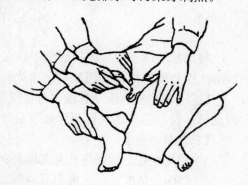

图 16-10　股静脉穿刺方法

（1）直刺法　沿股动脉搏动点内侧 0.5cm 处垂直刺入（根据患儿胖瘦决定刺入深度），一般待针头刺入 1/3 或一半左右，慢慢向上提针，边提针边抽回血，见回血即固定，尽快抽血至所需量。

（2）斜刺法　摸到股动脉搏动后，示指不要移动，贴股动脉距腹股沟韧带下 2cm 左右与皮肤呈 30°～45°斜刺进针并随即抽吸，见回血即固定，继续抽血至所需量。

5. 抽毕用无菌棉球压迫进针部位拔针，局部按压 5 分钟左右至血止，胶布固定。

6. 按检验目的将血液注入真空采血管内，整理用物、洗手，将化验单包裹血标本一并送检。

【护理注意事项】

1. 有出血倾向或凝血功能障碍患儿禁用此法，肾病综合征水肿患儿慎用。

2. 严格执行无菌操作规程，防止感染。

3. 最好选用 10mL 注射器，并检查注射器是否漏气，取血要快，否则血会凝固在注射器中。

4. 若穿刺失败不宜在同侧反复多次穿刺，应有效压迫止血后，方可取对侧。

5. 如抽出鲜红色血液，提示穿刺进入股动脉，拔针后应延长按压时间，按压穿刺处 5～10 分钟，直至无出血为止。

6. 重视压迫止血，防止发生局部血肿，穿刺后应观察有无皮下出血情况，并保持穿刺点干燥清洁，无菌棉球覆盖 24 小时防止被大小便污染。

第七节　桡动脉采血法

桡动脉的体表投影为从肘窝中点远侧 2cm 处至桡骨茎突前方的连线。桡动脉在腕关节上 2cm 水平桡侧缘搏动最明显，是动脉采血常用部位。

【适应证】①抽取动脉血进行血气分析，以指导氧疗、机械通气各种参数的调节。②急救时动脉给药。③无法获得静脉血及毛细血管血标本。

【操作前准备】

1. 患儿准备　做好患儿及家属解释工作，使其了解抽血的必要性，积极配合操作过程。

2. 操作人员准备　了解患儿病情、诊断、血化验的项目及目的。评估患儿穿刺部位皮肤有无损伤、感染，并清洁局部。估计患儿常见的护理问题。着装规范、操作前洗手。

3. 用物准备　治疗盘、一次性动脉血气针（或一次性 5mL 注射器）、一次性尼龙针头、一次性无菌手套、无菌棉签或棉球、胶布、消毒液，必要时备绷带一卷。抽血气标本则另备肝素等渗氯化钠液 1 瓶（其中肝素含量 1U/mL）、橡皮塞。

4. 环境准备　清洁、舒适、安全、光线充足。

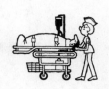

【操作步骤】

1. 备齐用物带至床旁，核对床号、姓名，向患儿及家属做好解释，协助患儿伸出穿刺侧手臂，手心向上，手臂伸直，触摸桡动脉搏动最明显处，常规消毒。

2. 取出一次性动脉血气针，预置采血量。或用 2～5mL 注射器连接 5 号或 7 号针头，抽取 0.5～1mL 肝素液湿润注射器内壁，将活塞来回抽动，使内壁沾匀肝素，再推掉全部肝素溶液，保持注射器内无空气。

3. 戴手套，左手示指及中指扪及动脉搏动并固定，右手持针从示指和中指之间垂直或与动脉走向呈 30°～45°进针（还可从解剖学角度定位，以桡骨茎突为基点，向尺侧移动 1cm，再向肘的方向移动 0.5cm 作为进针点），针头一旦刺入动脉，血液可自动升入注射器针筒内，颜色鲜红，至所需血量后拔出针头，嘱患儿家属或助手按压穿刺点至少 5 分钟。如抽血气标本，抽毕立即将注射器针头斜面刺入橡皮塞内，双手来回搓动注射器，使血与肝素混合，立即送检。

4. 血功能障碍者加压包扎，安置好患儿，记录采血时间，处理用物。

【护理注意事项】

1. 严格无菌操作，不能选择有感染的部位穿刺。

2. 使用前应检查注射器有无漏气，针头必须连接紧密。

3. 抽血气时注射器内的肝素稀释液要全部排尽，标本必须隔绝空气，采毕立即封闭针头斜面，一旦气泡进入血液标本内应尽快排出，采血后标本应立即送检，如不能立即送检，应将标本置于 0～4℃冰箱内保存不得超过 1 小时，以免影响检验结果。

4. 一次穿刺失败，切勿在同一位置反复穿刺，采血毕需按压至少 5 分钟至完全止血，以免形成血肿。凝血功能异常患儿，采血后应延长压迫时间，以防止出血。

5. 采血后，需检查穿刺动脉远端的循环情况，包括皮肤色泽、脉搏、毛细血管充盈时间、有无供血不良等现象。如出现穿刺部位肿胀、疼痛，应及时给予对症处理。

第八节　头皮静脉输液法

儿童头皮静脉分支多，浅表易见，不易滑动，顺行和逆行进针均不影响静脉回流，便于固定和保温。因此头皮静脉输液是 3 岁以内儿童常用的静脉输液途径。常选择额前正中静脉、额部小静脉、颞部浅静脉、外眦上部静脉，还有顶部和耳后的细小而直的静脉。

【适应证】3 岁以内的儿童。

【操作前准备】

1. 患儿准备　穿刺前告知患儿家长不要喂奶、喂水，以免在穿刺过程中因患儿哭闹引起呕吐造成窒息，做好患儿家属的解释工作，使其积极配合操作过程。协助患儿排空大小便。

2. 操作人员准备　了解患儿病情、诊断、治疗和用药，评估穿刺部位皮肤及静脉情况。着装规范，操作前洗手。

3. 用物准备　治疗盘，无菌纱布、棉签、75％乙醇、络合碘、小枕、一次性手套、输液胶贴（胶布）、输液器、头皮针 1～2 个（一般选用 4.5 号或 5.5 号）、一次性 5mL 注射器（内盛生理盐水）、输液溶液、药物、砂轮、弯盘、剪刀、笔、输液卡、备皮用物、便盆、输液架。

4. 环境准备　清洁、舒适、安全、光线充足。

【操作步骤】

1. 备齐用物携至床旁，核对床号、姓名、输液卡，向患儿家属做好解释，安抚及逗引患儿，以减轻哭闹，协助患儿排空大小便，撕胶布或输液贴置于治疗盘边缘。

2. 将患儿平卧或侧卧，嘱助手（或家属）约束患儿头部和膝部，操作者立于患儿头侧，选择好静脉，必要时剃去周围毛发，范围包括进针点前后各 3cm 左右的部位。

3. 用 75％的乙醇消毒皮肤两次，再次查对后戴手套，更换头皮针，排尽输液器内空气。

4. 左手绷紧血管处的皮肤（按血管走行），右手持针，在距静脉最清晰点约 0.3cm 处将针头与头皮成 5°～10°刺入皮肤，当针头刺入静脉时阻力减少并有落空感，同时有回血可见，再将针头推进少许即固定。若患儿由于重度脱水、头皮血管较瘪、回血慢时，可由一助手用 5mL 注射器（内盛生理盐水）抽回血，待针头进入血管后轻轻回抽，若有回血，缓慢推注后局部无肿胀说明穿刺成功，固定后接上所输液体。

5. 脱手套，调节好滴数，再次查对后在输液卡上记录时间、签名，向患儿家属交代注意事项，整理用物，洗手。

【护理注意事项】

1. 严格执行无菌技术操作及查对制度，注意药物的配伍禁忌，刺激性强及特殊药物应确定穿刺成功后再输入。

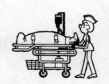

2. 穿刺时从静脉一端开始穿刺，逆行顺行均可，而不应从血管中段开始穿刺，以防穿刺失败，形成皮下淤血，致整段血管模糊不清，无法再穿刺。

3. 胶布要牢固固定在针柄上不能漂浮在皮肤上，以致针头移位穿出血管，造成局部肿胀。

4. 穿刺时密切观察患儿的面色，有无发绀等全身情况（特别是危重患儿），切不可因集中精力寻找静脉而忽略了病情变化以致发生意外。

5. 输液过程中要加强巡视，注意观察患儿面色、神志、有无输液反应、局部有无肿胀、针头有无脱出、胶布有无松动及各连接处有无漏液等异常情况，并及时处理。

6. 穿刺成功后告知患儿家属可采用喂奶的姿势抱患儿，并适当约束患儿双手，以免患儿抓拽、拔掉针头。

第九节 静脉留置针使用法

静脉留置针使用法是将留置针置入周围静脉的方法。既避免了损伤血管，也便于输液时固定，适合于长期输液的患儿。留置针的型号有很多种，应根据患儿年龄和穿刺血管的粗细选择合适型号。留置针分密闭式和开放式（由留置针与肝素帽两部分组成）两种（图 16 - 11、图 16 - 12、图 16 - 13）。

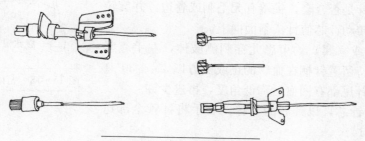

图 16 - 11 开放式静脉留置针

【适应证】需要长期输液的患儿、手术患儿、危重抢救患儿等。

【操作前准备】

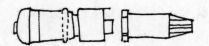

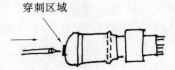

穿刺区域

图 16-12　肝素帽

同头皮静脉输液，另备止血带、静脉留置针、肝素帽
（可来福接头）和专用敷贴。

【操作步骤】

1. 备齐用物携至床旁，对床号、姓名、输液卡，向患
儿家属做好解释工作，安抚及逗引患儿，消除其陌生和恐惧
感，协助患儿排空大小便，置专用敷贴和胶布于易取处。

2. 选择血管，扎止血带（头皮静脉不需），消毒皮肤，
再次查对后戴手套。

3. 再次检查留置针灭菌日期及包装有无破损，取出留
置针检查内外套针是否合套，尖端有无毛刺或卷边，并旋转
松动内外套针，转动针芯使针头斜面向上。

4. 嘱助手（或家属）约束患儿穿刺侧肢体，左手绷紧
患儿皮肤，右手持留置针柄在血管的正或侧方以 15°～30°刺
入皮肤，见留置针尾部有回血后降低角度，再进少许。

5. 左手固定针芯，以针芯为支撑，右手将针管全部送
入静脉（图 16-14）。

6. 松开止血带，左手固定针翼，右手拔除针芯（未带肝
素帽的留置针拔除针芯后应将肝
素帽迅速接入导管内）。用专用敷贴固定，在敷贴上写上患儿姓名、留置日期和时间，然后固
定肝素帽。

7. 常规消毒肝素帽橡胶塞部，将已备好的静脉输液器针头（排尽管内气体）插入肝素帽

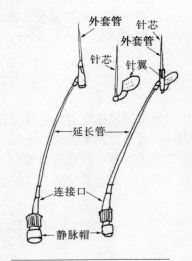

外套管　针芯
针芯　外套管
针翼
针翼

延长管

连接口

静脉帽

图 16-13　密闭式静脉留置针

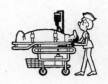

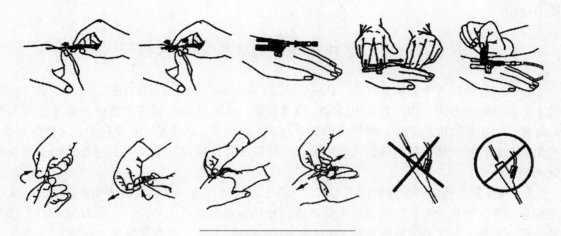

16-14　静脉留置针穿刺方法

内，打开输液器开关见点滴通畅无肿胀，调节滴数。

8. 脱手套，再次查对并在输液卡上记录时间、签名，向患儿及家属交代注意事项，整理用物、洗手。

【护理注意事项】

1. 严格执行无菌技术及操作规程。接已备好的药物前应确定穿刺成功后才能将输液器针头插入留置针内。

2. 密切观察患儿生命体征的变化及局部皮肤情况。每次输液前后均应检查穿刺部位及静脉走行方向有无红肿，并询问患儿有无疼痛与不适，如有异常情况应及时拔除留置针并做相应处理。

3. 对使用静脉留置针的肢体应妥善固定，尽量减少肢体活动或避免被水沾湿，留置于下肢的患儿避免下地走路，以免回血堵塞血管。

4. 每次输液前先抽回血，再用无菌生理盐水冲洗导管，如无回血，冲洗有阻力时，应考虑留置针导管堵管，此时应拔除留置针，切记不能用注射器使劲推注，以免将凝固的血栓推进血管，造成栓塞。

5. 留置针保留时间应根据局部有无并发症决定，一般 3～4 天或根据静脉留置针产品说明书使用。

第十节　经外周静脉导入中心静脉置管

经外周静脉导入中心静脉置管（Peripherally inserted central catheter，PICC）是一种新的中心静脉输液方法。多由肘正中静脉、贵要静脉、头静脉穿刺插管，将很细的导管插入中心静脉。一次置管成功率高，操作简单安全，不限制患儿臂部活动，并发症少，留管时间长，与组织相容性好，住院和门诊患儿均可使用，对需要长期输液、反复输血患儿开辟了一条有效的通道。

【适应证】①外周静脉穿刺困难患儿。②需长期输入高渗、黏液性液体如静脉营养，或接受刺激性药物如化疗等。③需输入大量液体而使用输液泵或压力输液。④需反复采血、反复输血或血制品，如某些独特设计的 PICC 如 Groshong，具备采血和反复输血功能。

【操作前准备】

1. 患儿准备　操作前取得患儿及家属知情同意并签字，介绍 PICC 的相关知识、插管的目的、方法及注意事项，解除患儿及家属的紧张情绪，使其积极配合操作过程。询问并协助患儿排空大小便。

2. 操作人员准备　了解患儿病情、诊断、治疗和用药，评估穿刺部位皮肤及静脉情况。估计患儿常见的护理问题。着装规范，操作前洗手。

3. 用物准备　皮尺、中心静脉导管（图16-15）1套（含穿刺针1根，延长管1条）、肝素等渗氯化钠液1瓶（其中肝素含量 1U/mL）、10mL 注射器2副、专用透明敷料（6cm×7cm）、输液贴、穿刺包（手术衣2件，无菌手套2副，治疗巾、孔巾各1条，弯盘2个，眼科镊子1把，无菌剪刀1把，小杯2个，棉球、方纱布少许），止血带，75%乙醇、2.5%碘酊（注：导管的型号应以患儿血管的粗细及所要插入长度来选择，如 1.9Fr、3Fr，数字越小导管越细）。

4. 环境准备　清洁、舒适、安全、光线充足。

【操作步骤】

1. 备齐用物携至床旁，核对床号、姓名，向患儿家属做好解释，安抚及逗引患儿，消除其陌生和恐惧感。必要时遵医嘱予以镇静。

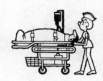

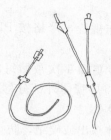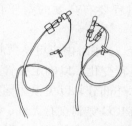

图 16-15　中心静脉导管

2. 选择穿刺血管。常选择上肢静脉，首选贵要静脉、次选肘正中静脉、最后选头静脉（一般很难穿刺到）。儿科较少选择下肢静脉（因护理困难，且患儿活动受限）。以上肢为例：患儿取仰卧位，上臂伸直并与身体呈 90°，用皮尺测量从穿刺点至右锁骨中线，然后向下至第 3 肋间的距离，此为置管长度。

3. 术者和助手常规消毒后，穿手术衣，戴手套，打开穿刺包。消毒穿刺部位及周围皮肤，铺无菌巾和孔巾，用 10mL 注射器抽取肝素等渗氯化钠液，接上 PICC 管，检查导管是否通畅，有无破损，确定后使中心静脉导管充满肝素等渗氯化钠液。

4. 用穿刺针穿刺静脉，见回血后助手用手按压穿刺部位前端血管以固定穿刺针的位置和方向，术者用镊子送 PICC 管入穿刺针内，缓慢送管，当导管尖端到达患儿肩部时，嘱患儿将头部贴近肩部，并转向插管入点处，或助手压迫颈外静脉，同时可摇高床头，并嘱助手予以拍背，以减少导管进入颈静脉内，保持上臂与身体呈 90°，当达到所需深度后在穿刺针前方按压导管，退出穿刺针和插管鞘，用方纱压迫穿刺部位止血。局部止血、消毒后用透明敷料加以固定，并注明置管日期、时间、置管者姓名、导管置入长度及外漏刻度、臂围。填写穿刺记录单、书写穿刺护理记录。摄片定导管位置。中期导管放置时间为 2 周至 3 个月，长期导管可达 1 年。

5. 将输液装置与 PICC 管尾端相连接，即可输液。术后需 X 线摄片，确定中心静脉导管的位置。导管位置过深可以向外拔出一些；但如果浅了禁止再送入，以免感染。

6. 进行 PICC 导管护理相关知识的健康宣教。

【护理注意事项】

1. 整过操作过程要有高度的责任心，严格无菌操作规程，严格按 PICC 操作程序进行操作。

2. 术后第 1 个 24 小时内应更换敷料，以后每周至少更换 1 次敷贴每次换药时应注意导管在体外的长度是否变化，以确定导管是否移位，严禁将导管体外部分移入体内。应嘱咐儿童不要玩弄导管体外部分，以免损坏导管或把导管拉出体外。

3. 每班观察 PICC 穿刺点有无红、肿、热、痛、液体渗出或硬结，防止发生静脉炎。

4. 多数 PICC 导管要求每天 1 次肝素等渗氯化钠液"封管"，以免导管腔阻塞，但有"阀门"装置的 Groshong 导管每周只需 1 次生理盐水冲洗即可，不必肝素抗凝。

5. 仔细阅读产品说明书，明确导管使用功能。多数 PICC 导管不得用于输血和从导管中采血，但含阀门的 Groshong 导管具备输血和采血功能。

6. 保持局部清洁干燥，告诉家长及患儿不要擅自撕下贴膜，若发现贴膜有卷曲、松动、贴膜下有汗液时应及时请专业人员更换。携带此管淋浴前宜用塑料保鲜膜缠绕 2～3 圈保护好穿刺区域，并在其上下边缘用胶布贴紧保鲜膜，应避免直接淋浴，淋浴后检查贴膜下有无进水，如有进水应请护士更换贴膜应避免盆浴、泡浴。

7. 拔除导管时不可用力过猛，导管拔出后检查长度和完整性，并按无菌操作要求剪取导管末端至少 5cm 送细菌培养，以监测导管有否污染。

第十一节　注射泵、输液泵使用法

注射泵、输液泵（图 16 - 16）是通过机械或电子输液控制装置，作用于输液导管，达到控制输液的目的。可分为两大类型：①可携式或半携式。②固定式。目前多采用第 3 代计算机控制导管挤压定容量输液泵。

一、注射泵使用法

【适应证】①危重患儿的抢救、心血管病患儿需精确用药者。②特殊药物输入，如硝普钠、硝酸甘油等。③输液量少，需要严格控制输液速度的患儿。

【操作前准备】

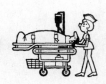

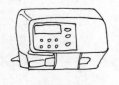
单通道注射泵

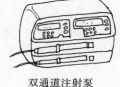
双通道注射泵

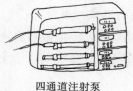
四通道注射泵

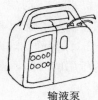
输液泵

图 16-16 注射泵、输液泵

1. 患儿准备 操作前做好知情同意，介绍应用注射泵的目的、优点及注意事项。为患儿建立静脉输液通道。

2. 操作人员准备 了解患儿病情、诊断、治疗和用药，熟悉注射泵的操作程序和报警处理方法。着装规范，操作前洗手。

3. 用物准备 注射泵、延长管（必要时备避光延长管）、电源线、50mL 注射器（必要时备避光注射器）、5 号或 7 号尼龙针头 1 个、无菌治疗巾。

4. 环境准备 清洁、舒适、安全、光线充足。

【操作步骤】

1. 用 50mL 注射器抽取所需药液（浓度、剂量遵医嘱），连接好延长管或一次性针头。

2. 将药物和注射泵携至患儿床头，核对床号、姓名、ID 号，向患儿家属做好解释工作，安抚及逗引患儿，消除其陌生和恐惧感。接电源线，检查注射泵是否完好，将注射器正确安装在注射泵上，按住"快速冲流"键，排尽延长管及针头内空气，遵医嘱设置好注射速度（可在每小时 0.1～99.9mL 范围内调节），显示速度与设置数据一致时，将延长管与患儿静脉通路相连，按开始键，自动推注开始，注射器表面覆盖无菌治疗巾。

3. 需要改变输液速度时，按停止键，注射停止，设置新的注射速度后按开始键，注射泵即按新的注射速度注入。

4. 注射结束，切断电源、关闭开关，取下注射器，将注射泵用 75% 乙醇纱布擦拭，然后放置在清洁干燥处备用。

【护理注意事项】

1. 严格无菌操作，防止药物污染。操作者要熟练掌握操作程序及报警处理方法。

儿科分册（实用专科护士丛书）

2．排空气时要注意不要浪费药液，以保证剂量准确。在注射速度设置准确后开始注射，并在注射泵上设一卡片注明患儿床号、姓名、药物名称、浓度、每小时注射剂量及速度。

3．保持静脉通路通畅，与输液器合用一静脉通路时可用三通器相连。并尽量减少更换注射器所用的时间，药物注射完毕前3分钟注射泵自动报警，此时应将另一注射器的药物准备好。

4．输液过程中应加强巡视，防止延长管或针头脱落。如果注射泵出现报警，要及时查找原因，是否有气泡、输液通道阻塞、断电、液体走空、穿刺部位肿胀或者延长管折叠、注射器虚载等，并给予相应处理。

5．断电时有的注射泵可自动接通蓄电池工作，有的不能继续工作出现报警，应立即更换注射泵使其继续工作。

6．需避光的药液（如硝普钠），应用避光注射器抽取药液，并连接避光延长管，或用避光纸覆盖注射器，如有条件可选用专用避光注射泵。

7．注意观察用药效果及不良反应，根据病情及时更换药物或改变注射速度。

二、输液泵使用法

【适应证】①静脉高营养，输入化疗药物、抗生素及对心血管有特殊作用的药物等，尤其是监护患儿。②危重患儿抢救，需要在规定时间内控制输液量或静脉用药剂量。③输液量多，需要严格控制输液速度的患儿。

【操作前准备】同注射泵使用法，用物准备中将注射泵改成输液泵，不需备延长管、50mL注射器、一次性尼龙针头，改备输液器（输液泵管）、液体。

【操作步骤】

1．将药物和输液泵携至床旁，核对床号、姓名、向患儿家属做好解释，安抚及逗引患儿，消除其陌生和恐惧感。将输液泵固定在输液架上。

2．按静脉输液操作规程建立好静脉通道。

3．接电源线，检查输液泵是否完好，打开输液泵门，将输液器正确安装在输液泵内，流量探测器置墨菲滴管液面以上，将减压阀接头在泵门内安装正确后关闭泵门。打开输液泵开关，自动系统检测开始，遵医嘱设置好输液量和输液速度（可在每小时0.1～99.9mL范围内调节），启动输液泵开始输注。

438

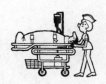

4. 若改变输液速度，先按停止键停止输液，再按"O"键消除原输液速度，重新设置输液速度后再按开始键，以新的输液速度重新开始键入。

5. 输液结束时按停止键，打开输液泵门取下输液器，切断电源、关闭开关，输液泵用75％乙醇纱布擦拭，然后放置在清洁干燥处备用。

【护理注意事项】

1. 注意彻底排尽输液管内空气，否则会报警。更换液体时应重新设置输液程序。

2. 加强巡视，保持静脉输液通畅。如有外渗，应立即更换输液部位。输液泵具备较全面的报警系统，如输液完毕，输液管道阻塞，管道内进入空气或流量探测器安装不妥时，可自动发出报警，应根据报警情况及时排除故障。

3. 断电时输液泵可自动接通蓄电池工作。蓄电池电源耗尽发出报警时，应立即接通外部电源，使其继续工作。

4. 注意观察用药效果及不良反应，根据病情及时更换药物或改变注射速度。

第十二节　呼吸道吸痰法

呼吸道吸痰法是为了吸出呼吸道分泌物或误吸的呕吐物，保持呼吸道通畅，改善机体供氧，保证有效的通气，减少交叉感染，促进患儿康复。

【适应证】口、鼻有奶块或呕吐物积聚、肺部或喉部听诊有痰鸣音者、胸部物理治疗或雾化后、有气管插管和气管切开者。

【操作前准备】

1. 患儿准备　患儿头部应稍后仰，后仰至中枕位颈部稍伸展。避免头部过度后仰或前倾造成患儿呼吸道受压或通气不良。了解患儿病情，口、鼻腔情况，是否有吸痰指征。做好患儿及家属的解释工作，使患儿及家属了解吸痰的重要性，积极配合操作过程。

2. 操作者准备　熟悉患儿情况，熟悉吸痰的基本知识和操作要求。仪表端庄，着装整洁，洗手。

3. 用物准备　负压吸引器或中心负压吸引装置，适当型号的无菌吸痰管数根、治疗碗、无菌止血钳或手套，生理盐水、纱布、注射器，必要时备压舌板、舌钳、开口器。

4. 环境准备　安静、清洁、舒适、光线明亮、理想的室内温度为22℃～24℃，相对湿度

儿科分册（实用专科护士丛书）

为 55%～65%。

【操作步骤】

1. 吸引前先检查吸引器效能是否良好。

2. 核对床号、姓名、手腕带，清醒患儿给予解释，调整患儿适宜体位。

3. 连接吸引器，调节负压（负压为 40.0～53.3kPa，儿童吸痰压力为 8～13.3kPa）。

4. 患儿头转向操作者，昏迷患儿可使用压舌板等。

5. 用无菌止血钳或戴无菌手套持吸痰管试吸生理盐水，检查管道是否通畅。

6. 吸上呼吸道分泌物　将吸痰管插入口腔或鼻腔，吸出口腔及咽部分泌物。

7. 吸下呼吸道分泌物　另换吸痰管，折叠导管末端，插入气管内适宜深度，放开导管末端，轻柔、灵活、迅速地左右旋转上提吸痰管吸痰。

8. 使用呼吸机时行气管内吸痰方法　①吸入高浓度氧气 1～2 分钟。②如痰液过黏稠不易吸出时，可注入无菌生理盐水 5～10mL。③将一次性吸痰管与吸引器连接，打开吸引器。④分离与呼吸机连接的管道，将吸痰管插入适宜深度旋转上提。⑤吸痰毕迅速连接呼吸机，吸入高浓度氧气 1～2 分钟。

9. 每次抽吸时间不超过 15 秒，如痰未吸尽，休息 2～3 分钟再吸。

10. 拔出吸痰管后吸入生理盐水冲洗吸痰管。

11. 脱手套，洗手，记录。

12. 用后物品处置符合消毒技术规范。

【护理注意事项】

1. 鼻咽部吸引操作注意点　①操作前洗手，戴手套，患儿取侧卧位或头转向一侧。②选用合适的吸引器，调节好吸引器的压力，一般新生儿压力<100mmHg（13.3kPa），以能够吸出分泌物的负压为合适，不宜过高，以免损伤黏膜。③先吸引口腔，换管后再吸引鼻腔，以免患儿在喘息和哭叫时，将分泌物吸入肺部。④吸引时不要将吸引管的端孔或侧孔贴于口腔黏膜或舌面上，不要将吸引管强行插入鼻孔，待吸引管放置在正确位置后方可开始吸引。每次将吸引管放入、吸引至退出鼻或口腔的总时间<15 秒。⑤吸引时应观察患儿有无发生喘息、呼吸暂停、心率减慢和发绀等。如发生上述情况应立即停止吸引，给予吸氧等处理。⑥观察吸引出分泌物的颜色、量、黏稠度及吸引时发生的病情变化，并记录在护理记录单上。

2. 气管插管内吸引操作注意点　①以两人协同操作为宜，一人专管吸引，一人专管吸引

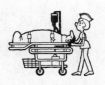

前后的加压操作及病情观察。操作前洗手，戴无菌手套及口罩，严格无菌操作，以减少呼吸道感染机会。②应用 6Fr 或 6.5Fr 的吸痰管，调节好吸引器的压力，负压 8～13.3kPa（60～100mmHg），备好复苏囊。③吸引前，先以纯氧提高患儿的氧分压，预防吸痰时低氧血症发生，再脱开呼吸机接口，于患儿吸气的同时在气管内滴入 0.5～1mL 的生理盐水，然后接复苏囊，纯氧通气 5～8 次。④插入吸引管至人工导管头，退出 0.5～1cm 开始边吸引边左右旋转，向上提拉以吸尽痰液，时间不超过 15 秒。吸引后再接复苏囊加压供氧 5～8 个呼吸周期，并根据病情决定是否需要重复吸引。⑤吸痰过程中必须密切观察心电监护，如有面色呼吸心律改变及发绀等，立即停止操作，给予复苏囊加压供氧或接回机械通气，并严密观察和积极处理。⑥更换吸痰管，吸引口、鼻咽部分泌物。⑦有条件者可以使用密闭式吸痰系统，吸痰过程中不需中断机械通气，且在操作中不会污染吸痰管，保证整个吸痰系统处于无菌状态。⑧在护理记录单上记录分泌物的颜色、量、黏稠度及操作时的病情变化。

3. 痰液黏稠可配合拍击胸背　适用于肺膨胀不全、肺炎、气管插管及拔管后的患儿。但心力衰竭、颅内出血及无炎症者不主张进行。其目的是通过胸壁的震动，促进肺循环，并使小呼吸道内的分泌物松动，易于进入较大的呼吸道，有利于排痰。方法：使用拍击器或半握空拳法，从外周向肺门轮流反复拍击，使胸部产生相应的震动。拍击的速度与强弱应视患儿具体情况而定，一般新生儿拍击速度为 100 次/min。

第十三节　温箱使用法

温箱是以科学的方法，创造一个温度和湿度相适宜的环境，使患儿体温保持稳定，用以提高未成熟儿的成活率，利于高危新生儿的成长发育。

【适应证】体重在 2000g 以下的新生儿或异常新生儿，如新生儿硬肿症、体温过低等。

【操作前准备】

1. 患儿准备　患儿穿单衣或裹尿布。

2. 操作人员准备　了解患儿的孕周、出生体重、日龄、生命体征及一般情况，有无并发症等。估计常见的护理问题，操作前洗手。

3. 用物准备　婴儿温箱（图 16-17），应检查其性能是否完好，保证安全，使用前做好清洁消毒工作，铺好箱内婴儿床。

4. 环境准备　调节室温（高于 23℃），以减少辐射热的损失。温箱避免放置在阳光直射、有对流风或取暖设备附近，以免影响箱内温度的控制。

【操作步骤】

1. 将蒸馏水加入温箱水槽中至水位指示线及干湿度表的水槽中。

2. 接通电源，检查温箱各项显示是否正常。核对床号、姓名，向家属做好解释，取得配合。打开电源开关将温箱预热，然后根据早产儿体重及出生日龄调节箱内温度至适中温度（表 16 - 2），箱内湿度应保持在 55%～65%。

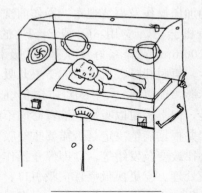

图 16 - 17　婴儿温箱

表 16 - 2　　　　　　　　　　　不同出生体重早产儿温箱温湿度参考值

出生体重（g）	温　　　度				相对湿度
	35℃	34℃	33℃	32℃	
1000	初生 10 天内	10 天后	3 周内	5 周后	
1500	—	初生 10 天内	10 天后	4 周后	55%～65%
2000	—	初生 2 天内	2 天后	3 周后	
2500	—	—	初生 2 天内	2 周后	

3. 将患儿穿单衣或裹尿布后放置箱内，检查各气孔是否通畅，检查箱内温湿度并记录。一切护理操作、治疗及检查可从边门或袖孔伸入进行。

4. 严格交接班，定时测量体温，根据体温调节箱温，并做好记录。在患儿体温未升至正常之前应每小时测量体温 1 次，升至正常之后可每 4 小时测量 1 次。注意保持体温在 36℃～37℃，并维持相对湿度。

5. 患儿病情稳定、体温正常，符合出温箱条件，遵照医嘱停用温箱。出温箱条件：①体重达 2000g 左右或以上，体温正常者。②室温维持在 24℃～26℃时，患儿能保持正常体温者。③患儿在温箱中生活了 1 个月以上，体重虽不到 2000g，但一般情况良好者。

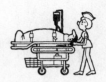

6. 患儿出箱后，先切断电源，放掉水槽内蒸馏水，温箱用消毒液擦拭，并用紫外线照射30 分钟，保持清洁、干燥、备用。

【护理注意事项】

1. 掌握温箱性能，严格遵守操作规程，定期检查有无故障、失灵现象，如温箱发出报警信号，应及时查找原因，妥善处理。如有漏电，应立即拔除电源进行检修，保证使用安全。

2. 严禁骤然提高箱温，以免患儿体温突然上升而造成不良后果。

3. 除测体重和外出检查外，一切护理操作尽量在箱内进行，避免过多开启箱门，以免箱内温度波动。

4. 工作人员入箱操作、检查、接触患儿前后，必须洗手，防止交叉感染。

5. 温箱使用期间应每天用消毒液将温箱内外擦拭。湿化器水箱内的水每天更换 1 次，以免细菌滋生。机箱下面的空气净化垫应每个月清洗 1 次。定期细菌培养，如培养出致病菌应将温箱搬出病房彻底消毒，防止交叉感染。患儿出箱后，温箱应进行终末清洁消毒处理。

第十四节　光照疗法

光照疗法是一种通过荧光灯照射治疗新生儿高胆红素血症的辅助疗法。主要作用是使未结合胆红素转变为水溶性异构体，易于从胆汁和尿液中排出体外。

【适应证】各种原因引起的以间接胆红素升高为主的新生儿高胆红素血症（图 16 - 18）。

【操作前准备】

1. 患儿准备　患儿入箱前须进行皮肤清洁，禁忌在皮肤上涂粉或油类。剪短指甲、防止抓破皮肤。双眼佩戴遮光眼罩，避免光线损伤视网膜。脱去患儿衣裤，全身裸露，只用长条尿布遮盖会阴部，男婴注意保护阴囊。

2. 操作人员准备　了解患儿诊断、日龄、体重、黄疸的范围和程度、胆红素检查结果、生命体征、精神反应等。估计光疗过程患儿常见的护理问题。操作前着装规范、戴墨镜，洗手。

3. 用物准备　光疗箱（一般采用波长 425～475nm 的蓝色荧光灯最为有效，也可用绿光、日光灯或太阳光照射，光亮度以单面光 160W，双面光 320W 为宜，双面光优于单面光。灯管与患儿皮肤距离 33～50cm）、遮光眼罩、长条尿布、尿布带、胶布、墨镜。

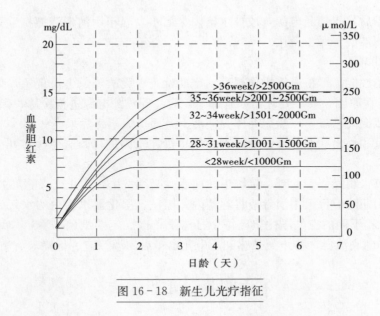

图 16 - 18　新生儿光疗指征

4. 环境准备　光疗最好在空调病室内进行，冬天注意保温，夏天防止过热。

【操作步骤】

1. 清洁光疗箱（特别注意清除灯管及反射板的灰尘），箱内湿化器水箱内加水至 2/3 满，接通电源，检查线路及灯管亮度。并使箱温升至患儿适中温度，相对湿度 55%～65%。

2. 核对床号、姓名，向家属做好解释，取得配合。测患儿体温，必要时测体重，取血检测血清胆红素水平。

3. 操作者戴墨镜，将患儿会阴部用尿布遮盖，佩戴护眼罩后裸体放入已预热好的光疗箱中，记录开始照射时间（图 16 - 19）。

4. 监测体温和箱温变化，每 2～4 小时测体温 1

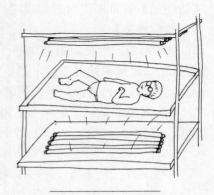

图 16 - 19　光照疗法

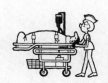

次或根据病情、体温情况随时测量，使体温保持在 36℃～37℃为宜，根据体温调节箱温。若光疗时体温上升超过 39℃时，要暂停光疗，经处理体温恢复正常后再继续治疗。

5. 按医嘱静脉输液，按需喂奶，因光疗时患儿不显性失水比正常儿童高，故应在喂奶之间喂水，并注意观察出入量。

6. 光疗总时间按医嘱执行。出箱时给患儿穿好预热衣服，除去眼罩，测体温、体重，抱回病床，并做好各项记录。

7. 光疗结束后，关好电源，拔出电源插座，将湿化器水箱内水倒尽。光疗箱进行清洗、消毒，保持清洁、干燥，备用。

【护理注意事项】

1. 保持灯管及反射板清洁，如有灰尘会影响照射效果，每天清洁灯管及反射板。每天更换湿化器水箱内水，以免细菌滋生。

2. 光疗应使患儿皮肤均匀受光，并尽量使身体广泛照射，禁止在箱上放置杂物以免遮挡光线。若使用单面光疗箱一般每 2 小时更换体位 1 次，可以仰卧、侧卧、俯卧交替更换。俯卧照射时要有专人巡视，以免口鼻受压而影响呼吸。照射中及时清除呕吐物、汗水、大小便等，并保持玻璃的透明度，严格交接班。

3. 光疗前后及期间要监测血清胆红素变化，以判断疗效。光疗过程要严格观察患儿精神反应及生命体征。注意黄疸的部位、程度及其变化。大小便颜色与性状。皮肤有无发红、干燥、皮疹。有无呼吸暂停、烦躁、嗜睡、发热、腹胀、呕吐、惊厥等。注意吸吮能力、哭声变化。若有异常及时报告医师进行处理。

4. 正确记录灯管使用时间，灯管使用 300 小时后其灯光能量输出减弱 20%，900 小时后减弱 35%，2700 小时后减弱 45%，因此灯管使用 1000 小时必须更换。

5. 操作者了解病情，掌握光疗的目的、不良反应，能准确估计和处理患儿在光疗中常见的护理问题。能掌握相关理论知识。

（乔　芳　廖和平　邓芳明）

儿科分册（实用专科护士丛书）

第 十 七 章

儿科常用诊疗技术及护理配合

　　本章主要介绍儿科常用的实验室检查、仪器检查和常见的治疗技术，尤其对各种检查、诊疗过程中的护理配合注意事项进行了较为全面的归纳与总结，目的是帮助护士更加清楚地了解检查、诊疗过程，以便主动配合医师的诊疗工作，以提高医疗护理质量。

第一节　实验室检查及护理配合

　　儿科病种复杂，涉及的实验室检查种类繁多，本节仅介绍常见的具有代表性的几种检查（包括血液检查、脑脊液检查）的目的、原理、正常结果以及护理注意事项，以便能够更好地进行护理评估，达到良好的医护配合。

一、血液检查

　　血液检查有助于儿科疾病的诊断：①血液常规分析，是对血液中的有形成分进行分类，了解血常规情况，如红细胞、白细胞、血小板、血红蛋白、网织红细胞、淋巴细胞、中性粒细胞、单核细胞、嗜酸与嗜碱粒细胞，对儿童贫血、急性白血病的初步诊断、感染性疾病的病原学追查有一定意义。②血气分析，是应用现代气体分析技术，对血液中所含气体成分或气体分压、氢离子浓度进行直接的定量测定，并由此推算出有关参数，如 HCO_3^- 浓度、剩余

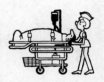

碱、缓冲碱、血氧饱和度等，对帮助了解患儿肺部气体交换能力、血液运输气体的能力、体内的酸碱平衡以及间接推算心脏功能具有重要的意义。③血电解质、肝肾功能等可了解全身情况。④空腹血糖可了解糖尿病患儿血糖的变化，急性白血病患儿在应用左旋门冬胺酰酶治疗时，通过血糖的监测可早期发现急性胰腺损害的情况。

【正常参考值】常见血液检查项目正常参考值见表 17 - 1～表 17 - 3。

表 17 - 1　　　　　　　　　　　　儿童各年龄血液细胞成分平均正常值

项　目	第1天	第2～第7天	2周	3个月	6个月	1～2岁	4～5岁	8～14岁
红血胞（$\times 10^{12}$/L）	5.7～6.4	5.2～5.7	4.2	3.9	4.2	4.3	4.4	4.5
血红蛋白（g/L）	180～195	163～180	150	111	123	118	134	139
网织红细胞（占红细胞的%）	3	—	0.3	1.5	0.5	0.5	0.5	—
白细胞（$\times 10^{9}$/L）	20	15	12	—	12	11	8	8
中性粒细胞（%）	65	40	35	—	31	35	58	55～65
嗜酸与嗜碱粒细胞（%）	3	5	4	—	3	2	2	2
淋巴细胞（%）	20	40	55	—	60	56	34	30
单核细胞（%）	7	12	6	—	6	6	6	6
血小板（$\times 10^{9}$/L）	150～250			250	250～300			

表 17－2 　　　　　　　　　　　　　　血液化学检查正常值

项　目	正常值
pH 值（38℃）（P、S、B）	7.30～7.45
二氧化碳分压（A）	34～45mmHg，新生儿 30～35mmHg
氧分压（A）	80～100mmHg，新生儿 60～90mmHg
氧饱和度（A）	91%～97.7%
氧饱和度（V）	60%～85%
碳酸氢盐(P.S)	22～29mmol/L
缓冲碱（B）	45～52mmol/L
碱剩余（B）	－2.3～＋2.3mmol/L
钠（S）	135～145mmol/L
钾（S）	3.5～5.1mmol/L
氯化物（S）	96～108mmol/L
磷（S）	4～5.5mmol/L
钙（S）	9～11mmol/L
镁（S）	1.8～2.4mg/dL
铁（S）	50～180mg/dL

注：S＝血清，P＝血浆，B＝全血，A＝动脉血，V＝静脉血。

表 17－3 　　　　　　　　　　　　　　血液化学检查正常值

	传统单位	国际单位
总蛋白（P）	6～8g/dL	60～80g/L
白蛋白（P）	3.4～5.4g/dL	34～54g/L
球蛋白（P）	2～3g/dL	20～30g/L
乳酸		

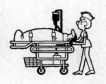

续表

	传统单位	国际单位
左旋乳酸（B）	V：0.5～2.2	0.5～2.2mmol/L
右旋乳酸（P）	P：0.5～1.6	0.5～1.6mmol/L
酮体（S）	0.5～3.0mg/dL	
总胆固醇（S）	1～3岁，45～182mg/dL	1.15～4.7mmol/L
	4～6岁，109～189mg/dL	2.8～4.8mmol/L
总胆红素（S）	0.2～0.8ng/dL	3.42～13.68mmol/L
尿素氮（B）	新生儿	
	3～12mg/dL	1.1～4.3mmol/L
	婴儿、儿童5～18mg/dL以后	1.8～6.4mmol/L
	7～8mg/dL	2.5～6.4mmol/L
空腹血糖	80～120mg/dL	4.44～6.72mmol/L

注：S=血清，P=血浆，B=全血，A=动脉血，V=静脉血。

【护理注意事项】

1. 血常规标本的采集可分为常规静脉采血和毛细血管采血，毛细血管采血由检验员采集，静脉采血时需要用特定的抗凝管，采血量为0.5～1mL，注射器必须干燥，抽血时避免产生泡沫，抽血后应先取下针头，将血沿管壁缓慢注入并充分摇匀后及时送检，尽量使用真空采血器，既有利于标本的收集、运送和保存，又可防止医院感染。

2. 采集血气血标本时选择合适的部位，如桡动脉、肘动脉或股动脉，先抽取抗凝剂肝素钠湿润一次性注射器管腔并排净空气，采集动脉血，标本内不能有气泡（有气泡须排净），并将针头插进橡皮塞隔离空气后立即送检，须在化验单上记录抽血同时测量的体温和氧浓度（氧浓度的计算公式：21＋氧流量×4，未吸氧者为空气中氧浓度即21%）。穿刺部位需压迫3～5分钟至完全止血，以免局部形成血肿，并注意观察穿刺部位远端循环情况。

3. 血电解质、肝功能、肾功能、血糖需用促凝管采血，肝功能须空腹采血，采血后需及时送检。

二、脑脊液检查

通过脑脊液检查可以协助诊断和确定治疗方案：如①脑脊液压力测定可了解颅内压力情况。②肉眼观察下，外观为红色可见于各种原因引起的损伤或病理性出血，白色混浊提示脑脊液含有大量脓细胞或细菌等，凝块多见于化脓性脑膜炎，结核性脑炎易形成薄膜。③潘氏球蛋白定性试验，在有脑组织和脑膜疾患时，常呈阳性反应；脑出血时多呈强阳性反应；如外伤性血液混入脑脊液中，亦可呈阳性反应。④脑脊液细胞数检查：蛛网膜下隙出血或损伤出血时红细胞数增多；细菌感染时，白细胞数量增多，以中性粒细胞为主；中枢神经系统病毒感染、结核性及真菌性脑膜炎时，白细胞数中度增加，且以淋巴细胞为主；脑寄生虫病时，可见较多的嗜酸性粒细胞；脑肿瘤、浆液性脑炎等白细胞轻度增多。⑤穿刺液中以多形核白细胞为主，提示化脓性炎症或早期结核性积液；以淋巴细胞增多为主，提示慢性炎症，可见于结核性渗出液、病毒感染、系统性红斑狼疮的多发性浆膜炎等；以间皮细胞及组织细胞增多为主，提示浆膜上皮细胞脱落旺盛，可见淤血、恶性肿瘤等。

【正常参考值】见表 17-4。

表 17-4 脑脊液的正常值

项 目	传统单位正常值	国际单位（SI）正常值
压力	新生儿 $30\sim80mmH_2O$	$290\sim780Pa$
	儿童 $70\sim200mmH_2O$	$690\sim1960Pa$
细胞数		
红细胞	初生至 2 周可达 $675/mm^3$	$675\times10^6/L$
	2 周后 $0\sim2/mm^3$	$(0\sim2)\times10^6/L$
白细胞	婴儿 $0\sim20/mm^3$	$(0\sim20)\times10^6/L$
（多为淋巴细胞）	儿童 $0\sim10/mm^3$	$(0\sim10)\times10^6/L$
糖	婴儿 $111\sim123mmol/L$	$111\sim123mmol/L$
氯	儿童 $118\sim128mmol/L$	$118\sim128mmol/L$
蛋白定性（Pandy 试验）	阴性	阴性

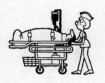

续表

项　目	传统单位正常值	国际单位（SI）正常值
蛋白定量	新生儿 20～120mg/dL	200～1200mg/L
	儿童＜40mg/dL	＜400mg/L
	婴儿 70～90mg/dL	3.9～4.9mmol/L
	儿童 50～80mg/dL	2.8～4.4mmol/L

【护理注意事项】

1. 一般行腰椎穿刺（LP）采集脑脊液，特殊情况右脑（小脑延髓边）穿刺采集。

2. 协助用物准备　LP包、压力表包、消毒剂、利多卡因、无菌手套等。

3. 协助患儿准备　排空大小便，术前心理指导，检查过程介绍，不合作者视情况使用镇静药，卧位指导。

4. 术后脑脊液及时送检。

5. 术后患儿去枕平卧 4～6 小时，以防头部低压性疼痛。

6. 观察生命体征及脑疝症状，如有异常及时与医师联系。

7. 保持安静，避免剧烈的咳嗽。观察穿刺点有无渗血或出血。

第二节　仪器检查及护理配合

近年来，随着科学技术的发展，仪器检查已成为临床儿科疾病诊断不可缺少的工具，本节就计算机断层成像检查、磁共振成像检查、脑电图检查、数字减影血管造影检查原理、临床适应范围、正常结果分析以及护理注意事项进行阐述。

一、计算机断层成像检查

计算机断层成像（Computed tomography，CT）是将 X 线机与电子计算机以及附属设备结合成一整套的装置，通过高灵敏度的光学探测器和 X 线断层检查，摄取大量的信息，再由电子计算机处理的一种放射影像诊断技术。可以发现传统检查难以发现的病变，具有精确、安全、迅速、方便而无不良反应等特点，对脑、肝、胰、肾、腹膜后及腹腔包块的诊断具有独特的参考价值，也可用于胸部、盆腔、脊柱及四肢疾病的辅助诊断。

【正常结果】

平扫脑灰质的密度较白质高，正常颅脑 CT 图像因层面而异。

1. 充满脑脊液的脑室、脑池、蛛网膜下隙为稍黑影。

2. 鼻窦、乳突、气房为黑影。

3. 脑组织为灰白或灰黑影，皮质呈带状稍白影，髓质为其下方深浅不一的灰影。

4. 颅骨含钙的松果体及脉络膜层为白色影。

【护理注意事项】

1. 向患儿家属及年长儿说明 CT 是一种无创、无痛的检查方式，以消除或减轻紧张、害怕心理。

2. 耐心解释和告知检查过程，取得患儿合作，不合作者应予以镇静。

3. 腹部检查前 4～6 小时禁食。

4. 做好碘过敏试验，阳性反应者不能注射造影剂，可用优维显注射剂代替，根据不同检查部位服用造影剂，腹部扫描前 30 分钟口服 1‰～3‰泛影葡胺，盆腔扫描前 2～4 小时口服造影剂，以充盈显示肠腔。

5. 患儿持 CT 预约单、相关 X 线片、B 超及有关检查结果，按时去 CT 室赴检，危重患儿由专人护送。

二、磁共振成像检查

磁共振成像（Magnetic resonance imaging，MRI）是利用原子核在磁场内共振而产生影像的一种诊断方法，可应用于多系统疾病的检查，是继 CT 之后目前最先进、精确、无创的医学影像诊断技术，它具有以下特点：①具有良好的软组织分辨力，对比分辨率高。②多方位（横轴位、冠状位、矢状位及任意斜位）成像，可精确定出病灶所在部位。③多参数成像有助于病变的定性诊断。④无 CT 出现的骨质造影，对后颅凹、颅底和颅顶接合部的病变显示尤佳。⑤不需要造影剂增强亦可显示心脏和血管。⑥属于无创性检查，无 X 线辐射损害。

【正常结果】

MRI 的黑白对比来源于体内各种组织 MRI 信号的差异。

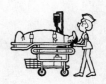

1. 在质子密度成像时，单位体积内 H 粒数量越多（如脂肪），信号越强，呈白色影；缺少 H 粒区域（如致密的骨皮质，鼻旁窦，空腔等），则无信号而呈黑影。

2. 以 T_1 参数成像时，T_1 短的组织（如脂肪）产生强信号呈白色，而 T_1 长的组织（如体液）信号低呈黑色。以 T_2 成像时，T_2 长的组织（体液）信号强呈白色，而 T_2 短的组织信号相对较弱呈灰或黑色。

3. 空气和骨皮质无论在 T_1 加权或多或 T_2 加权图像上均显示黑色；T_1 加权图像有利于显示解剖细节，T_2 加权图像有利于区别正常和异常的软组织，易于显示病变、液体、肿瘤、炎症在 T_2 加权图像上呈低信号。

【护理注意事项】

1. 询问有无 MRI 的禁忌证，戴有心脏起搏器者为绝对禁忌，因干扰可致停搏。体内有金属如假肢、弹片、人工心瓣膜、固定钢板、螺钉、人工股骨头等，不可进行检查，因金属异物移动可能损害重要脏器和大血管，位于受检部位可产生伪影。

2. 患儿带 X 线片、CT、B 超结果及相关病史资料，按预约时间赴检。

3. 儿童、烦躁不安等不合作的患儿需镇静后方能检查，如检查前 30 分钟静脉注射地西泮或苯巴比妥，或用水合氯醛灌肠，危重患儿需医师陪同。

4. 患儿及陪同人员换鞋入室，不可携带金属物品以及磁性物体，以防干扰检查结果和损坏所携带的物品。

5. 做盆腔检查的患儿需保留尿液，充盈膀胱。

6. 告知患儿及家长检查是在一个相对密闭的环境中进行，震动噪声较大，时间较长（一般需 30 分钟），需密切配合，勿紧张，放松心情，勿移动身体，以免影响图像质量。

三、脑电图检查

脑电图是通过脑电图描记仪将脑微弱生物电放大约 100 万倍后描记于纸上的生物电曲线图。正常人和某些神经系统或全身疾病患儿的脑电图有所不同，因此可作为某些疾病的辅助诊断方法之一。

【正常结果】

正常儿童脑电图是脑组织自发性生物电流活动的放大记录，与脑细胞的结构和成熟程度有密切关系，脑电图表现在儿童时期，可用来判断脑的功能发育情况。

新生儿脑电图为不对称不规则的低压电慢波，随年龄增长频率逐渐增快，波幅增高，双侧对称。视反应时 α 节律抑制现象逐渐趋明显，过度换气时出现的慢活动则逐渐减少。

【护理注意事项】

1. 检查前做好准备工作，包括患儿前一天洗头，勿空腹，检查室内温度适宜，电极安置符合要求，尽量减低头皮阻抗等。

2. 检查前应对机器性能进行检查调试。

3. 检查过程中使患儿体位合适，嘱其勿紧张及思考问题。婴幼儿可由家属陪同。

4. 随时观察患儿的行为，必要时应进行登记。对描记中出现的各种伪迹要进行识别和标记。

5. 分析脑电图时要注意年龄因素对波形的影响，对于异常图形应注明异常的具体特征以协助临床诊断。

四、数字减影血管造影检查

数字减影血管造影（Digital subtraction angiography，DSA）是常规造影术与电子计算机处理技术相结合的一种新型成像技术。采用了数字成影技术，保留并突出了数字血管图像，凡经静脉途径注射造影剂称 IVDSA，经动脉途径注射造影剂称 IADSA，常用穿刺部位为股静脉和股动脉。该项检查常用于动脉瘤，动静脉畸形，先天性血管畸形、冠状动脉疾患等血管性疾病的诊断。

【正常结果】

1. 血管无移位和绒状血管团。

2. 无脑动脉局限性膨大、狭窄、闭塞或痉挛现象。

3. 无颅底动脉异常血管网。

【护理注意事项】

1. 检查前注意事项

（1）详细介绍检查的必要性与过程和造影可能发生的反应，消除患儿家属及年长儿的紧张情绪或害怕心理，征得家属同意并签署同意书，儿童和烦躁不安者，应使用镇静药或在麻醉下进行。

（2）检查凝血功能，做碘过敏试验和普鲁卡因皮试。碘过敏、出血性疾病、凝血功能障

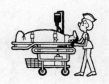

碍疾病等禁忌检查。

（3）术前禁食 4～6 小时，术前 30 分钟排空大小便。

（4）用物准备　造影剂、麻醉药、生理盐水、肝素、沙袋、股动脉穿刺包、无菌手套及抢救药物等，防止发生意外。

2. 检查后注意事项

（1）穿刺部位加压包扎，股动脉穿刺者肢体制动 6～12 小时，并注意观察足背动脉搏动和远端皮肤颜色、温度等。

（2）密切观察脉搏、呼吸、血压变化，必要时进行心电监护，注意穿刺部位有无渗血、血肿。

（3）术后 2 小时多饮水，以促进造影剂排泄，密切观察患儿有无造影剂引起的不良反应并及时处理。

第三节　治疗技术及护理配合

本节介绍儿科常用治疗技术的目的、原理、适应证、操作方法以及护理注意事项，希望各位护士能熟练掌握，以便能更好地配合医师完成各项诊疗操作。

一、腰椎穿刺术

腰椎穿刺，简称腰穿。因脑与脊髓腔相通，脑脊液是循环的，故取脑脊液化验可反映脑及脑膜病变的性质并可通过放脑脊液减低颅内压力。腰椎穿刺术的适应证包括：①诊断性穿刺，检查脑脊液的性质，鉴别脑炎、脑膜炎等中枢神经系统疾病。②椎管内注射，如白血病时，做鞘内注射化疗药物预防或治疗脑膜白血病。③脑膜炎在治疗过程中，依靠脑脊液的动态变化来判断疗效。

【操作方法】

1. 核对患儿床号、姓名，向患儿及家属解释穿刺目的及必要性，鼓励年长儿积极配合，并交代操作时不要移动体位，不合作者予以镇静，同时检查穿刺的皮肤有无损伤。

2. 协助患儿摆好体位，弯曲患儿腿及头背取得最大程度的脊椎弯曲，背部呈弓形，沿检查台边侧卧。

3. 常规消毒皮肤，铺孔巾，局部麻醉后穿刺，接三通接头，测脑脊液压力。

4. 协助留取所需的脑脊液标本，必要时鞘内注射药物或行药物灌洗。

5. 穿刺结束后以纱布覆盖穿刺处并固定。

【护理注意事项】

1. 评估患儿是否有穿刺禁忌证。禁忌证为：患儿处于休克、衰竭或濒危状态，有脑疝先兆、颅后窝占位性病变者，以及穿刺局部皮肤有炎症，腰椎骨折及脱位。

2. 操作前注意事项

（1）患儿准备　向患儿家属解释操作目的、过程、意义、操作中可能出现的意外，签署手术同意书。鼓励年长儿积极配合，并交代操作时不要移动体位，不合作者予以镇静，同时检查穿刺的皮肤有无损伤。

（2）环境准备　关好门窗，调节室温，屏风遮挡患儿。

（3）用物准备　备好一次性穿刺包（内有适宜型号腰穿针、测压管、5号注射器、7号针头、孔巾、纱布、弯盘），消毒用物一套。

（4）摆体位时不可过度屈曲患儿颈部，以免影响呼吸。

（5）术前排空大、小便。

3. 操作后注意事项

（1）密切观察患儿面色、生命体征、意识及脑疝症状，如有异常及时报告医师。

（2）术后去枕平卧4～6小时，防止因过早起床引起的低压性头痛，若发生一般平卧及多饮盐开水即可缓解，必要时可静脉滴注生理盐水。

（3）及时送检脑脊液标本，以免影响检查结果。

（4）指导患儿保护局部穿刺针眼，敷料防止潮湿、污染，24小时内不宜沐浴，以免引起局部或颅内感染。

（5）保持安静，避免剧烈的咳嗽。

二、骨髓穿刺术

骨髓穿刺，简称骨穿，是采取骨髓液的一种技术。某些血液病，尤其是主要病理改变起源于骨髓者，如白血病、再生障碍性贫血等，必须做骨髓穿刺，用以诊断和观察疗效。对于血小板减少性紫癜、脂类代谢疾病、组织细胞增生症、病毒相关性嗜血组织细胞增多症、淋

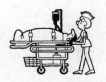

巴肉瘤、恶性网状细胞增生症、骨髓瘤等，骨髓检查有助于诊断。在某些寄生虫病，如黑热病，可取骨髓找到朵小体。

【操作方法】

1. 核对床号、姓名，向患儿及家属解释穿刺目的，不合作者视情况使用镇静药。

2. 根据穿刺部位摆好体位。

3. 常规消毒，铺孔巾，穿刺取出足量的骨髓液，消毒棉球压迫拔针。

4. 协助留取所需的骨髓标本。

5. 术后用消毒小纱布覆盖针眼，并胶布固定。

【护理注意事项】

1. 操作前注意事项

（1）患儿准备　向患儿家属解释操作目的、过程、意义、操作可能出现的意外，签署手术同意书。躁动不安、婴幼儿不合作者，遵医嘱应用镇静药。

（2）环境准备　调节室温，适当遮挡患儿。

（3）用物准备　骨髓穿刺包、无菌手套、碘酊、乙醇、棉签，根据需要备各种检查试管。

（4）穿刺部位的选择及体位摆放　儿童常取胸骨作为穿刺部位。胸骨、髂前上棘及胫骨穿刺者采取平卧位；髂后上棘穿刺者取侧卧位或俯卧位；脊突穿刺者取反坐于靠背椅上的坐姿，尽量弯腰，使背部向外突出或侧卧位，使脊突暴露清晰。

2. 操作后注意事项

（1）穿刺点覆盖的敷料勿浸湿，以防感染，3天后可取下。

（2）穿刺点如有出血应及时报告医师。

三、侧脑室穿刺术

侧脑室穿刺主要适用前囟门未闭的婴儿有下列情况者：①蛛网膜下隙有阻塞，需检查脑脊液时。②治疗必须从侧脑室注药者，用于结核性脑膜炎晚期患儿，或为减少异烟肼用量，需从侧脑室注入异烟肼以提高脑脊液中药物浓度时。③用于脑积水减压。对急性脑积水、脑水肿、脑疝即将形成或刚形成时，可起到急救作用。

【操作方法】

1. 将患儿两臀紧贴身边用包被包裹约束于仰卧位，头靠台端，将矢状缝与诊疗台面垂直。

2. 皮肤严格消毒，然后用孔巾包裹头部，仅露前囟。

3. 双手持腰穿针，由前囟的侧角进针（两侧角连线上离中点 1.5～2cm 处），针头须对准耳道口的方向，徐徐刺入通常进针 4～4.5cm 深度即达脑室，但需视婴儿的大小及脑脊液的多少而异。

4. 穿刺完毕，压迫拔针，伤口消毒后用消毒纱布覆盖，胶布固定。

5. 所取的脑脊液送检常规及生化检查。

【护理注意事项】

1. 操作前注意事项

（1）患儿准备　剃去患儿前囟周围的头发至两耳部，并洗净局部。脑室穿刺是难度较大、有危险性的有创技术操作，需做好年长儿及家属的思想工作，并配合医师做好术前指导宣教，签署手术同意书。

（2）环境准备　调节好室温，环境清洁、舒适、安全。

（3）用物准备　常规治疗盘，腰椎穿刺包（细的腰椎穿刺针），胶布。

2. 操作后注意事项

（1）急性脑积水颅内压增高影响呼吸循环时，用上法将脑脊液引出后，固定穿刺针，接上引流瓶，将引流瓶固定于高出穿刺点 10～15cm 位置，根据压力可适当升降，一般保留10～14 天。

（2）对前囟已闭的患儿取眉弓上 11～13cm，正中线旁 1～2cm 处取点，常规消毒及局部麻醉后，用钻颅锥在穿刺点钻一小孔，然后送进穿刺针，接引流瓶，可在引流管中间接上一个三通装置，以便向侧脑室注药。

（3）常见的并发症有脑室出血、硬膜外或硬膜下血肿、脑室感染，因此应严格掌握适应证，协助穿刺进行。广泛性脑水肿、脑室狭小者不宜穿刺，靠近脑室有脑脓肿亦为穿刺禁忌证，因穿刺放液可造成脓肿破入脑室。

四、胸腔闭式引流术

胸腔闭式引流术的目的是通过持续引流胸腔内积气、积液而恢复胸腔内正常负压，促使肺扩张。胸腔闭式引流还可治疗胸膜腔感染，观察胸腔内出血情况等。

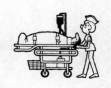

【操作方法】

1. 体位　斜坡卧位或平卧位。

2. 引流部位定位　气胸为患侧锁骨中线第 2 肋间，血性、脓性胸腔积液为腋中线与腋后线之间第 6～第 8 肋间。也可根据体征、X 线胸片、超声检查定位。

3. 常规消毒定位处皮肤，术者戴无菌手套，铺无菌孔巾，局部麻醉。

4. 在引流部位肋骨上弓做 1cm 的横切口，用血管钳分开肌层直达胸膜，刺破胸膜达胸膜腔，沿血管钳指引之方向将引流管插入胸腔内 1～3cm，引流管末端与无菌水封瓶相连。另外也可采用套管针穿刺法在预定的部位做皮肤小切口后，套管针直接插入胸腔，拔出针芯，将引流管通过套管插入胸腔，退出套管针，引流管末端接无菌水封瓶。

5. 调整好引流管位置后用缝线将导管固定于皮肤上，缝合皮肤伤口，覆盖无菌敷料。

【护理注意事项】

1. 患儿取斜坡卧位或坐位，使胸腔容积增大，有利于呼吸与引流。

2. 水封瓶放置位置应低于引流部位 60cm 以上，以免瓶内液体倒流。水封瓶长管插入水面下的深度要适宜，一般在液面下 2cm。插入过深，不利于胸腔内气液的排出。水封瓶液体根据情况及时倾倒，在倾倒和更换水封瓶时应严格无菌操作，防止继发感染，注意必须夹紧引流管，以免空气进入及液体逆流入胸腔。

3. 保持引流管通畅　①经常检查引流管有无扭曲、受压或打折。②观察长玻璃管水柱的波动，吸气时应上升，呼气时应下降，上下波动约为 4cm。如波动停止，提示引流管堵塞。常见原因为引流管内血块、纤维素块或脓块堵塞。引流管侧孔紧贴胸腔壁。引流管安装的位置过低，膈肌上升后堵塞引流管。胸壁切口包扎不当而使引流受压，引流管扭曲、打折。引流管插入过深或过浅等，应立即查找原因，予以排除。③经常用手挤压引流管。④鼓励年长儿咳嗽、深呼吸或吹气球，以助肺复张，排除胸腔内积液与积气。

4. 密切观察引流情况　胸膜腔内的积液或积气由于压力超过大气压，经引流管进入引流瓶内，引流瓶壁上应有液面、高度标志，以准确记录引流液量、性质。一次排出液体不能过多，成人以不超过每次 800mL 为宜，儿童根据不同年龄和病情变化确定，以免引起纵隔摆动过大影响循环功能。血胸患儿引流时，更应注意引流量及生命体征的变化。

5. 冲洗　脓性胸腔积液过度黏稠，难以排除时，可注入 0.9%氯化钠注射液冲洗数次。注意冲洗时防止空气进入胸膜腔。

6. 观察伤口敷料有无渗血，伤口有无感染，及时更换敷料。

7. 意外情况处理　①如出现引流管连接处松脱、水封瓶玻璃管未插入液面下，水封瓶倒翻或打破等情况，致使空气进入胸膜腔时，应尽快调整好水封瓶装置或夹紧引流管，重新更换水封瓶后再开放引流管。②如引流管脱出致大量空气进入胸膜腔，应立即用无菌凡士林纱布压住伤口处，使其密闭，并通知医师重新置管。

8. 拔管　患侧呼吸音恢复，呼吸困难改善，引流管内无液体、脓液流出，无气泡溢出；胸片示积液、积气消失或已不多时，夹管观察 24～36 小时，无异常即可拔出引流管，立即用凡士林纱布和无菌纱布覆盖于伤口上，加压包扎至伤口愈合。

五、肾穿刺活体组织检查术

通过肾穿刺可获得新鲜肾组织，经组织形态学、免疫病理学、超微病理学或近年发展的其他现代先进技术（如分子生物学等）的检查，有助于肾脏疾病的诊断，治疗和判断预后，并可为肾脏疾病的研究（如发病机制的研究）提供有力的线索。

【操作方法】

定位精确、穿刺针理想及操作熟练是肾穿刺活体组织检查成功的三要素。

1. 患儿取俯卧位，腹下垫以枕头，以便将肾脏顶向背侧。

2. 确定穿刺点位置，可参考背部体表解剖标志经验定位，也可做静脉肾盂造影在 X 线电视荧光屏下直视定位，但目前最常用的仍为 B 超定位。需确保肾脏穿刺点在肾下极。

3. 逐层局部麻醉，消毒、铺手术单，并逐层局麻至深层软组织。

4. 探针试穿，用 9cm 长腰穿针经皮肤逐层刺入，并在屏气后刺入肾周脂肪囊直达肾被膜（过脂肪囊壁有穿透感，达肾被膜时能有顶触感，此时针应随呼吸同步运动），记下针刺深度，拔针。

5. 穿刺取出肾组织标本：将穿刺针刺入，并参考腰穿针所测深度，屏气后刺入脂肪囊达肾被膜，核实穿刺针确随呼吸同步运动后，再令患儿屏气，将针刺入肾脏完成取材操作。若用 B 超穿刺探头导针直视穿刺点，用探针测深度及观察穿刺针随呼吸摆动的步骤皆从略。

6. 标本取出后应及时由在穿刺现场的病理技术员用放大镜、立体显微镜检查标本上有无肾小球，若无肾小球时应重复取材。肾组织应分别送光镜、电镜及免疫病理检查。

【护理注意事项】

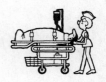

1. 术前注意事项

（1）详细询问病史，特别注意出血性疾病及抗凝药物应用史。术前常规应用维生素 K_1 静脉滴注，每天 1 次，连续用 3 天。

（2）术前向患儿及家属说明操作的目的和必要性及配合检查的注意事项，取得患儿及家属的同意并在手术同意书上签字。训练俯卧位时控制呼吸（吸气、憋住呼吸）的能力，练习床上卧位排尿，为手术后卧床排尿做准备，并消除思想顾虑。

（3）排空大、小便，帮助选择正确体位。

（4）用物准备　活检包、无菌手套、消毒剂、固定液、利多卡因、沙袋、腹带等。

2. 术中配合　协助尽快（最短时间内）将所取组织放入固定液中。

3. 术后注意事项

（1）一般护理

1）患儿肾活体组织检查后，应将局部伤口按压数分钟，然后以 1kg 沙袋及腹带加压包扎，平车推入病房。

2）进行心电监护或每半小时测血压、脉搏 1 次，4 小时后血压平稳可停止测量。若患儿血压波动大或偏低应测至平稳，并给予对症处理。

3）俯卧 4 小时后取下沙袋，平卧 20 小时，此时患儿一切活动（如进食，大、小便）均在床上进行。24 小时后，若病情平稳、无肉眼血尿，取下腹带方可下地活动。若患儿出现肉眼血尿，应延长卧床时间至肉眼血尿消失或明显减轻。必要时给静脉输入止血药或输血。

4）术后嘱患儿多饮水，以尽快排出造影剂和少量凝血块。同时留取尿标本 3 次常规送检。

5）卧床期间，嘱患儿安静休息，减少躯体的移动，避免引起伤口出血，同时应仔细观察患儿伤口有无渗血并加强生活护理。

6）术后 24 小时留取尿培养，发现感染及时处理。

7）应密切观察患儿生命体征的变化，询问有无不适，发现异常及时处理。

（2）并发症的护理

1）血尿：有 60%～80% 的患儿出现不同程度的镜下血尿，部分患儿可出现肉眼血尿，为了使少量出血尽快从肾脏排出，除绝对卧床外，应嘱患儿大量饮水，应观察每次尿颜色的变化以判断血尿是逐渐加重还是减轻。血尿明显者，应延长卧床时间，并及时静脉输入止血药，必要时输血。

2）肾周围血肿：肾活体组织检查后 24 小时内应绝对卧床，若患儿不能耐受，应及时向患儿讲解清楚绝对卧床的重要性及剧烈活动可能出现的并发症，以取得患儿的配合。在无肉眼血尿且卧床 24 小时后，逐渐开始活动，切不可突然增加活动量，以避免没有完全愈合的伤口再出血。此时应限制患儿的活动，生活上给予适当的照顾。术后 B 超检查发现肾周围血肿的患儿应延长卧床时间。

3）腰痛及腰部不适：多数患儿有轻微的同侧腰痛或腰部不适，一般持续 1 周左右。多数患儿服用一般止痛药可减轻疼痛，但合并有肾周围血肿的患儿腰痛剧烈，可给予麻醉性止痛药止痛。

4）腹痛、腹胀：个别患儿肾活体组织检查后出现腹痛，持续 1～7 天，少数患儿可有压痛及反跳痛。由于生活习惯的改变加之腹带的压迫，使患儿大量饮水或可出现腹胀，一般无需特殊处理，对腹胀、腹痛明显者可给予解痉药以缓解症状。

5）发热：伴有肾周围血肿的患儿，由于血肿的吸收，可有中等度发热，应按发热患儿护理。

六、气管插管术

气管插管是解除上呼吸道梗阻，保证气管通畅，抽吸下呼吸道分泌物和进行辅助呼吸的有效方法。在儿科危重患儿的抢救中发挥重要作用。目前，随着气管导管由橡胶材料改为组织性较好的硅胶材料，留置导管的时间延长和并发症的减少，有代替气管切开术的趋势。

【操作方法】

1. 评估患儿是否有插管指征　①窒息或心搏、呼吸骤停。②任何原因引起的呼吸衰竭，其呼吸不能满足基础生理需求者。③上呼吸道梗阻需立即建立人工呼吸道者。④呼吸道分泌物过多，过于黏稠而潴留需做呼吸道灌洗时。⑤气管内给药等。

2. 完善操作前准备

（1）用物准备　一台装备完善的呼吸机，氧气，喉镜 1 套，气管导管 2 根（表 17-5），牙垫 1 个，"工"字形胶布 2 条，吸痰器，吸痰管 2 根，复苏囊 1 个，生理盐水 2 瓶，一次性空针 1 副，手套数双。

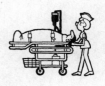

表 17 - 5   儿童气管导管管径的选择

年 龄	内 径（Fr）
早产儿 1000g	2.5
早产儿 1000～2500g	3.0
新生儿～6 个月	3.0～3.5
6 个月～1 岁	3.5～4.0
1～2 岁	4.0～5.0
2 岁以上	年龄/4＋4

（2）药物准备　肾上腺素、阿托品，1%利多卡因，地塞米松，地西泮。

（3）患儿准备　凡行气管插管者应先插胃管，将胃内容物吸出减压。患儿取平卧位，头部轻度后仰，使呼吸道平直，若过度后仰，气管塌陷或喉部过度前移导致插管困难，烦躁者可用镇静药，建立心电监护，氧饱和度监测，专人监护，专人负责皮囊加压给氧及吸净口鼻腔分泌物。

3. 导管固定法　插管成功后用胶布固定，根据患儿大小取适当长度的"工"字形胶布 2条，将其中 1 条胶布的一端贴于鼻翼区，另一端缠绕在导管上，接上人工呼吸机。

【护理注意事项】

1. 机械通气的护理　密切观察患儿的面色、心率、呼吸、双侧胸廓起伏，双肺呼吸音等情况，根据血气情况调整呼吸机参数，保证呼吸机正常运转及有效通气，保证患儿吸入气体温度适宜（32℃～37℃），气管内充分灌洗吸痰每 2～4 小时 1 次，妥善采用"工"字形胶布固定气管导管，标明外端长度，以防导管脱出。用沙袋或固定器固定患儿头部，约束带的束手腕、脚踝处，不可捆扎过紧，并加强巡视，防止勒伤皮肤或影响肢体血液循环。

2. 缓解不适　最大限度地限制能引起患儿疼痛的因素出现，鼓励并多抚摸患儿，提供适合患儿年龄阶段的话题以分散其注意力，保持安静舒适的环境，最大限度使患儿处于舒适位，必要时使用镇静药。

3. 预防感染　置患儿于单人间或行床旁隔离，保持病室空气新鲜，每天通风换气 2～3次，用紫外线杀菌机消毒病室 1 次，减少探视。气管内灌洗吸痰时，严格无菌操作。口鼻腔与气管导管的吸痰管分开使用，一次一吸痰管一盐水，防止交叉感染，遵医嘱准确及时使用有效抗生素。

4. 确保气管导管通畅　①每 4～6 小时翻身拍背后气管内吸痰 1 次，或根据情况及时吸引。②加强呼吸道湿化，防止痰液干燥结痂堵塞导管。

5. 带气囊导管的护理　气囊充气量的多少将直接影响黏膜损伤的程度，当管壁受压超过 0.6kPa 时，淋巴回流受阻，出现水肿。气管壁受压超过 2～3kPa 时，静脉回流受阻，可出现淤血、水肿；气管壁受压超过 4kPa 时，可使血流中断，引起缺血性坏死、溃疡。所以气囊充气要适宜，囊内压力应控制在既能有效地封闭气管，又不使气管血流供给受到明显影响为宜，一般控制在 2.5kPa 以下，气囊充气量应在插管前预先测好，使用中每 2～4 小时放气 1 次，每次 5～10 分钟，放气前应先吸净口咽部分泌物。

6. 保持皮肤完整性　经口插管的位置，从口腔一侧移向另一侧，每次移动后再测量及固定。鼻饲管每周更换 1 次，口腔护理每天 3～4 次，翻身每 1～3 小时 1 次（顺序为左侧卧位→右侧卧位→平卧位）。睡气垫床，随时检查易破损及受压部位，并用 50% 乙醇按摩骨隆突处，被动运动患儿肢体，促进血液循环及局部营养供给。

7. 拔管后护理　①头罩给氧，氧流量 4～5L/min。观察并记录患儿 SPO_2、心率、呼吸情况，是否烦躁不安（烦躁不安可能是缺氧的表现，不可随意使用镇静药）。②拔管后禁食 6～8 小时，避免出现呛咳、胃内容物反流、误吸等情况。因为患儿声门关闭功能及呼吸道反射功能尚未完全恢复。③雾化吸入每 4～6 小时 1 次，每次 5～10 分钟，根据痰量、喉头水肿等的改善情况调整雾化次数。④保持呼吸道通畅，分泌物多时及时吸痰，雾化后翻身拍背吸痰。

8. 并发症防治

(1) 机械性损伤　常见牙齿脱落，咽喉壁黏膜及气管黏膜损伤出血，声带水肿等。使用喉镜暴露声门时切不可撬开患儿的牙齿，插管操作时医护密切配合，插管动作需熟练、轻柔，黏膜损伤一般很快可以自行修复。声带水肿、声嘶应给予 1‰ 肾上腺素（收缩血管，降低毛细血管充血）1mL 及地塞米松 5mg 加入生理盐水 20mL 内超声雾化吸入，3～4 次/d。

(2) 心率减慢，心搏骤停　由于刺激会厌，气管内黏膜感受器引起副交感神经兴奋所致。心率减慢时暂停气管插管，用复苏囊接面罩加压给氧，心率回升后再继续气管插管，心搏骤停则应立即行心肺复苏术。

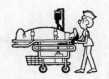

（3）气管黏膜溃疡、坏死　常由于导管过粗、气囊充气过多或压迫时间过长等原因所致，故应正确选择和使用气管导管。

七、儿童呼吸机的应用

呼吸机是为呼吸功能不全患儿提供呼吸支持的工具，使用呼吸机的目的包括改善通气不足，改善换气，纠正低氧、高碳酸血症或低碳酸血症，减少呼吸肌做功，降低呼吸功耗，预防呼吸衰竭。在呼吸机机械通气过程中，除了掌握适应证和合理应用呼吸机外，严密的监护与护理也是保证治疗成功的关键。

【适应证】严重通气不足，换气障碍，经吸入高浓度氧仍无缓解的患儿，均应考虑机械通气，其具体适应证如下：①中枢呼吸衰竭：如脑炎、脑膜炎、颅内出血、早产儿呼吸暂停、毒物或药物引起的呼吸抑制。②周围性呼吸衰竭：如重症肺炎、哮喘、上呼吸道梗阻、急性呼吸窘迫综合征（包括 ARDS 和 NRDS）、肺水肿、肺出血、胎粪吸入性肺炎等。③神经肌肉麻痹：感染性多发性神经根神经炎、进行性脊髓性肌营养不良、重症肌无力等。④心、胸大手术后需减少呼吸肌做功者。⑤颅内压增高需控制性过度通气时。⑥新生儿破伤风或惊厥持续状态或使用大剂量止惊药物需呼吸支持时。⑦窒息、心肺复苏。⑧循环衰竭。⑨血气指标：高浓度吸氧，动脉氧分压仍小于 50mmHg 或二氧化碳分压大于 70mmHg，经正确治疗无效者（包括保证吸氧、吸痰、镇静、改善循环等）。

【操作方法】

开机：接通电源→连接氧气→开启空气压缩机→开启湿化罐开关→开启主机→调节呼吸机参数→接于患儿。

关机：关闭主机→关闭湿化罐开关→关闭空气压缩机→拔出氧气。

【护理注意事项】

1. 临床观察

（1）定时观察记录体温、呼吸、脉搏、血压等重要生命体征。

（2）观察胸廓起伏，听诊肺部呼吸音，了解呼吸机送气情况。

（3）观察面色、口唇、肢端有无发绀，判断缺氧情况。

（4）观察自主呼吸强弱，是否与呼吸机合拍。原有自主呼吸的患儿，应用呼吸机后自主呼吸消失，常提示过度通气。而自主呼吸进一步增强，或人机对抗常提示通气不足。

（5）观察精神、神志状况，在无神经系统异常的患儿，良好的精神、神志是机械通气效果良好的综合体现。

（6）观察记录气管导管末端距唇或鼻尖的长度、固定情况，及时发现脱管。

（7）观察肢端温度及毛细血管再充盈时间，判断循环状况。

（8）观察颈静脉怒张情况，可判断胸内压力高低和右心功能状态。

（9）观察记录痰量、性质及吸痰耐受情况，判断呼吸道感染情况。

（10）定期床旁摄 X 线胸片，了解肺部病情发展变化。

（11）患儿在一定呼吸参数下机械通气过程中，本来病情相对稳定，突然出现严重缺氧或二氧化碳潴留，吸痰、增加呼吸参数无效，并排除机器故障后，应注意气胸、严重肺不张、胸腔积液、循环功能障碍等合并症的发生。

（12）将观察的内容与结果记录在危重患儿护理记录单上。

2. 呼吸道管理

（1）吸入气的加温湿化　目前大多数呼吸机都有功能良好的加温湿化装置，一般无需滴药。当呼吸机加温湿化功能出现故障时，可定时气管内滴入生理盐水，每次 0.5～1mL，1～2 小时 1 次，暂时维持呼吸道湿化。过多气管内滴液，可消耗肺表面活性物质。

（2）保证呼吸道通畅　辅助咳嗽与定时翻身拍背、吸痰，是使呼吸机治疗顺利进行的极为重要的环节。

1）辅助咳嗽：咳嗽有助于痰液从中等支气管移向主支气管及气管。气管插管的患儿，声门功能丧失，咳嗽力量减弱，可人工辅助其咳嗽。方法：令患儿仰卧和半侧卧，操作者一手置于患儿一侧胸廓乳头上方，另一手放在同侧上腹部，于患儿呼气时用双腕及前臂力量同时挤压其胸腹部，胸前手掌用力压向后下方，改变胸廓前后径及横径。腹部手掌用力向上推以改变胸腔纵径，造成呼气气流加大、增速，恰如一次咳嗽，使呼吸道分泌物松动，易于脱落排出。

2）气管内吸痰：气管插管的患儿，无论是否使用呼吸机，有无肺部感染，均应经常进行气管内吸引。如患儿咳嗽有力，分泌物不多，每 4～6 小时吸痰 1 次即可。吸痰前向气管内注入数滴生理盐水。若患儿咳嗽无力或分泌物量多、黏稠，则应进行气管内注水，翻身拍背吸痰，每 2～4 小时一次，需两人操作。注水时使患儿侧卧位，每次注入灭菌生理盐水 2～3mL，1 人用呼吸囊做人工呼吸的同时，另一操作者进行拍背。拍背时，操作者手背屈曲，

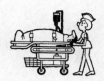

四指并拢，用空掌心（小婴儿胸廓面积小，可用中、示指夹持拍背器叩击），自下而上、由周围向肺门，叩击震动患儿两侧背部，再使患儿平卧，吸出气管内痰液，吸引负压以 100～200mmHg 为宜，一次吸痰过程不要超过 15 秒。呼吸功能严重障碍的患儿，吸痰前后均应以高浓度氧进行过度通气 1～3 分钟。如此反复注水吸引，直至将一侧痰液吸尽，再以此法吸引另一侧。吸痰操作应准确、迅速、无菌、预防损伤。操作者应戴帽子、口罩及无菌手套。选择软硬度及管径适宜的吸痰管，吸痰管应有端孔和侧孔，吸痰管外径应为气管导管内径的 1/3～1/2。在吸痰过程中要保证吸痰管（尤其是进入气管内的部分）不被污染。

　　3）口腔护理：每天清洁口腔 2～3 次，存在感染时可局部用药，如细菌感染可涂以金霉素鱼肝油，真菌感染涂以制霉菌素溶液。患儿吞咽功能障碍时，应及时吸出口腔内分泌物，以避免分泌物沿气管导管与气管间缝流入呼吸道。

　　4）气管导管气囊的充气与放气：年长儿使用带气囊的气管导管时，应充气 2～4 小时放气 1 次，5～10 分钟后再充气，防止气管壁缺血坏死。

　　5）气管切开的护理：每天对伤口局部进行清洁消毒，更换纱布。检查套管固定松紧，过松易发生套管移动及脱出，过紧影响静脉回流，以固定带与颈部之间空隙能容纳，1～2 指为宜。

　　3. 肺功能监测

　　依条件不同可进行血气分析、经皮血氧饱和度、呼出气 CO_2 及其曲线、潮气量、每分通气量、平均气道压、肺顺应性、肺压力-容积曲线等监测，指导呼吸机参数的调节。

　　4. 呼吸机运行状况监测

　　1）听呼吸机运行的声音有无异常。

　　2）定时观察记录呼吸机各项参数，判断呼吸机功能是否稳定。

　　3）观察湿化器温度是否符合要求，湿化效果是否良好。吸气管道内有微小雾滴，提示湿化良好。

　　4）及时判断和解除报警原因，呼吸机常见故障分析及处理（表 17－6～表 17－13）。

表 17－6　　　　　　　　　　　　　　　　呼吸机供气异常

原　　因	处　　理
1. 空气供气不足	

续表1

原　　因	处　　理
（1）空气压缩机工作异常	
1）空气压缩机不工作	
电源未通	检查电源插座、插头及保险
过高压或过热保护	根据空气压缩机的型号分别处理，使过高压或过热保护按钮复原
电路障碍	
2）空气压缩机压力不够	
压力调节过低	检查机器是否有气压调节钮，调大供气压力
泵膜破裂（膜式泵）	请维修人员换压缩机、清洗或检修
活塞环破裂（活塞泵）	注：空气和氧气的输入压力为 2.1kg/cm^2 或
泵内吸气滤过器被污物堵塞	0.21～0.55MPa
泵内气路漏气	（30～80PSIG 或 2.1～BAR）
（2）空气压缩机与呼吸机连接管路异常	
1）连接管路漏气	更换橡胶密封圈、拧紧，换高压管道
接头漏气	
管道有破裂	
2）连接管道过长或有凝结水	定时放水
（3）空气压缩机本身设计供气能力差，不能满足呼吸机的流量要求	更换空气压缩机
2. 氧气供气不足	
（1）氧气减压表指示压力不足	
1）氧气瓶内压力不足	更换
2）减压表未打开或未到位	打开并使其到位
3）减压表损坏	更换

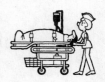

续表 2

原　因	处　理
（2）减压表指示正常，但供气不足	
1）减压表供气阀门未打开	打开供气阀门
2）氧气减压表与呼吸机连接管或其管口漏气	
没有密封圈	加密封圈
输氧高压管老化破裂	更换高压管
3. 呼吸机本身障碍	
（1）流量小，空、氧两种气体在机器的入口处因其滤过器被污物堵塞造成压力低或流量小	请维修人员清洁滤过器（必须每天清洗）
（2）空氧混合器内跑气	请维修人员检查（供气各高压管道的接口在安装时一定要拧紧）

表 17 - 7　　　　　　　　　呼吸机不能正常启动

原　因	处　理
1. 电源故障造成	
（1）打开电源开关，机器无任何指示	
电源未有效接通	确保电源各接口连接正常
机器保险丝熔断	检查更换保险管，若保险管再次熔断，则请维修人员检修
（2）直流（电池组）供电时，因蓄电能力过低而无法启动机器	常规使用交流电工作并及时蓄电
2. 气源故障造成	
接通电源后有指示，但机器不能启动	检查供气部分，空气和氧气两种气源压力均未达到机器标定的输入压力值
3. 机器主控电路故障	请维修人员检修

儿科分册（实用专科护士丛书）

表 17-8 氧浓度与实测值异常

原　因	处　理
1. 氧电池造成氧浓度显示不稳定，变化幅度较大：氧电池即将失效	更换氧电池
2. 呼吸机造成	
（1）空氧混合器调节指示与实测值不一致	检查空气和氧气压力并使其均等
（2）输入混合器的两种气源压差过大或气源中有一种压力不够标定值	请维修人员检修
（3）空氧混合器损坏，如进入气体的压力过大造成	气体进入空氧混合器前要通过减压阀，如确定已损坏，请维修人员检修

表 17-9 呼吸机送气异常

原　因	处　理
1. 使用人员设定参数错误造成没有送气	合理设定呼吸频率、吸气时间、吸呼比、峰值压力以及触发灵敏度等
（1）每分通气量、潮气量设定过小或没有设定	
（2）呼吸频率、吸气时间或吸气压力（峰值压力）限制设为零	
（3）吸呼比设定错误	
（4）同步工作方式时，触发值设定太大，患儿不能达到同步触发的阈值	
2. 机器内部造成没有送气	
（1）送气阀没有打开	
（2）同步触发压力传感器失灵	请维修人员检修
（3）控制电路故障	
（4）机器内部漏气	
3. 患儿气路密闭不严，同步工作方式时，不能产生同步触发信号或达不到触发阈值	检查患儿气路和各接口是否严密

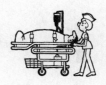

表 17－10　　　　　　　　　　　　　吸气相呼吸道压力异常

原　　因	处　　理
1. 使用人员设定错误造成	
（1）呼吸道压力过高	
潮气量、每分通气量设定过大	适量减少潮气量、每分通气量
呼吸道峰压值限制设定太高或没有限制	合理限制呼吸道峰压值
同步工作方式，机器处于同步触发持续状态	重新设定同步触发阈值
（2）呼吸道压力过低	
每分通气量、潮气量设定过小	适当增加潮气量、每分通气量
呼吸道峰值压力限制过低	合理设定限制呼吸道峰值压力
2. 患儿气路造成	
（1）呼吸道压力过高	
气管插管被痰液部分或完全堵住	用听诊器听患儿肺部通气情况，加强湿化，吸痰
测压管集水形成水堵	排除测压管内的水
使用过程中因湿化器加水过多，使患儿气路容积突然变小	降低湿化罐中的水位
气管套管脱出，软组织堵塞管口，多见于肥胖者	纠正套管位置
（2）呼吸道压力过低	
患儿气路管道有破孔，接口松动漏气	检查患儿气路管道，各管道接口，湿化罐加水后是否拧紧。气管插管气囊要定时充气
测压管积水，同步工作方式不能触发	检查测压管，排除积水
3. 呼吸机本身故障造成	
（1）压力传感器通气管被污物堵塞	请维修人员检修清洁
（2）测压表机械老化或气囊漏气	请维修人员更换测压表
（3）呼吸活瓣打不开或膜片漏气	更换呼吸活瓣或膜片
（4）呼气或吸气的电磁阀固有黏着物不能灵活地开、闭	请维修人员清洁检修电磁阀
（5）控制呼吸阀上活瓣的气流导管安装有误或漏气或气流失控	请维修人员检修
（6）主控制电路故障	请维修人员处理

表 17 - 11　　　　　　　　　　　　　呼气相呼吸道压力异常

原　　因	处　　理
1. 使用人员设定造成	
（1）呼气相呼吸道压力下降过慢，呼气阻力调节过大	调低呼气阻力、每分通气量
（2）呼气相产生呼气末 PEEP	
PEEP 没有置于零位	调至零位
每分通气量或潮气量过大	减小每分通气量、潮气量
呼吸频率过快	适当降低呼吸频率
吸呼比调节不正确，呼气时间过短	综合每分通气量、呼吸频率和吸呼比来消除呼气末正压的产生
同步工作方式时，触发阈值不正确	合理设定同步触发阈值
（3）呼气相不能产生呼气末正压	
呼气末正压设置为零	设定呼气末正压
每分通气量过小	增大每分通气量
呼吸频率和吸呼比调整错误	综合每分通气量，呼吸频率和吸呼比来合理设定使之产生呼气末正压
2. 患儿气路造成	
（1）呼气相呼吸道压力下降过慢，呼气管道中有大量积水	及时清除呼气管道中的积水
（2）呼气相产生呼气末正压，测压管中有水堵	清除积水
（3）呼气相不能产生呼气末正压或小于设定值	
患儿气路管道有破裂，接口不严	检查患儿气路和湿化器各接口是否严密
相对于患儿气管而言，套管的管径过小	更换大一号的气管插管，或使用套囊充气
3. 呼吸机本身造成呼气相呼吸道压力下降过慢或呼气末产生正压	
送气阀未完全有效关闭	
呼气阀未开到所设定的位置	请维修人员检修
呼吸活瓣粘连老化	换呼吸活瓣
电磁阀因污物未能有效打开或关闭	清洁电磁阀

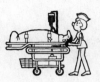

续表

原　因	处　理
控制电路故障	请维修人员检修 注意：①气管插管的管径一定要同患儿的实际需要尺寸相匹配。否则对患儿的呼吸道压力的真实性有影响。 ②有些呼吸机没有呼气阻力的设定功能

表 17－12　　　　　　　　　　　每分通气或潮气量异常

原　因	处　理
1. 使用人员设定造成	
（1）流量过大	
设定每分流量过大	适量减小
吸呼比设定有误，吸气时间过长	合理设定吸气峰值流速、吸气时间、呼吸频率和吸呼比及通气量
同步工作触发阈值不正确	合理调整
（2）流量过小	
每分通气量设定太小	适量加大
吸呼比设定有误，吸气时间过短	合理设定吸气时间、呼吸频率和吸呼比及通气量
2. 患儿气路造成	
（1）流量过小	
患儿呼吸管路，接口漏气	检查患儿气路
湿化器不密闭	检查湿化器
3. 呼吸机本身造成流量过大或过小	
（1）流量传感器失灵或有污垢	请维修人员检修清洗
（2）供气阀门开、闭不准确	

表 17 – 13 　　　　　　　　　　　　　湿化器工作异常

原　　因	处　　理
使用人员设定造成	
（1）湿化量过大、所调节的湿化量与患儿每分通气量（或潮气量）相比，调节得过大	应根据需要适量调低湿化量
（2）湿化量过小（或没有湿化）	
湿化器调节的湿化量与患儿每分通气量（或潮气量）相比，调节得过小	需要适量增大湿化量
被湿化的患儿气路管道过长	缩短患儿管道

八、白细胞清除术

高白细胞白血病患儿血液中白细胞极度增高，易引起白细胞瘀滞，临床症状较重，如立即进行化疗，大量白细胞分解产物，可引起严重的并发症，如弥散性血管内凝血、高尿酸血症和急性肾衰竭等。白细胞清除术能迅速去除患儿外周血液中的大量白细胞，减少体内白细胞负荷，降低血液黏滞度，改善微循环，避免发生高黏滞血症，大量白细胞被分离清除，减少了其在体内被化疗杀伤的机会，可有效防止肿瘤溶解综合征的发生。

【操作方法】采用美国 COBE 公司生产的 COBE Spectra 血细胞分离机，行白细胞清除术，其他血液成分回输给患儿，全血流速为 10～25mL/min，循环血量为 1000～3000mL，历时 2～3 小时，每天分离 1 次，一共 1～3 次。待患儿白细胞数小于 50×10^9 L/时，停止采集，并立即给予化疗。

【护理注意事项】

1. 操作前注意事项

（1）心理护理　采用通俗易懂的语言向年长儿及家属介绍白细胞清除术的目的、过程、可能出现的不适、注意事项等，并告之白细胞清除术效果好的事实，鼓励患儿及其家属树立战胜疾病的信心，积极配合治疗。

（2）静脉通道护理　按照治疗要求，建立两个静脉通道，出路要求血管较粗。对周围静脉条件差，患儿恐惧、躁动的，可选用 18～22 号 BD 留置针穿刺股静脉作为出路，周围静脉

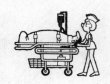

为回路。为保证清除术顺利进行，操作护士的穿刺术必须娴熟。

2. 操作中注意事项

（1）密切观察病情　操作者要严密观察，认真记录。清除术过程中，要设专人护理，密切观察病情，用心电监护仪随时监测患儿的血压、脉搏、呼吸等，同时要记录各项治疗参数，确保在正常范围内。

（2）维持水、电解质平衡　清除术开始后的第 1 小时，每隔 10～15 分钟估计平衡情况，结合血流动力学数据，随时调整血液流速和去除量。第 1 小时，给予零平衡。每小时记录液体的出入量，根据 1 小时的平衡量决定该小时的出入量，严格控制，以免在短时间内出现过正过负，导致病情波动，影响清除术的正常进行。

（3）体温护理　因大量低于体温的置换液体快速进入体内，同时大量的血液体外循环导致热量散失，常常引起清除术患儿的体温降低，因此要注意保温，如床边使用加温器、床上使用电热毯、室内使用空调、置换液加温输入等方法，提高患儿体温，保证清除术的顺利进行。

3. 操作后注意事项

（1）预防出血　由于清除术后患儿的血小板含量明显降低，因此要严密观察患儿是否有出血倾向，拔针时穿刺点一定要用无菌纱布加压包扎。

（2）预防感染　白细胞清除术后，患儿体内部分球蛋白丢失，特别是化疗后，机体抵抗力明显下降，极易感染，因此，在操作中要严格执行无菌操作，同时要保持室内适宜的温度，每天用 2% 过氧化氯乙酸喷雾进行室内空气消毒。要求患儿注意个人卫生，每天早晚或进食后用盐水清洗口腔，睡前便后用 1：5000 的高锰酸钾溶液坐浴，加强探视管理，避免感冒者接触患儿。

九、血浆置换术

血浆置换术是将患儿血液引入血浆交换装置，分离血细胞与血浆，弃去血浆，补充与弃去血浆等量的正常新鲜血浆和白蛋白或血浆代用品、电解质等生理平衡液，从而清除存在于患儿血浆与蛋白结合的毒性物质。血浆置换适用于清除与血浆蛋白结合率高（＞60%），又不易被血液透析或血液灌流所清除的药物、毒物中毒或其他疾病因子，目前在急救领域的应用愈来愈广。

儿科分册（实用专科护士丛书）

【操作方法】

1. 依次将动脉段血路、血泵、单滤膜血浆滤过器、静脉段血路相连接。

2. 选用 1000mL 生理盐水冲洗血路管道和血浆滤过器，再用 2000mL 肝素生理盐水（含肝素 6000U）密闭式循环冲洗 20 分钟后待用。

3. 若无带加温装置的血液透析或血浆滤过主机，则可应用 37℃～38℃ 电热恒温水浴箱，加温血浆置换液。

4. 穿刺置管建立血管通路后，将血路管道、血浆滤过器与患儿动、静脉导管相连接，启动血泵以 40mL/min 初始注入量，以后可以逐渐增加至 100～200mL/min。血浆滤出速度控制在 20～30mL/min，婴幼儿滤出速度宜慢，可通过控制血泵流速、血路管道或滤过器内压力及滤出废弃血浆收集袋垂直高度加以调节。

5. 动态观察、记录滤出废弃血浆量，同时从静脉段血路（即血浆滤过器后）输入基本等量、等速的置换液。

【护理注意事项】

1. 操作前注意事项

（1）评估患儿的病情　如血红蛋白、血细胞压积，心肺功能、能否耐受大量快速输入，以便做好换浆中的相应准备。

（2）心理护理　术前向家属说明操作程序及术中要求，同时对清醒患儿加强床边看护，尽量满足患儿心理及生理上的需要，语言交流时做到语言亲切，态度和蔼，消除患儿恐惧和焦虑心理，保持良好情绪，使患儿能愉快地配合治疗。

（3）熟悉静脉血管　主要选择四肢大静脉，以供白细胞分离机抽吸、回输和液体输入。

（4）血浆转换术的术前护理　测患儿体温、脉搏、呼吸、血压、体重，呼吸道分泌物多的患儿应吸净痰液，保持呼吸道通畅。

2. 操作中注意事项

由 1～2 名临床经验丰富的护士担任换浆护理，她们应熟悉掌握换浆规程、操作规范步骤、并发症，并掌握抢救措施，同时备好抢救物品和药品。

（1）术前 30 分钟给患儿注射镇静药，取半卧位，床头抬高 30°，有利回心血量的增加。

（2）维持体液平衡，建立输液通道　采用 22G 或 24G 号静脉留置针穿刺，保持输液通畅，输液中据病情及操作程序及时适量补充血容量，随时调节输液速度，在采血阶段体外循

476

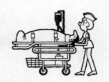

环最大时，需加快补液，以免血容量减少而发生低血压或休克，回输阶段应减慢补液速度，以防止血容量迅速增加，加重心肺负担，发生肺水肿、心力衰竭。

（3）换浆中的监护及护理　密切观察脉搏及血压，一般 5～10 分钟测量 1 次，注意神志、呼吸、面色等改变，换浆完毕在拔出血细胞分离机穿刺针头后，要注意保护针眼，先涂碘酊，再用棉签按压 5 分钟或更长时间，避免出血，待观察 30 分钟后，再送患儿回病房，做好交接班。

（4）术中常见不良反应及处理

1）一般反应：可见畏寒、口干、疲倦，由于大量血液成分反复抽出分离，回输身体后不适所致。可对症处理，术中开始换浆时回抽稍延迟，采血和输液速度减慢，使患儿逐步适应，注意患儿保暖，饮热饮料，症状可很快减轻或控制。

2）心血管反应：①低血容量：脉搏增快，血压下降，出现休克症状应立即报告医师并迅速加快回输及输液速度，或放慢回抽，使液体平衡，3～4 分钟后脉搏、血压将逐渐恢复。②高血容量：表现肺水肿、心力衰竭，应注意液体平衡。③枸橼酸反应：新鲜冰冻血浆或 5％白蛋白因其含有枸橼酸盐，大量快速输入可引起枸橼酸中毒反应（如低血钙、肢体抽搐），可输入适量 10％葡萄糖酸钙注射液处理。术前常规给葡萄糖酸钙口服。④过敏反应：常与置换液中输入的血浆或白蛋白有关，可应用激素等措施预防过敏反应的发生。如遇有严重反应而出现过敏性休克者，可考虑终止置换治疗。

（5）血浆置换术的并发症　①出血症状：血浆置换过程中全身血液肝素化，血浆分离过程中大量血小板、凝血因子丢失，输入置换液中缺乏凝血因子，枸橼酸反应发生低血钙，故治疗过程中或治疗后易发生出血倾向，加上患儿血管病变，术中、术后有大出血的可能，护理过程中需密切观察有无出血倾向，尤其要预防大咯血造成窒息。②感染：患儿体质差或置换手术中无菌操作不严，极易造成感染。除加强手术无菌操作外，术后更应强调消毒隔离，严格控制探视人员，保证休息，加强营养，提高抵抗力。观察体温变化，一旦出现感染征象，尽早使用抗生素。

3. 术后注意事项

（1）患儿休息 30 分钟后若无不适，返回病房，当天避免剧烈活动，注意保暖，预防感冒。

（2）治疗当天观察穿刺部位有无渗血、淤血、局部有无肿痛，及时处理。

（3）嘱患儿勿用手搔抓患处，保持皮肤清洁，避免感染。

十、造血干细胞移植术

造血干细胞移植泛指将各种来源的正常造血干细胞（骨髓、外周血、脐血），在患儿接受超剂量化疗放疗后，通过静脉移植入受者体内，以替代原有的病理性造血干细胞，使正常的造血干细胞与免疫功能得以重建。我国这一领域的研究在 20 世纪 90 年代后有了快速发展，已使许多恶性血液病、重型再生障碍性贫血、重型 β－珠蛋白生成障碍性贫血等获得显著疗效。

【操作方法】如为自体或同基因骨髓移植，移植前不需特殊准备。如为同种异基因骨髓移植，移植前需进行组织相容性配型与配合有关试验，以选择供者。接受骨髓移植的患儿应隔离在层流空气净化室内。口服不吸收抗生素，如庆大霉素、新霉素等进行胃肠道灭菌；用制霉菌素、酮康唑等防真菌感染。同时注意皮肤、口腔及肛门消毒。饮食需经高压灭菌，要补充足够的热量、蛋白质和维生素。

（1）骨髓移植前受体的预处理　移植前预处理是骨髓移植成功的关键，目的是抑制受体免疫系统，减少移植反应。患白血病病例，为防止复发，必须利用预处理方案同时消灭白血病细胞。

常用方案：移植前 5 天环磷酰胺 60mg/(kg·d) 连续 4 天静脉滴注，移植前 1 天 ^{60}Co 全身照射。

（2）骨髓的采集和输入　骨髓采集在手术室进行。一般选用硬膜外麻醉后，在前、后髂嵴抽取骨髓液，儿童可加用胚骨上端。抽时边抽边旋转穿刺针，并转换方向，一般儿童采集 200～400mL，成人采集 800～1000mL，注入保养液内，并作有核细胞计数。同基因间移植需要骨髓有核细胞数为 3×10^7/kg～5×10^7/kg，异基因间移植为 2×10^8/kg～6×10^8/kg，自体骨髓移植为 0.5×10^8/kg～5×10^8/kg。

新鲜骨髓液由静脉输给受体，输入时经过 0.2mm 之筛孔过滤，以防脂肪栓塞。经低温冷冻保存的骨髓解冻后应立即应用。

自体骨髓移植采集的骨髓液还需经物理、化学或免疫方法净化后再回输给患儿。骨髓移植后需注意感染及移植反应的防治。

【护理注意事项】

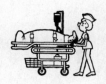

1．消毒隔离常规

（1）洁净室准备

1）应具备过滤除菌层流通风（生物净化）装置，为骨髓移植患儿提供洁净无菌的休养室，还应配有洁净病房的各附属室，如更衣室、风淋室、缓冲室、卫生、治疗、办公室等。

2）患儿入室前用消毒液擦洗室内墙壁、地面及物体表面。

3）室内空气消毒两次，经培养合格后才能启动层流通风装置，接受移植患儿。

4）严格执行洁净室清洁、消毒制度，保持无菌环境，各室应备有专用抹布，每天擦洗所有室内用具及物品 1 次，用消毒液拖地板两次。定期做空气培养。

5）严格执行工作人员入室制度，入室前双手浸泡消毒，更换衣裤、鞋帽，戴口罩、手套入室。控制无菌室的入室人数。

6）物品消毒与传递　凡带入无菌室所有物品均需消毒灭菌处理，并经无菌传递方式入室，被服类需经高压灭菌，每天更换。

（2）患儿入室前各种检查及消毒隔离

1）检查患儿各系统有无感染病灶、传染源及各重要脏器功能正常与否，无异常时可入室治疗。

2）入室前 3 天开始口服肠道抗生素，食用无菌饮食。

3）同时做好口腔、鼻咽、会阴的消毒，选用漱口液漱口，早晚及饭后各 1 次，用 1：2000 氯己定液洗手，便后冲洗会阴等。

4）患儿体表清洁处理　剪短指（趾）甲，剃除全身毛发，入室沐浴后用 1：2000 氯己定液浸泡擦浴 20 分钟，特别注意皮肤皱褶处、腋窝、会阴等部位，穿戴无菌衣裤、帽、袜，严格按规定入室。

5）帮助患儿和家属了解骨髓移植的方法和作用，认识无菌隔离的重要性及可能出现的问题，熟悉无菌环境和内外联系的方法。

（3）患儿入室后消毒隔离

1）五官护理：先做眼、耳、鼻护理，再做口腔护理，每天 5 次，常用 1：2000 氯己定棉球擦洗，根据病情选用漱口液，有溃疡时增加漱口次数。

2）皮肤护理：用 1：2000 氯己定液洗手、洗脸，全身擦澡 1 次每天，注意保暖。

3）会阴及肛门护理：便后用 1：2000 氯己定液洗手，冲洗会阴，并用氯己定软膏涂抹肛周，每天用 1∶2000 氯己定液或高锰酸钾溶液坐浴。

4）一切治疗严格执行无菌操作，尤其要做好静脉导管护理。

5）提供无菌饮食，采用双蒸法。水果必须经消毒后用无菌刀削皮方可食用。

（4）预处理护理　预处理指骨髓移植前给患儿作大剂量化疗，以杀灭肿瘤细胞，抑制免疫，有利于造血干细胞植入。

1）严格执行消毒隔离，包括放疗室、担架、车子以及运送过程中的保护设备。

2）执行化疗、放疗护理常规，加强整体护理。

3）严密观察病情变化，注意药物不良反应，如消化道反应、有无出血症状等，及时记录。

4）鼓励患儿多饮水，增加尿量，促进毒物排泄。

5）加强无菌护理。

2. 移植术中注意事项

（1）做好骨髓采集的配合，给予供髓者心理护理　鼓励其爱心奉献精神，解除紧张疑虑。骨髓采集可安排在手术室中进行，严格执行无菌操作，骨髓液需加肝素并经过滤，置于标准血袋中。供髓后需卧床休息数周，应用适量抗生素及止血药，加强营养，促进恢复。

（2）输注骨髓的护理　骨髓液由静脉直接输注，先缓慢滴注 20 分钟，若无不良反应可调速到每分钟 40～60 滴，同时按医嘱输注适量鱼精蛋白以中和肝素。输注中严密观察有无发热、过敏反应，每小时测脉搏、呼吸、血压 1 次。

（3）输注骨髓和造血干细胞的注意事项　在 TBI 的第 2 天回输骨髓或者造血干细胞，每袋骨髓输注前需倒挂 30 分钟，使骨髓的脂肪颗粒上浮。每袋骨髓不可完全输完，不可用盐水冲管，应将上浮的脂肪颗粒去掉，以防脂肪颗粒输入体内造成肺动脉栓塞。

3. 移植术后护理

（1）锁骨下静脉导管的护理　锁骨下静脉插入导管是保证整个治疗能顺利进行的一个重要环节，为使导管能长期应用，对导管的护理要求严格无菌操作，保证固定、通畅。

1）导管穿刺部位的护理：对穿刺部位严格消毒，局部换药隔日 1 次，保持局部皮肤清洁干燥，避免细菌残留。

2）导管本身的护理：移植患儿除了输入一些治疗药物外，还要输入大量的骨髓液、新鲜血液、血小板、脂肪乳等。由于这些成分黏稠，易在血管壁沉积，发生管内阻塞或凝血，所

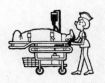

以在治疗中应注意以下几点：①输液时加强巡视，避免液体走空，造成气栓或凝血。②抽血时动作迅速，避免时间过长造成管内凝血。③持续输液患儿每天更换输液管道前用生理盐水20mL快速冲管。夜间不需输液者，用肝素生理盐水250U/mL（2mL）封管。④如果发生管内凝血，严禁用力挤压和推注，防止血栓进入静脉系统，用肝素生理盐水液回抽，使管内血栓溶解。若凝血时间过长，用尿激酶5000U/mL（2mL）后反复回抽，使注射器自动弹出，封闭30分钟后再回抽。⑤每天进入层流仓时首先更换无菌输液器后再做其他护理，导管与输液器连接处用无菌纱布包裹，每天更换一次，预防感染。

（2）骨髓移植患儿感染的预防

严格各项无菌操作，做好全环境保护：

1）皮肤的护理：在层流室的患儿用1∶2000氯己定液擦浴1次/d，更换衣物及床单位1次/d，1.5％过氧化氢擦鼻腔、外耳道4次/d，用1∶2000氯己定液坐浴2次/d，化痔栓1粒肛塞2次/d。

2）环境的维护：0.4％过氧乙酸擦拭病室1次/d，0.8％过氧乙酸喷雾消毒1次/d。

3）进无菌饮食：进食食物需经微波炉高温消毒5～10分钟后食用，餐具每天同时消毒。口服药物前用紫外线消毒30分钟后服用。

4）肠道消毒：主要口服抗生素，以达到消毒的目的。

5）严格检查身体各部位可能出现的病灶，定期做体表培养，1次/周。主要包括口腔、鼻腔、外耳道、锁骨下静脉导管口、腋窝、腹股沟、肛周的培养。空气培养1次/周，层流仓内要求做5个位点（房间4个角及正中）。

（3）骨髓移植处理阶段的护理

1）化疗期的护理：化疗期间输入液体量多，而一些药物需按时输入，所以在治疗护理中，要有计划地调整输液速度，保证液体全部输入。为预防急性出血性膀胱炎，同时鼓励患儿多饮水，稀释尿液，增加尿量，并要严密观察尿色，详细记录出入量。

2）TBI的护理：①在全身照射前1天，向患儿介绍此过程中的注意事项及如何配合TBI，解除患儿的紧张情绪。②在照射前半小时遵医嘱静脉输入止吐药，口服地西泮，以减轻患儿痛苦，顺利完成照射治疗。③TBI后多出现发热、腮腺肿胀、口干、腹胀、腹痛及腹泻等，对症处理后即可消除症状。

（4）骨髓移植后的一般护理

1）详细记录出入量，每天测体温、脉搏、血压各 4 次，并观察患儿呕吐物及大小便色、质、量的改变，及时发现问题，及时处理。

2）注意观察患儿有无干咳、突发性呼吸困难、发绀等间质性肺炎表现。及时给予吸氧，按时监测血氧饱和度。

3）观察有无皮疹、皮肤巩膜黄染、厌食、右上腹痛、腹泻、肝大、腹水等肝功能损坏、肝静脉闭塞综合征的表现，平均发生时间为移植后 15 天。及时应用凯时、前列腺素 E_1 等预防治疗。必要时每天监测体重、腹围，并详细记录。

4）患儿有无转移植物抗宿主病（GVHD）如出现腹泻、皮炎、黄疸、肝大、发热、体重下降等异常症状。一般 10 天以内发生的为超急性 GVHD，100 天以内发生的为急性 GVHD，100 天以后发生的为慢性 GVHD，及时报告医师，给予对症处理，同时加强皮肤护理。

5）放射治疗可能引起白质脑病，注意观察精神、吞咽等指征的变化。

（5）急性放射反应的预防及护理　患儿经致死性的全身照射治疗后的 4 小时就可出现精神疲乏，恶心、呕吐、腮腺肿痛、发热、腹泻等，极易并发感染与出血。此时要保证患儿足够的热量，维生素、微量元素、氨基酸等营养成分的供给。胃肠道症状明显时可给康泉、昂丹司琼、甲氧氯普胺加地塞米松。在极期到来时，患儿可出现头皮疼痛，脱发，血常规下降等症，此时要特别严格无菌操作及环境保护，以防感染的发生。严密观察生命体征的变化及尿、大便的颜色及 pH 值、尿相对密度，准确记录出入量。在骨髓恢复期尽管骨髓造血重建，但免疫功能尚未恢复，仍需做好保护性隔离。

（6）骨髓移植后阶段的护理

1）BMT 早期（造血干细胞植入前期）的护理　是整个治疗过程中的关键，一般指预处理到 BMT 后 20 天左右。此阶段白细胞逐渐降至 0，血小板在 1 万以下，免疫功能极度障碍，容易发生严重的感染、出血等并发症，影响细胞早期植入，所以要严格做好各方面的护理。①对并发间质性肺炎的患儿，除了及时应用抗生素外，要观察其呼吸、脉搏的改变。发现有呼吸困难或憋气时，及时给予吸氧，取半卧位。同时备好气管切开管、气管插管、呼吸机等物品，必要时予以呼吸机正压给氧。②对于带状疱疹最有效的治疗方案是静脉注射阿昔洛韦，同时注意保持疱疹处的皮肤清洁干燥，穿着洁净柔软的内衣，防止擦破皮肤，导致局部感染。

2）出血性膀胱的预防和护理：出血性膀胱是骨髓移植过程中重要的并发症之一。目前认为主要是 CTX 的代谢产物丙烯醛随尿排至膀胱时，与膀胱黏膜上皮细胞结合，引起膀胱黏膜

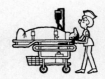

损伤。据观察从给药 4～36 小时最为明显，损伤的程度及发生率与丙烯醛在膀胱内滞留时间和浓度及尿的 pH 值有关。观察患儿有无尿频、尿急、尿痛、血尿等症状，应用水化、碱化尿液和强迫利尿。多在用 CTX 前 30 分钟和用后 12 小时静脉注射呋塞米 20～40mg，并鼓励患儿多饮水，同时大剂量输液。24 小时输液速度要均匀，尤其夜间要注意流速。要求每天补液量不小于 3000～4000mL，每小时尿液保持在 200～250mL 以上，同时应用碳酸氢钠、美司钠使尿 pH 值保持在 7.5～8。

（7）心理护理

接受移植治疗的患儿易产生神秘感和恐惧感，同时害怕在层流室内时间太长不能与亲人相聚而产生孤独和寂寞。加之担心住入 LAFR 后，机器噪声、饮食受限、无菌条件的要求及插管后的限制，使患儿一时难以适应 LAFR 的环境。护理人员应主动热情为患儿介绍 LAFR 的环境与设施，特别是做好入仓前的宣教，消除患儿孤独与寂寞感。请移植后长期存活的患儿现身说法，增强其战胜疾病的信心。

十一、换血疗法

换血（Exchange transfusion）疗法是患儿严重溶血时抢救生命的重要措施。通过换血可达到换出致敏红细胞和血清中的免疫抗体，阻止继续溶血；降低胆红素，防止胆红素脑病的发生；纠正溶血导致的贫血，防止缺氧及心功能不全。

【操作方法】

1. 物品准备

（1）血源选择　Rh 血型不合应采用 Rh 血型与母亲相同，ABO 血型与患儿相同（或抗A、抗 B 效价不高的 O 型）的供血者。ABO 血型不合者可用 O 型的红细胞加 AB 型血浆或用抗 A、抗 B 效价不高的 O 型血。换血量为 150～180mL/kg 体重（约为患儿全血量的 2 倍），应尽量选用新鲜血，库存血不应超过 3 天。

（2）药物　10％葡萄糖注射液 1 瓶、生理盐水 2 瓶、25％葡萄糖注射液 1 支、10％葡萄糖酸钙注射液 1 支、利多卡因 1 支、肝素 1 支、20％鱼精蛋白 1 支、10％苯巴比妥 1 支、地西泮 1 支，并按需要准备急救药物。

（3）用品　医用硅胶管 2 根（长 30cm、口径 2mm，前端 3cm 内有 3 个交错的椭圆形小孔，末端的接头可与三通管相接）、小手术包 1 个、注射器及针头（20mL 的 20 副，1mL、

2mL、5mL 各 3～4 副）、静脉压测量管 1 支、三通管 2 个、换药碗及弯盘各 2 个、手套 2～3 副，1000mL 搪瓷量杯 1 个、心电监护仪 1 台、远红外线辐射保温床 1 张、干燥试管数支、绷带、夹板、尿袋、皮肤消毒用物、换血记录单等。

2. 环境准备　应在手术室或经消毒处理的环境中进行，室温保持在 26℃～28℃。

3. 护士准备　母婴有 ABO 血型不合或 Rh 血型不合，产前确诊为溶血病。血清胆红素在足月儿＞342μmol/L（每天 20mg），早产儿体重在 1500g 者＞256μmol/L（每天 15mg），体重 1200g 者＞205μmol/L（每天 12mg）。

（1）掌握换血指征　①产前诊断明确新生儿出生时脐带血 Hb＜120g/L，伴水肿、肝脾大及心力衰竭者。②凡有胆红素脑病早期症状者，不论血清胆红素水平高低都应该考虑换血。③早产儿及前一胎有死胎、全身水肿、严重贫血等病史者，此胎往往病情也严重，需适当放宽换血指征。④血清胆红素达到表 17－14 所列水平者。

表 17－14　　　　　　　　　　　考虑换血的血清胆红素水平

	体　重			
	＜1000g	1000～1500g	1500～2500g	＞2500g
健康儿（μmol/L）	171（10）	239.4（14）	307.8（18）	342（20）
高危儿（μmol/L）	171（10）	205.2（12）	273.6（16）	307.8（18）

注：高危儿指窒息、低氧、酸中毒、低蛋白血症、贫血、低体温、败血症、颅内感染等。

（2）了解病史、诊断、出生日龄、体重、生命体征及一般状况。估计换血过程常见的护理问题，操作前戴口罩，术前洗手，穿手术衣。

4. 患儿准备　换血前禁食 4 小时或抽空胃内容物，进行静脉输液，术前 30 分钟肌内注射苯巴比妥，患儿在辐射式保暖床上仰卧，贴上尿袋，固定四肢。

5. 操作步骤

（1）按常规行腹部皮肤消毒（上至平剑突，下至耻骨联合，两侧至腋中线）铺巾，将硅胶管插入脐静脉，接上三通管，抽血测定胆红素及生化项目，测量静脉压后开始换血。

（2）根据患儿体重、一般情况及心功能，每次换血量 10～20mL，从少量开始逐渐增加到每次 20mL，换血速度每分钟 10mL。

（3）每换血 100mL，测静脉压 1 次，高则多抽，低则少抽，保持静脉压的稳定〔一般保

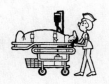

持静脉压力为 0.588～0.785kPa （6～8cmH$_2$O）]。

（4）如果使用血液抗凝药为枸橼酸保养液则每换 100mL 血后要缓慢注射 10％葡萄糖酸钙注射液 1mL （用 10％葡萄糖注射液稀释）。

（5）注射器内不能有空气，防止空气栓塞，换血过程中注射器必须经常用含肝素的生理盐水冲洗，防止凝血。

（6）换血过程应注意患儿保暖，密切观察全身情况及反应，注意皮肤颜色及生命体征，详细记录每次入量、出量、累积出入量以及心率、呼吸、静脉压及用药等，做好心电监护。

（7）在换血开始前、术中、换血结束时均需抽取血标本，送检血胆红素定量，视需要检查生化项目，以判断换血效果及病情变化。

（8）术中要严格无菌操作，换血完毕后拔出脐静脉导管，局部伤口注意消毒，在结扎缝合后，用纱布轻轻压迫固定。清点术中物品。

【护理注意事项】

1. 术后继续蓝光照射治疗。

2. 密切观察病情，术后每半小时测心率、呼吸 1 次，2 小时后如病情平稳可改为每 2 小时 1 次。

3. 密切注意有无发绀、惊厥、水肿、嗜睡、肌张力低下等胆红素脑病的早期症状，注意有无并发症（心功能不全、低血糖、低血钙、酸中毒、休克等），若有异常及时报告医师。

4. 若血红蛋白小于 100g/L （每天 10g），可少量输血，若胆红素再次大于 342μmol/L （每天 20mg），可考虑再次换血。

5. 若一般情况良好，术后 2～4 小时可试喂糖水，无不良反应则可喂奶。

6. 观察伤口有无渗血，保持局部清洁，防止感染，必要时加用抗生素。一般可在术后 4～5 天拆线。

十二、多功能监护仪的应用

多功能监护仪能为早期发现重大病情变化提供可靠信息，故成为监护病房必备的设施之一，随着电子技术的迅速发展进步，监护仪已从 20 世纪 60 年代的单一连续心电图波发展到目前具有心电、呼吸、血压、血氧饱和度，体温乃至血 pH、钾、钠、钙离子浓度的连续监测的多功能监护仪，除了有良好的显示系统外，尚有报警装置，还能对监护仪信息进行存储、回放及对心律失常进行自动分析，因此帮助医务人员极大地提高了危重患儿的抢救成功率。

【操作方法】

1. 体位　患儿取平卧、侧卧位或坐位均可，避免俯卧位，清醒的大患儿应解释说明监护的目的，以取得合作。

2. 放置电极处皮肤如有体毛应先剃除，用肥皂和水洗净局部皮肤，用 75％乙醇涂擦油脂。

3. 接上监护仪电源，外接电源必须符合电器安全要求。打开监护仪电源开关。

4. 将一次性电极按导联要求粘贴于患儿皮肤上，导联线的电极夹夹于电极的金属小扣上。如果是摁扣式电极夹则应先固定于电极上，再将电极贴于患儿皮肤上。

5. 调节各参数至所需状态，开启报警开关，监护仪进入监护状态。

6. 关机　揭去一次性电极，取下导联线的电极夹，关闭监护仪开关，最后拔电源线。

【护理注意事项】

1. 心电电极位置　临床上心电监护的目的在于及时发现心律失常或心率过速、过缓等情况，而不是像常规那样需分析解释，所以心电电极放置部位以能满足以下条件为原则：①P波清晰、明显。②QRS波振幅足以触发心率计数及报警。③不妨碍抢救操作。④放置操作简单，对患儿皮肤无损害。

一般每台监护仪都具有电极放置图示，临床工作中可根据图示放置电极，以惠普 1205 Aviridia 26/24 系列监护仪为例，其电极放置是经典的标准：负极在右锁骨下靠近右肩，正极在锁骨下、靠近左肩，接地电极在左下腹。负极和正极间的胸廓阻抗变化在屏幕上产生呼吸波，故要求对角安放这两个电极以获得最佳呼吸波，并避免将两个电极间连线跨于肝区和心室上，此方法能满足电极放置原则，且不妨碍心脏听诊。

2. 测量血压时袖带宽度应是上臂周径的 40％或是上臂长度的 2/3，袖带的充气部分长度应足够环绕肢体的 50％～80％。用于测压的肢体与患儿心脏置于同水平位置，如果无法做到，如肢体高于心脏水平位置，则每厘米差距应在显示值上加 0.75mmHg/cm，低则减去 0.75mmHg/cm。

3. 监测脉搏血氧饱和度时，正确黏附和使用传感器，才能避免不正确的测量，传感器有指夹式、指套式等，使用时必须让发光二极管和摄像二极管相对应，且发光二极管发出的所有光线都穿过患儿的组织后由摄像二极管接收。因为过长时间连续监护有可能引起皮肤变红、

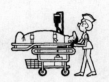

起疱甚至压迫性坏死，特别是新生儿和组织灌流障碍的患儿更应提高警惕，所以在监护过程中应每 2~3 小时检查一次传感器黏附处皮肤有无异常，必要时更换黏附部位。患儿如果存在碳氧血红蛋白和正铁血红蛋白的异常增高、静脉内注射亚甲基蓝等染料、肢端循环不良、强光照射等情况均会影响测量值的准确性，临床监护时应予注意及分析。

十三、经外周插管的中心静脉导管（PICC）维护法

【操作方法】

（一）评估

1. 病人评估　评估患儿置管处皮肤情况及穿刺点有无红肿热痛、液体渗出炎症反应；导管刻度，导管是否完整；测量臂围。解释，告知患儿为无痛性操作，不合作患儿有助手协助固定，嘱患儿如厕。

2. 环境评估　宽敞、明亮、避免人员走动。

3. 用物评估　用物齐全，摆放有序，一次性无菌物品包装完好，在有效期内。用物准备：PICC 专用透明贴膜（备普通与低敏贴各一，普通的为多边形，低敏贴为椭圆形），肝素帽，10mL 注射器抽吸生理盐水 10mL 连接一次性头皮针置无菌巾内，无菌手套一双（另备用一双），络合碘，乙醇，棉签，软尺，无菌输液贴，一次性无菌巾。

4. 自身评估　穿戴整洁，洗手，戴口罩。

（二）实施

1. 核对床号、姓名，查对患儿《PICC 维护手册》，解释，带患儿至换药室，测量臂围并记录（肩胛至肘窝的中点处）。

2. 患儿置管侧手臂平放于操作台上，臂下铺一次性无菌巾隔湿，暴露导管穿刺部位，不合作者由助手固定双手，助手及患儿均戴口罩。再次检查穿刺点情况及导管刻度，完整性。

3. 更换肝素帽

自下而上撕起小部分贴膜→撕起的贴膜往上反折露出肝素帽→旋下原有肝素帽→消毒路厄氏接头的外面：乙醇擦拭（7~12 次）（不可过湿）→使用无菌技术打开肝素帽的包装，用生理盐水预充一下肝素帽，连接新的肝素帽→牢固固定肝素帽和连接处（每 7 天 1 次；如肝素帽可能发生损坏时，不管什么原因取下肝素帽更换）。

4. 冲管、封管　10mL 注射器以推一下停一下的脉冲方式冲管，待注射器内生理盐水剩下 3mL 时边推边退头皮针正压封管，保证头皮针拔出时为出水状态。如冲管有阻力时勿蛮力冲管，检查导管是否打折，如堵管应立即停止冲管，以防导管破裂。行导管再通后常规冲管、封管。

注：在日常冲洗导管时，无需每次检验回血。多次检验回血会加快导管内壁血凝积累，最终导致导管阻塞。

5. 更换贴膜　操作者一手压迫穿刺点，自周围向中心拆除贴膜再次查看导管刻度，观察穿刺点及皮肤情况，免洗消毒液洗手，轻轻拉起肝素帽将导管外露部分拉直提起，用乙醇棉签去除皮脂及胶布痕迹，但禁止接触导管。以络合碘穿刺点为中心，以顺时针—逆时针—顺时针的顺序环形消毒皮肤，消毒范围大于敷贴面积。导管以穿刺点为起始点向末端连接器消毒三遍，切勿拉出导管。如穿刺点有脓性分泌物用无菌棉签将脓液轻轻压出，待络合碘干后以碘酊棉签按压穿刺点片刻，待干后导管呈"S"形放置，患儿手臂伸直，贴透明贴膜，贴膜平整无气泡，中央沿导管塑型，边缘以边撕边按压的方式撕去贴膜周边的纸，保证贴膜覆盖连接器的 2/3 以上。取无菌输液贴，第一条胶布横贴固定连接器与贴膜，胶布一半贴于连接器与贴膜，一半贴于皮肤上；第二条用中央带小纱布的胶布置于肝素帽下，往上交叉固定；以贴膜记号纸标明置管日期、置管者及维护日期、维护者、置入长度和外漏长度、臂围横贴于前面胶布上。

6. 整理病人衣物，整理用物，填写维护记录。

（三）评价

1. 是否坚持无菌操作原则。

2. 用物准备是否齐全，操作是否正确有序。

3. 是否保证导管安全，未被拉出。

【护理注意事项】

1. 禁止使用小于 10mL 的注射器冲管或静脉注射。

2. 禁止将胶布直接贴于导管上。

3. 禁止将体外导管部分人为地移入体内。

4. 禁止通过 PICC 管采血（儿科）。

5. 不能用于某些造影检查时高压注射泵推注造影剂。

6. 不能输注血液及血浆制品（白蛋白、丙种球蛋白）。

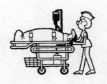

7. 不能用含有血液和药液混合的盐水冲洗导管。

8. 一定要手动脉冲方式冲管，不可依赖静脉重力静滴方式冲管。

9. 不能将导管蓝色部分放在贴膜外，避免导管损伤后细菌进入体内。

10. 如果经由此导管输注其他黏滞性液体，必须先用手动冲管后再接其他液体。

11. 经常观察导管滴速，发现滴速减慢时应及时查明原因妥善处理。

12. 经常观察穿刺点有无红肿、硬节、渗出物，应及时做局部处理。

（周　霞　郑乐知）

第 十 八 章

儿科临床护理教学

护理临床实习是实现理论知识向实际工作能力转化必不可少的过程，是护理教学的重要阶段，是培养护生临床思维、职业道德品质和综合能力的关键环节。通过临床教学，指导护生将在校学习的理论知识应用于临床实践，培养其分析和解决问题的能力，使护生逐步掌握以患儿为中心的整体护理所必备的各种技能。

儿科临床护理教学是护理工作的重要组成部分，它包括对大专、本科护理专业学生及护理进修生的临床教学。本章根据学生的教育层次、教学大纲的要求及临床科室的具体情况，制订了儿科大专护理教学、本科护理教学、进修生护理教学计划和实施方法。

第一节　大专护理教学

一、教学目标

（一）素质

1. 明确儿科护士应具备的素质　包括道德、心理、法律、人文、业务及身体素质。

2. 培养整体护理观念，运用知识的、情感的护理技能，满足患儿及家属的身心健康需求。

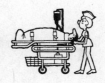

3. 培养学生严谨的工作作风及全心全意为患儿服务的思想。

4. 培养学生对病情变化的观察能力和应急处理时的良好心理素质。

（二）理论

1. 了解儿科及儿科监护室的环境布局、收治范围和工作程序。

2. 了解儿科患儿常用药物及护理。

3. 了解儿科患儿的常见症状及危急症的紧急处理。

4. 熟悉儿科常见疾病（儿童肺炎、儿童腹泻、急性肾炎、肾病综合征、缺铁性贫血、儿童白血病、先天性心脏病、川崎病、过敏性紫癜、维生素 D 缺乏性佝偻病、儿童肥胖、儿童癫痫、麻疹、新生儿颅内出血、新生儿黄疸等）的临床表现、治疗原则及护理。

5. 熟悉儿童液体疗法及护理。

6. 熟悉儿科专科的护理评估方法，学会运用护理程序对患儿进行整体护理。

7. 掌握儿童各年龄阶段分期及特点。

8. 掌握儿童生长发育规律，体格生长常用指标（如体重、身高、头围、胸围等）的计算公式，并能熟练运用。

9. 掌握儿童喂养及辅食添加原则。

10. 掌握儿童 PPD 试验的方法及结果的正确判断。

（三）技能

1. 了解儿科常用的治疗技术及护理配合。

2. 了解电脑医嘱的处理程序。

3. 熟悉儿童常见疾病的护理病历的书写，各种护理记录单的填写、危重患儿特护记录单及护理交班报告的书写。

4. 熟悉儿童常见疾病的入院宣教及出院指导。

5. 掌握常用的专科操作：更换尿布法、婴儿盆浴法、温箱使用法、光照疗法、雾化吸入、婴幼儿灌肠、牛奶的正确配制。

6. 掌握区分儿童头皮动静脉的方法，正确进行血管的选择并能协助完成穿刺操作。

7. 掌握儿童药物剂量的换算方法并能熟练运用。

8. 掌握心电监护仪、输液泵、注射泵的操作方法及注意事项。

二、教学安排

（一）科室小讲课

相关内容见前述理论部分。

（二）临床实习

第 1 周：

1. 熟悉病室环境、床位分区、物品定位、规章制度、各班次护理工作特点。

2. 带教老师介绍常见病、多发病的护理，主要是针对现有临床病例进行床旁讲解，适当进行部分儿童体格检查操作。

3. 要求护生能与不同年龄阶段患儿及家属进行沟通，培养其建立良好护患关系的能力。

4. 熟悉各种护理文件的书写要求。

5. 专科知识小讲课 1 次。

6. 学习儿科常用治疗技术　如儿童头皮静脉输液，儿童股静脉采血术，头皮动脉、桡动脉采血术，儿童生长激素测定采血方法，溶贫全套采血方法等。并能配合老师完成操作。

7. 进行儿科常用的专科操作训练　如更换尿布法、婴儿盆浴法、温箱使用法、光照疗法、雾化吸入等。

第 2 周：

1. 安排学生作为实习责任护士护理 1 名患儿，要求按护理程序对所分管的患儿进行整体护理，并写一份完整的个案护理，交带教老师批改。

2. 护理教学查房一次，要求作出学习笔记。

3. 带教老师考核护生专科护理操作的掌握情况。

4. 理论考试，出科座谈，交流"教"与"学"的经验和体会。

三、教学评价

1. 自我评价　要求护生进行实事求是的自我评价，出科时写出自我鉴定。

2. 反馈评价　从各带教老师反馈的情况以及护生实习表现情况进行综合评价。

3. 考核评价　出科时进行理论和操作考试，根据考试情况进行评价。

4. 出科座谈　评价每组实习护生整体达标情况，同时征求学生对于教学工作的意见和

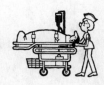

建议。

第二节　本科护理教学

一、教学目标

（一）素质

同"大专护理教学"相关内容。

（二）理论

1. 同"大专护理教学"相关内容。

2. 掌握儿科临床常见病及多发病的临床特点、治疗原则、护理要点及健康指导的具体内容。

3. 掌握儿科常见实验室指标（如血常规、电解质、血沉、血气分析等）的正常值、异常值及临床意义。

4. 掌握儿科相关的医学英语词汇。

（三）技能

1. 同"大专护理教学"相关内容。

2. 熟悉儿科重症监护室各种监护仪器、抢救设备的名称、操作方法及注意事项。

3. 掌握儿科常见疾病的健康教育内容。

4. 掌握危重患儿的病情观察方法，对病情变化具有一定的判断能力，并能进行预见性护理。

5. 掌握儿童心肺复苏术。

二、教学安排

（一）科室小讲课

相关内容见前述理论部分。

（二）临床实习

第1周：

1. 同"大专护理教学"相关内容。

2. 培养良好的沟通能力，可以通过口头语言训练来实现，如向新患儿做入院介绍、疾病知识宣教、药物知识宣教等。

3. 培养较强的法律意识，如护理记录的规范书写，医嘱的正确处理，与患儿家属交谈中使用保护性语言等。

第2周：

1. 同"大专护理教学"相关内容。

2. 培养教学能力　要求负责一次 PPT 小讲课，学会制作课件、讲课技巧。

3. 培养科研能力　通过学术交流，使学生了解儿科护理新技术、新进展，鼓励创新、培养批判性思维。

4. 培养护理管理能力　鼓励学生积极参与病区管理，培养管理意识。

三、教学评价

1. 自我评价　要求护生进行实事求是的自我评价，出科时写出自我鉴定。

2. 反馈评价　从各带教老师反馈的情况以及护生实习表现情况进行综合评价。

3. 考核评价　出科时进行理论和操作考试，根据考试情况进行评价。

4. 出科座谈　评价每组实习护生整体达标情况，同时征求学生对于教学工作的意见和建议。

第三节　进修人员护理教学

一、教学目标

（一）素质

1. 明确儿科护士应具备的素质，强化职业道德、人文及法律意识。

2. 遵守纪律、吃苦耐劳、服务热情、爱岗敬业。

3. 工作严谨、有责任感。

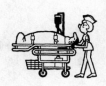

（二）理论

1. 熟悉儿科病房的管理特点及要求。

2. 熟悉 PICU 的建筑布局、设施配备及管理要求。

3. 熟悉儿科疑难病的护理，了解儿科疑难病的诊断和治疗。

4. 掌握儿科常见病及多发病的临床表现及护理。熟悉儿科常见病及多发病的诊断、治疗原则及实验室结果。

5. 掌握儿科危急症的抢救及护理。

6. 掌握护理论文撰写的方法。

7. 掌握儿科护理新理论、新进展。

（三）技能

1. 掌握专科护理操作：除儿科基本操作外，还应包括：氦-氖激光治疗、静脉留置针置管法、PICC 维护技术。

2. 掌握儿童心肺复苏等急救技术。

3. 掌握危急症患儿的病情判断方法、抢救程序及护理配合。

4. 掌握儿科危重症患儿的监测及护理技术。

5. 掌握注射泵、输液泵和心电监护仪的操作规程及注意事项。

6. 掌握呼吸机各参数的意义及操作方法。

7. 掌握专科检查的特殊采血方法：如儿童生长激素测定，溶气称全套等的采血方法。

二、教学安排

（一）课堂教学

相关内容见前述理论部分。

1. 专科护理技术由高年资或有一定临床工作经验的护师、主管护师教授。

2. 专科护理管理由护士长授课。

3. 专科常见疾病的诊疗由教授或副教授授课。

4. 参加科内护理业务学习。

5. 参加护理部及医院相关部门组织的学术讲座。

（二）临床实习

根据进修人员的进修目的和要求，作出以下专科培训计划。

第1～第2周：熟悉科室普通病房环境、床位分区、物品定位、工作人员、工作程序及各项规章制度；熟悉各班次工作职责及工作程序；熟悉各项专科操作；掌握电脑医嘱处理程序。

第3～第5周：熟练专科护理操作，通过定期理论授课，逐步掌握专科护理理论，并运用护理程序对常见病、多发病进行整体护理，开始单独当班。

第6～第8周：在老师的指导下，担任责任护士，分管1～3名患儿，同时参与病房环境和患儿的管理，强化整体护理及管理意识，培养其发现问题和处理问题的能力。

第9～第12周：熟悉儿科重症监护室的环境、布局、抢救物品定位、各种监护设备的使用，各班次的工作职责及工作程序。熟悉监护室的收治范围，收治新患儿的程序，护理记录单的规范书写，掌握常用抢救药品的作用及使用方法。

第13～第16周：掌握危重症患儿的病情观察方法，能对病情变化做出迅速判断，并能做出正确、果断的处理，随时参与抢救配合，掌握抢救程序。

三、教学评价

1. 自我评价　要求进修护士就进修阶段的情况进行自我总结。
2. 反馈评价　从各带教老师反馈的情况以及进修工作表现情况进行综合评价。
3. 考核评价　从出勤考核、技术考核、学习任务完成情况等进行客观评价。
4. 总结、交流　完成一次PPT授课，内容主要是针对进修阶段的工作学习情况进行汇报。

（高红梅　钟　平　陈生英）

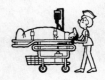

第 十 九 章
儿科在职护士培训

　　随着生命科学和临床医学的不断发展，临床护理的作用及专业化越来越重要。为适应现代护理的发展，促进护理的优质化进程，培养临床护士投身于专业化护理实践及护理管理，已成为提供持续优质护理服务的重要手段。专科护理人员仅靠学校教育远远不能满足临床实际需要，尤其是儿科专科护士，对于其操作技能，病情观察技能、急救技能以及沟通技能等均有较高的要求，因此对儿科专科护士进行培训尤为重要，本章着重介绍儿科专科护士不同层级护理人员的在职培训。

第一节　护士培训

一、培训目标

1. 掌握基本规章制度、临床护理工作流程、常见病护理的基础知识和基本技能。
2. 掌握专科知识和专科技能、急救技能、重症患者监护技能。
3. 通过 3 年系统化、标准化培训，掌握该层级的相关理论和技能。
4. 完成"专科护士"的认证培训。

二、培训方法

采取导师制"一对一"培训模式　每1名新护士均安排有一名资深护理人员进行全程指导。培训全程分三个阶段，学习内容以周为单位进行划分。

第一阶段（新护士第一年）　为临床引导阶段，帮助新护士适应医院及科室的工作环境并促进其基本护理技能的发展。培训方式主要为理论授课、临床指导等，同时要求新护士自学1～2本指定的专业书籍。

第二阶段（新护士第二年）　为专科引导阶段，促进低年资护士进入专科领域学习，获得相应的专科技能。培训方式主要为理论授课、临床实践指导、护理查房、轮科培训、短期外出学习、学术交流、经验分享等。

第三阶段（新护士第三年）　为专科培训阶段，促进有一定工作经验的护士在专科护理方面有进一步的发展。培训方式包括理论授课、情景模拟训练、急救技能强化训练、专科技能提升训练、专科护士认证培训等。

例如：

第一年培训计划

时间		学习内容	技能培训	理论培训（PPT）	评　价	
					导师抽查	理论考试
第一个月	第一周	①熟悉科室环境，物品的放置、科室有关规章制度及安全管理	六步洗手法	儿科护理安全		
		②掌握新患者入院流程及入院宣教				
		③掌握垃圾的分类				
		④掌握晨晚间护理流程：铺床、危重病人更换床单、床上擦浴更衣、梳头、剪指甲、床上洗头等				
		⑤测血糖，输氧，雾化吸入				

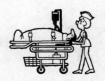

续表

时间		学习内容	技能培训	理论培训（PPT）	评价	
					导师抽查	理论考试
第一个月	第二周	①掌握口服药、静脉药的核对与发放；药物剂量的换算	肌内注射	如何养成良好的生活和工作习惯		
		②熟悉护理核心制度及专科护理常规				
		③血液、大小便、痰常规标本、（3小时、24小时尿）的采集及注意事项				
		④静脉输液（留置针）、皮下注射、皮试（包括各种皮试液的配制）、封管（封管液的配制）				

三、评价方法

1. 理论考核　每周1次，导师督导。

2. 操作考核　采取现场随机考核，每周1项。

3. 综合考评　护士长根据出勤、工作表现、理论及操作考核成绩、随机抽查情况进行综合评价，并与绩效考核挂钩。

第二节　护师培训

一、培训目标

1. 理论　具有较完整的专科护理理论知识结构，并能熟练地运用于临床实践。

2. 技能　能熟练规范地进行基础护理操作和专科护理操作。能运用护理程序实施整体护理。运用沟通技巧进行有效的健康教育。各种护理文件的正确书写。

3. 能担任临床护理教学工作。

4. 参与病房管理。

5. 参与护理科研、撰写论文。

二、培训方法

1. 在病房护士长及主管护师的指导下进行工作。

2. 加强业务知识的培训，不断更新护理观念。

3. 熟练掌握基础护理理论知识及专科操作技能（包括疾病的基本知识、临床特殊或典型病例、治疗护理新理念、新方法），加强对危重症、疑难病患儿的护理技术以及难度较大的护理技术的培训，带领护士完成新业务、新技术的临床实践。

4. 参与本科室的护理查房和病例讨论。

5. 参加部分临床护理教学以及护生实习带教。

6. 根据专科业务技术需要，有针对性地予以外派学习、进修。

7. 鼓励自学及参加各层次学历教育，能胜任本专科的临床护理教学。

8. 培训课程安排一个月一次。

三、培训内容

1. 儿科专科疾病知识和专科技能。

2. 儿科病情观察及危急症的应急处理。

3. 儿科护理新技术。

4. 专科边缘知识及交叉知识。

5. 参加亚专科学习。

6. 科研思维的培养。

7. 临床带教的方法与技巧。

8. 各种制度、岗位职责、院感知识、应急预案、药物相关知识及护理不良事件等。

四、培训效果评价

1. 理论考核　半年1次。

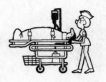

2. 操作考核　半年1次，每次2项（其中一项为急救技能）。

3. 综合考评　护士长根据出勤、工作表现、理论及操作考核成绩、教学工作量、科研成果等进行综合评价，并与绩效考核挂钩。

第三节　主管护师培训

一、培训目标

1. 理论　具备较全面的儿科理论知识，包括专科护理理论、基础医学及临床医学、检验学理论。

2. 技能　具有娴熟的专科护理操作技术。良好的应急处理能力，能采取预见性护理。

3. 具有课堂教学和临床带教能力。

4. 能承担护理科研工作，撰写论文并发表。

5. 能广泛应用现代信息技术，指导并改进护理活动。

二、培训方法

1. 在护士长或主任护师的指导下工作。

2. 加强业务知识的培训，主要是选送到国内外进修学习，了解先进的护理方法和护理管理模式，并运用于临床。

3. 通过护理查房，对护理业务给予具体指导。

4. 对于护理差错事故进行分析、鉴定，并提出行之有效的防范措施。

5. 培养语言组织能力及表达能力，组织学生的临床见习和实习，承担教学任务。

6. 通过对护士、护师进行业务培训及考核，在提高自身教学能力的同时，把好科室护理质量关。

7. 鼓励、支持开展护理科研，提供良好的科研环境。

三、培训内容

1. 科室制度　核心制度、科室制度（自学）。

2. 各种应急预案（自学）。

3. 儿科常见药物作用及不良反应（自学）。

4. 儿科危重症疾病的诊治及治疗。

5. 护理教学技巧、PPT 课件的制作。

6. 科研课题选题、资料收集及统计学方法。

7. 护士的层级管理。

8. 护士的绩效考核。

四、培训效果评价

1. 理论考核　每年 1 次。

2. 操作考核　每年 1 次，每次 2 项（其中一项为急救技能）。

3. 综合考评　护士长根据出勤、工作表现、理论及操作考核成绩、教学工作量、科研成果等进行综合评价，并与绩效考核挂钩。

（高红梅　钟　平）

附 模拟试题及参考答案

模 拟 试 题 (一)

一、单项选择题（在备选答案中选择1个最佳答案填在括号内）

1. 上部量是指（　　）

　　A. 从头顶至耻骨联合上缘　　　B. 从头顶至耻骨联合下缘　　　C. 从头顶至脐部　　　D. 从头顶至剑突　　　E. 从耻骨联合上缘到足底

2. 关于前囟的描述下列哪项是错误的（　　）

　　A. 可作为衡量颅骨发育的指标　　　B. 为顶骨和额骨边缘形成的菱形间隙　　　C. 为顶骨与枕骨边缘形成的三角形间隙　　　D. 在1~1.5岁时闭合　　　E. 过早闭合见于小头畸形

3. 新生破伤风早期临床表现是（　　）

　　A. 吸吮及吞咽困难　　　B. 苦笑面容　　　C. 角弓反张　　　D. 惊厥　　　E. 发热

4. 下列哪项不是新生儿病理性黄疸的特点（　　）

　　A. 黄疸在生后24小时内出现　　　B. 黄疸退而复现或进行性加重　　　C. 黄疸伴精神萎靡，反应差　　　D. 血清胆红素＞221μmol/L（12.9mg/dL）　　　E. 黄疸持续时间超过10天

5. 风湿热时最常累及的瓣膜是（　　）

　　A. 主动脉瓣　　　B. 二尖瓣　　　C. 肺动脉瓣　　　D. 三尖瓣　　　E. 以上都不是

6. 小儿结核性脑膜炎的早期临床表现是（　　）

A. 前囟门饱满　　　B. 性格改变　　　C. 意识模糊　　　D. 惊厥　　　E. 脑膜刺激征

7. 肠套叠是婴幼儿最常见的急腹症之一，发病年龄多为（　　）
   A. 2~3个月婴儿　　B. 4~10个月婴儿　　C. 10~16个月婴儿　　D. 12~16个月婴儿　　E. 16~24个月婴儿

8. 当补液纠正脱水和酸中毒过程时，患儿突然发生惊厥，应首先考虑（　　）
   A. 低血糖　　B. 低血钠　　C. 低血钾　　D. 低血钙　　E. 酸中毒

9. 患儿，男，1岁，发热1天，体温39℃，伴有轻咳，在儿科门诊过程中突然发生惊厥，即刻给予输氧。此刻首选治疗为（　　）
   A. 苯巴比妥肌内注射　　B. 地西泮静脉注射　　C. 水合氯醛灌肠　　D. 氯丙嗪肌内注射　　E. 地西泮肌内注射

10. 患儿，6岁，患肾病综合征，应用强的松第7天开始尿量增加，每日2000~3000mL，水肿很快完全消退，近日患儿自觉全身软弱无力，精神不振，腹胀，膝腱反射减弱。应考虑为（　　）
    A. 低血钠　　B. 低血钙　　C. 低血磷　　D. 低血钾　　E. 低血糖

11. 肾小球肾炎最早出现的症状是（　　）
    A. 血尿　　B. 水肿　　C. 少尿　　D. 腰痛　　E. 高血压

12. 小儿生理性贫血最常出现的时间为（　　）
    A. 12天~1个月　　B. 1~2个月　　C. 2~3个月　　D. 3~4个月　　E. 4~6个月

13. 以下哪项是新生儿窒息最重要的护理措施（　　）
    A. 建立呼吸　　B. 复温　　C. 观察皮肤　　D. 处理感染灶　　E. 维持体温稳定

14. 患儿，男，1岁，未接种过麻疹疫苗，昨日接触过麻疹患儿，应采取的措施是（　　）
    A. 立即注射麻疹疫苗　　B. 立即注射免疫球蛋白　　C. 2周后注射麻疹疫苗　　D. 隔离观察　　E. 口服板蓝根抗病毒治疗

15. 法洛四联症患儿蹲踞时感到舒适的原因是（　　）
    A. 心脑供血增加　　B. 肺静脉回心血量增加　　C. 右向左分流减少，使缺氧症状暂时缓解　　D. 缓解漏斗部的痉挛　　E. 以上都不是

16. 母乳与牛乳相比较，其优点有（　　）
    A. 含蛋白质较多　　B. 饱和脂肪酸较多　　C. 含乙型乳糖较多　　D. 各种维生素较多　　E. 各种微量元素较多

17. 新生儿时期应预防接种的疫苗是（　　）

A. 乙型肝炎疫苗　　　　B. 麻疹疫苗、卡介苗　　　C. 卡介苗、乙型肝炎疫苗　　　D. 百白破疫苗、脊髓灰质炎疫苗　　E. 脊髓灰质炎疫苗、乙型脑炎疫苗

18. 营养不良患儿皮下脂肪消失的顺序是（　　）

A. 面颊—胸背—腹部—臀部—四肢　　　B. 胸背—腹部—臀部—四肢—面颊　　　C. 腹部—胸背—臀部—四肢—面颊　　　D. 臀部—四肢—面颊—胸背—腹部　　　E. 腹部—胸背—四肢—面颊—臀部

19. 患儿，男，5岁，因发热、头痛2周，抽搐1次入院，体格检查：精神差，左眼外展受限，颈抵抗感，克氏征、布氏征阳性，腰穿脑脊液压力200mmH$_2$O，蛋白2g/L，糖1.5mmol/L，氯化物100mmol/L。最可能的诊断是（　　）

A. 化脓性脑膜炎　　　B. 结核性脑膜炎　　　C. 病毒性脑膜炎　　　D. 真菌性脑膜炎

E. 高热惊厥

20. 患儿，男，3天，2天前出现黄疸，逐渐加重，1天来嗜睡拒奶。体格检查：反应差，重度黄染，心肺（一），肝肋下3cm，肌张力低下。Hb120g/L、RBC 3.9×10^{12}/L、网织红细胞10%、胆红素359μmol/L。该患儿拟诊为（　　）

A. 新生儿败血症　　　B. 新生儿肝炎　　　C. 先天性胆道闭锁　　　D. 新生儿溶血症

E. 新生儿化脓性脑膜炎

二、多项选择题（在备选答案中有2～5个是正确的，将其全部选出填在括号内，多选或少选均不得分）

1. 急性风湿热患儿的休息，下列哪项是正确的（　　）

A. 无心肌炎的急性风湿热患儿需卧床休息至少2周　　　B. 急性期有心肌炎者轻者应绝对卧床休息4周　　　C. 急性期有心肌炎者重者应绝对卧床休息6～12周　　　D. 伴有心力衰竭者，则应在心功能恢复后再卧床3～4周　　　E. 不需要卧床休息

2. 白血病联合化学药物治疗时应注意下列哪些（　　）

A. 积极防治感染　　　B. 密切随访周围血象　　　C. 当粒细胞＜0.5×10^9/L时应停止化学药物治疗　　　D. 注意碱化尿液　　　E. 明显贫血时可输血

3. 小儿腹泻引起低血钾时，心电图表现为（　　）

505

儿科分册（实用专科护士丛书）

A. S-T 段降低　　B. 出现 U 波　　C. T 波平坦或倒置　　D. S-T 段上移　　E. 高尖 T 波

4. 小儿腹泻的易感因素有（　　）

A. 消化酶分泌较少，活性低　　B. 胃液酸度低，杀灭细菌能力低　　C. 神经系统对胃肠道调节功能较差　　D. 血中 IgM 及胃肠道分泌型 IgA 均较低　　E. 以上都不是

5. 为预防交叉感染，新生儿室工作人员应做到（　　）

A. 入室前要穿清洁工作衣，戴帽子，更换清洁鞋　　B. 每护理一个新生儿后均应洗手　　C. 诊疗用具用后应用消毒液擦洗　　D. 带菌者及患感染性疾病者应戴口罩　　E. 新生儿发生传染病应严格隔离，接触者隔离观察

6. 关于小儿颅骨发育，哪些叙述是正确的（　　）

A. 前囟出生时大小为 1.5～2cm　　B. 后囟最迟在 3～4 个月闭合　　C. 有的从出生时后囟即很小或闭合　　D. 囟门早闭或过小见于佝偻病　　E. 前囟膨隆见于颅内压增高

7. 小儿腹泻的治疗原则（　　）

A. 调整饮食，合理用药　　B. 用广谱抗生素积极治疗　　C. 预防和纠正脱水　　D. 禁食至腹泻停止　　E. 严重呕吐暂时禁食 4～6 小时

8. 婴儿低钾血症的临床表现为（　　）

A. 心音低钝，S-T 段压低，出现 U 波　　B. 呼吸肌麻痹，使呼吸深浅不一　　C. 肠麻痹，使肠鸣音消失　　D. 四肢肌张力增高　　E. 腱反射减弱

9. 感染性休克临床上可出现下列哪些特征（　　）

A. 面色苍白　　B. 四肢湿冷　　C. 脉搏细速　　D. 发绀　　E. 尿量减少

10. 患儿出现下列哪些情况时应考虑高血压脑病（　　）

A. 剧烈头痛头昏　　B. 频繁的喷射性呕吐　　C. 视力模糊　　D. 烦躁不安　　E. 惊厥

三、填空题

1. Apgar 评分的内容包括_____、_____、_____、_____、_____。
2. 幼儿类风湿关节炎可分为_____、_____、_____ 3 型。
3. 能够通过胎盘的免疫球蛋白是_____，出生时如_____或_____增高提示有官内感染可能性。

506

4. 对接触了麻疹的易感儿至少应隔离_____天。

5. 小儿结核性脑膜炎分为四型：_____、_____、_____、_____。

6. 新生儿惊厥，止惊首选药物为_____。

7. 生理性黄疸是指生后_____天开始出现，_____天最明显，_____天消退。

8. 左向右分流型的先天性心脏病有_____、_____、_____。

9. 婴幼儿吸气性呼吸困难三凹征常表现为_____、_____、_____。

10. 根据病因一般将休克分为_____、_____、_____、_____。

四、名词解释

1. 灰婴综合征
2. 哮喘持续状态
3. 类白血病反应
4. 计划免疫
5. 胆红素脑病

五、简答题

1. 简述小儿腹泻轻度脱水的临床表现。
2. 新生儿及 3 个月以下婴儿化脓性脑膜炎临床表现有何特点？
3. 结核菌素试验阴性反应有何临床意义？
4. 肾病综合征患儿的饮食如何管理？
5. 简述新生儿窒息的复苏方案。

六、论述题

患儿，男，8 个月，因发热、咳嗽 3 天，1 天来咳嗽加重有痰伴气促而入院。体格检查：急性病容，体温 38.5℃，呼吸 76 次/min，心率 180 次/min，可见鼻翕及三凹征，两肺散在中小湿啰音，腹软，肝肋下 3cm。神经系统正常。

1. 列出该患儿的临床诊断。
2. 列出该患儿的主要护理问题。

3. 应采取哪些护理措施？

模 拟 试 题（二）

一、单项选择题（在备选答案中选择1个最佳答案填在括号内）

1. 正常发育的小儿体重增至出生体重4倍的时间是（   ）
   A. 1岁   B. 1.5岁   C. 2岁   D. 3岁   E. 4岁

2. 以下添加辅食的方案哪一个更合理（   ）
   A. 3个月加稀粥，5个月加蛋黄   B. 3个月加粥，5个月加肝泥   C. 4个月加蛋羹和面条   D. 4个月加蛋黄，7个月加鱼泥   E. 5个月加软饭及肉末

3. 护理发绀型先天性心脏病患儿时，注意出入量和及时纠正脱水的目的是（   ）
   A. 防止酸中毒   B. 防止心力衰竭   C. 防止缺氧发作   D. 防止血浓缩及血栓形成
   E. 防止肺炎

4. 佝偻病活动期（激期）的主要表现是（   ）
   A. 突然发生惊厥   B. 易激惹、夜惊   C. 骨骼系统改变   D. 烦躁不安、多汗
   E. 各方面发育迟缓

5. 急性肾小球肾炎合并循环充血时，药物治疗应首选（   ）
   A. 利尿剂——呋塞米   B. 强心剂——毛花苷丙   C. 降压药——硝苯地平   D. 扩张血管药——酚妥拉明   E. 激素——地塞米松

6. 麻疹常见的并发症是（   ）
   A. 脑炎   B. 肺炎   C. 喉炎   D. 心肌炎   E. 结核

7. 结核患儿PPD阴性，不包括（   ）
   A. 初次感染4～8周内   B. 严重结核病   C. 1岁以内婴儿   D. 合并麻疹   E. 合并重度营养不良

8. 以下所列疾病属常染色体隐性遗传疾病的是（   ）
   A. 先天性成骨发育不全   B. 苯丙酮尿症   C. 遗传性肾炎   D. 先天性心脏病
   E. 21-三体综合征

9. 患儿，女，6个月，4天来咳嗽、发热38℃左右，生后牛奶喂养，2个月来加鱼肝油，每日2滴，平时多汗。体格检查：三凹征（＋），呼吸70次/min，心率180次/min，两肺散在中、小湿啰音，肝肋下3cm，有枕秃，按压枕骨有乒乓球感。此患儿为（　　）
A. 支气管肺炎、心力衰竭　　B. 支气管肺炎、佝偻病初期　　C. 支气管肺炎、佝偻病激期　　D. 支气管肺炎、心力衰竭、佝偻病激期　　E. 支气管肺炎、心力衰竭、佝偻病初期

10. 下列对婴幼儿肾功能描述不正确的是（　　）
A. 肾小球滤过率低　　B. 肾血流量低　　C. 肾小管的重吸收能力差　　D. 尿密度低
E. 肾小管的排泄功能正常

11. 患儿，男，6个月，2天来咳嗽伴喘憋、低热，曾注射青霉素无效而收入院。体格检查：烦躁，喘，有三凹征，呼吸72次/min，心率168次/min，两肺喘鸣音及少量中小水泡音，肝肋下3cm。可诊断为（　　）
A. 喘息性支气管炎　　B. 毛细支气管炎　　C. 支气管哮喘　　D. 支气管肺炎
E. 支气管炎

12. 患儿，男，8个月，腹泻2天，大便每天10多次，蛋花汤样，精神萎靡，眼泪少，尿少，呼吸快，唇红，血钠133mmol/L，皮肤弹性差。应诊断为（　　）
A. 轻度等渗脱水，酸中毒　　B. 中度低渗脱水，酸中毒　　C. 重度低渗脱水，酸中毒
D. 中度等渗脱水，酸中毒　　E. 重度等渗脱水，酸中毒

13. ABO血型不合所致的新生儿溶血症，常见血型是（　　）
A. 母A型，儿B型　　B. 母O型，儿A型　　C. 母AB型，儿O型　　D. 母B型，儿O型　　E. 母O型，儿B型

14. 右向左分流的先心病最突出的症状是（　　）
A. 缺氧　　B. 发绀　　C. 心悸　　D. 疲乏　　E. 抑郁

15. 急性肾炎应用青霉素的目的是（　　）
A. 治疗肾脏的炎症　　B. 防治交叉感染　　C. 预防肾炎复发　　D. 清除病灶内残余的链球菌　　E. 缩短病程

16. 肾病综合征患儿治疗护理措施，正确的是（　　）
A. 适当户外活动度不同　　B. 饮食不必限盐　　C. 禁用环磷酰胺　　D. 尽量避免皮下

注射　　E. 口服泼尼松总量疗程不超过 8 周

17. 一脱水患儿经补液后，排尿 2 次，但出现精神萎靡、四肢无力、心音低钝、明显腹胀，首要考虑患儿出现了（　　）
A. 中毒性心肌炎　　B. 低血糖　　C. 低血钾　　D. 低血钙　　E. 代谢性酸中毒

18. 缺铁性贫血患儿服用铁剂时不宜与下列哪项同服（　　）
A. 肉类　　B. 糖果　　C. 脂肪酸　　D. 维生素 C　　E. 牛奶

19. 新生儿，7 天，因拒奶 2 天，半天来惊厥 2 次来诊。体格检查：反应差，全身中度黄染，心肺（—）、肋下 3cm。脐少许脓性分泌物、前囟饱满、周围血白细胞 $21 \times 10^9/L$、中性粒细胞 0.80、淋巴细胞 0.20 血钙 2.25mmol/L、血糖 2.7mmol/L。该患儿拟诊为（　　）
A. 新生儿低钙血症　　B. 新生儿低血糖　　C. 新生儿颅内出血　　D. 新生儿脐炎
E. 新生儿败血症合并化脓性脑膜炎

20. 患儿，1 岁，生后 1 个月时因患肺炎在外院诊断为先天性心脏病，后共患肺炎 3 次。体格检查：生长发育差、心尖搏动弥漫、胸骨左缘第 3～第 4 肋间可闻及 3～4 级粗糙的全收缩期杂音，传导广泛，有震颤、P_2 亢进。该患儿拟诊为（　　）
A. 房间隔缺损　　B. 室间隔缺损　　C. 动脉导管未闭　　D. 法洛四联症　　E. 肺动脉狭窄

二、**多项选择题**（在备选答案中有 2～5 个是正确的，将其全部选出填在括号内，多选或少选均不得分）

1. 护理使用洋地黄的患儿时，以下叙述哪些是正确的（　　）
A. 每次给药前应数脉搏或听心率　　B. 患儿应单独服用洋地黄，不要与其他药物混合
C. 如出现心率慢、肝脏缩小、呼吸改善、尿量增加，说明洋地黄有效　　D. 服用洋地黄时应避免使用排钾利尿药，以免钾低　　E. 如发现心率过缓、心律失常、恶心呕吐、视力模糊、色视，提示洋地黄中毒的可能，应先停药，报告医师进行处理

2. 小儿颅内压增高时头部体征有（　　）
A. 囟门隆起和张力高　　B. 颅缝分离　　C. 头皮表浅静脉不清楚　　D. 头围增大
E. 破壶音阴性

3. 治疗新生儿黄疸时，使用换血疗法的目的是（　　）

A. 换出已致敏的红细胞和血清中的免疫抗体，阻止继续溶血　　B. 去除血清中的未结合胆红素，防止胆红素脑病的发生　　C. 纠正溶血导致的贫血，防止缺氧及心力衰竭　D. 纠正胎儿出生时水肿　E. 提高血氧饱和度

4. 高热惊厥的特点是（　　）

A. 年龄多在 3～7 岁　　B. 多发生于病初突然高热时　　C. 发作呈局限性抽搐　　D. 发作次数少，时间短　　E. 神志恢复快，预后好

5. 小儿急性中毒催吐禁忌证包括（　　）

A. 严重心脏病　　B. 食管静脉曲张　　C. 溃疡病　　D. 强酸或强碱中毒　　E. 1 岁以下婴儿

6. 常用的洗胃液有（　　）

A. 温水　　B. 1∶10000 高锰酸钾　　C. 2％～5％碳酸氢钠　　D. 生理盐水　E. 0.45％氯化钠溶液

7. 下列关于早产儿入暖箱后的护理，正确的是（　　）

A. 暖箱内早产儿应加盖毛毯或棉絮以免散热　　B. 一切护理操作应尽量在箱内进行，尽量避免打开箱盖　　C. 定时测体温，记录箱温，根据体温调节箱温　　D. 如需抢救时应在保暖措施下进行　　E. 要经常检查是否有故障或调节失灵现象

8. 护理新生儿破伤风时，下列哪项正确（　　）

A. 严密观察，防止窒息　　B. 保持室内安静，减少刺激，光线宜稍暗　　C. 各项护理操作均应在使用镇静剂后集中进行　　D. 维持营养，痉挛期可试用鼻饲法　　E. 维持营养，痉挛期减轻后用鼻饲

9. 结核菌素试验阴性可见于（　　）

A. 未感染过结核　　B. 初次感染结核 4～8 周以内　　C. 结核菌素失效　　D. 机体免疫反应低下　　E. 接种麻疹活疫苗后

10. 在麻疹治疗护理中正确的是（　　）

A. 卧床休息，鼓励患儿多饮水　　B. 体弱病重患儿可早期肌内注射丙种球蛋白　　C. 保持皮肤黏膜完整　　D. 发热时应选用大剂量高效退热剂以避免引起高热惊厥　　E. 预防呼吸道感染

三、填空题

1. 新生儿期保健中家庭访视初访应在出院后_____小时内进行。
2. Apgar 评分是评估新生儿生后_____分钟和_____分钟的状况的。
3. 低出生体重儿是指出生 1 小时内体重不足_____的新生儿。
4. 营养不良患儿皮下脂肪最先消失的部位是_____。
5. 脑性瘫痪的临床分型为_____、_____、_____和_____型。
6. 新生儿肺透明膜病常见于_____儿，是由于缺乏_____引起的。
7. 过敏性紫癜临床上以对称性皮肤紫癜、_____、_____、_____和血尿为特征。
8. 猩红热的并发症多为变态反应所致，主要有_____和_____。
9. 应用洋地黄制剂给药前应先测心率，婴儿_____min/次，年长儿_____min/次需暂停用药并与医师联系。
10. 成分输血是按患儿的实际需要选择性的输注_____，其治疗原则是_____。

四、名词解释

1. 高热惊厥
2. 轮状病毒肠炎
3. 潜伏发绀型先心病
4. 原发性血小板减少性紫癜
5. 急性呼吸衰竭

五、简答题

1. 母乳喂养有哪些优点？
2. 给小儿行肌内注射时应注意什么？
3. 肺炎患儿出现哪些表现要考虑发生心力衰竭？
4. 皮肤黏膜淋巴结综合征心血管病变的表现？
5. 简述新生儿病理性黄疸的特点。

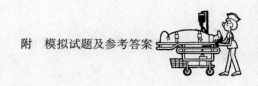

六、论述题

患儿，男，9个月，平时发育营养正常，人工喂养。2天来大便稀，蛋花汤样，15～20次/d，伴低热，偶有呕吐，1天来尿少，6小时无尿。体格检查：体温38.2℃，精神萎靡、口干、眼窝及前囟凹陷、皮肤弹性差、四肢凉。血压8.53/5.33kPa，血清钠132mmol/L。

1. 该患儿的临床医疗诊断是什么？
2. 该患儿的主要护理问题是什么？
3. 应采取什么护理措施？

<h2 style="text-align:center">模 拟 试 题 （三）</h2>

一、单项选择题（在备选答案中选择1个最佳答案填在括号内）

1. 下列年龄分期中错误的是（　　）
   A. 新生儿期从脐带结扎到出生后7天　　B. 1～3岁为幼儿期　　C. 3～6岁为学龄前期
   D. 7～12岁为学龄期　　E. 女孩11～12岁至17～18岁为青春期为学龄期

2. 新生儿期的特点，下列正确的是（　　）
   A. 对外界环境适应能力强　　B. 发病率低　　C. 死亡率高　　D. 体温维持较稳定
   E. 以上都不是

3. 2岁的小儿，估计体重、身长是（　　）
   A. 6kg、75cm　　　B. 7kg、80cm　　　C. 11kg、85cm　　　D. 12kg、85cm
   E. 13kg、90cm

4. 新生儿病理性黄疸最常见的原因是（　　）
   A. 红细胞不成熟，易被破坏　　B. 母婴血型不合　　C. 肝细胞内YZ蛋白含量不足
   D. 胆红素排泄差　　E. 肝酶发育不完善

5. 意识基本丧失，不能唤醒，对疼痛刺激有防御性运动，深浅反射存在，意识状态为
   （　　）
   A. 嗜睡　　B. 浅昏迷　　C. 昏睡　　D. 深昏迷　　E. 谵妄

6. 维生素 D 缺乏性手足搐搦症最常见的症状是（　　）

A. 喉痉挛　　B. 面神经征　　C. 手足抽搐　　D. 无热惊厥　　E. 有佝偻病的症状和体征

7. 学龄期患儿少尿是指每日尿量少于（　　）

A. 100mL　　B. 200mL　　C. 300mL　　D. 400mL　　E. 500mL

8. 对于急性肾炎，下述错误的是（　　）

A. 卧床休息至水肿消退，肉眼血尿消失　　B. 血沉接近正常可恢复正常活动　　C. 尿 Addis 计数正常才能正常活动　　D. 水肿及高血压的患儿应限制钠盐摄入　　E. 初期给予青霉素至少 2 周

9. 下列符合化脓性脑膜炎的脑脊液特点的是（　　）

A. 糖降低，蛋白质增多　　B. 糖增多，蛋白质降低　　C. 糖降低，蛋白质降低

D. 糖增多，蛋白质增多　　E. 糖正常，蛋白质增多

10. 患儿，8 个月，腹泻，频繁呕吐，饮水少，烦渴，体重减轻 8%，体温 40℃，皮肤干，前囟眼窝凹陷，肌张力高。其诊断可能是（　　）

A. 重度高渗性脱水　　B. 中度高渗性脱水　　C. 中度等渗性脱水　　D. 重度等渗性脱水　　E. 重度低渗性脱水

11. 新生儿败血症最常见的并发症是（　　）

A. 肺炎　　B. 骨髓炎　　C. 化脓性脑膜炎　　D. 胆红素脑病　　E. 出血

12. 关于流行性腮腺炎的描述下列哪项错误（　　）

A. 由腮腺炎病毒所致　　B. 腮腺非化脓性肿痛　　C. 腮腺面部皮肤红肿　　D. 病后可获终身免疫　　E. 患儿和隐性感染者均有感染性

13. 一幼儿进食蚕豆制品后出现急性溶血，表现为头痛、头晕、恶心、呕吐、疲乏、黄疸、血红蛋白尿等，此患儿体内可能缺乏（　　）

A. 铁　　B. 维生素 B_{12}　　C. 叶酸　　D. 红细胞葡萄糖-6-磷酸脱氢酶　　E. 钙

14. 腹泻患儿补液排尿后，输液瓶中尚有 200mL 液体，该液体最多可加入 15% 氯化钾注射液多少毫升（　　）

A. 2　　B. 3　　C. 6　　D. 4　　E. 5

15. 左向右分流型先天性心脏病的共同临床特征是（　　）

A. 平日无发绀，当有肺炎或心功能不全时可出现发绀　　B. 心电图均示右室增大
C. 胸片示肺动脉段凹陷、肺野透亮度增加　　D. 可并发脑血栓　　E. 常有缺氧症状
发生

16. 缺铁性贫血患儿服用铁剂，下列正确的是（　　）

A. 与牛奶同服，血红蛋白正常后1个月停药　　B. 与维生素同服，血红蛋白正常后2个
月停药　　C. 与钙片同服，血红蛋白正常后1个月停药　　D. 稀盐酸同服，血红蛋白正
常后2个月停药　　E. 滴管或吸管餐前服用

17. 患儿，10岁，患急性肾炎，血压170/120mmHg（22.7/16.0kPa），烦躁，头痛，一过性
失明，每日尿量少于500mL。应考虑为（　　）

A. 循环充血　　B. 急性肾功能不全　　C. 高血压脑病　　D. 代谢性酸中毒　　E. 电
解质紊乱

18. 患儿，12个月，体重5kg，生后牛奶喂养，4个月来因迁延性腹泻改用米糊喂养。近1周
来发热、咳嗽、气促。体格检查：发育营养差，呼吸 55 次/min，精神萎靡，反应低下，
面色苍白，全身皮下脂肪消失，咽充血，两肺细小水泡音。血常规：红细胞 $2.5×10^9$/L，
血红蛋白5g/L。其可能诊断是（　　）

A. 轻度营养不良＋支气管肺炎＋营养性贫血　　B. 中度营养不良＋支气管肺炎＋营养
性贫血　　C. 重度营养不良＋支气管肺炎＋营养性贫血　　D. 中度营养不良＋重症肺
炎＋营养性贫血＋重度脱水　　E. 重度营养不良＋重症肺炎＋营养性贫血＋重度脱水

19. 患儿，10个月，因发热、腹泻、呕吐3天，伴明显口渴、尿少1天。体格检查：体温
37.6℃、精神不振、皮肤弹性差、前囟及眼窝明显凹陷。临床诊断为婴儿腹泻伴中度脱
水。该患儿的首要护理诊断为（　　）

A. 体液不足：与腹泻、呕吐体液丢失过多有关　　B. 体温过高：与肠内感染有关
C. 营养失调，低于机体需要量：与腹泻、呕吐有关　　D. 潜在并发症：电解质紊乱
　E. 有皮肤完整性受损的危险

20. 新生儿，女，4天，为其洗澡时发现其两乳腺均有蚕豆大小肿块，轻轻挤压有白色液体流
出。下列哪项措施正确（　　）

A. 手术切除　　B. 用手挤出液体　　C. 不须处理　　D. 应用抗生素　　E. 加压包扎

二、多项选择题（在备选答案中有 2~5 个是正确的，将其全部选出填在括号内，多选或少选均不得分）

1. 为预防肾病综合征患儿感染，可采取的措施有（　　　）
   A. 阴囊水肿可用丁字带托起　　B. 与感染患儿分开居住　　C. 注意清洁会阴，预防尿路感染　　D. 严格无菌操作　　E. 每日紫外线空气消毒

2. 治疗缺铁性贫血，铁剂不能与下列哪些物质同服（　　　）
   A. 茶叶　　B. 维生素 C　　C. 牛奶　　D. 咖啡　　E. 果糖

3. 出现下列哪些表现要考虑为重症肺炎发生心力衰竭（　　　）
   A. 心率突然＞180 次/min　　B. 呼吸突然加快＞60 次/min　　C. 突然极度烦躁不安，明显发绀，面色苍白发灰　　D. 心音低钝，奔马律，颈静脉怒张　　E. 肝迅速增大

4. 格林-巴利综合征的临床特点为（　　　）
   A. 肢体出现对称性、弛缓性麻痹　　B. 肢体有手套、袜套样感觉障碍　　C. 可有心血管功能障碍　　D. 严重者可以出现呼吸麻痹　　E. 女多于男，春天高发

5. 正常新生儿和小婴儿具有的神经反射包括（　　　）
   A. 吸吮反射　　B. 握持反射　　C. 拥抱反射　　D. 巴氏征阳性　　E. 面神经征阳性

6. 患儿进行光照疗法入箱前要（　　　）
   A. 进行皮肤清洁，在皮肤皱褶处涂爽身粉　　B. 剪短指甲　　C. 脱光衣服　　D. 戴眼罩　　E. 系尿布

7. 使用温箱时应做到（　　　）
   A. 每日用消毒液擦拭温箱内外　　B. 定期进行细菌培养　　C. 使用过的温箱应用消毒液擦拭　　D. 使用过的温箱应用紫外线消毒　　E. 湿化器水箱用水每周更换一次

8. 关于营养不良的药物治疗，常可选用下列哪些药物（　　　）
   A. 胃蛋白酶、胰酶，以助消化　　B. 锌制剂提高味觉敏感度，增加食欲　　C. 苯丙酸诺龙促进蛋白质合成　　D. 胰岛素注射增加饥饿感以提高食欲　　E. 抗生素预防感染

9. 佝偻病初期可有以下哪些症状与体征（　　　）
   A. 鸡胸　　B. 多汗　　C. 枕部脱发　　D. 手镯征　　E. 颅骨软化

10. 结核菌素试验假阴性可见于（　　　）

A. 重症结核，如粟粒性肺结核　　B. 近期内患过急性传染病，如麻疹、猩红热等

C. 长期使用激素或免疫抑制剂者　　D. 重度营养不良　　E. 细胞免疫缺陷者

三、填空题

1. 新生儿窒息程序可用 Apgar 评分进行评估，评分_____分为轻度窒息，_____分为重度窒息。

2. Rh 溶血者多数在生后_____之内出现黄疸，ABO 溶血者多数在生后_____出现黄疸。

3. 正常 3 岁小儿血压的收缩压是_____mmHg，舒张压是收缩压_____mmHg。

4. 引起先天性心脏病的环境因素中最主要的是_____。

5. 小儿白细胞数在_____岁以后接近成人水平。白细胞分类在_____岁以后接近成人水平。

6. 胚胎期造血包括_____、_____和骨髓造血期 3 个不同的造血期。

7. 佝偻病可分为_____、_____、_____、_____4 个期。

8. 秋季腹泻的病原是_____，病毒性心肌炎最常见的病原是_____。

9. 传染病流行过程中三个最基本的条件是：_____、_____、_____。

10. 小儿心脏术后常见的胸肺部并发症有_____、_____、_____、_____。

四、名词解释

1. 围生期
2. 髓外造血
3. 法洛四联症
4. 川崎病
5. 急性肾衰竭

五、简答题

1. 简述小儿物理降温的方法。
2. 简述新生儿期的保健

3. 小儿洋地黄中毒最常见的表现有哪些?

4. 简述液体疗法的主要护理措施。

5. 简述小儿体格检查的顺序。

六、论述题

患儿，2 岁，近半个月来间歇性低热、易怒、好哭、睡眠不安。体格检查：神情淡漠，颈有抵抗感，克氏、布氏征阴性，双肺清晰，心脏无异常，脑脊液清，WBC15.0×10⁹/L，中性粒细胞 0.50，淋巴细胞 0.50，蛋白阳性，糖 1.94mmol/L，氯化物 108.9mmol/L，胸片阴性。

1. 该患儿的临床医疗诊断是什么?

2. 主要护理问题有哪些?

3. 应采取哪些护理措施?

参考答案（一）

一、单项选择题

1. A　　2. C　　3. A　　4. E　　5. B　　6. B　　7. B　　8. D　　9. B　　10. D
11. B　　12. C　　13. A　　14. B　　15. C　　16. C　　17. C　　18. C　　19. B
20. D

二、多项选择题

1. ABCD　　2. ABCDE　　3. ABC　　4. ABCD　　5. ABCD　　6. ACE　　7. ACE
8. ABCE　　9. ABCDE　　10. ABCDE

三、填空题

1. 心率　　呼吸　　对刺激反应　　肌张力　　皮肤颜色

2. 全身型　　多关节炎型　　少关节炎型

3. IgG　　　IgM　　　IgA

4. 14

5. 浆液型　　　脑底脑膜炎型　　　脑膜脑炎型　　　脊髓型

6. 苯巴比妥

7. 2～3　　　4～5　　　7～14

8. 室间隔缺损　　　房间隔缺损　　　动脉导管未闭

9. 胸骨上窝　　　肋间　　　剑突下凹陷

10. 感染性休克　　　低血容量性休克　　　心源性休克　　　过敏性休克　　　神经源性休克

四、名词解释

1. 灰婴综合征：发生于早产儿和新生儿早期，因肝脏的葡萄糖醛酸转移酶少，对氯霉素的解毒功能和葡萄糖醛酸结合的能力都低，加以肾脏排泄能力也较弱，因此易引起蓄积中毒。

2. 哮喘持续状态：哮喘急性严重发作，经合理应用拟交感神经药物仍不能在 24 小时内缓解，称哮喘持续状态。

3. 类白血病反应：造血系统对感染、中毒和溶血等因素刺激的一种异常反应，以外周血出现幼稚白细胞或白细胞数增高为特征。当原发病被控制后，血常规即恢复正常。另外，血小板数多正常，白细胞有中毒性改变，如中毒颗粒和空泡形成。不同于白血病。

4. 计划免疫：是指根据儿童的免疫特点和传染病发生的情况制定的免疫程序，有针对性地将生物制剂接种到婴幼儿体内，严格实施基础免疫（即全程足量的初种）及随后适时的"加强"免疫（即复种），以确保儿童获得可靠的免疫，达到预防、控制和消灭传染病的目的。

5. 胆红素脑病：是指新生儿血清胆红素超过 $342\mu mol/L$，脂溶性游离胆红素通过血脑屏障使大脑神经核黄染，出现神经系统症状，引起胆红素脑病。

五、简答题

1. 小儿腹泻轻度脱水的临床表现为：失水量为体重的 5% 以下（50mL/kg）。精神稍差，略有烦躁不安。皮肤稍干燥，弹性尚可。眼窝和前囟稍凹陷。尿量稍减少。

2. 新生儿及 3 个月以下婴儿化脓性脑膜炎的临床表现特点：①体温升高或体温不升或正常。②常有拒食、呕吐。③呼吸暂停、发绀。④尖叫、嗜睡、惊厥。⑤前囟紧张或隆起。

3. 结核菌素试验阴性反应的临床意义：①未受过结核感染。②结核变态反应前期（初次感染后 4～8 周）。③机体免疫反应受抑制可出现假阴性反应，如部分危重结核病。急性传染病如麻疹、水痘、风疹、百日咳等。免疫抑制剂治疗时，免疫缺陷病，重度营养不良，细胞免疫功能低下者。④技术误差或结素效价不足。

4. 肾病综合征患儿的饮食管理为：对有水肿、血压高者可短期内忌盐。在高度水肿和（或）少尿者适度限水。鉴于尿中长期丢失蛋白、机体呈负氮平衡及小儿生长发育的需要，故饮食中应提供适量蛋白。近年研究表明在肾病状态未缓解时，过量蛋白的摄入并无助于提高血浆蛋白水平，而只是尿中排出更多蛋白而已，且高蛋白饮食还有可能加速肾小球硬化。故目前主张给予同龄儿正常需要量之蛋白即可，并以高生物价优质蛋白如蛋、乳、鱼、瘦肉为宜，并供以足够的钙和维生素 D。在应用皮质激素过程中患儿食欲异常亢进，往往过度摄食致体重猛增，并常发现肝大、脂肪肝，对此类患儿热量摄入应控制于正常所需范围。

5. 新生儿窒息的复苏方案为：①开放气道：用吸管吸净鼻口腔及咽喉中的黏液和分泌物，时间不超过 10 秒，保持呼吸道通畅。②建立呼吸：弹足底或刺激皮肤以引起啼哭建立呼吸。Apgar 评分 4～7 分者可面罩给氧。若评分在 3 分以下，无自主呼吸和（或）心率慢于 100 次/min，应立即行气管插管，加压给氧，直至出现自主呼吸和皮肤转红后拔管。③维持循环：若心率慢，小于 80 次/min，可做胸外心脏按压，频率为 120 次/min。④用药：心率仍小于 80 次/min，给予 1：10000 肾上腺素 0.1～0.3mL/kg，静脉或气管滴入，并根据病情扩充血容量和纠正酸中毒。⑤评价：复苏后至少监护 3 天。

六、论述题

1. 临床诊断为：支气管肺炎，心力衰竭。

2. 主要护理问题为：①气体交换受损。②清理呼吸道无效。③心输出量减少。④体温过高。

3. 护理措施为：

(1) 卧床休息，尽量让患儿安静，病室安静清洁，室温适宜，湿度为 55%～60%。

(2) 观察病情：注意神志及呼吸困难情况，定时观察生命体征，发现病情变化及时与医师联系，并积极配合抢救。

(3) 保持呼吸道通畅，及时清除呼吸道分泌物。可给予雾化吸入、翻身拍背，体位引流，协助排痰。

(4) 必要时给予氧气吸入。

(5) 药物治疗：遵医嘱给予强心、利尿、抗生素及化痰药物，并注意观察用药效果。

(6) 对症处理：体温过高时给予物理降温或药物降温。

(7) 营养支持：给予高热量、高蛋白的饮食，注意多喂水。

(8) 保持皮肤清洁，出汗后应及时擦洗干净，更换衣服、床单。

(9) 严格控制输液速度，最好使用输液泵，保持均匀输入。

(10) 健康教育：向患儿家属讲解疾病有关知识及护理要点。

参考答案（二）

一、单项选择题

1. C　　2. D　　3. D　　4. C　　5. A　　6. B　　7. C　　8. B　　9. D　　10. E

11. B　　12. D　　13. B　　14. B　　15. D　　16. D　　17. C　　18. E　　19. E

20. B

二、多项选择题

1. ABCE　　2. ABD　　3. ABC　　4. BDE　　5. ABCD　　6. ABCDE　　7. BCDE

8. ABCD　　9. ABCDE　　10. ABCE

三、填空题

1. 24～48

2. 1　　5

3. 2500g

4. 腹部

5. 痉挛型　　手足徐动型　　共济失调型　　混合型

6. 早产　　肺泡表面活性物质

7. 关节肿痛　　腹痛　　便血
8. 风湿热　　急性肾小球肾炎
9. <90　　<70
10. 某一血液成分　　缺什么，补什么

四、名词解释

1. 高热惊厥：颅外感染伴有高热时在年幼儿常有可能引起的惊厥，急性上呼吸道感染时为常见，其特点是：①年龄多在 6 个月至 3 岁。②多在病初突然高热时。③发作呈全身性、次数少和时间短。④神志恢复快，预后好，无阳性神经系统体征。

2. 轮状病毒肠炎：是秋、冬季流行的肠炎，多见于 6 个月至 2 岁婴儿。潜伏期 1～3 天，起病急，常伴有发热和上感症状，一般无明显中毒症状。病初即可发生呕吐，大便次数增多每日可几次至几十次，量多，黄色或淡黄色，呈水样或蛋花汤样，无腥臭味，常出现脱水酸中毒。本病有自限性，数日后呕吐渐停，腹泻好转，病程为 3～8 天。大便镜检偶有少量白细胞。

3. 潜伏发绀型先心病：此型一般称左向右分流型先心病，在正常情况下由于体循环压力高于肺循环，所以血液从左向右分流而不出现发绀。当屏气、剧烈哭闹或任何病理情况致肺动脉和右心室压力增高并超过左心压力时，则可使氧含量低的血液自右向左分流而出现发绀，故此型又称潜伏发绀型。

4. 原发性血小板减少性紫癜：又称自身免疫性血小板减少性紫癜，是小儿最常见的出血性疾病。主要临床特点为血小板减少，皮肤、黏膜自发性出血，出血时间延长。本病为自限性疾病，绝大多数在几个月内能自行恢复，少数患儿可因严重出血引起死亡。

5. 急性呼吸衰竭：是由多种疾病引起的通气和/或换气功能障碍导致低氧血症和（或）高碳酸血症，产生一系列病理生理改变的临床综合征。

五、简答题

1. 母乳喂养的优点：①成分构成合适。母乳所含蛋白质、脂肪、糖的比例适当为 1∶3∶6，符合小儿的消化能力和生长发育的需要。钙磷比例（2∶1）适宜，易于吸收，母乳喂养的小儿较少发生低钙血症。②易消化、吸收和利用。母乳蛋白质总量虽较少，但其中白蛋白多而酪蛋白少，在胃内形成的凝块小。脂肪中含不饱和脂肪酸多，又有较多的解脂酶，有利消化吸收。糖类含乙型乳糖，利于双歧杆菌生长。③母乳缓冲力小，对胃酸的中和作用弱，对消化有利。④母乳具有增进婴儿免疫力的作用，母乳含有 IgA 可增强肠黏膜的免疫能力和减少过敏反应产生。母乳含有较多乳铁蛋白，还有巨噬细胞、T 淋巴细胞、B 淋巴细胞、补体、溶菌酶及双歧因子等可抑制大肠埃希菌和白色假丝酵母菌生长。⑤母乳的量随小儿的生长而增加，温度和泌乳速度也适宜，不需加热，不易污染，直接喂哺，经济方便。⑥母乳喂养有利于促进母子感情，便于母亲密切观察小儿变化，随时照顾护理。也有利于母亲产后的恢复。

2. 给小儿行肌内注射时应注意：①操作前先洗手。②给药前再次核对医嘱、注射药的标签，避免有误。再按所需剂量吸取药液。③对较大儿童可进行解释、安慰、鼓励，以减少紧张取得合作。④让小儿俯卧或侧卧面向护士，护士右手持注射器，左前臂固定患儿背部和上肢，右臂固定患儿大腿和下肢关节，皮肤消毒后，进行注射。⑤对年长儿可同成人一样采取"两快一慢"注射法，即进针快，拔针快，推药慢。而对婴幼儿，不合作者则采取"三快法"，即进针、推药、拔针均快，尽快完成注射，以免小儿挣扎发生意外。⑥进针时，应留 1/4 针头在皮肤外，以便万一因挣扎折断时，尚可捏住针头周围组织，请他人用血管钳夹住拔出。

3. 肺炎合并心力衰竭表现为：①呼吸困难突然加重，超过 60 次/min，不能以肺炎和其他并发症解释。②心率增快达 160～180 次/min，不能以体温升高和呼吸困难来解释。③烦躁不安，面色苍白或发绀，经吸氧及给予镇静剂不能缓解。④肝脏短期内迅速增大。⑤心音低钝或出现奔马律。⑥少尿或无尿，颜面和四肢出现水肿。出现前五项即可诊断为心力衰竭。

4. 皮肤黏膜淋巴结综合征心血管病变的表现为：常于发病 1～6 周出现症状，也可迟至急性期后数月，甚至数年后才发生。在发热期可表现为心脏杂音、心律不齐、心脏扩大和心力衰竭等。在亚急性期和恢复期，可因冠状动脉炎和动脉瘤而发生心肌梗死。

5. 新生儿病理性黄疸的特点为：①黄疸出现早（出生后 24 小时内）。②血清红素超过 $205\mu mol/L$（12mg/dL），早产儿超过 $256.5\mu mol/L$（15mg/dL）胆红素每日上升超过 $85\mu mol/L$（5mg/dL）。③黄疸消退延迟，足月儿超过 2 周，早产儿超过 4 周，或黄疸退而复现。④血清结合胆红素超过 $26\mu mol/L$（1.5mg/dL）。

六、论述题

1. 临床医疗诊断：婴儿腹泻（重型），重度等渗脱水。

2. 常见的护理问题有：①腹泻。②体液不足。③体温过高。④有皮肤完整性受损的危险。⑤营养失调低于机体需要量。⑥潜在并发症：休克。

3. 主要护理措施有：

(1) 严格消毒隔离，按肠道传染病做好床边隔离，认真洗手，防止交叉感染。

(2) 饮食管理：暂停牛奶和其他食物4～6小时，然后应少量多餐，可喂米汤或水稀释牛奶，暂停辅食，逐渐过渡到正常饮食。腹泻停止后，给予营养丰富的饮食。

(3) 严密观察病情。

1) 体温变化：必要时给予物理或药物降温药。

2) 水电解质紊乱程度：脱水征的表现、酸中毒的表现、低血钾的表现等。

3) 大便的情况：次数、颜色、性状、量、动态变化。

(4) 恢复并维持体液平衡：立即建立静脉通路，先补累积损失量在8小时内补入，按先快后慢、见尿补钾的原则安排输液，根据病情调整输液速度。

(5) 臀部皮肤护理：选用柔软布类尿布，勤更换，每次便后用温水清洗臀部并擦干，局部皮肤发红处涂以5％鞣酸软膏或40％氧化锌油并按摩片刻，避免使用不透气塑料布。

(6) 健康教育：指导科学育儿方法，逐步添加辅食，防止过食、偏食和饮食结构的突然变动，避免在夏季断奶。培养儿童良好的卫生习惯，注意食物新鲜、清洁，注意奶瓶及其他食具卫生，每次用后都要清洗干净，然后煮沸或高温消毒，避免肠道内感染。注意天气变化，防止受凉或过热，预防疾病。适当户外活动增强体质。

参考答案（三）

一、单项选择题

1. A　　2. C　　3. D　　4. B　　5. B　　6. D　　7. D　　8. E　　9. A　　10. B
11. C　　12. C　　13. D　　14. D　　15. A　　16. D　　17. C　　18. C　　19. A

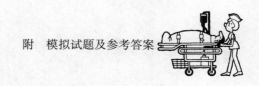

20. C

二、多项选择题

1. ABCDE　　2. ACD　　3. ABCDE　　4. ABCD　　5. ABCD　　6. BCDE
7. ABCD　　8. ABCD　　9. BC　　10. ABCDE

三、填空题

1. 4～7　　0～3
2. 24 小时　　2～3 天
3. 86　　58
4. 宫内病毒感染
5. 8　　7
6. 中胚叶造血期　　肝造血期
7. 活动早期（初期）　　活动期（激期）　　恢复期　　后遗症期
8. 轮状病毒　　柯萨奇病毒
9. 传染源　　传播途径　　易感人群
10. 气胸　　肺不张　　肺动脉高压危象　　急性呼吸窘迫综合征

四、名词解释

1. 围生期：是指胎龄满 28 周至生后 7 天。
2. 髓外造血：出生后正常情况下髓外极少造血，在婴儿期，当遇到各种感染、急性出血和贫血时，肝、脾和淋巴结可适应需要恢复到胎儿时期的造血状态而出现肝脾淋巴结增大，末梢血中可出现有核红细胞或幼稚的中性粒细胞，称为"髓外造血"。
3. 法洛四联症：是存活婴儿中最常见的发绀型先天性心脏病，法洛四联症是由以下 4 种畸形组成：①肺动脉狭窄：以漏斗部狭窄多见。②室间隔缺损。③主动脉骑跨：主动脉骑跨于室间隔之上。④右心室肥厚：为肺动脉狭窄后右心室负荷增加的结果。
4. 川崎病：又称皮肤黏膜淋巴结综合征，是一种以全身血管炎变为主要病理的急性发热性出疹性小儿疾病。

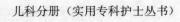

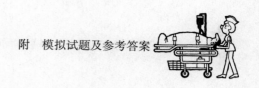

5. 急性肾衰竭：是指由于肾脏自身和/或肾外各种原因引起的肾功能在短期内（数小时或数天）急剧下降的一组临床综合征，患儿出现氮质血症、水及电解质紊乱和代谢性酸中毒。

五、简答题

1. 小儿物理降温的方法有：①头部冷湿敷或枕冰袋，可以降温并减少脑细胞耗氧量。②酒精擦浴，对婴幼儿效果较好。③温湿大毛巾包裹躯干部，包括腋下和腹股沟部，此法舒服且降温效果好。④温水浴，水温比患儿体温低1℃，应用清水。盆浴时间宜短，操作要敏捷，适用于温暖和炎热季节，或者室温在22℃～24℃的任何季节。降温效果好。⑤冷盐水灌肠，适用于降温和需检查大便的患儿。⑥大血管区放置冰袋配合冬眠疗法。
2. 新生儿期的保健包括：①合理喂养。②保暖。③日常护理。④预防疾病和意外。⑤促进母子间的情感联结。
3. 小儿洋地黄中毒最常见的表现为：心律失常，如房室传导阻滞，期前收缩，阵发性心动过速，心动过缓。其次为胃肠道反应，有食欲不振、恶心、呕吐。神经系统症状如嗜睡、头晕。未成熟儿及初生2周内的新生儿，肝肾功能障碍，电解质紊乱、低钾、低镁、高钙、严重弥漫性心肌损害及大量使用利尿剂后均易发生洋地黄中毒。
4. 液体疗法的主要护理措施有：

   (1) 按医嘱要求全面安排24小时的液体总量，并按急需先补、先快后慢、见尿补钾的原则分期分批输入。

   (2) 严格掌握输液速度，明确每小时应输入量，计算出每分钟输液滴数，并随时检查，防止输液速度过快或过缓。有条件最好使用输液泵，以更精确地控制输液速度。

   (3) 认真观察病情观察生命体征、脱水情况有无改善、观察有无酸中毒及低血钾表现。

   (4) 准确计录液体出入量。
5. 小儿体格检查的顺序为：根据患儿情况灵活掌握，由于婴幼儿注意力集中的时间短，一般趁小儿开始接受检查较安静时，先检查心肺听诊和腹部触诊等易受哭闹影响的部位，皮肤、四肢躯干骨骼、全身浅表淋巴结等容易观察的内容随时检查，口腔、咽部等小儿不易接受的部位应放在较后检查。疼痛部位也应放在后面检查。

六、论述题

1. 该患儿临床医疗诊断应考虑为结核性脑膜炎。

2. 主要护理问题有：①潜在并发症，颅内高压症。②营养失调，低于机体需要量。③有皮肤完整性受损的危险。④有感染的危险。⑤焦虑。

3. 采取的护理措施有：

(1) 密切观察病情变化，维持正常生命体征。

1) 监测生命体征：观察体温、脉搏、呼吸、血压、神志、瞳孔、前囟、肌张力、头痛及呕吐情况，如出现瞳孔大小不等、对光反射减弱或消失、意识障碍加重、血压进行性升高、脉搏先快后慢而有力、呼吸先快后慢而深、呕吐频繁、剧烈头痛，常提示颅内压增高，有发生脑疝的危险，应早期发现并积极配合抢救。

2) 预防脑疝：保持头部稳定，避免不必要的搬动。注意呼吸道通畅，防止痰液阻塞，避免剧烈咳嗽、哭闹不安、用力大便。控制输液速度，遵医嘱使用肾上腺皮质激素、脱水剂、利尿剂，注意观察疗效和副作用。必要时配合医师进行腰穿或侧脑室引流以减低颅内压，腰穿术后去枕平卧 4～6 小时。

3) 保证休息：绝对卧床休息。保持室内安静，光线柔和，空气新鲜。各项治疗护理尽量集中进行，限制探陪人员，以减少对患儿的刺激。

4) 惊厥的护理：惊厥发作时立即按压人中，齿间置牙垫，防舌咬伤。清除口鼻腔分泌物，保持呼吸道通畅，防止窒息。给氧，防止抽搐时脑组织的缺氧，加重脑水肿。必要时用吸引器或进行人工辅助呼吸。

5) 遵医嘱合理应用抗结核药，并观察药物副作用。

(2) 保证营养供给：评估患儿的进食及营养状况，为患儿提供足够的热能、蛋白质及维生素，以增强机体抵抗力。进食宜少量多餐，耐心喂养。对昏迷不能吞咽者，可行鼻饲和静脉营养支持，维持水、电解质平衡。鼻饲时速度不能过快，以免呕吐。若发生呕吐，将患儿头偏向一侧，以免呕吐物呛入气管，并及时清理呕吐物。

(3) 保持皮肤黏膜的完整性。

1) 保持床单位整洁干燥，大小便后及时更换尿布，清洗臀部、会阴部，呕吐后及时清除颈部、耳部残留物。

2）昏迷或瘫痪患儿，每1～2小时翻身、拍背1次，骨突处垫气垫或软垫，防长期固定体位和局部循环不良产生压疮和坠积性肺炎。

3）昏迷不能闭眼者，涂眼膏并用纱布覆盖，保护角膜。

4）每日清洁口腔2～3次，防止口腔溃疡的发生。

（4）心理护理和健康教育：结核病脑膜炎病情重、病程长，疾病和治疗给患儿带来不少痛苦。护理人员应关怀体贴患儿及家长，及时解决患儿的不适，满足日常生活需要。耐心解释病情，提供心理支持，减轻焦虑情绪。向患儿及家长灌输有关结核病脑膜炎知识和护理常识，使其积极配合治疗和护理。留有后遗症的患儿，应对瘫痪肢体进行理疗、被动运动，帮助肢体功能恢复，防止肌挛缩。对失语和智力低下者，应进行语言训练和适当教育。教育患儿家长坚持全程、合理治疗，定期门诊复查，为患儿建立良好的生活制度，保证患儿的休息和营养。

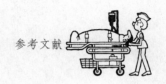

参考文献

［1］崔焱. 儿科护理学. 第4版. 北京：人民卫生出版社，2006

［2］胡亚美，江载芳. 诸福棠实用儿科学. 第7版. 北京：人民卫生出版社，2002

［3］杨锡强，易著文. 儿科学. 北京：人民卫生出版社，2004

［4］何国平，喻坚. 实用护理学. 北京：人民卫生出版社，2002

［5］薛辛东，杜立中. 儿科学8年制. 北京：人民卫生出版社，2005

［6］崔焱. 儿科护理学. 第3版. 北京：人民卫生出版社，2002

［7］尹飞，岳少杰. 临床儿科新理论和新技术. 长沙：湖南科学技术出版社，2005

［8］邹恂. 现代护理诊断手册. 北京：北京医科大学中国协和医科大学联合出版社，2005

［9］安昆利，方立珍. 实用儿科急诊护理. 长沙：湖南科学技术出版社，1998

［10］张连荣. 临床实用护理技术. 北京：军事医学科学出版社，2004

［11］郝芳之，杨兴季. 临床儿科心脏病学. 天津：天津科学技术出版社，1997

［12］黄绍良，陈述枚，何政贤. 儿童内科学. 北京：人民卫生出版社，2004

［13］张澍. 现代儿科学. 北京：人民军医出版社，1998

［14］徐润华，徐桂荣. 现代儿科护理学. 北京：人民军医出版社，2003

［15］戴青梅，陈丽英，杨莲荣. 新编护理技术考评指南. 北京：科学技术文献出版社，2006

［16］李秀云，赵锋. 临床护理指南. 北京：科学出版社，2006

［17］耿莉华，宋雁宾. 最新特殊护理技术操作流程. 北京：科学技术文献出版社，2006

［18］陈育智. 儿童支气管哮喘的诊断及治疗. 北京：人民卫生出版社，2004

［19］刘玲，欧英贤. 造血干细胞移植护理. 北京：人民卫生出版社，2002

［20］孙大成，郑木明. 现代内科与护理技术. 北京：人民军医出版社，2003

［21］汪承滋，刘治晏，敖薪. 实用重症监护学. 北京：人民卫生出版社，1998

［22］李万镇. 现代儿童心脏内科学. 福建：福建科技出版社，2002

［23］彭文伟. 传染病学. 第6版. 北京：人民卫生出版社，2004

［24］吴光煜. 传染病护理学. 北京：北京医科大学出版社，2002

［25］宋国维. 儿童危重病例评分. 中华急诊医学. 2003；359－360

［26］官道华，吴升华. 儿童感染学. 北京：人民卫生出版社，2002

［27］李文益，陈述枚. 儿科学新理论和新技术. 北京：人民卫生出版社，2002

［28］王慕逖. 儿科学. 第 5 版. 北京：人民卫生出版社，2002

［29］王耀平，汤黎明，吴敏. ICU 病房建设与设备配置，医疗卫生装备. 2003：33 - 35

［30］Frey B，Argent A. Safe paediatric intensive care. Part 2：workplace organisation，critical incident monitoring and guidelines. Intensive Care Med. 2004 Jul，30 (7)：1292 - 1297

图书在版编目（ＣＩＰ）数据

　　儿科分册 / 高红梅，张琳琪主编. -- 长沙 ：湖南科学技术
出版社，2014.4
　　（实用专科护士丛书）
　　ISBN 978-7-5357-7463-7

　　Ⅰ．①儿… Ⅱ．①高… ②张… Ⅲ．①儿科学—护理学 Ⅳ.
①R473

中国版本图书馆 CIP 数据核字(2013)第 234184 号

实用专科护士丛书

儿科分册

主　　编：高红梅　张琳琪
责任编辑：梅志洁
出版发行：湖南科学技术出版社
社　　址：长沙市湘雅路 276 号
　　　　　http://www.hnstp.com
湖南科学技术出版社天猫旗舰店网址：
　　　　　http://hnkjcbs.tmall.com
邮购联系：本社直销科　0731 - 84375808
印　　刷：长沙超峰印刷有限公司
　　　　　（印装质量问题请直接与本厂联系）
厂　　址：宁乡县金洲新区泉洲北路 100 号
邮　　编：410600
出版日期：2014 年 4 月第 1 版第 1 次
开　　本：787mm×1092mm　1/20
印　　张：27$\frac{1}{5}$
插　　页：4
字　　数：590000
书　　号：ISBN 978-7-5357-7463-7
定　　价：52.00 元